लीडर्स इन होम्योपैथिक थेराप्यूटिक्स

होम्योपैथिक भैषज्य रत्नावली

लीडर्स इन होम्योपैथिक थेराप्यूटिक्स

होम्योपैथिक भैषज्य रत्नावली

लेखक

डा० ई० बी० नैश, एम० डी०

बी० जैन पब्लिशर्स (प्रा०) लि०

नई दिल्ली-110055

लीडर्स इन होम्योपैथिक थेराप्युटिक्स

प्रथम संस्करण: 2000

18वाँ पुनः मुद्रण: 2024

प्रकाशक का सुझाव

इस पुस्तक में वर्णित सूचना का उद्देश्य चिकित्सकीय सलाह को प्रतिस्थापित करना नहीं है। कोई भी व्यक्ति जिसे चिकित्सकीय देख-रेख की आवश्यकता है उसे एक योग्यता प्राप्त चिकित्सा से सलाह अवश्य लेनी चाहिए।

प्रकाशक: कुलदीप जैन

बी. जैन पब्लिशर्स (प्रा.) लि.

1921/10, चूना मण्डी, पहाड़गंज, नई दिल्ली - 110 055, भारत

दूरभाष: 91-11-4567 1000, फैक्स: 91-11-4567 1010

ई-मेल: info@bjain.com वेबसाईट: **www.bjain.com**

जज इमाप्रन्टस

ISBN: 978-81-319-3055-7

प्रस्तावना

डा॰ ई॰ बी॰ नैश, एम॰ डी॰ की गणना विश्व के श्रेष्ठ होमियोपैथिक डाक्टरों में की जाती है। उन्होंने होमियोपैथिक चिकित्सा पद्धति को अनेक अत्यन्त विलक्षण और श्रेष्ठ ग्रंथ प्रदान किए हैं। "लीडर्स इन टायफायड", "लीडर्स इन सल्फर", "हाउ टू टेक द केस", "लीडर्स इन रिसपरेटेरी आरगैंस" तथा "टेस्टामनी ऑफ दी क्लिनिक" उनके द्वारा रचित कुछ श्रेष्ठतम चिकित्सा-ग्रंथ माने जाते हैं। प्रस्तुत पुस्तक "होम्योपैथिक भैषज्य रत्नावली" उनके प्रसिद्ध चिकित्सा ग्रंथ "लीडर्स इन होमियोपैथिक थेराप्यूटिक्स" का सरल हिन्दी अनुवाद है। डा॰ नैश की इस पुस्तक के अब तक 6 से अधिक संस्करण प्रकाशित हो चुके हैं। विश्व में शायद ही कोई ऐसा होमियोपैथिक चिकित्सा कालेज होगा जिसमें इस पुस्तक का अध्ययन अनिवार्य न हो।

होमियो चिकित्सा-पद्धति का विधिवत् अध्ययन करने वाले विद्यार्थियों के अलावा यह पुस्तक उन सभी लोगों के लिए भी उपयोगी है जो अपने परिवार के इलाज के लिए होम्योपैथिक दवाओं का स्वयं उपयोग करते हैं। अनुवाद की भाषा को इसलिए इतना सरल रखा गया है ताकि सामान्य-जन भी पुस्तक में बताई गई विधियों को भली प्रकार समझ सकें।

हमें आशा ही नहीं, पूर्ण विश्वास है कि पाठक इस अनुवाद से निश्चय ही लाभ उठा सकेंगे।

*****

अनुक्रमणिका

नक्स वोमिका

नक्सवोमिका के रोगियों का स्वभाव जरा-जरा सी बातों में बिगड़ जाता है साथ ही वे सावधान रहते हैं और लोगों से जलन अनुभव करते हैं। वे विद्रोही प्रकृति के भी होते हैं। ऐसे व्यक्तियों का रोजगार या तो मानसिक कार्यों वाला होता है और या फिर बैठे रहने का।

ये जरा से शोर-शराबे से भयभीत हो जाते हैं और उपयुक्त दवा की एक खुराक भी नहीं ले पाते। किसी भी प्रकार की गंध से बेहोश हो जाते हैं तथा जरा से स्पर्श मात्र से अकड़न व ऐंठन अनुभव करने लगते हैं। तेज बुखार के साथ-साथ सर्दी भी लगती है। बदन पर से कपड़ा हटते ही सर्दी अनुभव करने लगते हैं तथा चेहरा लाल हो जाता है।

नशे या नींद की गोलियों अन्य दूसरी पेटेंट दवाओं, ताकत की दवा तथा व्याभिचार के आदी हो चुके लोगों के लिए नक्स वोमिका लाभकारी रहती है। ऐसे व्यक्तियों को शौच जाने की इच्छा तो रहती है पर पाखाना नहीं होता और यदि होता भी है तो कम मात्रा में। शौच हो आने पर उन्हें राहत अनुभव होती है।

ह्रास-वृद्धि

दिमागी कार्यों, शरीर न ढंकने, भोजन के बाद ठंडी दवा, सूखे मौसम, नशा करने पर तथा प्रातः नौ बजने के बाद लक्षणों में तेजी आती है। गर्म कमरे तथा शौच हो आने तथा चादर आदि से शरीर ढक लेने पर लक्षणों में कमी होती है।

ऐंठन नाममात्र की हो या अत्यंत तीव्र साथ ही संवेदशनशीलता भी तीव्र हो, नसों की कमजोरी तथा सर्दी लगे तो यह दवा देनी चाहिए। इनके साथ ही व्यक्ति में उत्तेजना के साथ चिड़चिड़ापन आ जाता है, बेसमय उंघता है और रात में तीन-चार बजे के आसपास एक-दो घंटों के लिए नींद उचट जाती है और सुबह देर तक सोने की इच्छा बनी रहती है।

सुबह जागने पर अनेक प्रकार की समस्याओं के साथ-साथ थकान एवं कमजोरी अनुभव होती है।

आमाशय–खाना खाने के एक-दो घंटे बाद पेट में अत्यधिक भारीपन जैसे पत्थर रख दिया गया हो (भोजन के तुरंत बार कैलि बाई, नक्स-मस), अकड़न का दौरा पर बेहोशी नहीं (स्ट्रिक), क्रोध, भावोत्तेजना हिलने-डुलने या छूने पर वृद्धि। पहले कब्ज और बाद में दस्त लगने से भी लक्षणों में वृद्धि।

मासिक धर्म–समय से बहुत पहले तथा ज्यादा दिनों तक अधिक मात्रा में रक्त स्राव। इस दौरान दबी हुई सभी समस्याएं प्रकाट होने लगती हैं।

नक्स वोमिका रात्रि के समय देनी ज्यादा लाभकारी सिद्ध होती है क्योंकि रात में शरीर व मस्तिष्क सोता रहता है तथा प्रातः सल्फर देना चाहिए।

कोंस्टेटाइन हिमरिंग ने नक्स वोमिका के लक्षणों में से कुछ विशिष्टताएं बताई थीं जो इस प्रकार हैं–

भोजन या औषधि में अदरक, काली मिर्च जैसे गर्म मसालों का उपयोग करने वालों पर यह शीघ्र लाभकारी रहती है। साथ ही जिन व्यक्तियों ने कड़वी दवाएं या जड़ी-बूटियों का सेवन किया हो उन्हें भी यह फायदा पहुंचाती है।

वास्तविकता तो यह है कि नक्स वोमिका से ऐसे व्यक्तियों को लाभ पहुंचता है जिनमें अत्यधिक मसाले, सुगंधित वस्तुएं और दवाएं खाने के बाद वैसे ही लक्षण उभर आते हैं जो नक्स वोमिका के होते हैं।

दूसरा तथ्य यह है कि कितने ही होम्योपैथिक चिकित्सक अपने पास आने वाले ऐलोपैथी दवाओं का सेवन कर चुके व्यक्तियों को बिना सोचे समझे नक्स वोमिका की खुराक दे देते हैं। उनका ऐसा करना विज्ञ ान समाप्त नहीं होता क्योंकि प्रत्येक चिकित्सा प्रणाली के कुछ मान्य नियम होते हैं। साथ ही बहुत से रोगी ऐसे होते हैं जिन में नक्स वोम के लक्षण कतई नहीं होते, ऐसी स्थिति में उन्हें अन्य दवाएं भी दी जा सकती हैं। मात्र इतना कहना कि मैं नहीं जानता कि रोगी को कौन सी दवा दी गई थी तर्क सम्मत नहीं ठहरता। बिना सोचे-समझे दी गई नक्स वोमिका न तो पिछली दवा के विष को दूर करने में सहायक होगी और न ही रोगी को आराम दे सकेगी जब तक कि वह शक्ति प्रदायक रूप में न दी गई हो।

जिन व्यक्तियों पर नक्स वोमिका का फौरन प्रभाव पड़ता है उनके हियरिंग

ने दो लक्षण और बताए हैं। प्रथम जो ज्यादा संवेदनशील हो, उचित बात पर भी गुस्से में आ जाना, जरा सी आवाज से भयभीत होने वाला, हर समय परेशान व चिंतित रहने वाला और वास्तविक औषधि की खुराक को सहन न कर पाने वाले हों। दूसरे ऐसे रोगी जो चिड़चिड़े स्वभाव वाले, सावधान व जलनशील प्रकृति के होते हैं।

आमतौर पर ऐसे लक्षणों वाले रोगी को अधीर कहना उचित रहेगा तथा नक्सवोमिका उनके लिए अत्यंत सटीक दवा साबित होती है। वैसे उन्हें कैमोमिला, इग्नेशिया, स्टेफिसेग्रिया भी दी जा सकती है।

इसलिए बिना सोचे-समझे नक्स वोमिका का उपयोग अनुचित ही कहा जाएगा क्योंकि चिकित्सक को सभी शारीरिक व मानसिक लक्षणों को जांच कर ही दवा बतानी चाहिए। साथ ही नक्स वोमिका के और भी स्नायुविक लक्षण होते हैं किंतु वे ज्यादा उत्तेजनशील नहीं होते। प्रायः बैठ कर मानसिक कार्य करने व्यक्ति उदर विकारों व कब्ज के शिकार हो जाते हैं तथा उन में बीमारी की शंका का लक्षण देखने में आता है।

ऐसे रोगियों की पुनः ध्यानपूर्वक जांच करने पर ज्ञात होगा कि वे भी अचानक उत्तेजित हो उठते हैं। रोग की शंका से उत्पन्न उदासी अचानक गुस्से में बदल जाती है।

अगर रोग की आशंका या उससे पैदा उदासी लगातार बनी रहे तो आरम नेट्रम म्यूर पर विचार करना चाहिए। अन्यथा बार-बार शौच जाने की इच्छा होने पर भी प्रत्येक बार नाममात्र का मल त्याग करना एक ऐसा स्पष्ट लक्षण है जो केवल नक्स वोमिका की तरफ इशारा करता है।

होम्योपैथी के अनुसार कब्ज के रोग में नक्स वोमिका का केवल यही मार्गदर्शक लक्षण होता है तथा मेरा भी इस से मतभेद नहीं है।

आज से 25 वर्ष पूर्व कैरोल डनहम ने इन्हीं लक्षणों के बारे में लिखा था कि नक्सवोमिका व ब्रायोनिया दवाओं का उपयोग कब्ज को दूर करने में समान रूप से होता है लेकिन उनमें इतना फर्क है कि जाने-अनजाने उनका एक-दूसरे के स्थान पर उपयोग नहीं किया जाना चाहिए। नक्स वोमिका का कब्ज आंतों की अनियमित् क्रिया के कारण पैदा होता है और इसी कारण बार-बार शौच त्याग की इच्छा रहती है जबकि इसके विपरीत ब्रायोनिया का कब्ज आंतों में पाचक

रस के उचित स्राव न होने से पैदा होता है जिस कारण ब्रायोनिया के कब्ज में पाखाने की इच्छा नहीं रहती तथा पाखाना सूखा हुआ व कड़ा निकलता है।

यह लक्षण केवल कब्ज में ही नहीं मिलता, बल्कि दस्तों में भी यही प्रवृत्ति देखने को मिलती है। दस्त की अवस्था में मल कम तथा लेसदार आंव व खून ज्यादा मौजूद रहता है। व्यक्ति को शौच-त्याग की इच्छा बनी रहती है तथा वह अनुभव करता है कि शौच त्याग के बाद ही आराम मिलेगा। डॉक्टर पी॰पी॰ वेहसल के अनुसार पेचिश में नक्स वोमिका का उपयोग करने का एक अन्य प्रमुख लक्षण शौच के बाद दर्द का कुछ देर के लिए रूकना होता है। मरक्यूरी में यह बात नहीं होती उसमें दर्द बना रहता है। रोगी को प्रतीत होता है कि दस्त पूरी तरह नहीं हुआ। पेचिश, कब्ज या किसी अन्य बीमारी में यदि शौच त्याग की इच्छा बनी रहती है और पाखाना न उतरता हो तो और साथ ही नक्स का कोई विरोधी लक्षण न हो तो नक्स वोमिका देना उपयोगी रहता है।

स्त्रियों में समय से पूर्व मासिक धर्म का होना तथा अनेक दिनों तक अत्यधिक रक्त स्राव होते रहना, मासिक के पूर्व और अंत में तबियत खराब रहना, नक्सवोमिका का अनुभव सिद्ध लक्षण है। वैसे यह सत्य बात है कि अन्य दवाओं में भी समय से पहले तथा अत्यधिक रक्त स्राव के लक्षण रहते हैं जैसे कि कल्केरिया आस्ट्रिम में परंतु कल्केरिया की रोगी स्त्री तथा नक्स की रोगिणी के स्वभाव में दिन रात का अंतर होता है। डा॰ नैश के अनुसार इस प्रकार की अवस्था में जिन स्त्रियों को नक्सवोमिका से लाभ होता है, उन्हें पल्साटिला से राहत नहीं मिलती। मासिक धर्म की समस्या से ग्रस्त किसी स्त्री को अगर दस्त जलन पैदा करने वाला व गाढ़ा है तो उसे पल्सटिला देने पर निधारित समय से बहुत ज्यादा पहले तथा अधिक मात्रा में रक्त स्राव होगा। ऐसे लक्षणों वाली स्त्री को सीपिया देने पर चमत्कारिक प्रभाव पड़ेगा तथा अधिक रक्त स्राव पर काबू पाया जा सकेगा।

जिन युवतियों व प्रौढ़ महिलाओं का मासिक धर्म बंद हो गया है तथा उनमें अगर नक्स वोमिका के सभी लक्षणों के साथ-साथ मलाशय संबंधी दोष हों, दर्द नीचे की ओर गुदा तक या कभी-कभी मूत्राशय की ग्रीवा तक जाता अनुभव हो तब तथा प्रसव के समय स्त्री को दर्द उठने पर भी प्रसव ना होने, दर्द के गुदा तक जाने के साथ-साथ बार-बार मल-मूत्र त्यागने की इच्छा होने पर नक्स

वोमिका -200 की एक खुराक से उसे शीघ्र आराम मिलेगा, साथ ही प्रसव भी शीघ्र हो जाएगा।

इसके अतिरिक्त कब्ज की शिकायत के साथ मासिक स्राव ज्यादा होने पर, आमाशय में भी तकलीफ रहने पर तथा प्रातः रोग के बढ़ जाने पर भी नक्स वोमिका लाभदायक दवा रहती है।

प्रातः सोकर उठते ही (लैके व नेट्रम म्यूर) तथा मानसिक क्षय के बाद (नेट्र-कार्ब, सिर में चक्कर आना, कल्के आस्ट, साइलेशिया माथे के पिछले भाग में चक्कर अनुभव होना)। भोजन के बाद (एनाकार्ड विपरीत) और शीतल हवा में (पल्स विपरीत) तबियत अधिक खराब होना सभी नक्स वोमिका के लक्षण होते हैं। यदि डा॰ वोनिंग होसेन ने और कुछ भी न लिखा होता तो भी 'वृद्धि और ह्रास' संबंधी अध्याय ही उन्हें अमरता देने के लिए पर्याप्त था।

अपने तीस वर्षीय अनुभव काल में मुझे ये लक्षण अत्यंत उपयोगी लगे।

परंतु कोई भी यह कह सकता है कि वोनिंग होसेन ने प्रातः रोगों के लक्षण बढ़ाने वाली जिन इस दवाओं के नाम बड़े-बड़े अक्षरों में गिनाए हैं, उनमें से किसी एक उपयुक्त दवा को खोजना कठिन कार्य है। किंतु जब संध्या को लक्षणों के बढ़ने पर दी जाने वाली दवाओं के नामों पर दृष्टिपात किया जाता है तो उन में कुछ दवाएं ऐसी मिलती हैं जिनके लक्षण शाम के बाद बढ़ जाते हैं। इनमें से कुछ औषधियां ऐसी भी हैं जिसके लक्षण सुबह व शाम को बढ़ जाते हैं। इन आठ दवाओं में से कुछ के ही लक्षण बढ़ते हैं। जैसे कि रशटाक्स की गीली खांसी प्रातः तथा सूखी खांसी संध्या के समय बढ़ती है।

इस प्रकार आप आसानी से समझ जाएंगे कि सटीक दवा कौन सी है।

यों आप का सही दवा चुनने का अनुभव निखर रहा है लेकिन इन्हीं के साथ आपको समय, मस्तिष्क, पाकाशय और तापमान इत्यादि के संदर्भ में नक्स वोमिका के बढ़ने वाले लक्षणों पर भी ध्यान देना होगा। क्या किसी दवा में इतने स्पष्ट और परस्पर मिलने वाले लक्षण मिलते हैं। साथ ही यह भी सत्य है कि रोग के कम-ज्यादा होने वाले लक्षणों का महत्व ऐसे डाक्टरों के लिए नहीं होता जो मात्र रोग निदान के लक्षणों पर ही ध्यान देते हैं और ऐसे चिकित्सक सफल होम्योपैथिक चिकित्सक नहीं होते।

"शरीर का तापमान इतना अधिक कि मानो शरीर जला जा रहा हो, चेहरा

लाल, रोगी हिल-डुल न सकता हो और शरीर पर से चादर आदि उतारते ही या हरकत करते ही सर्दी लगती हो।"

इस प्रकार का ज्वर एक आम बात होती है तथा नक्स वोमिका की मात्र एक खुराक चमत्कारिक प्रभाव दिखाती है। अतः सोचने की जरूरत नहीं होती कि किस प्रकार का ज्वर है। आंखे मूंद कर भी दवा देने पर आप चकित रह जाएंगे। इस लक्षण का महत्व समझने में मुझे वर्षों लग आए थे क्योंकि मैं नियमानुसार सोच कर ज्वर पीड़ित रोगियों को एकोनाइट व बेलाडोना की खुराकें अदल-बदल कर देता था। मुझे उन युवा चिकित्सकों से भी हमदर्दी है जो गलत शिक्षा के कारण ऐसी भूल करते हैं। उनके लाभ के लिए मैं एक अन्य तरीका भी बताना चाहूंगा कि पहले यह ज्ञात करना चाहिए कि ज्वर के वे कौन से लक्षण हैं जो अन्य बुखारों में नहीं मिलते। उसके बाद एक ही शक्तिकृत दवा देकर उसका प्रभाव देखना चाहिए और फिर दूसरी खुराक देनी चाहिए।

कम शक्ति वाली दवाएं पक्के तौर पर रोगी को स्वस्थ कर देगी। दवाओं में बार-बार परिवर्तन करने व मात्रा से ज्यादा दवा देने अथवा एक ही दवा को बार-बार देने से वे दवाएं प्रभावहीन रहेगी जबकि एक ही दवा की छोटी सी खुराक भी संतोषजनक परिणाम देगी।

खाने के बाद (केलि-बाई, नक्स मस्केटा) खट्टा स्वाद, भोजन के एक-दो घंटे बाद आमाशय पर भार अनुभव होना और साथ ही रोग की शंका का भाव, मुंह में पानी भरना, कमर में इतना कसाव अनुभव करना कि पेटी या बटन खोल देने पड़ें (लैकेसिस कल्केरिया व लाइकोपोडियम) अस्थिरपन, भोजन के दो-तीन घंटे तक मन उदास रहना, उदर के ऊपरी भाग का फूला रहना तथा वजन अनुभव होना।

ये सभी नक्स वोमिका के निर्णायक लक्षण माने जाते हैं तथा पाचन-प्रणाली के लक्षणों पर विचार करने पर पता चलता है कि आमाशय की समस्त शिकायतों पर नक्सवोमिका अत्यंत प्रभावी रहती है। ऐसे मामलों में खाना-खाने के एक-दो घंटे बाद लक्षणों में वृद्धि के आसार मात्र नजर आते हैं, कोई विशिष्ट लक्षण नहीं। यदि खाना खाते ही लक्षणों में बढ़ोतरी होती है तो वह नक्स मस्केटा और कैलि बाइक्रोम का प्रतीक होते हैं। परंतु पाकस्थली पर भार अनुभव होना ब्रायोनिया या पल्साटिला का संकेत माना जाता है।

पाकस्थली, यकृत आदि के जिन रोगों में नक्सवोमिका कारगर रहती है उसके कारणों पर भी ध्यान दिया जाना चाहिए। अनुभवों में यह सिद्ध हो चुका है कि मादक पदार्थों के सेवन, व्याभिचार, अधिक दवा के सेवन, चिंताओं, लगातार बैठ कर काम करने तथा रात्रि जागरण से होने वाले रोगों में नक्सवोमिका लाभकारी रहती है।

वैसे सभी मामलों में एक आम बात यह होती है कि मलांत्र के लक्षण पहले से मौजूद रहते हैं।

सिर व पीठ के दर्दों पर भी यह रामबाण दवा सिद्ध होती है।

सिर दर्द, अनेक बार आमाशय के विकारों के कारण भी होता है। अतः ऐसी स्थिति में दर्द की प्रकृति के स्थान पर कम-ज्यादा होने वाले लक्षण सटीक दवा के चुनाव में सहायक साबित होते हैं।

मानसिक श्रम, क्रोध या विरक्ति, खुली हवा (विपरीत पल्साटिला) सुबह जागने पर, भोजन के बाद, शराब के सेवन, आमाशय अम्लता, धूप में जाने, झुकने, प्रकाश और आवांज से आंखें खोलने व बंद करने पर, विलासी जीवन, ज्यादा मसालेदार भोजन, तूफानी मौसम, नशीले पदार्थ तथा हस्त मैथुन करने पर, कब्ज की शिकायत से बवासीर उभरने पर सिरदर्द होता है।

इस प्रकार का दर्द मस्तक के किसी एक भाग में या एक भाग से शुरू हो कर दूसरे भाग तक जाने वाला होता है।

कितनी ही बार व्यक्ति को समझ में ही नहीं आता कि दर्द कहां हो रहा है और वह सारे सिर में तेज दर्द की शिकायत करता है।

इस प्रकार कमर में होने वाली पीड़ा भी विचित्र होती है। बिस्तर पर लेटने या करवट लेने पर दर्द होता है और रोगी को उठाकर बैठाना पड़ता है। खड़े होने या शरीर को घुमाने पर भी दर्द उभरता है (सल्फर)। बैठने पर होने वाले दर्द में कोबाल्ट, पल्साटिला, रसटाक्स और जिंकम देनी चाहिए। इस प्रकार का दर्द कटि-प्रदेश में ठहर जाता है। पीठ में भी हो सकता है (हरम्कूलस हिच की भांति)। बवासीर उभरने के समय भी कितनी ही बार यह दर्द उभर जाता है। हरम्कूलस का दर्द झुकने पर बढ़ता है। हस्तमैथुन के कारण होने वाले पीठ दर्द (कोबाल्ट-बैठने पर दर्द बढ़ता है स्टेफिसेग्रिया–रात में लेटने पर दर्द बढ़ता है) में नक्स वोमिका लाभदायक रहती है। मेरूदंड, गति-तंतुओं और ज्ञान-तंतुओं

पर नक्स वोमिका की क्रिया का व्यापक वर्णन अनेक पुस्तकों में मिल जाता है।

नक्स वोमिका के बारे में हमने यहां जितनी चर्चा की है उसे पढ़कर कोई पाठक इस भ्रम में पड़ सकता है कि हमने इस के क्षेत्र को संकुचित कर दिया है, जो वास्तव में सत्य नहीं है। हमने तो केवल इस औषधि के मुख्य-मुख्य गुणों तथा विशिष्ट लक्षणों पर प्रकाश डाला है। विस्तृत जानकारी के लिए तो एक और मेटेरिया मेडिका की आवश्यकता पड़ेगी।

चिकित्सकों के पास प्रायः दो प्रकार के रोगी आते हैं। पहले ऐसे कि उनकी प्रकृति व लक्षणों को देख कर चिकित्सक औषधि का चुनाव कर सकता है तथा दूसरे वे जिनके लक्षणों को पहचान पाना डॉक्टर के लिए मुश्किल होता है। ऐसी स्थिति में दवा के लक्षणों के साथ-साथ रोगी के लक्षणों को मिला कर सही दवा का चुनाव किया जाना चाहिए। मगर प्रायः रोगी में कोई न कोई लक्षण इतना स्पष्ट होता है कि वह छिपा नहीं रह पाता। तब उस लक्षण को आधार मान कर तथा परीक्षा लक्षण के साथ रोगी का लक्षण मिला कर दवा देनी पड़ती है।

पल्साटिला नाइग्रिकेंस

लक्षण : मृदु, विनम्र,विनीत प्रकृति, उदास व निराशावादी, सहज ही रो पड़ने वाला, भूरे बाल, नीली आंखें, पीला चेहरा, शिथिल व नर्म मांसपेशियां। दर्द एक जोड़ से प्रारंभ होकर दूसरे जोड़ तक जाने वाला। रक्त स्राव शुरू होकर रूकने वाला तथा पुनः शुरू होने वाला। रोगी जितनी बार शौच जाए, मल भिन्न-भिन्न रंग का व इसी प्रकार अलग-अलग तरह का जाड़ा लगना, रोग के लक्षण इतने घुलेमिले रहते हैं कि उन्हें अलग-अलग पहचानना संभव नहीं होता।

प्रातः रोग में वृद्धि, मुंह का स्वाद खराब व मुंह सूखा रहना, कम प्यास, आसानी से पाचन तंत्र में गड़बड़ी, घी-तेल में तली चीजें पचती नहीं।

श्लैष्मिक झिल्लियों से गाढ़ा व अनुत्तेजक स्राव।

मासिक धर्म थोड़ा रूका हुआ या देर से, विशेषकर पैर पानी में भिगाने के बाद।

वृद्धि–ह्रास

गर्म कमरे, गर्म वस्तुओं के लेप, लौह मिश्रित दवाओं के ज्यादा सेवन, दर्द के साथ सर्दी अनुभव होने पर लक्षणों में वृद्धि। खुली शीतल हवा, ठंडा भोजन व जल इनसे रोग घटता है। कस कर बांधने से भी सिरदर्द घटता है।

दर्द के साथ लगातार सर्दी लगती रहती है तथा दर्द के बढ़ने के साथ-साथ वह भी बढ़ती जाती है बहुत अधिक पसीने के बाद कैमा, बेहोशी में हीपर-सल्फ, बहूमूत्र पर थूजा तथा अनाप-शनाप बकने की हालत में विरेट एल्ब।

पल्साटिला व नक्सवोमिका विपरीत प्रकृति वाले होते हैं अर्थात् नक्सवोमिका लक्षण अधिकतर पुरुषों में मिलते हैं तो पल्साटिला के स्त्रियों में।

पल्साटिला के लक्षणों का जैसा वर्णन हेरिंग ने किया है, वैसा किसी अन्य ने नहीं किया है। उनके अनुसार, कोमल, विनम्र व विनीत प्रकृति की रोगिणी, जरा सी बात पर रो पड़ने वाली और उसके कारणों को न बता सकने वाली, भूरे बालों, नीली आंखों व पीले चेहरे वाली, मन ही मन दुखी रहने पर भी विनीत (लक्षण पुराने होने पर साइलिशिया लाभदायक) यह इसकी प्रकृति का श्रेष्ठ विवरण है। जब भी आपको किसी स्त्री में ऐसे लक्षण दिखाई दे तो उसकी शारीरिक दशा पर विचार न करते हुए तुरंत पल्साटिला दे दें। किंतु कुछ अवस्थाओं में यह लाभ नहीं करती। अतः हमें लक्षणों से उत्पन्न अवस्था पर अधिक ध्यान देना चाहिए।

फेरिंगटन के अनुसार 73 विभिन्न रोगों में इस दवा का उपयोग किया जा सकता है और यदि आप ह्यूज रचित 'फार्मोकोडायनमिक' का अध्ययन करें तो आपको पता चलेगा कि उन्होंने बहुत से रोगों में इस दवा का उपयोग बताया है। लेकिन लक्षणों के निदान की दृष्टि से वह अन्य दवाओं की भांति इस औषधि पर ज्यादा प्रकाश डालने में असमर्थ रहे हैं। मुझे लगता है कि उपचार के लिए केवल नैदानिक तथ्यों या फिर मात्र कारणों पर आश्रित रहना मूर्खतापूर्ण होता है। नैदानिक तत्व केवल चिकित्सक बता सकता है जबकि लक्षण मात्र स्वयं रोगी।

हेरिंग ने पल्साटिला के एक अन्य प्राकृतिक लक्षण-लक्षणों का बदलते रहना का उल्लेख नहीं किया है (इग्ने, नक्स, मस)। उन्होंने केवल इतना बताया है कि इसका दर्द कभी इस भाग में होता है तो कभी शरीर के दूसरे भाग में। साथ ही जोड़ों में सूजन व लाली आ जाती है। यदि बाद में गठिया के ये लक्षण दिखाई

दें (नगमन एसेट, लैक, कैनाइनम, केलि, ब्राईक्रोम, कैल-मियालैट) और रोगी की प्रकृति पल्साटिला से मिलती हो तो इस दवा का चमत्कारिक प्रभाव होता है। लेकिन यह परिवर्तनशीलता रोगिणी की प्रकृति में भी मिलती है। सहसा क्रोध में क्षण भर में रोने लगना, फिर विनम्र व प्रसन्न, हर समय उस में ऐसे बदलाव होते रहते हैं। अतिसार में भी मल का रंग बदलता रहता है। कभी काला कभी पीला, कभी पानी जैसा तो कभी लिबलिबा। इसी कारण डॉ॰ गर्नसी ने कहा है–दो बार का पाखाना एक जैसा नहीं होता। गर्मी के दिनों में शिशु हैजा में भी यही बात मिलती है।

कभी-कभी हमारे पास ऐसे मरीज आते हैं जिनकी समस्या समझ में नहीं आती है क्योंकि लक्षण परस्पर विरोधी होते हैं। ऐसे में रोगी को पल्साटिला देनी चाहिए। इस प्रकार के परिवर्तनशील, असंगत लक्षण इग्नेशिया में भी रहते हैं तथा ये दोनों ही स्त्रियों को दी जाती हैं।

नक्स की भांति यह भी पाचन संबंधी विकारों में उपयोगी रहती है।

लक्षण : प्रातः मुंह का स्वाद खराब, प्रत्येक वस्तु स्वादहीन लगना, जीभ पर सफेद परत, ज्यादा प्यास पर ब्रायोनिया और प्यास नहीं होने पर पल्साटिला देनी चाहिए।

प्रातः मुंह सूखा पर प्यास नहीं होती। केक, पेस्ट्री, मसालेदार, चर्बीयुक्त भोजन से पेट में गड़बड़ी आदि हेरिंग के अनुसार पल्साटिला के ऐसे विश्वसनीय गुण होते हैं जो नक्सवोमिका में नहीं मिलते। नक्स वोमिका के मरीजों में चर्बीयुक्त पदार्थ खाने से कोई गड़बड़ी न होती बल्कि वे तो उसे अच्छे लगते हैं। नक्स के रोगी के लिए गर्म तथा पल्साटिला के व्यक्तियों के लिए ठंडा भोजन ठीक रहता है। यह विचित्र बात है कि पल्साटिला के रोगी का मुंह सूखा तो रहता पर प्यास गायब रहती है जबकि मर्क्यूरियस में मुंह नम रहने पर भी तेज प्यास लगती है। ऐसा क्यों होता है, इसका कोई संतोषजनक उत्तर नहीं दिया जा सकता। रोगी को आराम मिल जाने से ही काम हो जाता है।

पल्साटिला व नक्सवोमिका के लक्षणों में किसी प्रकार के भ्रम की संभावना नहीं रहती है लेकिन फिर भी ऐसे अनेक चिकित्सक हैं जो एक-दो घंटे के अंतर से इन दोनों को अदल-बदल कर उपयोग में लाते हैं।

पाचन-प्रणाली की भांति ही श्लैष्मिक पटल पर भी पल्साटिला की विशेष

क्रिया होती है जो होने वाले स्राव की प्रकृति में दिखाई देती है। यह स्राव गाढ़ा, जलनहीन और पीलापन लिए हरे रंग का होता है नाक से सर्दी का स्राव, श्वेत प्रदर, बलगम, प्रमेह, जख्म तथा कान व आंखों का स्राव इसी प्रकृति का दिखाई पड़ता है।

पल्साटिला का स्राव गाढ़ा, हरा होता है, स्टेनम का कफ मीठा होता है परन्तु केलिहाइड्रियो तथा सीपिया का नमकीन होता है। डा॰ सुसलार की पुस्तक 'टिशू रेमिडीज में' केलि सल्फर का स्राव बहुत हद तक पल्साटिला से मिलता-जुलता है। इसका इधर-उधर हट कर होने वाला दर्द, शाम के समय रोग का लक्षण बढ़ना तथा ठण्डी और खुली हवा में घटना लक्षण भी मिलता है। केलि हाइड्रियोडिक्स के लक्षणों में भी उस समय कमी हो जाती है जब रोगी खुली हवा में आ जाता है। गर्म कमरे में जाते ही लक्षण फिर बढ़ जाते हैं। पल्साटिला की तरह कार्बोवेज, लाइकोपोडियम, फेरिस, फास्फोरस और सल्फर में भी स्राव और बलगम का रंग कुछ हरापन लिए हुए होता है। ऐसी बहुत सी दवाएं हैं, जिनका कोई न कोई लक्षण समान होता है परन्तु चिकित्सक को चाहिए कि और अन्य लक्षणों को मिला कर ही औषधि का चुनाव करें।

अमेरिका के एल्बनी नामक नगर में यक्ष्मा रोग से पीड़ित एक रोगी के इलाज के लिए चिकित्सक को बुलाया गया। इसके पूर्व उसकी एलोपैथिक चिकित्सा हो रही थी। रोग की शारीरिक जांच पूरीर हो जाने पर लोगों ने पूछा कि उसकी राय में रोगी किस रोग से पीड़ित है। डाक्टर ने तुरन्त उत्तर दिया–'स्टेनम'। यह एक दवा का नाम है। दूसरी बार पूछने पर भी उसने यही उत्तर दिया। वस्तुतः यह 'स्टेनम' रोग का नहीं बल्कि उस दवा का नाम था, जो उसने रोगी के लिए चुनी थी। यह दवा रोगी को दी गई और रोगी चंगा हो गया। तात्पर्य यह है कि होमियोपैथिक चिकित्सा का मुख्य कर्त्तव्य लक्षण देखकर दवा का चुनाव करना होता है। रोगी किस रोग से पीड़ित है, इससे उसे मतलब नहीं रहता। यदि उसने ठीक दवा का चुनाव किया तो रोगी स्वस्थ हो जाएगा।

इसके उपरान्त हम स्त्री-जनेनद्रिय से सम्बन्धित पल्साटिला के लक्षणों की चर्चा करेंगे। वास्तविकता तो यह है कि इस दवा का स्त्री-जननेन्द्रिय पर अत्यंत तीव्र प्रभाव पड़ता है। वैसे इस औषधि की प्रकृति स्त्रियोचित होती है कि इसे बिना किसी हिचकिचाहट के स्त्रियों की औषधि कहा जा सकता है।

"देर से होने वाला मासिक धर्म या रूका हुआ हो, विशेषकर पैर भीगने पर तथा साथ ही इतनी पीड़ा व बेचैनी हो कि रोगिणी बिस्तर पर छटपटाने लगे, इसी प्रकार का लक्षण अतिरज में भी प्रकट होता है, पल्साटिला का प्रमुख लक्षण है।"

मासिक धर्म संबंधी रोगों में पैरों का ठंडा रहना या भीगना एक प्रमुख लक्षण माना जाता है तथा इसी के द्वारा आप किसी रोगी को तपेदिक का शिकार होने से बचा सकते हैं। आप रोगिणी को इस का मूल अर्क 10 बूंद की मात्रा में मत दीजिए क्योंकि ऐसी मात्रा तो शक्तिकृत औषधियों पर विश्वास न करने वाले चिकित्सक ही देते हैं। आप रोगी को ऊंची शक्ति की खुराक दीजिए व उस की शक्ति बढ़ाते रहिए। कितनी ही बार दस हजार या लाख पोटेंसी वाली दवा का उपयोग करने पर ज्यादा लाभ नजर आता है। लेकिन अगर उनका रोगी पर कोई प्रभाव नजर न आएं तो चिकित्सक को सोच लेना चाहिए कि दवा का चुनाव करने में उससे चूक हो गई हैं क्योंकि ऐसे रोगियों पर अन्य दवाएं भी आजमाई जा सकती हैं। लक्षण सादृश्य होने पर ही रोगी को लाभ हो सकता है इसलिए चिकित्सक को चाहिए कि रोगी का बारीकी से अध्ययन करें।

रोगी खुली और ठण्डी हवा में राहत महसूस करता है। परन्तु, बन्द या गर्म कमरे में आते ही उसका कष्ट बढ़ जाता है। साथ ही सिर में चक्कर आना; सिर में, आंखों में और कान में दर्द; पलकों में खुजली; कानों में अजीब तरह की गड़गड़ाहट; चेहरे में दर्द; दांत में पीड़ा; कालिक दर्द; प्रसव दर्द; जख्म–इन सभी से पीड़ित रोगी को खुली हवा में आते ही आराम महसूस होने लगता है। ये बीमारियाँ जिस प्रकार ठण्डी हवा का स्पर्श पाकर घटती है उसी तरह ठण्डी हवा में टहलने या हिलने-डुलने से इनमें आराम महसूस होने लगता है (फेरम)। यह स्मरण रखिए कि पल्साटिला और रसटक्सिकोडेण्ड्रन दोनों का ही यह लक्षण है कि हिलने से मरीज को राहत मिलती है। मुख्य अन्तर यह है कि पल्साटिला में रोग का लक्षण ठण्डी हवा में हिलने-डुलने या टहलने से कम होता है जबकि रसटॉक्स के लक्षण गर्म हवा में टहलने से घटते हैं।

यदि पल्साटिला में रोगी के शरीर पर किसी गर्म चीज का लेप किया जाए तो रोग के लक्षणों में बढ़ोतरी होने लगती है। रोगी को गर्म कमरे में कष्ट का अनुभव होता है; बिस्तर की गर्मी से शरीर में खुजलाहट होने लगती है (मर्क)।

ठण्डा पेय तो पच जाता है परन्तु गर्म पेय पीने पर उल्टी हो जाती है। गर्मी से वृद्धि अन्य कईं दवाओं के भी लक्षण हैं परन्तु पल्साटिला का तो यह सबसे महत्वपूर्ण व प्रधान लक्षण माना जाता है। गर्मी से या गर्म वस्तुओं के प्रयोग से घटना जिस प्रकार आर्सेनिक का निश्चित लक्षण होता है उसी तरह खुली ठण्डी हवा में कम होना पल्साटिला का निश्चित लक्षण माना जाता है।

पल्साटिला के विषय में उसके निर्णायक लक्षण यों हैं :

लौह युक्त हवा का अत्यधिक प्रयोग, खसरे का समुचित उपचार न होना, कस कर बांधने या दबाने पर सिरदर्द में कमी (आर्जेंटम, नाइट, एपिस, मेफिलिसा)। पेशाब ज्यादा आना, विशेषकर लेटने पर। सूजाक का प्रभाव अंडकोषों में जाना। दर्द के साथ ठंड लगना मगर ठंडे कमरे में रहने की इच्छा। शरीर के एक भाग में पसीना तथा सूजे स्थान पर नील (लैकेसिस, टेरिनयुला क्यूब) शरीर में अंदरूनी फड़कन। कर्णमूल की गिल्टियों या अंडकोषों के स्थान में बदलाव। ये सभी लक्षण पल्साटिला के हैं तथा औषधि का लाभ तभी होता है जब लक्षण समान हों।

***

ब्रायोनिया एल्ब

ब्रायोनिया एल्ब का प्रमुख लक्षण है कि हिलने-डुलने से रोग बढ़ जाता है।

श्लैष्मिक झिल्लियों के साथ-साथ ओंठ, मुंह तथा आमाशय में भी सूखापन रहता है। प्यास देर में लगती है और बहुत अधिक पानी पीने से इच्छा रहती है। मल-नली की श्लैष्मिक झिल्लियों में भी सूखापन रहता है तथा मल कड़ा और जला हुआ सा निकलता है।

श्लैष्मिक झिल्लियों जैसे मस्तिष्क झिल्ली, फुफ्फुस वेस्ट और अंग वेस्ट से चिकना स्राव, कब्ज ऐसा कि शौच की इच्छा नहीं होती। प्रातः या चलने-फिरने पर दस्त। श्लैष्मिक झिल्लियों व जोड़ों में सूईं की चुभन जैसा दर्द, बैठने पर मितली या बेहोशी की अनुभूति।

वृद्धि-ह्रास

हिलने-डुलने तथा ठंडे मौसम के बाद मौसम गर्म हो जाने पर रोग घटता है। स्थिर रहने तथा रोगग्रस्त भाग की ओर करवट लेकर लेटने से रोग में वृद्धि।

छरहरे बदन के रूखे व अधीर स्वभाव वाले, जल्दी चिढ़ने वाले, वात रोग से ग्रस्त, गर्मी के मौसम में सूखी, ठंडी हवा में निकलने पर तथा नमी युक्त मौसम में नाना प्रकार की तकलीफों की शिकायत करने वाले रोगियों के लिए यह सटीक औषधि रहती है।

कफ अल्प मात्रा में निकलता है तथा शुष्क खांसी में कष्ट अनुभव होता है, लगता है सिर फट जाएगा। टायफायड ज्वर होने पर रात्रि में दिन भर के कार्यों के बारे में प्रलाप करता रहता है। झुकने, कपड़ों पर प्रेस करते समय, गर्म मौसम में, खांसी आने और हलचल करने पर सिरदर्द में वृद्धि होती है। सिर में चक्करों के साथ मितली व बेहोशी सी अनुभव होना। आमाशय की थैली पर ऐसा दबाव जैसे किसी ने पत्थर मार दिया हो तथा डकार लेने पर राहत की अनुभूति। विकृत मासिक धर्म। मासिक स्राव के साथ-साथ नाक से भी रक्त बहना।

स्तन भारी होने के अलावा कड़े हो जाते हैं। हाथ लगाने पर गर्म व देखने में पीले लगते हैं। रोगिणी को उन में दर्द अनुभव होता है।

जोड़ों का दर्द : तीव्र दर्द जो छूने या हलचल से बढ़ जाता है, पीले रंग की सूजन।

लक्षण वर्णन : ब्रायोनिया में भी पल्साटिला की भांति लक्षणों की रूपात्मकता रहती है और उनका एकमात्र लक्षण है गतिविधि से बढ़ना। अगर हिलने-डुलने पर रोगी की तकलीफें बढ़ जाए तो यह समझ लेना चाहिए कि उस व्यक्ति को ब्रायोनिया की जरूरत है। हेरिंग के मतानुसार निश्चित लक्षण हैं–

जोड़ों में लाली व सूजन : इतना अधिक कड़ापन कि हिलने-डुलने मात्र से पीड़ा ऐसी कि सूईं गाड़ दी गई हों।

यहां तक सब सही है; लेकिन यह तो हिलने-डुलने से बढ़ने वाले रोगों की शुरूआत मात्र होती है।

'गाइडिंग सिम्पटम्स' नामक पुस्तक के 'मोशन' शीर्षक अध्याय में देखने पर आपको ऐसे लक्षणों की सूची नजर आएगी जो हिलने-डुलने पर बढ़ जाते

हैं। इस सूची में भी सारे लक्षण नहीं दिए गए हैं। अब हमें लक्षण-वर्णन और लक्षण अपशमन के महत्व और उपयोगिता को समझने का प्रयास करना चाहिए।

रोगी चाहे किसी भी रोग से पीड़ित हो, यदि चुपचाप पड़े रहने पर रोगी को राहत महसूस होती है और जरा सा हिलने-डुलने पर तकलीफ फिर बढ़ जाती है; अथवा जितना ही अधिक वह हिलता-डुलता है उतनी ही अधिक उसकी पीड़ा में वृद्धि होती है तो सबसे पहले ब्रायोनिया को ही आजमाना चाहिए और इसके बाद, यह तभी दी जानी चाहिए जब इसके विपरीत या प्रतिकूल कोई बड़ा मार्गदर्शक लक्षण मिले या उभरे।

इस बात को कोई महत्व नहीं मिलना चाहिए कि शरीर के किस अंग या तन्तु पर रोग का हमला हुआ है। सभी मामलों में एक ही मार्ग दर्शक नियम काम में आता है।

ब्रायोनिया का दूसरा और बहुत ही महत्वपूर्ण लक्षण है 'दबाने से घटना।' रोगी की सेवा करने वाले व्यक्ति प्रायः यह देखकर चकित हो उठते हैं कि रोगी उसी करवट लेटना या सोना चाहता है, जिस ओर उसे दर्द अनुभव होता है (विपरीत–बेलाडोना, केलि कार्बोनिकम)।

जिन लोगों ने रोगी की सेवा करते हुए इन दोनों लक्षणों के आधार ब्रायोनिया का प्रयोग और उससे होने वाले लाभ को अपनी आंखों से देखा है, वे यह जानते हैं कि उक्त दोनों लक्षण कितने अधिक महत्वपूर्ण ओर कीमती होते हैं।

पल्साटिला की भांति ही ब्रायोनिया की भी श्लैष्मिक झिल्लियों पर प्रतिक्रिया होती है पर दोनों में अंतर भी रहता है। ब्रायोनिया में सूखापन अधिक रहता है तथा रक्त-स्राव भी नाममात्र को होता है। यह खुश्की ओंठो से प्रारंभ होकर सभी श्लैष्मिक झिल्लियों को प्रभावित करती हुई मलांत्र तक जाती है और मल भी उससे प्रभावित हुए बिना नहीं रहता। पाचन संस्थान के सूखेपन का भान भारी प्यास से होता है। रोगी अत्यधिक पानी पीता है।

इस सूखेपन का प्रभाव फेफड़ों व श्वासनली पर भी पड़ता है इसीलिए रोगी को सूखी खांसी आती हैं तथा नाममात्र का बलगम निकलता है। साथ ही खांसते हुए छाती में दर्द होता है, छूने पर भी दर्द की अनुभूति होती है (नेट्रम सल्फ में छूने से होने वाले दर्द के साथ ढीला बलगम भी रहता है)। इसी प्रतिक्रिया के फलस्वरूप पेशाब की मात्रा भी कम-ज्यादा रहती है। दवाओं के उपयोग में

हमें यह स्मरण रखना चाहिए कि प्रत्येक दवा की दोहरी प्रतिक्रिया होती है जैसे ओपियम की मुख्य क्रिया नींद या बेहोशी लाना होती है तो प्रतिक्रिया नींद का न आना होता है। अतः रोग को पूरी तरह समाप्त करने के लिए जरूरी है कि दवा की मुख्य क्रिया को समझने के बाद ही उसका उपयोग किया जाना चाहिए। लेकिन यदि मुख्य लक्षणों के समाप्त होने पर गौण लक्षणों के लिए दवा का उपयोग करना पड़े तो पूर्व स्थित लक्षणों की भी जानकारी प्राप्त करनी चाहिए। पहले के तथा वर्तमान लक्षणों को मिला कर ही दवा का उपयोग किया जाना चाहिए अन्यथा हो सकता है रोग दब जाए या पूर्णतः ठीक न हो।

स्नेहिक झिल्लियों पर भी ब्रायोनिया की क्रिया साफ तौर पर देखी जा सकती है। जलन की दूसरी अवस्था में यह दवा ज्यादा लाभकारी रहती है जब कि चिकना स्राव शुरू हो जाता है। इस की पहली अवस्था में रोगी एकोनाइट, बेलाडोना, फेरमफास इत्यादि दवाओं के लक्षण उभरते हैं पर हमेशा ऐसा नहीं होता। ब्रायोनिया दर्द सूईं की चुभन जैसा होता है तथा स्नेहिक झिल्ली की जलन में भी सूईं चुभने जैसी पीड़ा होती है। इसी प्रकार यह फुफ्फुसवेस्ट प्रदाह, मस्तिष्क की झिल्ली के प्रदाह, आंत्र वेस्ट की जलन और हृद वेस्ट प्रदाह में यह लाभकारी रंहती है। इस से पहले मानसिक लक्षण दूर होते हैं और फिर शारीरिक लक्षणों में कमी आती है। वैसे केलि कार्बोनिक भी ऐसी दूसरी दवा है जिस में ब्रायोनिया का लक्षण सूईं चुभने का दर्द विद्यमान रहता है (ऐसा दर्द ब्रायोनिया, केलिकार्ब, नेट्रम म्यूर, स्किवेला व मर्क्यूरिस वाइवस में भी होता है)। अंतर मात्र इतना होता है कि ब्रायोनिया में हलचल से दर्द की अनुभूति होती है जबकि केलि कार्ब में हर अवस्था में दर्द रहता है। (ब्रायोनिया का दर्द दबाने से कम होता है जब कि केलिकार्ब का नहीं)। वैसे इन दोनों ही दवाओं का रोगी दर्द से चीखता है क्योंकि वह मधुमक्खी के दंश के समान होता है। रस का क्षरण होने पर यही तीनों औषधियां प्रमुख होती हैं तथा इन से पहले या बाद में सल्फर देना भी लाभकारी रहता है।

वैसे सल्फर का उपयोग करने से पहले चिकित्सक को यह देख लेना चाहिए कि पहले की चुनी गई दवाओं से लाभ हुआ कि नहीं क्यों कि प्रश्न उभरता है सादृश्य लक्षण न होने पर भी सल्फर का प्रयोग क्यों? इस प्रश्न के उत्तर में इतना बता देना काफी है कि सल्फर की क्रिया का क्षेत्र काफी बड़ा होता है तथा

सोरा दोष से उत्पन्न लक्षणों पर संपूर्ण क्रिया दर्शाता है अर्थात् सोरा दोष से उत्पन्न रोगों को पूरी तरह ठीक कर देता है या अन्य दवाओं की क्रिया होने में सहायक बनता है। मगर ऐसा सदैव नहीं होता इसलिए वैसी स्थिति में चिकित्सक को सोरा से पैदा दोषों के शमन हेतु दूसरी दवाओं का उपयोग करना चाहिए।

पाचन क्रिया को ठीक करने के लिए ब्रायोनिया, नक्स वोमिका तथा पल्सटिला, तीनों ही उपयोगी रहती है तथा इन तीनों में आमाशय पर पत्थर का सा आभास लगता है किंतु ब्रायोनिया व नक्स में यह अधिक प्रतीत होता है। यदि प्यास अधिक अनुभव हो तो ब्रायोनिया और कम होने पर नक्स वोमिका देनी चाहिए। और अगर प्यास या तो बहुत अधिक हो या नहीं के बराबर तो पल्सटिला का उपयोग करना बेहतर रहता है। इन सभी में मुंह का जायका भी खराब रहता है। ब्रायोनिया व पल्साटिला का स्वाद कड़ुआ होता है जबकि नक्सवोमिका का खट्टा। मितली व उल्टी का लक्षण भी तीनों में रहता है। नक्सवोमिका में लक्षण भोजन के बाद बढ़ते हैं जबकि पल्साटिला में शाम को और साथ ही उल्टी की इच्छा भी बनी रहती है।

ब्रायोनिया का एक लक्षण यह भी है कि खाने में गड़बड़ी तथा सर्दियों के बाद गर्म मौसम में पेट खराब हो जाता है परंतु नक्स वोमिका की पेट संबंधी समस्या अधिक खाने, व्यायाम न करने, बहुत सी दवाओं के सेवन व मादक पदार्थों के सेवन से पैदा होती है जबकि पल्साटिला की गड़बड़ी मसालेदार, तले हुए चर्बीयुक्त पदार्थों, कुल्फी व बर्फ के कारण होती है। इसके रोगी को कम मात्रा में बर्फ आनंद देती है पर अधिक मात्रा पचने में भारी रहने से हानिकारक रहती है।

इन तीनों की विशेषता पतले दस्त होते हैं जबकि ब्रायोनिया और नक्स वोमिका का प्रधान लक्षण कब्ज होता है। वैसे यदा-कदा पल्साटिला में भी यह हो जाता है।

ब्रायोनिया में प्रातः हलचल से, गर्मियों में ज्यादा खा लेने से पतले दस्त होने लगते हैं। नक्स वोमिका में ये बिगड़ कर रक्तामश का रूप धारण कर लेते हैं जबकि इसके विपरीत पल्साटिला के दस्त रात्रि में तंग करते हैं। पेट में गड़गड़ाहट की आवाज भी होती है।

इसके रोगियों की जीभ पर सफेद रंग की या मैल की मोटी परत रहती है।

वैसे तो ब्रायोनिया और नक्सवोमिका एक सीमा तक काफी साम्यता रखती है मगर ब्रायोनिया में वात का लक्षण तीव्र रहता है तथा इनके रोगी बड़ी सहजता से उत्तेजित और क्रोधित हो जाते हैं। इनका रोगी खुला-पतला व गंदे शरीर वाला होता है। पल्साटिला में हलचल से यदाकदा लक्षण घट जाते हैं जैसे कि रसटाक्स में कम हो जाते हैं।

ब्रायोनिया के कुछ प्रधान लक्षण :

मस्तक में तीव्र वेदना मानो मस्तक फट जाएगा। सिर झुकाने, खांसने, नेत्रों को घुमाने-फिराने से तथा गर्म मौसम में तीव्र हो जाता है। जागने पर बेहोशी-मितली, लेटने पर आराम।

मासिक स्राव के स्थान पर नाक से खून गिरना तथा थूक में खून आना।

स्तनों में प्रदाह, पीला रंग, बड़े-भारी और वेदना युक्त।

प्रसव के पश्चात् रक्त स्राव रूक जाना।

स्तन का दूध, मासिक धर्म, चेचक का दब जाना या आरक्त ज्वर में दोनों का धीरे-धीरे निकलना या दब जाना। साथ ही ब्रायोनिया के लक्षण भी।

बार-बार लम्बे साँस भरने की इच्छा, फेफड़े का फैलाना जरूरी हो जाता है (कैक्ट, इग्ने, नेट्र, सल्फ)।

सूखी खांसी भोजन के बाद बढ़ जाती है तथा कभी-कभी उल्टी भी हो जाती है। घूमने-फिरने पर, खुली हवा से, गर्म घर में आने पर (नेट्र, कार्ब) खांसी का बढ़ना।

"खांसने पर छाती और माथे में जोर का धक्का सा लगता है। उनको हाथों से संभालना पड़ता है (युपेटोरियम पर्फ, नेट्रम सल्फ)।"

ब्रायोनिया के ये कुछ विशेष लक्षण होते हैं। ये किसी साधारण सूची के अन्तर्गत नहीं आ सकते परन्तु ब्रायोनिया के अत्यंत श्रेष्ठ व नियमित लक्षण हैं। इनसे पहले जो प्रधान लक्षण बताए गए हैं उनसे इनमें से प्रत्येक का और सब का बहुत गहरा सम्बन्ध है। ये सब साधारण परिचायक लक्षण माने जाते हैं।

होमियोपैथिक प्रणाली में औषधि-परीक्षा तथा रोग ग्रस्त शरीर से दवा के व्यवहार द्वारा प्राप्त दवा के गुणों का परिचय, होम्योपैथिक चिकित्सकों के लिए

बहुत ही लाभकारी सिद्ध हुआ है। एलोपैथिक चिकित्सक इस लाभ से सर्वथा वंचित ही रह गए हैं।

****

एंटीमोनियम क्रूडम

एंटीम क्रूड के रोगियों में विभिन्न रोगों की अवस्था में जिव्हा पर दूधिए रंग की मोटी परत देखने को मिलती है। साथ ही अधिक भोजन और वह भी वसा युक्त पदार्थों के सेवन, अपचन व मितली की शिकायत होती है। उंगलियों के नाखूनों में दरार पड़ जाती हैं जिन में स्थान-स्थान पर सींग युक्त उभार आते हैं। पैरों के तलुवों में घट्ठे तथा कील बन जाते हैं तथा स्पर्श व चलने से तीव्र वेदना अनुभव होती है। बड़ी उम्र के व्यक्तियों में उक्त लक्षणों के साथ कब्ज और द्रस्तों की शिकायत बारी-बारी से होती है।

रोगी बच्चा किसी का स्पर्श या देखना सहन नहीं कर पाता वह चिड़चिड़ा और हठी बन जाता है।

रात्रि में हल्का सा बुखार हो जाता है।

"नदी में स्नान करने के बाद सर्दी होने, सुरा-पान, अपच, खट्टी तथा वसा युक्त चीजों व फल खाने पर तथा फोड़े-फुंसियों के दब जाने के कारण सिरदर्द हो जाता है। श्लैष्मिक स्राव, गुदा के स्राव से कपड़ों पर पीला दाग लगना, श्लेष्मा युक्त बवासीर, गर्मी सहन न कर पाना, धूप में काम करने से लक्षणों में वृद्धि और थकान अनुभव होना।

एंटिम क्रूड का भी पीछे वर्णित तीनों दवाओं की भांति भोजन-नलिका से गहरा नाता होता है और इस का प्रधान लक्षण होता है–जीभ पर दूधिया रंग की मोटी सी परत।

जिव्हा वैसे तो अनेक दवाओं में सफेद हो जाती है किंतु इस औषधि का यह सर्व प्रमुख लक्षण होती है। इसे पेट की बहुत ही प्रभावशाली दवा माना जाता है तथा अधिक खा लेने के कारण उत्पन्न हुई गड़बड़ियों में सर्वप्रथम इसे ही देना श्रेयस्कर रहता है। बाद में नक्स वोमिका व शेष दोनों दवाएं देनी चाहिए। डकार आने व उल्टी की इच्छा होने पर इसे देने से तकलीफें कम हो जाती हैं।

गर्मी के मौसम में दूषित खाद्य-पदार्थों से पतले दस्तों की समस्या खड़ी हो जाती है। अतः पाचन संबंधी इस विकार पर भी यही दवा कारगर रहती है। वैसे बहुत से चिकित्सक इस प्रकार के अतिसार में एंटिम क्रूड व ब्रायोनिया दोनों का ही इस्तेमाल करते हैं, मगर कौन-सी दवा उचित रहेगी यह लक्षणों पर आधारित रहता है।

बड़ी उम्र के व्यक्तियों को भी प्रायः अतिसार की शिकायत हो जाती है किंतु उनमें बारी-बारी से कब्ज व दस्त की भी समस्या रहती है। मगर ऐसी स्थिति में भी एंटिम क्रूड सर्वाधिक प्रभावशाली दवा रहती है। इतना ही नहीं श्लेष्मा युक्त बवासीर की भी यह उपचारक दवा होती है।

इस दवा के कुछ मानसिक लक्षण बड़े विचित्र होते हैं जैसे कि सविरामी ज्वर का रोगी उदास व चिंतित रहने के साथ-साथ चांदनी रातों में भावुक हो उठता है तथा प्रेम में आत्मविभोर। रोगी बालक किसी के स्पर्श या ताकती नजर को सहन नहीं कर पाता।

मैं अपने अनुभव तथा निरीक्षण के आधार पर उपरोक्त प्रथम दो लक्षणों के विषय में कोई टिप्पणी नहीं कर सकता किंतु अंतिम लक्षण तो बहुमूल्य रत्न जैसा है। उदर संबंधी रोगों व रूक-रूक कर आने वाले ज्वर की यह बेशकीमती दवा है। लेकिन मैं मस्तिष्क संबंधी लक्षणों के कारण इसका उपयोग करने के लिए प्रेरित हुआ। इसका बच्चा हठी और चिड़चिड़ा तो होता है मगर कैमोमिला के बच्चे की तरह गोद में चिपके रहने की जिद नहीं करता। वह रोता-चिल्लाता है तथा किसी के देखने मात्र से चिढ़ उठता है। ऐसे बच्चों को रात में बुखार तेज हो जाता है और प्यास बहुत अधिक लगती है। ऐसे बच्चों के नथुनों तथा मुख के कोनों पर हल्के घाव, फटे हुए और पपड़ी युक्त होते हैं।

कुछ रोगियों के हाथ-पैरों में एक विलक्षण लक्षण देखने में आता है। उनकी ऊंगलियों के नाखून टेढ़े-मेढ़े आकार के होते हैं तथा सींग की भांति कड़े होते हैं। साइलिशिया के रोगियों के नाखून भी विकृत हो जाते हैं जबकि ग्रेफाइट्स के नाखून मोटे होने के साथ विकृत भी होते हैं। थूजा का नाखून टूटने वाला, फटा-फटा सा रहता है तथा चोट लगने पर फट जाता है फिर बड़ी मुश्किल से ठीक होता है। एंटिम क्रूड का पैर का नाखून स्वाभाविक आकार में न बढ़ कर सिकुड़ सा जाता है तथा टूटने वाला होता है। साथ ही पैर के तलुवों में गट्ठे

पड़ जाते हैं और व्यक्ति चल भी नहीं पाता। तलुवों की ऐसी स्थिति में एंटीम क्रूड देने से उदर के अनेक विकार ठीक हो गए। पसीने के कारण ऊंगलियों के बीच में घाव होने पर बेराइट, तलुवे के दर्द व छूने पर वेदना होने पर पल्सेटिला एडी व तलुवे में चलते समय कष्ट होने पर लीडम, घुटने न मुड़ने पर मेडीरीनम तथा तलुवों की सूजन व दर्द में लाइकोपोडियम लाभकारी रहता है। इसी प्रकार त्वचा पर कील निकलने पर एंटिम क्रूडम का विचार करना चाहिए। यह दवा बालकों व वृद्धों के लिए भी लाभकारी रहती है।

एंटिम क्रूडम के लक्षणों के कम-ज्यादा होने के स्वरूप पर भी ध्यान देना जरूरी है। धूप में घूमने-फिरने से रोग पुनः प्रकट हो जाता है (ब्रायो, ग्लोन, जेल्स, नेट्रकार्ब) तथा गर्मी से रोगी को थकान अनुभव होती है, उदर विकारों के साथ-साथ मितली व उल्टी की शिकायत उभरने लगती है तथा ब्रायोनिया की भांति ही ठंडी खुली हवा से गर्म कमरे में जाने पर खांसी तीव्र हो जाती है।

केवल धूप से ही नहीं आग की गर्मी से भी लक्षण तीव्र हो जाते हैं तथा एंटीम क्रूडम गर्मी की उत्तम औषधि मानी जाती है। यदि ठंडे पानी से स्नान करने पर लक्षण बढ़ जाए तो रसटक्स, सल्फर देनी चाहिए। रोगी बच्चा ठंडे पानी से नहलाने या उसका शरीर पौंछने पर रोने लगता है तथा बड़े व्यक्ति को सिरदर्द हो जाए व मस्तक पर सर्दी लगे, अतिसार प्रकट हो जाए, मासिक स्राव पूरी तरह न हो और दांत भी दर्द करने लगे तो इन्हें लक्षणों का कम-ज्यादा होना समझना चाहिए। यदि कोई पुराना रोगी कहे कि नदी-तालाब में तैरने से यह रोग हुआ है तो चिकित्सक को रोगी के अन्य लक्षणों पर ध्यान देते हुए एंटीम क्रूडम दे देनी चाहिए।

अब इस औषधि के कुछ छोटे-मोटे लक्षण-पाखाने में बंधा हुआ मल निकले और साथ में रक्त भी हो, पलकों पर लालिमा हो, खराब दांत का दर्द बढ़ जाए और खट्टी चीजों व सुरापान से उदर विकारों में वृद्धि एंटीम क्रूडम के अन्य लक्षण हैं।

मर्क्यूरियस

जिव्हा लटकी हुई तथा उस पर इतनी सूजन होती है कि दांत जोर से दबाने पर दांतों के निशान उभर आएं। साथ ही मसूढ़े भी सूजे हुए होते हैं तथा स्पंज की भांति उन में छेद हो जाते हैं जिन से रक्त रिसता रहता है और श्वास अत्यधिक दुर्गंधमय।

रोगी को सदैव पसीना आता रहता है पर उस से रोग में कोई राहत नहीं मिलती।

सर्दी-जुकाम के प्रारंभ में ठंड की फुरहरी अनुभव होना। शरीर पर फोड़े-फुंसी निकलने पर उन में मवाद बनते ही फिर ठंड की फुरहरी अनुभव होती है।

श्लैष्मिक झिल्लियों में लसलसाहट होती है। जीभ नम रहने पर भी प्यास अत्यधिक लगती है।

ग्रंथियों में सूजन, सर्दी लगना, फोड़े-फुंसी में मवाद का भय और जख्मों में मोम जैसा चिकनापन।

वृद्धि-ह्रास

रात्रि को सोते समय पीसना आने पर या दाईं करवट लेटने से लक्षणों में वृद्धि होती है, अस्थि रोगों में रात में दर्द बढ़ जाता है।

पेचिश-मल रक्त से लिपटा व चिकना, पेट में दर्द, बेहोशी, शौच के दौरान पेट में ऐंठन तथा बाद में सर्दी लगना। रोगी ज्यादा समय तक शौचालय में नहीं बैठ सकता चाहे शौच करने की इच्छा हो।

ऐसे लक्षणों के साथ रोगी को जितना ज्यादा दर्द होगा तथा मल में जितना हीं अधिक खून रहेगा, उतना ही ज्यादा मर्क्यूरियस से लाभ होगा। दाहिने फेफड़े के निचले भाग में रोग का आक्रमण होता है, साथ ही छाती में सूईं चुभने जैसा दर्द होता है जो पीठ तक फैल जाता है (चेलि, केलि-कार्ब)। जीभ नम रहने और लार की अधिकता होने के बावजूद भी बहुत तीव्र प्यास लगती है। कम शक्ति

की औषधि देने पर फोड़े-फुंसियों में मवाद बनने का भय रहता है साथ ही तीव्र शक्ति की दवा से फुंसियों मुरझाने लगती है।

एंटीम क्रूड की भांति इस दवा के भी सभी मुख्य लक्षण मुख में विद्यमान रहते हैं। रोगी के मसूढ़े स्पंज की भांति सूज रहते हैं। जीभ भी सूज कर लटक सी जाती है और दांत गड़ाने पर निशान उभर आते हैं (आर्सेनिकम, चेलिडानियम, पोडोफाइलम, रसटक्स, स्ट्रेमोनियम)।

जिव्हा भीगी रहती है पर रोगी को प्यास भी लगी रहती है। मुख में लार भी ज्यादा बनती है तथा मुख से निकलने वाली दुर्गंध से सारा कमरा भरा रहता है। मुख-विकारों की ऐसी अवस्था व लक्षण मात्र मरक्यूरियस में ही देखने को मिलते हैं और सादृश्यता के आधार पर यह दवा दी जाती है तो निश्चित ही लाभ होता है।

कण्ठमूल रोग में ये लक्षण विद्यमान होने पर, जब मर्क्यूरियस औषधि का प्रयोग किया जाता है तो उससे रोगी को बहुत लाभ होता है। लेकिन यदि इन लक्षणों के साथ-साथ, टांसिल अधिक सूज जाएं और उनमें मवाद पड़ने का खतरा उत्पन्न हो जाए तो ऐसी दशा में कम पोटेंसी वाली मर्क्यूरियस कभी मत दीजिए क्योंकि ऐसा करने पर टांसिलों में पीव पड़ जाएगी और टांसिल पक जाने का खतरा खड़ा हो जाएगा। यदि किसी चिकित्सक को ऊँची पोटेंसी वाली दवा में अधिक विश्वास न हो तो ऐसे रोगियों पर उसे आजमा कर देखना चाहिए। रोगी की जीभ पर ऊँची पोटेंसी की दवा की एक मात्रा रख दीजिए या फिर 4 ड्राम पानी में एक मात्रा चूर्ण मिलाकर आधे घण्टे के अंतर से उसका इस्तेमाल करते जाइए और फल की प्रतीक्षा कीजिए। शीघ्र ही आपको इस बात का सबूत मिल जाएगा कि ऊँची पोटेंसी की दवा कितना अधिक लाभ कर सकती है। मैंने स्वयं कई बार इस प्रकार के प्रयोग किए हैं और इसके प्रभाव का पूरी तरह कायल हो चुका हूं। यदि रोगी में मर्क्यूरियस के अन्य प्रमुख और स्पष्ट लक्षण मिलते हैं–खूब पसीना आना परन्तु रोगी से उसको कोई राहत या आराम न होना–तो निश्चय ही औषधि लाभ पहुँचाएगी। (यदि पसीना आने से आराम पहुँचता हो तो आर्सेनिकम, नेट्र म्यूर और सोरिनम दीजिए)।

मैं यहां पर यह बात बिल्कुल स्पष्ट कर देना चाहता हूँ कि मैं रोगियों पर केवल ऊँची पोटेंसी की दवाओं का प्रयोग करने में कतई विश्वास नहीं करता।

विभिन्न रोगों की प्रवृत्तियाँ अलग-अलग होती हैं अर्थात कुछ रोगों का प्रभाव जल्दी होता है तथा कुछ का देर में होता है। इसी प्रकार, कुछ व्यक्तियों पर रोग जल्दी हावी हो जाता है तथा कुछ व्यक्तियों पर हावी होने में रोग का अधिक समय लगता है। मेरी दृष्टि में जब तक यह स्थिति बनी रहती है उस समय तक यह प्रश्न भी विवाद का विषय बना रहता है कि रोगी को दी जाने वाली दवा की मात्रा क्या होनी चाहिए? मैने इस सम्बन्ध में व्यापक प्रयोग किए हैं और अनुभव के आधार पर यह कह सकता हूँ कि ऊँची पोटेंसी तथा कम शक्ति की दवाएं अपनी-अपनी सीमाओं में अत्यंत लाभप्रद रहती हैं। वैसे अब तक जो प्रमाण मिले हैं वे उच्च शक्ति की नहीं बल्कि उच्चतम शक्ति की दवाओं के उपयोग की हिमायत करते हैं। चाहे इस से कोई सहमत हो या नहीं, लेकिन मैं अवश्य सहमत हूं।

मरक्यूरियस ज्वर के लक्षणों विशेषकर पसीने के संदर्भ में विशेष ध्यान देने की जरूरत है। इस में सर्दी लगने में भी एक विशेषता होती है कि रोगी को कंपकंपी नहीं छूटती बल्कि सर्दी की सिहरन मात्र अनुभव होती है जो एक प्रकार से सर्दी लगने का पूर्व लक्षण होती है। यदि इसका इलाज नहीं किया जाता है तो रोगी गले के दर्द, ब्रोंकाइटिस और निमोनिया का शिकार हो जाता है। सर्दी भरी सिहरन अनुभव होते ही अगर रोगी को मरक्यूरियस की एक खुराक दे दी जाती है तो सभी लक्षण शांत हो जाते हैं। पर यदि सिहरन संध्या को अनुभव होती है और दवा की खुराक नहीं दी जाती है तो रात्रि में सर्दी और भी बढ़ जाएगी जिस से रोगी को कभी सर्दी तो कभी गर्मी का अनुभव होगा जैसा कि आर्सेनिकम में देखा जाता है। इतना ही नहीं कितनी बार तो रोगी को अपने किसी अंग विशेष में ही जाड़ा लगता है। फोड़ों में भी मवाद पड़ने से पहले कुछ इसी प्रकार की सर्दी भरी सिहरन अनुभव होती है यदि मवाद बनते ही मरक्यूरियस दे दी जाती है तो पीब का बहना तेज हो जाता है। पर यदि मवाद नहीं या जरा सा बनती है तो उच्च शक्ति की खुराक देने से रोगी को आराम अनुभव होगा।

मरक्यूरयिस में पसीना अत्यधिक आता है किंतु उससे रोग में वैसी राहत नहीं मिलती जैसी कि सामान्य प्रदाह युक्त रोगों में पसीने से मिलती है। इसमें तो पसीने के साथ-साथ रोग भी बढ़ता है (टिलिया)। किन रोगों में यह अवस्था मिलती है? मर्क्यूरियस से सम्बन्धित लगभग सभी रोगों में—जैसे गले का दर्द,

ब्रोंकाइटिस, निमोनिया, प्लूराइटिस, पैरिटोनाइटिस, एबसेस, आमवात, इत्यादि में पसीने का लक्षण ऐसा ही होता है। संक्षेप में, चाहे रोग कोई भी हो, लेकिन यदि पसीना आने पर भी रोग के लक्षणों में कमी नहीं आती तो चिकित्सक को सर्वप्रथम मर्क्यूरियस का प्रयोग करने के बारे में ही सोचना चाहिए।

रात्रि में रोग का बढ़ना, बिस्तर की गर्मी से विशेष कर रोग लक्षण में वृद्धि होना भी मर्क्यूरियस का एक विशेष लक्षण है। (लीडम)। कितनी ही औषधियों में रात्रि में रोग के बढ़ने के लक्षण मौजूद रहते हैं, परन्तु बिस्तर की गर्मी पाकर रोग के लक्षण बढ़ना अधिक दवाओं पर लागू नहीं होता। इसी लक्षण को नजर में रखकर मैंने कई चर्म रोगियों को ठीक किया है। इस औषधि का प्रभाव शरीर की ग्रन्थियों और अस्थियों पर बहुत अधिक होता है। ये सभी लक्षण और इनके साथ-साथ, अस्थि-वृद्धि और अस्थि-क्षत (हड्डियों का जख्म) रोग में अस्थियों का दर्द भी रात को बिस्तर की गर्मी पाकर बढ़ जाता है।

मर्क्यूरियस का असर शरीर की सभी श्लैषमिक-झिल्लियों पर भी पड़ता है। इनसे निकलने वाले स्राव का रूप पहले पतला होता है और उसके स्पर्श से त्वचा उधड़ने लगती है। अतिसार और नजले तक में इसका अंश मौजूद रहता है। बाद में यह स्राव अधिक गाढ़ा हो जाता है। रात को इसमें और भी अधिक तेजी आ जाती है। प्रदर का स्राव भी बढ़ जाता है।

हैनिमेन ने सोरा-दोष में सल्फर, साइकोसिस में थूजा और उपदंश रोग में मर्क्यूरियस देने का विधान किया है। उनका यह सिद्धान्त वस्तुतः सही है।

मरक्यूरियस कोरो साइवस

शौच से पूर्व, शौच के दौरान तथा मलत्याग के बाद उदर में भारी ऐंठन व कूथन। मल के साथ अल्प मात्रा में रक्त भी मिला होता है।

गुदा और मूत्राशय में एक साथ कूथन होती है और तीव्र दर्द के साथ पेशाब बूंद-बूंद कर निकलता है। गले में प्रदाह, जलन और फूल जाना। मसूढ़े भी सूज जाते हैं जिनसे रक्त रिसता है।

किंतु जब हम मरक्यूरयिस पर विचार करते हैं तो उस समय हमें उस

के अन्य सम्मिश्रणों पर भी विचार करना जरूरी होता है। मरक्यूरियस सोल्यूविलस और साइवस के लक्षण आपस में एक-दूसरे से इतनी साम्यता रखते हैं कि एक ही लक्षण के लिए अगर कोई चिकित्सक सोल्यूविलस का नाम सुझाता है तो दूसरा कोरोसाइवस का। साथ ही कुछ विद्वानों का मानना है कि सोल्यूविलस का संबंध अगर स्त्री रोगियों से रहता है तो साइवस का पुरुषों से। मगर मैं इस विभाजन से सहमत नहीं हूं। मेरा मानना है कि सोल्यूविलस चर्म रोगों की चिकित्सा में प्रभावी रहता तथा मल-नली की ऐंठन व कूथन में कोरोसाइवस अन्य दवाओं की तुलना में अधिक कारगर रहती है। ऐंठन, कूथन व मलत्याग के बाद भी राहत न मिलना ऐसे लक्षण है जो पेचिश के रोगों में नक्स वोमिका के स्थान पर मरक्यूरयिस कोरो साइवस को प्राथमिकता देते हैं। इसी औषधि को कैन्थरिस, कैप्सिकम और नक्सवोमिका के स्थान पर तब भी तरजीह दी जाती है जब कि मूत्राशय में जलन हो और विशेष कर व्यक्ति खूनी पेचिश से ग्रस्त हो।

मरक्यूरियस कोरो साइवस के और भी बहुत ऐसे लक्षण हैं जिसके आधार पर चिकित्सक इसी का उपयोग करने को मजबूर हो जाते हैं।

मल-नली से मूत्राशय तक जाने वाली ऐंठन, सूजाक की दूसरी अवस्था में हरे रंग का स्राव निकलने पर और मलाशय में जलन व ऐंठन युक्त दर्द हो। किंतु ब्राइट रोग में इसका कुछ कम प्रभाव पड़ता है, ऐसा अन्य चिकित्सकों का अनुभव है।

साथ ही उनका यह भी मत है कि सर्दी-जुकाम प्रत्येक चिकित्सक के अपने-अपने अनुभव होते हैं इसलिए उन्हें नकारा नहीं जा सकता है। वैसे हमारा उद्देश्य होना चाहिए कि एक दूसरे के अनुभव से लाभ उठाएं।

मर्क्यूरियस साइनेटस

सर्वप्रथम स्विटजरलैण्ड के मंथी नामक स्थान के डा॰ बेक ने इस औषधि की ओर चिकित्सकों का ध्यान आकृष्ट किया था। उन्होंने ही चिकित्सकों यह बताया था कि डिप्थीरिया नामक गले के प्राणघातक रोग में यही दवा बहुत कारगर होती है। जर्मनी में डॉ॰ बान बिलयर्स ने डिप्थीरिया के अनेक मरीजों पर इस

औषधि का प्रयोग किया। उनके उपचार के अंतर्गत इस रोग से ग्रस्त 100 मरीजों में से केवल दो की मृत्यु हुई। वह अपने मरीजों पर 30 पोटेंसी (शक्ति) की दवा का प्रयोग करते थे। कुछ अन्य चिकित्सकों ने 6 पोंटेंसी की दवा का उपयोग लगभग उतनी ही सफलता के साथ किया। जहाँ तक मैं समझ पाया हूँ कोई ऐसे विशिष्ट लक्षण नहीं हैं जिनके आधार पर रोगी को यह दवा देने का निर्णय किया जा सके। इसका प्रभाव लगभग सम्पूर्ण गल-गुहा पर पड़ता है। डॉ॰ टी॰एफ॰ एलन ने बहुत ही सुन्दर ढंग से एक रोगी को यह दवा देकर स्वस्थ कर दिया था। उनके अनुसार बहुत अधिक अवसाद के लक्षण को देखकर उन्होंने मरकरी से तैयार होने वाली इस औषधि का चुनाव इस बात को दृष्टि में रखकर किया था कि इसमें सायोनोयन नामक नीले विषैले तत्त्व का समावेश रहता है। यह तर्क विवेकपूर्ण प्रतीत होता है। लेकिन, मैं समझता हूँ कि इसके वास्तविक और सही लक्षणों की खोज करने के लिए हमें और अधिक जाँच-पड़ताल करनी चाहिए। गल-गुहा के एक पुराने रोग में, मैंने इस दवा को काफी कारगर पाया है। भाषण करने वालों को होने वाले गले के रोगों में भी लगभग ऐसा ही होता है। भाषण देने वालों के गले के अन्दर की मुलायम त्वचा ज्यादा बोलने के कारण जब छिल सी जाती है तो उनका गला किसी भी प्रकार के स्पर्श को सहन नहीं कर पाता। जब जांच की जाती है तो उसके गले के अंदर की श्लैष्मिक झिल्ली क्षतिग्रस्त मिलती है और कभी-कभी तो घाव भी हो जाते हैं। ऐसी अवस्था वाले रोगियों का मैंने सफलता पूर्वक उपचार किया था। निरोग हुए गले के रोगी जब मुझ से मिलते तो अनुरोध करते कि मैं उन्हें दी गई दवा का नाम सदैव स्मरण रखूं ताकि भविष्य में जरूरत पड़ने पर उन्हें दे सकूं।

यहां मैं गले के रोगियों का एक लक्षण तो बताना भूल गया कि उनको बोलने में कष्ट होने के साथ-साथ स्वर भंग भी हो जाता है।

इस दवा के बारे में मेरा बस इतना ही अनुभव है और मैं आशा करता हूं कि अन्य चिकित्सक इस के बारे में खोज व परीक्षण करते रहेंगे।

मर्क्यूरियस प्रोटियोडाइड

जिव्हा का अग्रभाग या नोक लाल या पीली तथा पिछला भाग गहरे पीले रंग की परत से युक्त हो तथा जीभ पर दांत निशान स्पष्ट उभरे हों, गले में सूजन हों जो दाहिनी ओर से प्रारंभ हुई हो (डिफ्थीरिया) बाईं ओर से होने पर (लेकेसिस) उपदंश की प्रारंभिक अवस्था के घाव में 1,000 वीं शक्ति उपयोगी रहती है।

मरक्यूरियस प्रोटियो डाइड के लक्षण अत्यंत स्पष्ट तथा भरोसेमंद होते हैं। इस में जिव्हा के पिछले भाग पर पीले रंग की मोटी सी परत चढ़ी रहती है और नोक देखने में लाल या पीली दिखाई देती है। साथ ही मरकरी वाली दवाओं का लक्षण जीभ पर दांत के निशान भी दिखाई पड़ते हैं। वैसे जिव्हा पर पीली परत केलि बाई क्रोम, नेट्रम फास व चेलिडोनियम में भी दिखाई देती है इसलिए निश्चित तौर पर यह नहीं कहा जा सकता कि यह लक्षण मात्र मर्क प्रोटियोडाइड का ही है लेकिन यह भी तथ्य है कि अन्य दवाओं की तुलना में यह लक्षण मर्क प्रोटियोडाइड में अत्यंत प्रखर होता है।

डिप्थीरिया में गले के अंदर सूजन रहती है तथा लायकोपोडियम की भांति नकली झिल्ली दाईं ओर से बननी प्रारंभ होती है लेकिन साथ ही श्वास की दुर्गंध, दांत के निशान तथा बढ़कर लटकी हुई जीभ के लक्षण भी उपस्थित रहते हैं। इन सब के बावजूद यदि जीभ पर गहरे पीले रंग की परत भी हो तो यह दवा देने में हिचकिचाना नहीं चाहिए। ऐसी अवस्था में मैंने तीसरी शक्ति से लेकर लाख शक्ति (सी॰एम॰) तक की दवा को उपयोगी पाया है। यद्यपि मैं ने विभिन्न पोटेंसियों का प्रयोग किया है मगर उच्च शक्ति को ही ज्यादा लाभकारी पाया है। किंतु आप यदि 12 वें क्रम से ज्यादा शक्ति की दवा नहीं देना चाहते हैं तो मत दीजिए लेकिन कुछ खुराक दे कर इसे बंद कर दें तथा प्रभाव का इंतजार करें।

यहां एक तथ्य और मात्र डिप्थीरिया ही ऐसी बीमारी नहीं है जो जीभ की पीली परत के लक्षण पर इस दवा का संकेत देती है। ऐसी पीली परत तो उदर व यकृत के रोगों में भी रहती है। उपदंश की यह प्रभावशाली दवा है तथा

उचित मात्रा में देने पर दूसरी स्थिति के लक्षण उभरने नहीं देती। यह उचित मात्रा उच्च शक्ति की होती है।

सिंकोना आफिसिनैलिस चायना

शरीर से तरल पदार्थ का बहुत अधिक ह्रास; रक्त निकल जाने से कमजोरी तथा अन्य बीमारियाँ।

शरीर से इतना अधिक रक्त बह जाना कि रोगी को बेहोशी आने लगे, नजर कमजोर पड़ जाए तथा कान में घण्टियों जैसी आवाज गूंजने लगे।

पेट इतना फूल जाए कि जैसे खूब डटकर भोजन किया हो; रोगी को डकार आने और अधोवायु निकलने पर भी पेट का कम न हो; पीले भूरे रंग के दस्त आना परन्तु किसी प्रकार का दर्द नहीं महसूस होता।

हर दूसरे दिन इस प्रकार की तकलीफ हो जाना। बहुत ही अधिक संवेदनशीलता, यहाँ तक कि हल्का सा स्पर्श, वायु का झोंका सहन न कर पाना; ठोस वस्तु का दबाव पड़ने पर राहत महसूस होना।

शरीर से तरल पदार्थ काफी मात्रा में निकल जाने के कारण जलोदर हो जाना। बहुत अधिक कमजोरी और कम्पन महसूस होना; शारीरिक व्यायाम करने की अनिच्छा, अधीरता; स्पर्श–हवा का झोंका सहन न कर पाना। प्रातः 3 बजे के उपरांत निद्रा ताजगी हीन।

जागने पर चेहरा मुरझाया सा, नेत्र धंसे हुए तथा उनके चारों तरफ नीले निशान, चेहरा पीला ऐसा जैसे अत्यधिक संभोग किया हो।

शरीर के सभी द्वारों से रूधिर का निकलना (क्रोटलेस, सलफ्यूरिक एसिड, फेरम), रक्त काला या निकलते ही काला पड़ जाता, कानों में घंटियों जैसी ध्वनि, ठंड व अकड़न अनुभव करना, ठंड के कारण शरीर में कंपन भी।

प्यास भी अधिक व पसीना भी ज्यादा, सोते समय कपड़ा ओढ़ लेने पर रोगी पसीने में नहा जाता है।

प्रायः दोनों पद्धतियों के चिकित्सक इस का उपयोग कमजोरी की अवस्था में करते हैं। एलोपेथिक डॉक्टर प्रायः हर प्रकार के रोग में टॉनिक के आम सिद्धांत के रूप में इस का निर्धारण करते हैं जबकि होम्योपैथिक चिकित्सक के लिए यह मात्र कमजोरी दूर करने वाली औषधि नहीं होती। होम्योपैथी के जनक महात्मा हनीमैन के अनुसार शरीर में खून व अन्य तरल-तत्वों का क्षय (जैसे स्तनों का दूध, लार, श्वेत प्रदर का स्राव व वीर्य) होने से व्यक्ति को जो कमजोरी अनुभव होती है उस में सिंकोना का उपयोग किया जाना चाहिए। साथ ही फोड़े-फुंसी से अत्यधिक मवाद निकलने और जीर्ण अतिसार रोग से उत्पन्न शारीरिक कमजोरी को भी दूर करने के लिए इंसका प्रयोग किया जाना चाहिए। शरीर के किसी भी भाग गर्भाशय, फेफड़े, आंत या नाक से जब अचानक रक्त स्राव होने गले और उसके फलस्वरूप रोगी को बेहोशी आने लगे, ठीक से दिखाई न पड़े और कानों में विचित्र सी ध्वनियां सुनाई देने लगे तो चायना देने पर रोगी को पक्के तौर पर लाभ होता है। लेकिन दवा तब तक देते रहना चाहिए जब तक कि उसका प्रभाव न दिखाई दें। साथ ही दवा की खुराक कम शक्ति की नहीं होनी चाहिए। प्रभाव दिखाई देते ही दवा बंद कर दें तथा काफी समय के पश्चात् जरूरत के अनुसार पुनः इस्तेमाल करें। चायना का रक्तस्राव शरीर के लगभग सभी द्वारों से प्रारंभ होता है। यदि रक्तस्राव थोड़ा-थोड़ा होता है और अधिक समय तक बराबर होते रहने के कारण रोगी कमजोरी महसूस करने लगता है तो 'मेटेरिया मेडिका' की सहायता लेनी चाहिए और यह ध्यान से देखना चाहिए कि किन लक्षणों में चायना का प्रयोग करने की इजाजत दी गई है। स्थान की कमी के कारण वे सभी लक्षण इस पुस्तक में नहीं दी गए हैं। फिर भी, पीला, सूजा हुआ तथा उतरा चेहरा, धंसी हुई आंखों और उनके नीचे कालिमा, टपक का सिरदर्द, रात में पसीना आना, हिलने-डुलने या मेहनत करने पर सहज ही पसीना आने लगना–इसके प्रधान लक्षण हैं। जब कोई दुर्बल रोगी होम्योपैथ के पास अपने इलाज के लिए पहुँचे तो चिकित्सक को पहले ही उसे चायना की खुराकें देने के बारे में गम्भीरता एवं सावधानी के साथ सोच-विचार कर लेना चाहिए कि रोगी को कोई ऐसा स्राव तो नहीं हो रहा है जिससे उसकी शक्ति का क्षय हो रहा हो। यदि रोगी स्त्री हो तो चिकित्सक को पहले यह अच्छी तरह से देख लेना चाहिए कि रोगिणी श्वेत-प्रदर से ग्रस्त तो नहीं है। स्त्रियाँ लज्जा और संकोच

के कारण प्रायः अपनी यह तकलीफ चिकित्सक से छिपा लेती हैं। यदि रोगी पुरुष युवा है तो इस बात की पूरी सम्भावना रहती है कि वह धातु-क्षीणता से पीड़ित हो। तात्पर्य यह है कि इस प्रकार की सभी सम्भावनाओं पर चिकित्सक को पूरा ध्यान देना चाहिए । यदि चिकित्सक रोगी का पूरा विश्वास प्राप्त करने की कोशिश करेगा और उसे अपनी सारी तकलीफें बताने के लिए प्रेरित करेगा तो रोगी की लज्जा दूर हो जाएगी और वह अपनी कोई भी शिकायत या तकलीफ चिकित्सक से नहीं छिपाएगा।

अन्न-नली के रोगों के उपचार में भी यह दवा उपयोगी रहती है। इसके रोगी की भूख तो खत्म हो जाती है किंतु कभी न तृप्त होने वाली क्षुधा सताती रहती है। अफारा आने पर भी यह दवा उपयोगी रहती है। वैसे तो कार्बोवेज व लायकोपोडियम के भी यही लक्षण होते हैं किंतु चिकित्सक को विवेकतापूर्वक इन तीनों में से किसी एक का चुनाव करना चाहिए। डा॰ गर्नसी ने इस के लक्षणों के बारे में लिखा है–उदर इतना फूल जाता है कि तबियत बेचैन हो जाती है, लगता है कि पेट में हवा भरी हो, डकार लेने की इच्छा होती है और अगर डकार आ भी जाएं तो पेट हल्का नहीं होता। वस्तुतः ऐसे रोगियों की पाचन क्रिया अत्यंत कमजोर हो जाती है जिस से कुछ भी खाने पर रोगी को पेट में भारीपन तथा दबाव अनुभव होता है। उसे नींद नहीं आती। फिर भी भोजन के समय रोगी को खाने की इच्छा होती है।

रोगी को पतले दस्त होने लगते हैं जो इस बात के सूचक होते हैं कि उस की पाचन क्रिया अत्यंत कमजोर हो गई है। ऐसे व्यक्ति फल खाते ही अतिसार ग्रस्त हो जाते हैं। मल पानी जैसा पतला, पीला, भूरा या हल्के रंग का होता है। साथ ही उसमें अनपचा खाद्यांश भी रहता है तथा दस्त कष्टकारक भी नहीं होता। आमतौर पर अन्य दवाओं में इस प्रकार के लक्षण नहीं मिलते। मल में प्रायः दवा भी निकल जाती है (कल्केरिया फॉस)। यह पेट में वायु भरी रहने के कारण होता है। पेट की ऐसी हालत प्रायः बच्चों को होने वाले अतिसार में दिखाई देती है। ऐसे बच्चों का रंग पीला, आंखों के नीचे काले धब्बे दिखाई देते हैं वे कमजोर लगते हैं। ऐसी स्थिति में *चायना* सर्वोत्तम रहती है, *सिना* नहीं देनी चाहिए।

निश्चित समयाविधि वाली बीमारियों में यह दवा बेहद उपयोगी रहती है जिस कारण इसे एंटी पीरियडिक भी कहते हैं किंतु पारी-पारी से होने वाले रोगों

में यह अनुपयोगी रहती है। होम्योपैथी में तो पारी से होने वाले तथा मलेरिया जनित रोगों के लिए यूपेटोरियम, पर्मोलिएटस, इपिकाक, नेट्रम-म्यूर, आर्से-एल्ब जैसी अनेक औषधियां हैं। इसीलिए लक्षण सादृश्यता के आधार पर औषधि का चुनाव किया जाना चाहिए। किंतु मलेरिया को छोड़ कर एक दिन के अंतर से बढ़ने वाले रोगों को सिंकोना द्वारा ठीक किया जा सकता है।

कुछ दिन पूर्व मैंने एक प्रादाहिक वात रोगी का उपचार किया था। पहले वह विद्युत से चिकित्सा कराने वाले एक डॉक्टर से अपना इलाज करवा चुका था जिससे रोग बढ़ कर उसके हृदय को प्रभावित कर चुका था। परीक्षण पर मैंने पाया कि उस का रोग एक दिन का अंतर देकर बढ़ता है। इस लक्षण के कारण मैंने उसे चायना दी और उस से उसे लाभ भी हुआ। यद्यपि दवा के और भी लक्षण थे परंतु प्रमुख यही था।

बहुत से चिकित्सक अंतर दे कर आने वाले बुखार की एकमात्र दवा चायना या उसके सत कुनैन को मानते हैं तथा इस प्रकार के प्रत्येक ज्वर का उपचार इसी से करने का प्रयास करते हैं और असफल रहते हैं। यह मलेरिया का दमन तो कर सकती है मगर उसका उपचार नहीं कर सकती। कुनैन से मलेरिया दब जाने वाला एक व्यक्ति मेरे पास उपचार के लिए आया था। उसे लगभग डेढ़ वर्ष से अंतर दे कर सताने वाला बुखार सता रहा था। जब मैंने उसे इयुपेटोरियम पर्मोलिएटस की एक खुराक दी तो वह स्वस्थ हो गया। आर्से-एल्ब व नेट्र-म्यूर पर भी यही बात लागू होती है। किंतु मलेरिया से उत्पन्न रोग व अंतर से आने वाले बुखारों में प्रभावशाली होते हुए भी इसके लक्षण स्पष्ट व निश्चित नहीं होते जितने कि अन्य दवाओं के।

मेरे पास एक बार एक ही परिवार के तीन सदस्य आए जिन्हें अंतर दे कर बुखार आता था। उन में से कोई भी कुनैन से स्वस्थ नहीं हो पाया था। तब मैंने होम्योपैथी के सादृश्यता के सिद्धांतानुसार उन्हें भिन्न-भिन्न दवाएं दी और वे स्वस्थ भी हो गए। ये दवाएं थी—यूपेटोरियम, पर्फोलिएटम, इग्नेशिया व कैप्सकम। कोई भी कुशल चिकित्सक इन के मुख्य लक्षण बता सकता है। यही विज्ञान है।

मैं एक दवा विक्रेता को जानता था जो कि रोगियों पर पेटेंट औषधियों का प्रयोग करने का हिमायती था। लेकिन जब एक वृद्ध महिला की उसकी विचारधारा के कारण मृत्यु हो गई तो उसका यह नुस्खा बेकार साबित हुआ।

एलोपैथिक डॉक्टर कुनैन का उपयोग अविवेकपूर्ण तरीके से इतना अधिक करते हैं कि रोगियों को रोग से छुटाकरा पाने के लिए अंत में होम्योपैथी की शरण में आना पड़ता है।

कुनैन के बिना सोचे-समझे अत्यधिक प्रयोग से शरीर में इतनी विसंगतियां उत्पन्न हो जाती है कि उनको साधारण तौर पर इपिकाक, आर्से, नेट्रम्यूर, पल्सेटिला और फेरम के उपयोग से दूर किया जा सकता है परंतु हर मामले में ये आरोग्यकारक नहीं होती है। जिस प्रकार पारे के विष से उत्पन्न पुराने रोगों की चिकित्सा में हीपर सल्फर, नाइट्रिक एसिड अथवा केलि हाइड्रियोविकम कारगर सिद्ध नहीं होता उसी प्रकार लक्षण न मिलने पर कुनैन से उत्पन्न विकारों का परिहार करने में भी ये दवाएँ कारगर नहीं होतीं। उस चिकित्सक को होमियोपैथ मानना ही नहीं चाहिए जो यह कहता है कि केवल गोल मिर्च का काढ़ा पी लेने के कारण रोगी को नक्स वोमिका दी जाए अथवा कुनैन का सेवन करने के कारण रोगी को पल्सेटिला ही राहत पहुँचा सकती है या पारे का सेवन कर चुके रोगी का रोग केवल केलिहाइड्रियोडिकम से ही ठीक हो सकता है। होम्योपैथी चिकित्सा-पद्धति में रोगी को ज्वर आते ही एकोनाइट देने की आवश्यकता नहीं। रोगी के ज्वर में होम्योपैथ एकोनाइट तब देता है जब ज्वर के साथ-साथ रोगी में ऐसे लक्षण भी प्रकट होते हैं जिनके आधार पर चिकित्सक यह निर्णय कर सकते हैं कि और कोई दवा न देकर एकोनाइट ही दी जानी चाहिए। जब एकोनाइट के ऐसे ज्वर लक्षण मिल जाते हैं जो ज्वर लक्षण वाली अन्य दवाओं में नहीं मिलते तब एकोनाइट रोगी को दी जाती है। यही विज्ञानसम्मत है।

चायना यकृत की पुरानी बीमारी की भी एक अत्यन्त उत्तम दवा है। दाहिनी कोख में पीड़ा रहती है, पसलियों के नीचे बढ़ा हुआ कड़ा यकृत छूने से पता चलता है और छूने से उसमें कष्ट होता है। त्वचा और आँखों का सफेद हिस्सा पीला पड़ जाता है। पेशाब का रंग भी मैला हो जाता है। मल का रंग भी स्वाभाविक न रह कर फीका हो जाता है। यदि इन लक्षणों के साथ चायना के आमाशय के विकार वाले लक्षण भी उपस्थित हों तो रोगी को चायना बहुत लाभ करेगी। कुनैन के अविवेकपूर्ण एवं जरूरत से अधिक उपयोग के कारण प्लीहा में उत्पन्न हो जाने वाले कईं रोगों में भी यह औषधि गुणकारी है। इस प्रकार के रोगों में रोगी को 200 पोटेंसी की दवा बहुत लाभ पहुंचाती है।

रक्त-स्राव को रोकने में तो चायना समर्थ होती है लेकिन, यदि रोगी के शरीर के किसी भी द्वार या छिद्र से भी रक्त बहता है तो चायना के अतिरिक्त कार्बोवेज, फेरम, क्रोटलेस, होरिडस, फास्फोरस और सलफ्युरिक एसिड आदि दवाएं भी लक्षणों की सादृश्यता के आधार पर दी जा सकती है।

चायना में अत्यधिक संवेदनशीलता रहती है जिस से शरीर की विशिष्ट इंद्रियां अत्यंत संवेदनशील हो उठती है, मस्तिष्क पर भी विपरीत प्रभाव पड़ता है। एसाफ, हीपर और लेकेसिस का भी यह एक लक्षण है। केवल त्वचा ही नहीं बल्कि बालों पर भी हल्का सा स्पर्श असहनीय होता है क्योंकि बालों के हिलते ही खोपड़ी में दर्द होने लगता है। इस से भी आश्चर्य जनक बात यह है कि रोग ग्रस्त भाग को लेशमात्र सा छू देने पर तीव्र दर्द होता है और दबाव देने पर दर्द में आराम मिलता है। वायु का हल्का सा झोंका भी तीव्र दर्द पैदा करता है।

प्लमबम में भी रोगी को स्पर्श सहन नहीं होता। इसी लक्षण के कारण डिफ्थीरिया का एक रोगी पक्षाघात के रोग से मुक्त हुआ था। केप्सिकम के रोगी को तो दाढ़ी बनवाने तक में अत्यंत कष्ट होता है।

कार्बो वेजिटेबिलिस

ऐसा प्रतीत होता है जैसे रोगी की जीवनी शक्ति समाप्त हो रही हो (रोगी को शीत का दौरा पड़ जाता है)। रक्त कोशिकाओं में खून का प्रवाह रूक जाता है। शिराएं सूज जाती हैं तथा शरीर ठण्डा और नीला हो जाता है।

नाक, आमाशय, दांतों की जड़ों, आँत, मूत्राशय या शरीर के किसी भी अन्य श्लैष्मिक झिल्ली से रक्त-स्राव तथा शरीर का नीला पड़ जाना।

श्लैष्मिक-झिल्लयाँ क्षतिग्रस्त हो जाती हैं, या उनमें छेद हो जाते हैं। इनसे खून बहने लगता है, जख्म हो जाते हैं जिनमें कभी-कभी सड़न भी पैदा हो जाती है।

पेट में बहुत वायु भर जाती है और वह नीचे न जाकर ऊपर की ओर ही दबाव डालती है। रोगी को आक्सीजन की बहुत अधिक जरूरत पड़ती है

तथा रोगी यह चाहता है कि उसके ऊपर पंखे से जोर-जोर से हवा की जाए। रोगी को रक्तहीनता की शिकायत रहती है। किसी भी नई बीमारी के उपरांत रोगी के शरीर में रक्त की मात्रा बहुत घट जाती है। रोगी कई पुरानी बीमारियों का मरीज होता है।

बहुत से रोगी ऐसे होते हैं जो टायफायड जैसे शक्तिक्षय करने वाले रोग से अच्छे होने के बावजूद, पूरी तरह आरोग्य लाभ नहीं कर पाते और उनके शरीर में कोई न कोई तकलीफ बनी ही रहती है। इन रोगियों को कार्बो वेज बहुत लाभ पहुंचाती है। रोगी की पाचन शक्ति इतनी क्षीण हो जाती है। कि जरा सा भी भोजन पच नहीं पाता और डकार आने पर रोगी थोड़ी सी देर के लिए आराम अनुभव करता है।

रस व रक्त का अत्यधिक क्षय हो जाने के कारण व्यक्ति श्लैष्मिक झिल्लियों के विभिन्न रोगों से ग्रस्त हो जाता है (कास्टिकम) और झिल्लियों से खून बहता है।

दांत हिलने लगते हैं तथा उन से रूधिर निकलने लगता है। रोगी को ठंडा पसीना आता है, जिव्हा भी ठंडी पड़ जाती है और वह ठंडी सांसें लेता है। एक प्रकार से वह मृत्यु के लगभग समीप पहुंच चुका होता है। ऐसी अवस्था में भी यह औषधि देने से उसे नया जीवन मिल जाता है।

बिस्तर पर सोये रहने पर भी रोगी का शरीर घुटनों तक ठंडा रहता है (एपिस)। साथ ही बाईं भुजा व टांग भी ठंडी पड़ जाती है, हाथ पैर भी ठंडे हो जाते हैं और ऊंगलियों के नाखून नीले। यह औषधि ऐसे व्यक्तियों के लिए अत्यंत उपयोगी सिद्ध होती है जो कि किसी रोग से पूर्णतः निरोग न हो पाए हों अथवा कुनैन या तीव्र दवाओं ने जिनकी बीमारी को बीच में ही रोक दिया हो और या फिर विषम ज्वर या पीत ज्वर से पूरी तरह मुक्त न हो पाएं हो।

कार्बो-वेज के द्वारा होने वाली क्रिया को चायना पूरा करती है।

मैंने औषधि के रूप में चायना का ब्यौरा देते समय कहा था कि अधो वायु के रोगों में औषधि का चुनाव चायना, कार्बोवेज तथा लायकोपोडियम में से किया जा सकता है। वैसे ऐसी कमजोर हालत में चायना के साथ कार्बो वेज दी जा सकती है। वैसे कार्बो वेज जैसी कमजोरी और किसी दवा में दृष्टिगोचर नहीं होती। इन तीनों ही औषधियों–कार्बोवेज, आर्सेनिकम और म्यूरियेटिक एसिड ने उक्त लक्षणों से ग्रस्त अनेकों रोगियों की प्राणरक्षा की है।

कार्बोवेज के लक्षण–ऐसा प्रतीत होता है कि रोगी की जीवन-शक्ति समाप्त हो रही है, शरीर विशेषकर घुटनों से नीचे का भाग बिल्कुल ठण्डा पड़ जाता है रोगी मुर्दे की तरह बिना हिले-डुले पड़ा रहता है। ठण्डी सांस लेता है, नाड़ी रूक-रूक कर बहुत धीरे-धीरे चलती है तथा हाथ-पैरों में ठण्डा पसीना आने लगता है। सभी लक्षण उस समय प्रकट होते हैं, जब रोगी के जीवन की कोई आशा शेष नहीं रहती। इसके साथ ही रक्त ले जाने वाली पतली नाड़ियां में खून का प्रवाह बन्द हो जाता है। फलस्वरूप शरीर ठंडा व नीला पड़ जाता है अथवा कई स्थानों पर काले-नीले दाग उभर आते हैं। कार्बोवेज के प्रमुख लक्षण हैं। रोगी इतनी कमजोरी अनुभव करने लगता है कि पंखे की हवा बिना सांस लेने में उसे बहुत कठिनाई अनुभव होती है। अक्सर सांस लेते समय उसका मुख खुल जाता है और वे जोर से पंखा करने के लिए इसरार करता है। इन लक्षण वाले रोगियों को भी कार्बोवेज से प्रायः जीवनदान मिला है। इस प्रकार की दशा सामान्य तौर पर टायफायड-ज्वर में ही होती है। टायफायड रोग से पीड़ित एक मरीज मेरे पास आया। उस में ज्वर के साथ-साथ रक्त-स्राव का लक्षण भी मौजूद था। वह रक्त काले रंग का था जमता नहीं था; साथ ही मसूढ़ों और नथुनों से भी रक्तस्राव हो रहा था। चेहरा ही नहीं बल्कि सारा शरीर इस तरह पीला हो रहा था जैसे खून निचोड़ लिया गया हो। चेहरे और शरीर की चमड़ी जगह-जगह से सिकुड़ रही थी। कार्बोवेज ने इस रोगिणी स्त्री को बिलकुल ठीक कर दिया। इस प्रकार के निराश रोगियों को कार्बोवेज से बहुत राहत मिलती है। यह सत्य है कि मृत्यु की ओर अग्रसर व्यक्ति को कोई औषधि जीवित नहीं रख सकती परन्तु आसान्न मृत्यु के लक्षण में कार्बोवेज जितनी अन्य कोई औषधि कारगर नहीं होती। आसन्न मृत्यु वाले अनेक रोगियों को इस दवा ने मरने से बचाया है। ऐलोपैथिक चिकित्सकों को इस औषधि के गुणों का या तो नाममात्र का ज्ञान होता है या बिल्कुल नहीं होता और उन्हें इनका ज्ञान भी नहीं होगा जब तक कि वे इसे होम्योपैथी के नियम व सिद्धांतों के अनुसार उपयोग नहीं करेंगे।

इस औषधि का कार्यक्षेत्र केवल उग्र रोगों की कमजोर अवस्थाओं तक ही सीमित नहीं है बल्कि जीर्ण रोगों के लक्षणों के अनुसार अत्यधिक उपयोगों से इस की व्यापकता का पता चलता है। डा॰ हेनरी एन॰ गर्नसी ने पुरानी बीमारियों

में कार्बोवेज का प्रयोग करने सम्बन्धी लक्षणों के बारे में लिखा है कि ऐसे सुस्त रोगियों पर कार्बोवेज का प्रयोग किया जाता है जिनकी जीवन-शक्ति क्षीण हो जाती है और उसके फलस्वरूप शरीर में और कई विकार उत्पन्न हो जाते हैं। ऐसी दशा में कार्बोवेज गुणकारी होती है (सोरिनम)। उदाहरण के लिए यदि कोई रोगी यह बताता है कि बचपन में उसे खांसी हुई थी और उसके बाद से ही वह दमा से पीड़ित है अथवा कई वर्ष पहले बहुत अधिक शराब पीने के कारण उसकी जठराग्नि मंद पड़ गई थी अथवा वह तभी से स्वस्थ नहीं है जब वह कई वर्ष पूर्व तनावग्रस्त हुआ था। (रसटक्स, केल्के, आट्रि)। यदि उसकी वर्तमान बीमारी उक्त तकलीफ के बाद ही उभरी हो भले ही इस समय उसका कोई लक्षण प्रकट नहीं हो, कई वर्ष पूर्व रोगी को चोट लगी हो और उस चोट के बाद उसे यह रोग हुआ हो या किसी समय उसे नम या गर्म हवा लग गई थी और इसी के बाद से वह वात रोग का शिकार हो गया हो–ऐसे सभी रोगियों को चिकित्सक कार्बोवेज की खुराक दे सकता है। इस प्रकार के कितने ही भिन्न-भिन्न रोगों में कार्बोवेज का उपयोग हो सकता है। यह भी सम्भव है कि रोगी के बहुत से लक्षण कार्बोवेज के लक्षणों से मिल जाएँ। ऐसी दशा में यही रोगी के लिए सबसे अधिक उपयुक्त और सही दवा हो सकती है। यह कथन होम्योपैथी के विगत के अनेक महान् चिकित्सकों में से एक चिकित्सक का है और इसी कारण मैंने इसे उद्धृत किया है।

सम्पूर्ण अन्न-नली पर इस दवा का गहरा प्रभाव पड़ता है और इसके सभी रोगियों में कमजोरी के समान लक्षण नजर आते हैं "दाँत के मसूढ़े" क्षतिग्रस्त हो जाते हैं अथवा उनमें बहुत सारे छेद हो जाते हैं। उँगली से छूते ही अथवा कोई चीज चूसते समय मसूढ़ों से खून निकलने लगता है। दाँत जड़ों से अलग हो जाते हैं। नीचे के कुतरने वाले चार दांतों से कोई चीज चबाने पर या दाँत आपस में जोर से दबाने पर रोगी को बहुत दर्द होता है, यहाँ तक कि स्पर्श भी असहनीय हो जाता है। आमाशय की पाचन-शक्ति कमजोर पड़ जाती है और मुख में अक्सर खट्टा पानी भर जाता है तथा पेट में दर्द के साथ पतली उल्टी होती है। गरिष्ठ भोजन की बात तो दूर रही, सादा और सरल भोजन भी रोगी को नहीं पचता। यदि इन लक्षणों में पल्सेटिला प्रभावहीन सिद्ध हो तो कार्बोवेज का प्रयोग करना चाहिए।

अपचन के कारण उदर में पैदा होने वाली अधोवायु के फलस्वरूप जो बीमारियाँ उभरती हैं उन सभी में कार्बोवेज बहुत लाभ पहुँचाती है। आमाशय में बहुत अधिक अधोवायु एकत्र हो जाए, आमाशय अधो हवा की वजह से भरा हुआ तथा बहुत कड़ा महसूस हो, साथ ही पेट में दर्द हो जो लेटने पर और बढ़ जाता हो। इन सभी लक्षणों में कार्बोवेज कारगर होती है। ऐसे लक्षण प्रायः मंदाग्नि रोग से लेकर कैंसर तक में दिखाई पड़ते हैं। कैंसर तथा कुछ अन्य रोगों में पेट में जलन होने का लक्षण भी मौजूद रहता है। पेट के तल-देश (उदर) में वायु एकत्र हो सकती है। लेकिन, कार्बोवेज वाले रोगियों में पेट के ऊपरी भाग में ही अधिक गड़बड़ी होती है। टायफाइड ज्वर, पेचिस इत्यादि रोगों में भी वायु कभी-कभी ऊपर को (पेट का तल) चढ़ जाती है। श्लैष्मिक झिल्लियों के फट जाने पर, जो रक्त स्राव होता है, उसमें भी कार्बोवेज राहत पहुँचाती है। कार्बोवेज की श्लैष्मिक-झिल्लियों पर की यह क्रिया केवल अन्ननली तक ही सीमित नहीं रहती बल्कि श्वासनली पर भी असर दिखाती है। स्वरयंत्र में गड़बड़ी होने पर और स्वर अवरूद्ध होने पर भी कार्बोवेज काफी फायदा पहुँचाती है। स्वर-भंग होने की यह शिकायत नम हवा में और खासतौर से संध्या के समय बढ़ जाती है। यदि हवा में नमी हुई तो स्वर-भंग की यह शिकायत सुबह भी हो सकती है। इस प्रकार की शिकायत होने पर चिकित्सकों को कास्टिकम दवा देनी चाहिए। यह तकलीफ बढ़कर लघुश्वास नलिकाओं तक पहुँच सकती है। वृद्धावस्था वाले रोगियों में शिराओं की शिथिलता, कमजोरी के लक्षण अधिकतर मिलते हैं। उन वृद्ध रोगियों को लघुश्वास नलिकाओं में प्रदाह की तकलीफ अथवा दमे के कारण मृत्यु के करीब पहुँच जाते हैं, यह दवा लाभ पहुँचाती है। इस प्रकार के लक्षणों में कभी-कभी चिकित्सक को यह विचार करना पड़ता है कि रोगी को चायना दी जाए अथवा कार्बोवेज।

कार्बोवेज वाले रोगियों की छाती में कभी-कभी जलते हुए अंगारे की तरह जलन होती है और साथ ही कमजोरी और थकान भी अनुभव होती है। इन लक्षणों में चिकित्सक को फास्फोरिक एसिड, स्टोनम, सल्फर और कार्बोवेज में से उपयुक्त औषधि ही चुननी पड़ती है। घातक निमोनिया में कार्बो वेजिटेबिलिस बहुत लाभकारी सिद्ध होती है। जब रोगी के फेफड़ों में बलगम जमा हो जाता और खखारने पर भी नहीं निकलता, कमजोरी के कारण शरीर पर नीलापन

छा जाता है तथा रोगी को पक्षापात होने का खतरा पैदा हो जाता है। ऐसी स्थिति में अगर टार्टर एमेटिक की खूराक से कोई लाभ नहीं दिखाई देता है तो चिकित्सक को टार्टर एमेटिक के बाद कार्बोवेज की खूराक देनी चाहिए। इस अवस्था में रोगी के थूक में बदबू पैदा हो जाती है, ठण्डा पसीना आता है, ठण्डी साँसें शुरू हो जाती हैं। कार्बो वेजिटेबिलिस का विशेष लक्षण यह है कि रोगी को पंखे की हवा बहुत अच्छी लगती है।

और अंत में मैं इस तथ्य पर जोर देना चाहूंगा कि कार्बोवेज में रक्त स्राव रोकने की विशेष क्षमता होती है। आमाशय, नाक, फेफड़ा, आंत, मूत्राशय अथवा शरीर की किसी भी श्लैषमिक झिल्ली से खून बहने पर इसी औषधि का इस्तेमाल होता है। जर्जर तथा दुर्बल शरीर वाले रोगी के लिए इससे बेहतर और कोई दवा नहीं है। रोगी का स्नायुमण्डल कमजोर होने के साथ-साथ यदि उसकी जीवनी शक्ति का भी ह्रास हो रहा हो तो कार्बो वेजिटेबिलिस का इस्तेमाल होना चाहिए। रोगी का चेहरा बिल्कुल पीला पड़ जाता है और यह पीलापन रक्त-स्राव होने से पूर्व ही नजर आने लगता है। रक्त-स्राव की अवस्था में चायना और कार्बोवेजिटेबिलिस एक दूसरे के पूरक के रूप में उपयोग की जा सकती हैं।

लाइकोपोडियम

मस्तिष्क और ज्ञानेन्द्रियों में अवसाद, मन्दबुद्धिता; निचला जबड़ा अपने आप गिर जाता है। स्मरण शक्ति कार्य नहीं करती, जीर्ण अवस्थाएं, कहना कुछ चाहता है परन्तु मुख से कुछ और ही शब्द निकल जाते हैं।

प्रत्येक कार्य में अस्पष्टता आ जाती है व मानसिक शक्ति कार्य नहीं करती। शरीर के दाहिने अंगों में तकलीफें रहती हैं अथवा समस्याएं दाहिनी ओर से शुरू होकर बाईं ओर जाती हैं। गले, डिम्बाशय, जरायु प्रदेश, गुर्दों में कोई न कोई तकलीफ रहती है और रोगी चर्म रोगों और हर्निया से पीड़ित रहता है।

वितृष्णा अथवा क्षुधा, लेकिन थोड़ा सा ही दबा लेने पर पेट भर जाता है।

पेट में आवाज के साथ वायु घूमती है, खास तौर से आंतों की ओर हवा का दबाव रहता है। मूत्र में अम्ल व गठिया की संभावना मूत्र साफ उतरने पर भी उसमें नीचे लाल बालू की तरह के कण जमा हो जाते हैं। पीठ या गुर्दों में दर्द रहता है परन्तु पेशाब के बाद दर्द में कुछ राहत महसूस होने लगती है।

श्याम वर्ण रोगी, जिनका चेहरा और शरीर का ऊपरी भाग कृश होता है परन्तु नीचे के भाग में सूजन रहती है, मेधा तो तेज होती है परन्तु माँसपेशियों का विकास ठीक प्रकार नहीं होता।

लक्षण वृद्धि एवं ह्रास

सायंकाल 4 से रात 8 बजे तक भोजन के उपरांत गर्म कमरे में– खुली ठण्डी हवा में अथवा चलने-फिरने पर चिड़चिड़ापन। जागने पर मरीज हठी और चिड़चिड़ा हो जाता है। वह हाथ-पैर फेंकता और चीखता है। रोगी सहज ही क्रोधित हो जाता है और विरोध सहन नहीं कर पाता; दूसरों से झगड़ा मोल लेता है तथा अपने आपको भी भूल जाता है।

रंग-रूप पीला, मैला, बीमार सा। रोगी अपनी उम्र से कहीं बड़ा नजर आता है।

रोगी का एक पैर गर्म और दूसरा ठण्डा रहता है।

पसीना निकलने के बाद रोगी को बहुत प्यास सताती है।

शरीर के बाएँ पक्ष में जाड़ा महसूस होता है। (कास्टि, कार्बोवेज) सर्दी महसूस होने और उसके बाद गर्मी लगने के बीच जो समय गुजरता है, उसमें रोगी को खट्टा वमन होता है तथा इस समय रोगी शरीर पर कोई वस्त्र ओढ़े रहना गवारा नहीं कर पाता (लेके)।

जाड़ा लगने के तुरन्त बाद ही रोगी को पसीना आने लगता है तथा पसीना आने के बाद प्यास सताने लगती है।

नागा देकर आने वाले बुखार में उदर-वायु भड़कती है, खट्टी डकारें आती हैं, मुँह का स्वाद खट्टा हो जाता है। पसीने में भी खट्टेपन की बू आती है तथा वमन भी खट्टा होता है।

लायकोपोडियम के साथ सल्फर और कल्केरिया की गणना उन तीन प्रमुख औषधियों में होती है जिनको डा० हैनीमैन ने सौरा-दोष की चिकित्सा में इस्तेमाल

करने की सिफारिश की है। इन सब दवाओं का गहरा असर होता है। इनमें से प्रत्येक दवा एक खास वर्ग या प्रकृति के रोगियों पर कारगर होती है। यद्यपि लाइकोपोडियम सभी वर्ग रोगियों पर समान रूप से कारगर होती है परन्तु वृद्ध लोगों और बच्चों पर इसका विलक्षण प्रभाव पड़ता है। कुशाग्र बुद्धि परन्तु कमजोर मांस-पेशियों वाले, दुबली-पतले, फेफड़ों और यकृत की तकलीफों से पीड़ित लोगों पर इस दवा का विशेष प्रभाव पड़ता है। इस प्रकार के रोगियों के पेशाब में अक्सर अम्ल पैदा हो जाता है तथा गठिया की संभावना रहती है। लाइकोपोडियम, मूत्राम्ल व धातु-दोष की एक प्रधान दवा है। लाइकोपोडियम के रोगी का चेहरा मलिन और दबा हुआ होता है तथा असमय ही उसमें बुढ़ापे के लक्षण प्रकट हो जाते हैं। बच्चे शरीर से कमजोर नजर आते हैं मगर उनका सिर पूरी तरह विकसित रहता है। वे बहुत चिड़चिड़े होते हैं और नींद से जागने पर हाथ-पैर फेंकने और चीखने लगते हैं तथा नर्सों और माता-पिता को भी नजदीक नहीं फटकने देते। रोगी की प्रकृति के आधार पर औषधियाँ चुनने की बात उन लोगों की समझ में नहीं आ सकती जो होम्योपैथी-चिकित्सा पद्धति से अनभिज्ञ हैं। लेकिन, होमियोपैथिक चिकित्सा प्रणाली को समझने वाला चिकित्सक रोगी के कुछ कहने से पूर्व ही केवल रोगी के चेहरे को देखकर उचित दवा का चुनाव कर लेता है। किसी भी औषधि के कार्य क्षेत्र को जानने के लिए आवश्यक होता है कि उसका न केवल भली प्रकार सिद्धिकरण किया जाए बल्कि उसका चिकित्सीय उपयोग व निरीक्षण भी किया जाए। ऐसी भी प्रकृति के मरीज देखने में आते हैं, जिनको एकोनाइट और बेलाडोना में इतनी अनुभूति होती है कि वह इन औषधियों की मात्र ऊंची पोटेंसी की खुराक ले पाते हैं और वह भी बहुत समय का अन्तर देकर लेते हैं अन्यथा वे इसे सहन नहीं कर पाते। इसमें अविश्वसनीय बात क्या है? कारपेंटर ने अपनी पुस्तक 'फिजियोलाजी' में एक ऐसी स्त्री का वर्णन किया है जिसको मरकरी बिल्कुल ही सहन नहीं होती थी। जब भी उसका पति मरकरी औषधि लेता था उसके साथ सोने पर उस स्त्री के मुख से लार बहने लगती थी।

उदर-वायु सम्बन्धी विकारों के लिए बताई गई तीन दवाओं में यह भी एक है। अन्य दो दवाएँ चायना और कार्बोवेज हैं। लाइकेपोडियम का एक लक्षण यह है कि पेट में गैस उफनती सी महसूस होती है और इस प्रक्रिया में पेट में

जोर की गड़गड़ाहट महसूस होती है। चायना में सारा पेट बुरी तरह फूल जाता है जब कि लाइकोपोडियम में उदर का निचला भाग और कार्बोवेज में उदर का ऊपरी भाग फूलता है। लाइकोपोडियम में, उदर वायु सम्बन्धी विकार यकृत के जीर्ण रोगों की वजह से उत्पन्न होते हैं। इसके अतिरिक्त, उदर वायु की गड़गड़ाहट आँतों के अन्दर भी महसूस होती है।

इस औषधि का रोगी कभी तृप्ति का तो कभी क्षुधा का अनुभव करता है। रोगी जब भोजन की मेज पर बैठता है तो उसे बहुत भूख लगी होती है लेकिन एक या दो कौर खाते ही उसका पेट भर जाता है। क्षुधा व तृप्ति का यह हेर-बदल इतनी प्रमुखता के साथ अन्य किसी भी औषधि में नहीं मिलता है।

लाइकोपोडियम में रोगी को कब्ज की प्रमुख शिकायत रहती है और नक्स वोमिका की तरह इसमें भी, रोगी को बार-बार शौच की इच्छा होती है मगर पाखाना नहीं आता। नक्स वोमिका में यह इच्छा आंतों की लहरदार अंकुचन क्रिया के कारण होती है, परन्तु लाइकोपोडियम में वह गुदा के बहुत अधिक संकुचित हो जाने के कारण होती है। इस संकोचन के कारण रोगी को पाखाना नहीं उतरता और बहुत तकलीफ होती है।

यकृत के उन पुराने रोगों में जिनमें गुदा की भी तकलीफें रहती हैं और साथ ही जिनमें उदर-वायु का विशेष प्रकोप होता है, उन रोगों में लाइकोपोडियम दी जानी चाहिए।

यदि रोगी दाहिनी ओर के हर्निया रोग (आंतों का उतरना) से पीड़ित है तो लाइकोपोडियम फायदा करती है। इसने हर्निया की पट्टी के बिना इस रोग के कितने ही पुराने मरीजों को स्वस्थ कर दिया है।

यकृत की कई अनेक अपक्षय वाली बीमारियों में लाइकोपोडियम कारगर होती है जबकि बढ़े हुए जिगर पर चायना लाभ करती है। तात्पर्य यह है कि दोनों ही औषधियाँ अपने-अपने क्षेत्रों में समान रूप से गुणकारी हैं।

लाइकोपोडियम यकृत पर ही नहीं बल्कि मूत्र-प्रणाली सम्बन्धी विकारों में भी लाभ करती है। यदि मूत्र का यह विकार शीघ्र दूर नहीं होता है तो मसाने में पथरी बन जाने का खतरा उत्पन्न हो जाता है तथा गुर्दे का दर्द पैदा हो सकता है। कभी-कभी बच्चा जब रो पड़ता है तो उसके पेशाब में ऐसी ही बालू दिखाई पड़ती है। मसाने के आस-पास उठने वाले दर्द से पीड़ित 'युवा रोगियों को उस

समय दर्द में बहुत राहत मिल जाती है जब इस प्रकार के रेणुका उनकी पेशाब से बाहर निकल जाते हैं। (बोरेक्स, सार्सापेरिला और सेनिक्यूला)। इस बीमारी को लाइकोपोडियम की खूराक देकर जड़ से समाप्त किया जा सकता है। अन्य कोई भी दवा इस रोग में इतनी कारगर नहीं होती।

ध्वजभंग और नपुंसकता में भी लाइकोपोडियम एक उत्तम औषधि मानी जाती है (ऐग्नेस केस्टस)। काफी बड़ी उम्र के व्यक्ति दूसरी या तीसरी बार विवाह करने के बाद जब रति शक्ति की कमी अनुभव करने लगते हैं तो यदि ऐसी दशा में लाइकोपोडियम की खूराक दे दी जाए तो उनमें रमण की क्षमता आ जाती है। इसी प्रकार युवा व्यक्ति भी जब प्राकृतिक या अप्राकृतिक रूप से अत्यधिक संभोग करते हैं तो बहुध नपुंसक हो जाते हैं। उनका लिंग छोटा, ठण्डा और शिथिल हो जाता है। लेकिन उनके मन में इन्द्रिय सेवन की प्रवृत्ति पूर्ववत् बनी रहती है या वह और भी अधिक उग्र रूप धारण कर लेती है। लेकिन, इसके बावजूद वे स्त्री के साथ रमण में समर्थ नहीं हो पाते (सेलिनियम, कैलेडियम)। इस प्रकार के निराश रोगियों को इस दवा से लाभ होता है। एक सप्ताह या कुछ अधिक समय का अन्तर देकर उच्च पोटेंसी की एक ही खूराक से उन्हें आराम आ जाता है। कम पोटेंसी की दवा उन पर असर नहीं करती।

लाइकोपोडियम में सबसे अधिक असर दाहिनी ओर होता है या रोग की शुरूआत दाहिनी ओर से होती है। कंठमाला रोग के कई पुराने मरीजों को, जिनके टांसिल में सूजन के साथ मवाद भी पड़ जाता है, मैंने इस दवा की एक ही खूराक से बिल्कुल स्वस्थ किया है। वस्तुतः लेकेसिस, लाइकोपोडियम, लेकेनाइनम और फाइटोलेका को भी मैंने इतनी ही सफलता के साथ इस्तेमाल किया है। यदि डिप्थीरिया में रोग की शुरूआत नाक से अथवा दाहिनी ओर से गलसुए से होकर और बायीं ओर पहुंचती है तो आम रोगी को लाइकोपोडियम देने के बारे में सोच सकते हैं। लेकिन, ऐसा करते हुए आपको यह नहीं भूलना चाहिए कि मर्क्यूरियस प्रोटोआयोडाइड के रोग भी दाहिनी ओर से ही प्रारम्भ होते हैं। फिर भी, चिकित्सक को यह निर्णय लेने में बहुत अधिक कठिनाई नहीं पड़ती कि रोगी को लाइकोपोडियम दिया जाए या नहीं। ब्रोमाइन का डिप्थीरिया नीचे से शुरू होकर ऊपर की ओर बढ़ता है। ठीक लायकोपोडियम के विपरीत। लाइकोपोडियम की पेट की पीड़ा तथा गर्भाशय और डिम्बाशय का दर्द भी दाहिनी ओर से ही

प्रारम्भ होता है तथा दाहिनी ओर से शुरू होकर बायीं ओर बढ़ता जाता है। रोगी का दाहिना पैर ठण्डा तथा बायां पैर गरम रहता है, फोड़े-फुन्सियाँ भी पहले शरीर के दाहिने अंगों में निकलते हैं और बाद में बायें अंगों में भी उभरने लगते हैं। साइटिका के दर्द में भी पहले दाहिनी टांग में दर्द उठता है और तदुपरान्त बाई टांग भी प्रभावित हो जाती है। कोई भी तकलीफ यदि शरीर के दाहिने अंगों में शुरू होकर धीरे-धीरे बायें भाग को प्रभावित करने लगती है तो मेरे मन में रोगी को लाइकोपोडियम की खूराक देने का विचार तुरन्त उत्पन्न हो जाता है। रोग के लक्षणों में शरीर के दाएं और बाएं भागों का बहुत महत्त्व है, यद्यपि बहुत कम चिकित्सक इस भेद से परिचित हैं। होमियोपैथिक दवाएँ शरीर के किसी खास भाग या अंगों पर अन्य भागों की तुलना में अधिक असर करती है।

रोगी की श्वास-प्रणाली पर भी इस दवा का तीव्र असर पड़ता है। जीर्ण तथा सूखे जुकाम में, जब रोगी की नाक बिल्कुल बंद हो जाती है, उसे सांस ले पाना भी मुश्किल हो जाता है तथा रोगी बहुधा मुख से सांस लेने की कोशिश करता है विशेषकर रात्रि में तो लाइकोपोडियम अत्यधिक लाभकारी होती है। ऐसी दशा में चिकित्सक रोगी के अन्य लक्षणों को भी दृष्टि में रखते हुए लाइकोपोडियम, हीपर सल्फर और ऐमीनो कार्ब में से किसी एक दवा को चुन सकता है। इन्हीं लक्षणों में शिशुओं को सेम्बुकस औषधि दी जा सकती है।

निमोनिया के बहुत से ऐसे रोगी होते हैं जो उपचार न मिलने, गलत उपचार या अपूर्ण उपचार के कारण रोग से पूरी तरह मुक्त नहीं हो पाते और मृत्यु के शिकार हो सकते हैं। उन्हें यदि लाइकोपोडियम की खूराक मिल जाए तो वे खतरे से मुक्त हो जाते हैं। यही नहीं, निमोनिया की गम्भीर अवस्थाओं में भी लाइकोपोडियम कारगर होती है बशर्ते रोग का प्रकोप दाहिने फेफड़े में हो और यकृत के रोग भी उपस्थित हों। निमोनिया की पहली अवस्था में फेफड़ों में रक्त का प्रवाह अवरूद्ध होने लगता है। रोग की दूसरी अवस्था में फेफड़ों की आकृति जिगर जैसी हो जाती है। रोग की तीसरी अवस्था में रोगी का शरीर आरोग्य लाभ करने की जी तोड़ कोशिश करता है। इस समय यदि लाइकोपोडियम की खूराक रोगी को मिल जाए तो वह संभलने लगता है। आमतौर से इस प्रकार की दशा में रोगी की मृत्यु हो जाती है क्योंकि न तो बलगम फेफड़ों से निकल पाता है और न ही फेफड़े उसका अंदर ही अंदर शमन कर पाने में समर्थ हो

पाते हैं। रोगी को सांस लेने में बहुत ही कठिनाई होती है। मुख से बलगम निकल जाने से भी राहत नहीं मिलती। श्वास की अवधि बहुत छोटी हो जाती हैं तथा नाक के दोनों नथुने बहुत फैल कर पंखे की तरह हिलने लगते हैं। इस प्रकार की गम्भीर अवस्था में लाइकोपोडियम विलक्षण रूप से लाभ करती है। पुनः इस अवस्था के असम्यमक् रूप से गुजर जाने के बाद भी जब रोग को खांसी आती रहती है और खांसी के बाद गाढ़ा, पीले रंग या भूरापन लिए हुए तथा स्वाद में कुछ नमकीन और कभी-कभी बदबूदार बलगम निकलता है और इसके साथ ही छाती में घरघराहट की आवाज होती है, तो रोगी को लाइकोपोडियम की खूराक मिलनी चाहिए। ऐसी अवस्था में सल्फर, साईलीसिया और लाइकोपोडियम में से किसी एक का चुनाव किया जा सकता है। यदि तीसरे पहर, 4 बजे से 8 बजे तक, रोग के लक्षण बढ़ते हैं तो लाइकोपोडियम उपयुक्त औषधि होती है। कोलोसिंथ में 4 से 9 बजे तक पेट का दर्द बढ़ता है तथा हेलिबोरस नाइगर का मुख्य लक्षण यह है कि जुकाम के साथ सिर में दर्द बढ़ जाता है। 4 से 8 बजे तक रोग के लक्षणों में वृद्धि का लाइकोपोडियम का साधारण लक्षण माना जाता है और उसका किसी अन्य लक्षण या लक्षणों से कोई संबंध नहीं होता।

ज्ञान-तन्तुओं पर भी लाइकोपोडियम की गहरी प्रतिक्रिया होती है। रोग की उत्पत्ति व विकास का अध्ययन करने पर ज्ञात होता है कि यह अवसाद उत्पन्न करती है। वह विशेष लक्षण टायफायड बुखार में विशेष तौर से पाया जाता है। रोगी की बुद्धि काम नहीं करती, प्रकाश पर नेत्रों की प्रतिक्रिया नहीं होती, रोगी का निचला जबड़ा निकल जाता है एवं मस्तिष्क के पक्षाघात का भावी खतरा उत्पन्न हो जाता है।

अनेक उग्र रोगों जैसे मस्तिष्क एवं मेरूदण्ड को प्रभावित करने वाले मेनेनजाइटिस, मियादी बुखार में तथा निमोनिया इत्यादि में भी ऐसी ही अवस्था पाई जाती है। अब यदि रोगी में 4 बजे से 8 बजे तक रोग के लक्षण बढ़ते हैं तो आप उसे लाइकोपोडियम दे सकते हैं। परन्तु, मानसिक अवसाद की दशा पुराने रोगों में भी बहुधा पाई जाती है। आपको स्मरण होगा कि वृद्ध पुरुषों की नपुसंकता को दूर करने के लिए इस औषधि का उपयोग करने की सिफारिश की जा चुकी है। यदि इसी प्रकार की दशा वृद्ध पुरुषों के ज्ञानतन्तुओं की होती है–अर्थात् यदि उनकी याददाशत जवाब दे बैठती है, अपनी बात कहने के लिए

वे गलत शब्दों का इस्तेमाल कर बैठते हैं, भिन्न विषयों पर लिखते हुए बातों को इस प्रकार गड़बड़ा देते हैं कि कुछ समझ नहीं पड़ता और याददाश्त के निरन्तर कमजोर पड़ते रहने के कारण, मानसिक काम-काज करने में सक्षम नहीं रह जाते तो उन पर लाइकोपोडियम आजमाकर देखिए। पुनः इस प्रकार की दशा में एनाकार्डियम, फासफोरस, बेराइट, ओपियम और लाइकोपोडियम में से किसी एक को चुनने का सवाल चिकित्सक के समक्ष उठ खड़ा होगा। दो अन्य दवाएं–पिकिरिक एसिड और एग्नस कैस्टस भी इनमें शामिल की जा सकती हैं।

इस आश्चर्यजनक दवा के बारे में अभी बहुत कुछ लिखा जा सकता है मैंने यहां पर इसके सबसे अधिक महत्वपूर्ण गुणों और विशेषताओं का वर्णन कर दिया है। 12 पोटेंसी से नीचे की शक्ति में यह दवा रोगी को आरोग्य लाभ नहीं करा सकती। वस्तुतः इसकी निम्न पोटेंसी का प्रयोग करने वाले चिकित्सकगण इस दवा की प्रकृति को नहीं समझते। कार्बोवेज, साइलेसिया और सल्फर की भांति ही लाइकोपोडियम की ऊँची पोटेंसी (शक्ति) की दवा ही अधिक कारगर होती है तथा ये उच्च शक्तियां महात्मा हनीमैन की शक्तिकरण की विशिष्ट प्रक्रिया द्वारा तैयार की जा सकती है। उनके कथनानुसार, "सभी को सिद्ध कीजिए मगर सर्वोत्तम को थामे रखिए।"

सल्फर

हैनिमैन की चिकित्सा-प्रणाली में सल्फर को खारिश विकार को दूर करने वाली श्रेष्ठतम औषधि माना जाता है। शरीर के किसी भी भाग में खारिश और उसके बाद त्वचा पर दाने उभर आना, खुजलाने के बाद उस हिस्से में जलन होना, सारे शरीर में जलन, विशेष कर पैरों के तलवों में बहुत अधिक जलन होना। रोगी तलवों को ठण्डक पहुंचाने के लिए उन्हें बिस्तर से बाहर निकाल लेता है। शरीर के सभी द्वारों पर लाली–ऐसा लगता है जैसे उनमें खून छलछला आया हो (होंठ, कान, पलकें, नथुनों, गुदा, मूत्राशय इत्यादि) सूजन आने के बाद स्नैहिक गड़बड़ से रस का क्षरण; आवेश आने के बाद रोगी को कमजोरी और

बेहोशी महसूस होने लगती है तथा उसके बाद ही उसे पसीना आने लगता है। दिन में लगभग 11 बजे के समय रोगी की यह दशा होती है।

लक्षण वृद्धि-ह्रास

प्रातः 5 बजे (अतिसार), खड़े होने पर, दिन में 11 बजे, बंद कमरे में, खुली हवा में, नहाने पर, ठण्डे और नम मौसम में वृद्धि, ह्रास-दरवाजे और खिड़कियां खुली रखने पर, बैठे या लेटे हुए।

अब मैं इस राज औषधि के रोगहरक गुणों की चर्चा करूँगा। मैं इस अवसर पर हैनीमैन के उस सिद्धान्त की वकालत नहीं करूंगा जिसको अनेक लोगों ने केवल इसलिए नहीं स्वीकारा है क्योंकि वह उनकी समझ से परे है। यहां पर मैं लोगों के सम्मुख होम्योपैथी के जनक हैनीमैन के सोरा सिद्धांत के पक्ष में वकालत नहीं करना चाहता क्योंकि इस का तिरस्कार करने वाले इस समझ नहीं पाते और जो समझ कर लाभ उठा चुके हैं, उनके लिए कोई जरूरत नहीं है क्योंकि इन चिकित्सकों ने इस बात का प्रयोग और परीक्षा द्वारा भली प्रकार अनुभव कर लिया है कि लक्षणों की समानता के अनुसार दवा का इस्तेमाल होने पर भी जब इच्छित परिणाम प्रकट नहीं होता तो सल्फर का इस्तेमाल करने पर रूकावट दूर हो जाती है और औषधि अपना पूरा प्रभाव दिखाने लगती है। इसीलिए होमियोपैथिक चिकित्सा के ग्रंथों में यह विधान किया गया है कि जब लक्षणों की सादृश्यता को दृष्टि में रख कर चुनी गई दवा से रोगी को राहत नहीं हो तो सल्फर की खूराक रोगी को दी जानी चाहिए क्योंकि सोरा दोष ही वह बाधा है जिसके कारण चुनी हुई औषधि अपना पूरा असर नहीं दिखा पाती। सहज ही प्रश्न उठता है कि 'सोरा' क्या वस्तु है? इसके उत्तर में मैं आपसे यह पूछना चाहूँगा कि कण्ठमाना क्या है? शायद सोरा ही कण्ठमाला है अथवा कण्ठमाला को ही सोरा कह लीजिए। चाहे नाक को आगे से पकड़िये या पीछे से हाथ घुमाकर बात एक ही है। उसका कोई नाम रहे, या न रहे, परन्तु उसका अस्तित्व तो रहेगा ही। इसकी मौजूदगी के कारण ही रोग अधिक जटिल हो जाते हैं। यह कोई नई या विलक्षण बात नहीं है। सिफलिस का विष भी शरीर के रोगों में इसी प्रकार की जटिलताऐं और उलझन उत्पन्न कर देता है। विष रोगी के शरीर में पहुंच जाने पर, चाहे यह स्वयं ग्रहण किया गया हो या माता-पिता से

रक्त में मिला हो, नयी-नयी बीमारियाँ खड़ी कर देता है और इन बीमारियों का इलाज करने के लिए यह जरूरी हो जाता है कि चिकित्सक पहले विष को दूर करने की औषधि दे। सल्फर और सोरा के बारे में भी लगभग ऐसी ही बात है (कृपया आर्सेनिक में पाकाशय विकार और कास्टिकम में स्नायुशूल देखिए)। सिद्धांत या दर्शन चाहे कितने ही बुद्धि संगत क्यों न हो किंतु तथ्यों के विपरीत रहने पर वे महत्वहीन हो जाते हैं।

अब लक्षणों की बात लीजिए। जब सावधानी से चुनी गई दवा भी लाभ नहीं करती, जैसा कि हम इसके पूर्व नक्स वोमिका के बारे में पहले लिख चुके हैं, तो चिकित्सक अधिकतर सल्फर का प्रयोग कर बैठते हैं। यह नहीं मान लेना चाहिए कि सल्फर ही सोरा-दोष को दूर करने की एकमात्र दवा है। बात केवल इतनी है कि अधिकतर सल्फर दवा का ही इस्तेमाल किया जाता है क्योंकि औषधियों की तुलना में, इसके परीक्षा लक्षण सोरा-दोष के लक्षणों से बहुत मिलते-जुलते हैं। सोरा-दोष दूर करने वाली और भी कई दवाएँ हैं जैसे सोरिनम, कास्टिकम, ग्रेफाइटस इत्यादि। परन्तु, सल्फर इन सब में प्रधान है। अन्य दवाओं की तुलना में सल्फर में ही सोरा-दोष के लक्षण अधिक दिखाई पड़ते हैं। एक और बात अवश्य ही स्मरण रखनी चाहिए कि सोरा-दोष का शमन करने वाली सभी दवाओं का अपना अलग-अलग असर होता है और रोगी के लक्षणों का सावधानी से अध्ययन करने के उपरांत, रोगी का उपचार करने के सिलसिले में जब सभी चुनी हुई दवाएँ प्रभावहीन साबित हो चुकी हों और सोरा-दोष ही इसके लिए जिम्मेदार समझा जाए तो सोरा-दोष नाशक एक चुनी हुई दवा देने से रोगी अच्छा हो जाता है। सोरा-दोष के लिए कोई अलग दवा नहीं चुननी पड़ती और एक ही दवा से दोनों प्रकार के रोगों में रोगी को आराम मिल जाता है।

सल्फर की सम्पूर्ण क्रिया पर प्रकाश डालने के लिए उसकी सम्पूर्ण लक्षणवली का अध्यन करना होगा। प्रस्तुत पुस्तक का यह लक्ष्य नहीं है। इस पुस्तक का उद्देश्य तो सल्फर के मुख्य-मुख्य गुणों पर प्रकाश डालना मात्र है। इसके विषय में गहन जानकारी के लिए मेटेरिया मेडिका का गहन अध्ययन सहायक होगा।

सल्फर का एक विशेष लक्षण रोगी को जलन महसूस होना माना जाता है। रोगी के माथे के अन्दर या बाहर जलन, नेत्रों में जलन, नाक से पानी बहना

और उसके कारण नाक में जलन महसूस होना, चेहरा लाल न होना पर फिर भी जलन महसूस करना, जीभ में जलन के साथ दर्द, मुँह में छाले जिनमें जलन हो, गले में पहले दायीं और इसके बाद बायीं ओर जलन और सूखापन लिए दर्द, उदर में जलन, मल नली में जलन और एक प्रकार का दबाव, बवासीर के मस्सों में जलन और खुजली, गुदा में जलन, पेशाब की नली में जलन, योनि में जलन (जो रोगियों को बेचैन कर देती हो) स्तनों के चूचुकों मेंआग की तरह जलन, छाती में जलन, जो चेहरे तक पहुँचती हो, कंधे की दोनों हड्डियों के बीच जलन, (फोस और लाइको पोडियम) दोनों हथेलियों व तलुवों में जलन, (रोगी उन्हें ठंडक पहुँचाने की इच्छा से बार-बार बिस्तर से बाहर निकाल लेता है)। सारे शरीर में एक प्रकार की गर्मी व्याप्त रहती है और साथ ही जलन भी महसूस होती है। सारे शरीर की त्वचा में जलन होती है तथा खुजलाने पर, खुजली वाली फुँसियों में जलन–वे सब सल्फर के लक्षण माने जाते हैं।

सल्फर के इन लक्षणों पर गौर करने से ऐसा अनुभव होता है जैसे भीतरी जलन सल्फर का सबसे महत्वपूर्ण लक्षण है। ऐसा लगता है कि इसमें रोगी के सारे तन-मन में एक प्रकार की भीतरी जलन समाई रहती है। होमियोपैथिक मेटेरिया मेडिका में, जलन के लक्षण की आर्सेनिक एल्बम, फासफोरस और सल्फर ही प्रधान दवाएँ हैं। यह जलन नई और पुरानी बीमारियों में समान रूप से नजर आती है। लेकिन, ऐसा नहीं कि किसी अन्य दवा के लक्षणों में जलन शामिल नहीं। वस्तुतः तेज जलन और भी कई दवाओं का लक्षण है। अतः अन्य सभी लक्षणों का मिलान करने के बाद ही चिकित्सक को उचित दवा का चुनाव करना चाहिए। इन दवाओं में, एकोनाइट, एगारिकस, एपिस, बेलाडोना, केन्थरिस, केप्सिकम, कार्बो एनिमेलिस और फास्फारिक एसिड सबसे महत्वपूर्ण होती हैं। नयी बीमारियों में जलन के लक्षण उपस्थित होने पर आर्सेनिकम और पुरानी बीमारियों में सल्फर सबसे प्रधान है। खेद है कि हम होम्योपैथिक चिकित्सक अभी तक भी अनुभूतियों के महत्व को भली प्रकार समझ नहीं पाए हैं।

मानव शरीर की रक्त-संचार–प्रणाली पर सल्फर की प्रमुख क्रिया यह होती है कि रक्त-प्रवाह में उत्पन्न स्थानीय अवरोध दूर हो जाती है। दूसरे शब्दों में सल्फर में ऐसी क्षमता है कि वह ऐसे रोगियों का भी रक्तावरोध दूर कर देता है जो सूजन या किसी स्थानीय कारणवश इस रोग का शिकार हो जाते हैं। रक्तावरोध के ये नए

और पुराने रोग (फोड़े, सूजन उदर या यकृत की शिराओं में रक्त अवरुद्ध हो जाने के कारण प्रकट होते हैं। बवासीर के दमन से माथे में रक्त अवरोध की शिकायत उभर आती है, छाती में रक्त अवरुद्ध हो जाता है और साँस लेने में रोगी को बहुत कष्ट होने लगता है, रोगी की छाती में इतना अधिक दबाव मालूम होता है कि वह कमरे की खिड़कियाँ और दरवाजे खोल देने की माँग करता है। रक्तावरोध की इस प्रकार की शिकायत में रोगी को ऐसा महसूस होता है जैसे समूची छाती भर उठती है, तथा ऐसा अनुभव होता है कि हृदय समूचा भर गया हो। दिल जोर-जोर से धड़कने लगता है और उस समय ऐसा लगता है जैसे वह किसी भारी बोझ या दबाव से मुक्ति पाने के लिए छटपटा रहा हो।

शरीर के सभी द्वारों में लाली आ जाती है जैसे उनमें रक्त छलछला उठा हो। होंठ भी इस प्रकार लाल दिखते हैं जैसे उन पर सिंदूर लेप दिया गया हो। दोनों कान भी लाल हो उठते हैं। यहाँ तक कि पलक, गुदा, मूत्र मार्ग पर भी एक प्रकार की लालिमा छा जाती है। ये सब सल्फर के लक्षण माने जाते हैं। यदि किसी प्रकार का चर्म रोग अच्छा होने के उपरान्त इस प्रकार के लक्षण प्रकट हों तो बिना किसी संकोच के सल्फर रोगी को देना चाहिए। यदि बहुत दिन से दबी हुई बीमारी आए तो डरने का कोई विशेष कारण नहीं होता। परन्तु, बाहर की बीमारी बिगड़कर यदि दब जाए तो शरीर को बहुत हानि पहुँचाती है। यह कहना सर्वथा गलत है कि भीतरी रोगों के साथ चर्म रोगों का कोई सम्बन्ध नहीं होता। मैंने इस प्रकार के अत्यधिक मामले देखे हैं तथा उनका उपचार भी किया है जिनमें चर्म रोग दब जाने या विलीन हो जाने पर रोगी को और भी अनेक व्याधियाँ घेर लेती हैं और इसी प्रकार यदि चर्म रोग उभर कर बाहर आ जाता है तो शरीर को कष्ट पहुँचाने वाली बहुत सी बीमारियाँ अपने आप ठीक हो जाती हैं।

सल्फर में एक ऐसी क्षमता या शक्ति है जिसका सही अंदाजा बहुत से चिकित्सक तक नहीं लगा पाते। यह है उसकी जज्ब करने की शक्ति। रस क्षरण की अवस्था आरम्भ होने के बाद, अथवा यह अवस्था बीज जाने के बाद, प्रदाह की वेदना से छुटकारा पाने के लिए जैसे वात रोग में संधियों का बढ़ना, स्नेहिक कोष, फुसफुस वेस्ट और मस्तिष्क की आवेटक झिल्ली और अन्त्र वेस्ट के रस क्षरण होना–इन सभी लक्षणों में सल्फर गुणकारी है। इस प्रकार के लक्षणों में

चिकित्सिकों का ध्यान सर्वप्रथम ब्रायोनिया की ओर जाता है। लेकिन इसी की एक अन्य औषधि जो अपना एक इतिहास रच रही है, काली म्यूर हैं। परन्तु जब रोग सोरा-दोष के कारण गड़बड़ा जाता है और खास तौर से जब जलन का लक्षण मौजूद रहता है, तो रोग को समूल नष्ट करने के लिए सल्फर की ही जरूरत पड़ती है। ब्रायोनिया और सल्फर वस्तुतः एक दूसरे के पूरक हैं परन्तु ये दवाएं सभी लक्षणों पर पूरी तरह विचार कर लेने के बाद ही देनी चाहिए। यह भी सम्भव है कि इन दोनों में एक भी लक्षण न मिले। ऐसी अवस्था में इनमें से किसी का भी प्रयोग न किया जाए। यहाँ पर यह बता देना उपयुक्त होगा कि सल्फर में सुरक्षात्मक क्रिया को जाग्रत करने या उभारने का लक्षण भी रहता है। कभी-कभी चुनी हुई दवाओं से रोगी को थोड़ा ही लाभ होता है, रोग एकदम दूर नहीं होता, बीमारी बार-बार उभर आती है तथा आरोग्य लाभ की गति बहुत मंद होती है। डॉ॰ हैनीमैन का यह निश्चित मत है कि इन लक्षणों के उभरने का यह अर्थ लगाया जाना चाहिए कि रोगी में जीवन की शक्ति घट गई है। ऐसी अवस्था में सल्फर का प्रयोग करना चाहिए, भले ही यह अवस्था सोरा-दोष के कारण उत्पन्न हुई हो या न हुई हो। नई बीमारियों में सल्फर का प्रयोग करने के बाद कुछ घण्टे प्रतीक्षा करनी चाहिए जब कि जीर्ण रोगों में कईं दिनों तक की। इसके बाद रोगी को एक बार फिर पुरानी दवा की खूराक दीजिए। आपको पता चलेगा कि रोगी को ऐसा लाभ हो रहा है जो सल्फर देने से पहले नहीं हुआ था। इस बार रोगी के आरोग्य लाभ की गति अपेक्षाकृत बहुत तेज होगी और रोग बिगड़ने या पुराना नहीं होने पाएगा।

चर्म रोग पर सल्फर का जितना निश्चित और असाधारण असर होता है उतना अन्य किसी औषधि का नहीं होता। खुजली और जलन होना, चाहे दाने निकलें या न निकलें, सल्फर के चर्म रोग का विशेष लक्षण है। यदि किसी को सल्फर की खाज उत्पन्न करने की क्षमता या शक्ति के बारे में कोई संदेह हो तो उसे एक या दो दिन कूचियाँ बनाने के कारखाने के विरंजन कक्ष में काम करने दीजिए। मैंने यह प्रयोग करके देखा है और मुझे स्मरण है कि हमारी माताएं और दादियाँ खाज के लिए इसी इलाज को अपनाया करती थीं।

चर्म रोग से सल्फर के लक्षण इतना अधिक मेल खाते हैं कि सल्फर की खूराक देने पर अन्दर दबे हुए सारे के सारे चर्म विकार उभर आते हैं और

दबा हुआ रोग ठीक हो जाता है। 25 वर्ष, पूर्व मैंने एक ऐसी ही रोगिणी का उपचार किया था और उस पर यह बात शत प्रतिशत लागू हुई थी। यह एक अविवाहित स्त्री थी जो पिछले 14 वर्षों से रोगग्रस्त थी। उसके पेट में कुछ ऐसी तकलीफ थी कि वह कुछ भी खा नहीं सकती थी। किसी तरह जरा सी डबल रोटी और दूध के सहारे जिंदगी के दिन काट रही थी। रोग की प्रारम्भिक अवस्था में रोगिणी ठहर-ठहर कर एक-एक चम्मच दूध पीती थी। इस कष्ट के कारण उसका शरीर जर्जर होकर एक कंकाल मात्र रह गया था। उचित दवा के प्रयोग से जब उसे लाभ नहीं हुआ तो मैंने रोगिणी से फिर से पूछताछ की। बहुत पूछताछ करने पर यह पता चला कि लगभग 15 वर्ष पूर्व रोगिणी को गले के पिछले भाग में और गुद्दी पर एक प्रकार का एक्जीमा हो गया था जो कोई मलहम लगाने से ठीक हो गया था। इसके बाद उसे फिर कभी चर्मरोग की शिकायत नहीं हुई थी। यह जानकारी प्राप्त करने के बाद मैंने रोगिणी को सल्फर की 200 पोटेंसी की एक खूराक दे दी। दवा देने के तीन सप्ताह के अन्दर ही रोगिणी का एक्जीमा फिर से पूरी तरह से उभर आया और इसके साथ ही उसके आमाशय की तकलीफ अपने आप दूर हो गई। कुछ ही दिनों बाद उसे एक पहाड़ी पर पैदल चलते देखकर उसके गिरजे के पादरी ने विस्मित होकर पूछा अरे! यह क्या सूसन एफ आ रही है, जो पन्द्रह वर्षों से बिस्तर में पड़ी मृत्यु का इंतजार कर रही थी। वह तो अब पूरी तरह स्वस्थ और मोटी-ताजी दिखाई दे रही है। इस मामले में भीतरी रोग तथा बाहरी चर्म रोग में बहुत घनिष्ठ सम्बन्ध था। मैं ऐसे बहुत से रोगियों को गिना सकता हूँ जिनको सल्फर, आर्सेनेकियम और कास्टिकम की खूराकें देकर बिल्कुल स्वस्थ कर दिया था। यह बात सदैव स्मरण रखनी चाहिए कि लक्षणों की नैदानिक व्याख्या हो सके या न हो सके, परन्तु उनके महत्त्व को हमें सदैव स्वीकार करना चाहिए। नीचे सल्फर के कई अत्यन्त महत्वपूर्ण लक्षण प्रस्तुत किए जा रहे हैं :–

ऐसे दुबले-पतले और झुके हुए कंधों वाले रोगियों के लिए सल्फर बहुत गुणकारी है जो झुककर चलते हैं या बैठते हैं अथवा बूढ़े लोगों की तरह सिर झुकाकर चलते हैं।

मैले, गंदे लोग, चर्म रोगों से पीड़ित होने की प्रवणता रखने वाले उन बच्चों को जो नहलाना या, बदन धोना सहन नहीं कर पाते।

उत्तेजक खुजली। खुजलाने पर आराम मिलता है और इसके बाद जलन होता है।

हृदय में दर्द होता है जो बढ़कर पीठ तक फैल जाता है, लगातार पुनरावृत्ति की शिकायत। किसी एक भाग में रक्तावरोध।

शरीर के लगभग सभी द्वारों पर एक प्रकार की लालिमा आ जाती है और स्राव होने लगता है। इस स्राव से खाल उधड़ने लगती है।

कई बार नहाने पर भी शरीर की बदबू नहीं जाती।

रोगी को उत्ताप के साथ बेहोशी आना या कमजोरी लगना अथवा नम हवा लगते ही कमजोरी और बेहोशी में राहत महसूस करना;

दोनों पैरों में जलन होती है, रोगी उन्हें ठण्डा रखना चाहता है और इसके लिए दोनों पैरों को बिस्तर से बाहर निकाल लेता है (कैमोमिला, मैडेरिनम, सेनिक्यूला)।

दम घुटता अनुभव होना, दरवाजों व खिड़कियों को खुला रखने की इच्छा विशेष कर रात्रि में।

अर्द्ध रात्रि के उपरांत पतले दस्त लगना तथा प्रायः ही दौड़कर पाखाना जाना पड़ता है। ऐसा प्रतीत होने लगता है कि रोगी की आँतों में मल को अंदर रोकने की क्षमता ही नहीं रह गई है।

दिन में लगभग 11 बजे रोगी को ऐसा महसूस होता है जैसे उसका पेट बिल्कुल खाली है। साथ ही उसे कमजोरी भी लगती है।

जीभ सफेद किंतु जीभ का अगला भाग और किनारे लाल हो जाते हैं।

होंठ इस प्रकार लाल हो जाते हैं जैसे होंठों से खून फूटने ही वाला है (ट्यिुबरक्युलिनम)।

माथे के ऊपरी भाग में लगातार ताप महसूस होता है, दोनों पैर ठंडे होते हैं और बार-बार रोगी को ताप महसूस होता है।

केवल एक सच्चा होम्योपैथिक चिकित्सक ही सल्फर के इन तथा शेष अन्य लक्षणों की महत्ता को समझ सकता है और कोई नहीं तथा इसी प्रकार शक्तिवान सल्फर का उपयोग करने वाला चिकित्सक मात्र इसकी उपचार क्षमताओं को पहचान सकता है।

कल्केरिया आस्ट्रियरम

अस्थियों का कमजोर अथवा असामान्य विकास होना (तलु रन्धु खुला, पीठ की रीढ़, हाथ-पैर विकृत, शिथिल प्रकृति, गोरा रंग, मोटा-थुलथला शरीर। सारे शरीर में तथा अलग-अलग अंगों में ठण्ड महसूस होना। रोगी को ऐसा लगता है जैसे उसने पैरों में गीला मौजा पहन रखा हो, ठण्डे पानी में काम करने के कारण रोग उत्पन्न होता है।

सारे शरीर में, विशेष तौर से रात्रि में अथवा परिश्रम करने के बाद, पसीना, बालक-बालिकाओं के माथे, बगल तथा हाथ-पैरों में पसीना।

भोजन के उपरांत भोजन हजम होने की क्रिया में रोगी को (खट्टा स्वाद, खट्टी डकार, खट्टे जमे दूध का वमन, अम्लातिसार) बहुत कमजोरी महसूस होती है, श्वास फूलने लगती है जिसके कारण रोगी न तो अधिक दूर तक चल सकता और न सीढ़ियां चढ़ सकता है।

वृद्धि-ह्रास

ठण्डी हवा में, सीढ़ियां चढ़ते समय या परिश्रम करने पर, भार उठाते समय शरीर पर जोर पड़ने से वृद्धि।

कल्केरिया आस्ट्रियरम महात्मा हैनीमैन द्वारा बताई गई प्रकृति या स्वभाव संबंधी औषधियों में से एक है। इसके बारे में फेरिंगटन ने कहा है, "इस दवा का प्रयोग किसी भी प्रकार की बीमारी में किया जा सकता है।" हम कह सकते हैं कि कुछ प्राकृतिक विशिष्टताओं के कारण इस का उपयोग होता है और ये विशेषताएँ कल्केरिया की औषधिय शक्तियों के अंतर्गत आती हैं जो किसी भी बीमारी को साधारण उपचार के योग्य बनाती है।

कल्केरिया की प्रकृति सल्फर से सर्वथा भिन्न है। सल्फर का रोगी दुबला होता है तथा उसके कंधे भी झुके रहते हैं कल्केरिया का रोगी इसके बिल्कुल विपरीत होता है। डा॰ गर्नसी ने इनका जितना सटीक वर्णन किया है उतना कोई नहीं कर सकता। उनके शब्दों में ये *"मंद या शिथिल प्रकृति"* के रोगी होते हैं।

देखने में मोटा तथा थुलथुल होता है। उसका रंग गोरा, पानी की तरह या खड़िया के रंग की तरह होता है। वह स्वभाव से आलसी प्रकृति का होता है। बच्चों के बारे में तो यह बात खास तौर से लागू होती है। वे धीमी चाल से तथा ढीले-ढाले तौर पर चलते हैं। सल्फर के रोगी की प्रकृति इससे सर्वथा विपरीत होती है। वह देखने में तेज-तर्रार और चुस्त रहता है। लाइकोपोडियम की तरह इसके रोगी में भी पित्त की प्रधानता नहीं होती है तथा उसका रूप रंग भी साफ होता है। कल्केरिया सल्फर और लाइकोपोडियम–ये तीन दवायें ऐसी है जिनके लक्षण शरीर के अधिकांश भागों में मिलते हैं। इसमें कोई सन्देह नहीं कि अन्य कई दवाओं से, जैसे ग्रेफाइटस के लक्षणों में मोटापन भी शामिल है; लेकिन ग्रेफाइट्स में चर्मरोग भी मौजूद रहता है। किसी-किसी रोगी में तो कल्केरिया के मोटेपन और सल्फर के दाने निकलने के लक्षण साथ-साथ पाए जाते हैं। इस प्रकार के मिश्रित लक्षणों में हीपर सल्फर लाभ करता है। इस प्रकार के मामलों में लक्षणों का पूरी तरह मिलान बहुत कठिन हो जाता है। लेकिन जब, कभी चिकित्सक विशुद्ध कल्केरिया, सल्फर या लाइकोपोडियम के लक्षणों को पकड़ लेता है तो रोगी को चमत्कारिक ढंग से आरोग्य लाभ होता है।

"कुपोषण के कारण जो गड़बड़ियाँ या विकार शरीर में उत्पन्न होते हैं उनके लिए कल्केरिया का इस्तेमाल किया जाता है।"

"अस्थि-तन्तुओं का बहुत धीरे-धीरे विकास और इसके साथ ही लसिकानाड़ियों की अपवृद्धि।"

"हड्डियों, विशेषकर रीढ़ की हड्डी और लम्बी हड्डियों में टेढ़ापन।"

"हाथ पैर टेढ़े-मेढ़े और बदसूरत।"

"हड्डियों का मुलायम पड़ जाना, तालु-रन्ध्रु बहुत दिनों तक खुला रहना और खोपड़ी का बहुत बढ़ जाना।"

उक्त लक्षण हेरिंग के 'गाइडिंग सिमटम्स' से उद्धृत किए जा रहे हैं और इनसे प्रकट होता है कि हड्डियों का ठीक प्रकार पोषण नहीं हुआ है। इनका अनियमित अथवा असमान पोषण हुआ है। हड्डी के एक भाग, उदाहरण के लिए कशेरूका का तो पोषण होता है परन्तु दूसरा हिस्सा अपरिपोषित ही रह जाता है। एक ओर अस्थियों में अनियमित विकास की प्रक्रिया जारी रहती है, पर हड्डी के मुलायम भाग का जरूरत से कहीं ज्यादा पोषण होता रहता है। इस प्रकार,

परीक्षण-लक्षणों में हमने लिखा है "बालकों और युवाओं में विशेष रूप से मोटापे का लक्षण दिखाई देता है।"

"पोषण में बाधा और इसके साथ ही ग्रन्थियों की अपवृद्धि।"

"दाने भरे उद्भेद, बहुपाद (नाक,कान, मूत्राशय, जरायु आदि)"

यह कल्केरिया की आम या स्वभाव संबंधी विशेषता का सुंदर चित्रण जो हमें इसके चुनाव के लिए निर्देशक लक्षण दिखाता है।

सल्फर के बारे में लिखते हुए हमने जलन के लक्षण की ओर चिकित्सकों का ध्यान खींचा था। जिस प्रकार जलन सल्फर का विशेष लक्षण है, उसी प्रकार शीतलता कल्केरिया का विशेष लक्षण है;

"ठण्डे और नम पैर।"

"पैरों में इस प्रकार की ठण्ड व नमी महसूस होती है जैसे रोगी ने पैरों में गीला मोजा पहन लिया हो।"

"रात में पसीना आना और उसके साथ ही पैरों में ठण्ड का महसूस होना।"

"सिर के विभिन्न भागों में अन्दर और बाहर इस प्रकार की ठण्ड अनुभव करना जैसे किसी ने उस भाग पर बर्फ का टुकड़ा रख दिया हो; चेहरा पीला हो जाता है।"

"रोगियों को खुली हवा रास नहीं आती; थोड़ी सी ठण्डी हवा भी उसके शरीर में कंपकंपी पैदा कर देती है।"

ये सभी लक्षण सल्फर के लक्षणों से इतने अधिक विपरीत हैं कि इनके बारे में किसी प्रकार के भ्रम उठने की कोई संभावना नहीं रहती।

यदि शरीर के किसी एक अंग में ठण्डक महसूस होती है तो वह कल्केरिया का स्मरण दिलाती है। तथा सारे शरीर में ठण्डक का एहसास होता है (साइस्टस व हेलोडेरमा)

कल्केरिया का सबसे विशिष्ट लक्षण, जो किसी अन्य दवा में मिलता ही नहीं, यह है कि ऐसे बालकों के माथे में बहुत अधिक पसीना आता है, जिनका माथा बड़ा होता है तथा तालु रन्ध्रु खुला रहता है। पसीना इतना अधिक आता है कि नींद के दौरान, रोगी का सारा मस्तक मुंह व सारा तकिया पसीने से भीग जाता है। इस लक्षण को प्रधान लक्षण मानकर जिन शिशु रोगियों को कल्केरिया

औषधि दी गई, वह मस्तष्कोदक, दाँत निकलने के समय होने वाले रोग, काकयक्षी रोग, सूखा, आक्षेप और शिशु-हैजा इत्यादि रोग के आक्रमण से बच गए। इस बात का भी विशेष रूप से उल्लेख किया गया है, बशर्ते और लक्षण मिलते हों, कि लिंगेन्द्रिय, ग्रीवा के पिछले भाग, छाती, बगल हाथ, घुटना और पैर आदि में पसीना आने पर भी इसका प्रयोग होता है। पूरे अंग में पसीना आना इसका विशेष लक्षण है। यह रात में आने वाले पसीने की भी एक श्रेष्ठ औषधि है बशर्ते यह पसीना यक्ष्मा तथा शरीर को कमजोर करने वाले किसी अन्य रोग के कारण आता हो।

कल्केरिया में पसीना आते समय रोगी का बदन ठण्डा रहता है, विशेषकर रोगी के पैर और हाथ तो बहुत ही ठण्डे हो जाते हैं।

पाचन-प्रणाली के सम्बन्ध में भी कल्केरिया के कुछ विशिष्ट लक्षण होते हैं। एक लक्षण यह है कि सम्पूर्ण पाचन-प्रणाली में एक प्रकार का खट्टापन भर जाता है। रोगी को खट्टी डकार आती है, खट्टा वमन होता है, वमन में जमे हुए दूध के टुकड़े निकलते हैं (इथूजा)। खट्टे पतले दस्त होते हैं, सारे शरीर में खट्टी गंध रहती है। इस गंध में सल्फर की तरह की बू नहीं होती बल्कि खटास की बू उठती है। कल्केरिया का एक और विशिष्ट लक्षण है। इसका रोगी व्यक्ति यद्यपि रोग की अवस्था में कोई चीज निगल नहीं सकता, फिर भी रोगी, विशेषकर बालक रोगी, अण्डा खाना चाहता है। पेट फूला और चढ़ा हुआ मालूम होता है। ऐसा जैसे कोई कटोरा उलटा रखा हो। शरीर दुबला-पतला होने के बावजूद मध्यान्त में कड़ापन और सूजन रहने के कारण पेट और भी अधिक फूल जाता है।

कल्केरिया के अतिसार में मल का रंग और गाढ़ापन बदलता रह सकता है। सल्फर में अतिसार सुबह अधिक जोर पकड़ जाता है परन्तु कल्केरिया में यह दोपहर को बढ़ जाता है। कब्ज हो जाने पर रोगी की हालत आम तौर पर सामान्य रहती है।

कल्केरिया की त्वचा पर उतनी निश्चित और स्पष्ट क्रिया नहीं होती जितनी कि सल्फर की होती है। लेकिन, यदि रोगी बालक की प्रकृति और लक्षण कल्केरिया से मिलते हो तो बच्चों के माथे पर एक्जीमा इत्यादि उभर आने पर कल्केरिया को आजमाया जा सकता है। सच तो यह है कि यदि कल्केरिया की क्रिया से

रोगी की शारीरिक प्रणाली का संशोधन होता है और रोगी के चर्म रोग नष्ट हो जाते हैं तो यह मान लेना चाहिए चर्म रोग पर कल्केरिया की क्रिया मुख्य नहीं बल्कि गौण होती है। कल्केरिया के रोगी की त्वचा सामान्यतः शीतल, मुलायम और थुलथुली रहती है।

हमें यह भी स्मरण रखना चाहिए कि श्वास-प्रणाली पर भी कल्केरिया की क्रिया होती है। फेफड़ों के क्षय रोग की यह एक मानी हुई औषधि है। प्रोफेसर बेनेट की मान्यता है कि यह रोग अधिकतर कुपोषण के कारण होता है। श्री विरचो का विश्वास है कि यह एक प्रकार का प्रदाह होता है। जबकि डा॰ रिण्डफ्लश इसे एक संक्रामक रोग मानते हैं। इस रोग का मूल कारण चाहे कुछ भी हो, यदि रोगी के प्रकृति और लक्षण मिलते हों और यदि रोग प्रारम्भिक अवस्था में हो तो कल्केरिया द्वारा रोगी आरोग्य लाभ कर सकता है। रोग की प्रारम्भिक या पूर्व अवस्था में, इस रोग के बहुत से रोगी सल्फर और कल्केरिया द्वारा रोग मुक्त किए जा सकते हैं। सल्फर के प्रमुख लक्षणों को तो हम बता चुके हैं अब हम कल्केरिया के कुछ मुख्य लक्षण बताते हैं :–

"शिथिल या मंद प्रकृति !"

"दाहिने फेफड़े के मध्य और ऊपरी भाग पर रोग का असर ऊपरी बाएं फेफड़े पर सल्फर)"

"छाती पर स्पर्श से और श्वास लेने से दर्द मालूम होता है।"

"चलने, विशेष रूप से सीढ़ियाँ चढ़ने पर, श्वास का फूलना।"

"बिना दर्द महसूस हुए स्वर का भंग होना, खास तौर से सुबह यह शिकायत होती है।"

"उन महिलाओं के लिए विशेष रूप से उपयोगी, जिन्हें समय से पहले मासिक धर्म हो जाता है या बहुत अधिक मात्रा में मासिक धर्म होता है। उन रोगिणियों के लिए भी यह लाभप्रद है जिनके पैर घुटने तक अक्सर ठंडे रहा करते हैं।"

"रोगी को अधिकतर पतले दस्त होते हैं और दोपहर को यह शिकायत विशेष बढ़ जाती है।"

"भूख मरती जाती है तथा रोगी अधिकाधिक दुबला होता जाता है।"

कल्केरिया के ये प्रधान लक्षण हैं और इन लक्षणों को मिलाने के बाद रोगी

को कल्केरिया देने पर निश्चित ही लाभ होता है। इसमें शक नहीं कि इन रोगियों को साधारण तौर पर खांसी रहती है। यह खाँसी सूखी भी हो सकती है और ढीली भी। परन्तु, केवल खाँसी के लक्षणों के आधार पर रोगी को कल्केरिया नहीं दी जानी चाहिए। उपरोक्त अन्य लक्षणों के मिलने पर ही उसका उपयोग होता है तथा इसे मिलने वाली सफलताएं हियरिंग की उस सलाह के महत्व का साकार चित्रण है जिस में उन्होंने कहा था, "रोगी का उपचार कीजिए, रोग का नहीं।"

कल्केरिया फास्फोरिका

दुबला-पतला, कमजोर शरीर। रोगी शिशु का ब्रह्म-रन्ध्र या तो बहुत धीरे-धीरे जुड़ता है या धीरे-धीरे खुलता है। साथ ही रोगी के माथे में पसीना भी आता है।

अतिसार या आँतों में प्रदाह। रोगी को पतले दस्त आते हैं तथा दस्त के साथ बहुत अधिक वायु और जोर की आवाज। वात के कारण उत्पन्न रोग–ये शीत ऋतु में बढ़ जाते हैं, विशेष रूप से उस समय जब बर्फ पिघलने के कारण हवा में बहुत ठंड रहती है।

कल्केरिया के बारे में विचार करते समय इसके अन्य सभी संगठनों पर भी विचार करना चाहिए।

फास्फोरस की उपस्थिति के कारण इसकी प्रकृति बदल जाती है। अस्थियों के धीमे विकास पर तो इसकी क्रिया पूर्ववत् रहती है परन्तु फास्फोरस की विद्यमानता के कारण, यह स्थूलकाय रोगियों के बजाय क्षीण और दुबले-पतले रोगियों के लिए विशेष रूप से प्रयुक्त होती है। यदि कोई ऐसा रोगी शिशु हो जिसका ब्रह्म-रंध्र बहुत दिनों तक जुड़ा न हो या जुड़कर भी पुनः खुल गया हो और उसका शरीर क्षीण और रक्तहीन रहे तो यह दवा उस पर विशेष लाभ करती है।

इस प्रकार के रोगियों को साइलीसिया भी दी जा सकती है। किंतु माथे

में पसीना आना कल्केरिया फास का प्रधान लक्षण नहीं है; लेकिन साइलीसिया में यह लक्षण बहुत ही स्पष्ट रहता है। कल्केरिया फास का एक और अद्भुत लक्षण है कि इसका रोगी अण्डा खाना नहीं पसंद करता बल्कि सुअर के माँस की छाल खाने की इच्छा करता है। विचित्र प्रतीत होते हुए भी यह एक यथार्थ लक्षण है। कण्ठमाला रोग से पीड़ित बच्चे माँस खाने की इच्छा रखते हैं (मैग्नेशिया कार्ब)।

अतिसार प्रमुख लक्षण होता है तथा मल का रंग हरा रहता है। मल त्याग के समय जोर की आवाज भी होती है। कई ऐसे मामलों में जबकि रोगी शिशु के बचने की कोई आशा नहीं रह जाती तथा मस्तिष्कोदक रोग होने की सम्भावना हो जाती है मैंने रोगियों को इस की खुराकें देकर स्वस्थ कर दिया था। इन सभी रोगी शिशुओं की आकृति सिकुड़ गई थी; वे बहुत दुबले हो गए थे तथा उनके शरीर में रक्त का बिलकुल अभाव था (मेरेसमस)।

वातजनित रोग में कल्केरिया फास एक उत्तम औषधि है। बसंत और पतझड़ मौसम में जब बर्फ पिघलती है और हवा में ठंड बढ़ जाती है, रोग बढ़ जाता है।

टूटी हुई हड्डियों को पुनः जोड़ने में भी कल्केरिया फास बहुत मदद करती है, विशेष तौर पर जब हड्डियाँ आसानी से नहीं जुड़तीं (सिम्फाइटम भी दी जा सकती है)।

मेरा अनुभव है कि रक्त की कमी से पीड़ित स्कूली लड़कियाँ जब सिर की पीड़ा से ग्रस्त हो जाती हैं तब कल्केरिया फास देने से उन्हें बड़ी राहत मिलती है। ऐसे मामलों में हमें कभी-कभी कल्केरिया फास और नेट्रम म्यूर में से किसी एक को चुनना पड़ता है।

रोग के बारे में सोचने पर तकलीफों का बढ़ना कल्केरिया फास का एक लक्षण है (आकजेलिक एसिड, हैलोनियस)।

साइलीसिया

दुर्बल और क्षीण बच्चे-पोषण के अभाव के कारण यह दुर्बलता और क्षीणता नहीं होती बल्कि इसका कारण होता है कि बच्चे भोजन को ठीक प्रकार हजम नहीं कर पाते। खाया हुआ आहार ठीक प्रकार से रक्त, माँस और अस्थि में परिवर्तित नहीं हो पाता।

शरीर के किसी भी भाग में सूजन और प्रदाह, उसमें पीव पड़ जाना और इलाज करने पर भी घाव भरता नहीं जीर्ण बन जाता है।

रोगी ठंड महसूस करता है, उसमें जीवनी-शक्ति या ताप का अभाव रहता है यहां तक कि व्यायाम करने पर भी उसके शरीर में गर्मी नहीं आती। सारे शरीर को और विशेष तौर से मस्तक को कपड़े से लपेटने पर रोगी को कुछ आराम महसूस होता है।

पसीना खुलकर नहीं आता। तलवों से निकलने वाले पसीने में विशेष रूप से बहुत बदबू आती है। कमजोर और आसानी से क्रोधित होने वाला, साहसहीन, हर बात में आसानी से झुक जाता है या बहुत जल्दी हाथ-पैर छोड़ देता है।

कब्ज रहता है। मल बाहर निकल कर भी अन्दर चला जाता है। गुदा में मल को बाहर निकाल देने की क्षमता नहीं रहती।

हवा का झोंका या सर्दी लगने पर, हिलने-डुलने पर खुली हवा में और नए चांद के दिन रोग के लक्षणों में वृद्धि होती है। गर्म कमरे में सिर पर कपड़ा लपेटने पर, चुम्बक और बिजली के सम्पर्क में आने पर रोग के लक्षण घटते हैं।

कण्ठमाला तथा सुखंडी रोग से ग्रस्त बड़े सिर वाले ऐसे शिशु, जिनके तालु-रन्ध्रु तथा मस्तक की सीवनी-संधि खुली रहती है, जिनके माथे में बहुत पसीना आता है, कपड़े से ढक कर जिनका माथा गर्म रखना पड़ता है; जिनके पेट बढ़े हुए, पैर की ऐड़ी कमजोर होती है तथा जो देर से चलना सीखते हैं।

पैर का पसीना रूकने, सिर में अथवा पीठ में हवा का हल्का सा भी झोंका लगने, टीका लगवाने (थूजा) के फलस्वरूप हुई बीमारियाँ; पत्थर तोड़ते

समय जो धूल उठती है उससे होने वाली शिकायतें–ऐसा लगता है जैसे शरीर की सारी ताकत ही निचुड़ गई हो।

सिर में चक्कर आना, मेरूदण्ड सम्बन्धी विकारों के कारण सिर में पीड़ा, जो गर्दन के पिछले भाग से शुरू होकर सिर की ओर बढ़ती है और रोगी को ऐसा प्रतीत होता है जैसे वह आगे की ओर गिर पड़ेगा। ऊपर की ओर देखने से रोगी की हालत और खराब हो जाती है।

खुरदरी और अस्वस्थ त्वचा तथा जरा सी खरोंच भी पक जाती है।

यदि शरीर के कोषों और तंतुओं में कोई बाहरी वस्तु फंस जाती है–जैसे मछली का काँटा, रूई, हड्डी का टुकड़ा इत्यादि तो साइलीसिया की खूराक देने से यह वस्तु बाहर निकल जाती है।

साइलीसिया की गणना शरीर की रचना को दृष्टि में रख कर की जाने वाली हमारी मूल्यवान औषधियों में होती है। परन्तु, वह तभी कारगर और उपयोगी होती है जब यह हेनीमैन के बताए गए नियमों के अनुसार शक्तिकृत किया जाता है। कल्केरिया की तरह यह भी, उन बच्चों के लिए विशेष रूप से उपयोगी होती है जिनके मस्तक पर पसीना आता है। (सेनिक्यूला) और जिनकी आहार जज्ब करने की क्षमता दोषयुक्त होती है। साइलीसिया का रोगी कल्केरिया के रोगी की तरह मोटा, आलसी, एक भाग में बहुत पुष्ट परन्तु दूसरे अंग में अल्प पुष्ट होता। साइलीसिया उन रोगियों के लिए विशेष उपयुक्त रहती है, जो बहुत अधिक संवेदनशील होते हैं तथा भोजन की कमी के कारण नहीं बल्कि भोजन को ठीक प्रकार पचा न पाने के कारण पुष्ट नहीं हो पाते। साइलीसिया का रोगी बालक लगभग सभी दृष्टियों से सामान्य बालकों जैसा ही होता है, केवल उसका पेट बाहर निकला होता है। पेट का यह उभार मलान्त्र की बीमारी के कारण होता है। उनके सब अंग सिकुड़ जाते हैं, आँखें गड्ढे में धँस जाती हैं, चेहरे पर झुर्रियां पड़ जाती हैं और वह बूढ़े जैसा दिखाई देता है। बच्चे के शरीर का न तो विकास होता है और न ही उस की शक्ति बढ़ती है। वह देर से चलना सीखता है। इस प्रकार से बच्चा बीमार भी नहीं होता लेकिन फिर भी उसका विकास रूक जाता है। यदि बालक की यही अवस्था अधिक समय तक जारी रहती है तो उसे गहन कब्ज हो जाता है। यह कब्जियत विचित्र प्रकार की होती है (सेनिक्यूला और थूजा)। ऐसा प्रतीत होता है कि दुर्बलता के कारण उसकी गुदा की मल

निकाल फेंकने की क्षमता क्षीण हो गई है। जब, कब्ज नहीं रहता तो पेट इतना ढीला हो जाता है (विशेषकर दाँत निकलने के समय अथवा गर्म मौसम में) कि बच्चे को पतले दस्त लगते हैं। मल का रंग बदलता रहता है और पल्सेटिला की खूराक से रोगी को कोई राहत नहीं मिलती। बच्चे को लगभग हरे रंग के पतले दस्त आते हैं। बच्चा पर्याप्त मात्रा में पौष्टिक भोजन खाता है किंतु वह भोजन या तो उल्टी के रूप में बाहर निकल आता है या फिर ठीक से न पचने के कारण बच्चे को शक्ति नहीं दे पाता। फलस्वरूप वह निरन्तर दुबला और कमजोर होता जाता है। ऐसी अवस्था में साइलीसिया रोगी बालक की रक्षा करती है। यदि उसकी खूराक बच्चे की कमजोरी और दुर्बलता को नहीं रोक पाती तो बच्चे के बचने की कोई आशा नहीं रह जाती। मैंने ऐसे बहुत से बच्चों को साइलीसिया देकर बिल्कुल स्वस्थ्य किया था। उनके इलाज के लिए मैंने सदैव 30 पोटेंसी और उससे अधिक शक्ति वाली दवा का इस्तेमाल किया है; अतएव इससे कम शक्ति वाली दवा के बारे में अपनी राय नहीं दे सकता। इसमें कब्ज भी रहता है जो मासिक धर्म से पहले और बाद में बढ़ जाता है।

साइलीसिया ऐसे प्रदाह के लिए एक बहुत उत्तम औषधि है जिसमें मवाद पड़ जाती है। इससे कोई विशेष अन्तर नहीं पड़ता कि मवाद कोमल स्थान में पड़ती है या कड़े स्थान में क्योंकि साइलीसिया गाँठ और हड्डी, दोनों में ही मवाद पड़ने पर गुणकारी होती है। जब घाव में मवाद पड़ जाये तो कल्केरिया सल्फाइड और हीपर सल्फर देने पर घाव की मवाद बाहर आ जाती है। पीव बह जाने के बाद जख्म को जल्दी ठीक करने के लिए चिकित्सकों द्वारा साइलीसिया का ही प्रयोग किया जाता है। विधान-तन्तुओं में जब काफी गहराई में मवाद पड़ जाती है, इनमें पेशियों के सिरों की नसें और स्नायु-जाल भी शामिल रहते हैं, उस समय भी साइलीसिया से रोगी आरोग्य लाभ करता है। इन सभी मामलों में दवा का चुनाव बहुत कुछ इस बात पर निर्भर करता है कि रोगी का शरीर कैसा है। साइलीसिया का रोगी कमजोर होता है, उसकी त्वचा सिकुड़ी होती है, शरीर की पेशियाँ शिथिल होती हैं तथा उनका मस्तिष्क और स्नायुमण्डल भी कमजोर पड़ जाता है। वह अधीर, क्रोधी, कमजोर, कायर, दब्बू होता है तथा मन में दृढ़ निश्चय नहीं कर पाता। (पल्सेटिला)। इस श्रेणी के रोगियों के लिए साइलीसिया बहुत ही श्रेष्ठ औषधि है। इसकी खूराक देने से रोगी में नया साहस

आ जाता है, आशा का संचार होता है, कमजोरी दूर होती है और स्वास्थ्य फिर लौट आता है। इस बात से कोई फर्क नहीं पड़ता कि जख्म फेफड़े में है, आँतों में अथवा स्तन में है। जख्म किसी भी स्थान पर होने पर साइलीसिाया समान रूप से लाभ पहुंचाती है। इससे पहले स्थानिक रोग में फायदा होता है और इसके बाद रोगी के स्वास्थ्य में सुधार होने लगता है। इस प्रकार की कमजोरी का असर स्नायु-मण्डल पर होता है तथा रीढ़ की हड्डी भी प्रभावित हो जाती है। यही कारण है कि रोगी मेरू-मज्जा विकार से उत्पन्न सिर दर्द से पीड़ित रहता है। यह गर्दन की गुद्दी से प्रारम्भ होता है और वहाँ से माथे के ऊपर से होते हुए आँखों तक जा पहुंचता है। इस प्रकार की पीड़ा में भी साइलीसिया बहुत लाभ करती है। इस दर्द से पीड़ित रोगी के सिर में चक्कर भी आता है, जो सिर के पीछे भाग से उठ कर माथे की ओर जाता है तथा ऊपर की ओर देखने से बढ़ता है (पल्सेटिला) ।

रोगी के स्नायु-मण्डल में इतनी ताकत नहीं रह जाती कि मन के अवसाद पर काबू पा सके। उसका शरीर ठण्डा रहता है–यहाँ तक कि व्यायाम करते समय भी उसके शरीर में गर्मी नहीं आती (हेंरिंग के अनुसार)। रोगी ठण्डी हवा नहीं सह सकता और उसे सर्दी भी बहुत जल्दी लग जाती है। मस्तक और पैर खुले रहने पर रोगी पर बहुधा सर्दी का आक्रमण हो जाता है। इसके विपरीत सिर पर कपड़ा लपेटे रहने पर रोगी को बहुत आराम मालूम देता हैं (मेग्नीसिया म्यूर)। दूसरे शब्दों में, शरीर की गर्मी बढ़ाए रखने के लिए कृत्रिम उपायों का सहारा लेना पड़ता है।

मैंने कई बार ऐसा भी देखा है कि साइलीसिया के लक्षण वाले वाल रोगियों को मृगी की तरह अकड़न भी हो जाती है और नए चांद के दिन यह रोग विशेष रूप से बढ़ता है। साइलीसिया 200 की एक खूराक देने से ही रोगी ठीक हो जाता है। साइलीसिया के रोगियों के पैरों में बहुधा बदबूदार पसीना आता है। (सेनिक्यूला, सोरिनम, ग्रेफाइट्स) तथा पैर ठण्डा होने पर यह पसीना अपने आप गायब भी हो जाता है। इस प्रकार पसीने के रूकने का तुरन्त इलाज किया जाना चाहिए तथा उचित दवा देकर पसीने को फिर पैदा करना चाहिए क्योंकि पसीना रूक जाने के कारण पैरों में फिर से पसीना आने लगता है, रोगी को आरोग्य लाभ हो जाता है तथा वह विकार भी दूर हो जाता है जिसके कारण पसीना

रूकता है (बेराइकार्ब ग्रेफाइटस, सोरिनम, सैनिक्यूला)।

साइलीसिया का रोगी चुंबकीय चिकित्सा से इलाज करवाने की इच्छा करता है और इससे उसे राहत भी मिलती है (फास्फोरस)। सिपिया, लेकेसिस, लाइकोपोडियम दवाओं की तरह साइलीसिया के सम्बन्ध में एलोपैथिक चिकित्सकों को बहुत कम जानकारी है क्योंकि इसकी 12वीं शक्ति से ऊपर की पोटेंसी वाली खूराकें देने पर ही इसके गुण प्रकट होते हैं। जिन बीमारियों की प्रारम्भिक अवस्थाओं में पलसेटिला का प्रयोग किया जाता है, उन्हीं बीमारियों के पुराने पड़ जाने पर साइलीसिया का इस्तेमाल होता है।

एकोनाइटम नेपेलस

भय : मृत्यु से, भीड़ में जाने और बाहर जाने से सदैव भय महसूस होता रहता है। सर्दी, विशेष रूप से सूखी सर्दी, लगते ही व्यक्ति बीमार हो जाता है।

रक्त-अवरोध और प्रदाह, उत्कण्ठा, ताप और बेचैनी, कष्ट से रोगी छटपटाने लगता है; शरीर की चादर इत्यादि उतार कर फेंक देता है; प्रदाह ज्वर में बहुत अधिक दर्द होता है। रात में, विशेष तौर पर संध्या के समय, दर्द बहुत अधिक बढ़ जाता है। व्यक्ति प्रदाह ज्वर से पीड़ित रहता है। रोगी का चेहरा बिस्तर में बहुत लाल और तमतमाया रहता है परन्तु बिस्तर छोड़ते ही चेहरा बिल्कुल सफेद पड़ जाता है।

रोग का आक्रमण प्रायः स्वर-यंत्र (काली खाँसी में), वायुनली (वायुनली में होने वाले प्रदाह में), फेफड़े और फुसफुस-वेस्ट (निमोनिया और प्लूरिसी में), संधि (वात में) और हृदय तथा रक्त संचार प्रणाली पर (एरिथिज्म में) हुआ करता है।

वृद्धि-ह्रास

शाम को (छाती में दर्द), बायीं करवट लेटने पर, गर्म कमरे में अथवा गर्म कपड़ा ओढ़ने पर रोग बढ़ जाता है। चादर आदि उतार देने पर रोगी राहत अनुभव करता है और प्रायः पैर मार कर चादर उतार फेंकता है।

अब हम बेचैनी में दी जाने वाली एकोनाइट, आर्सेनिक और रसटक्स–इन तीनों औषधियों के बारें में विचार करेंगे।

इन सभी औषधियों में बेचैनी का लक्षण समान रूप से दृष्टिगोचर रहता है। लेकिन, इतना होते हुए भी ये तीनों दवाएं एक दूसरे से इतनी भिन्न हैं कि यह निश्चय करने में कोई कठिनाई नहीं होती कि इन तीन दवाओं में से रोगी को कौन सी दवा दी जाए।

एकोनाइट की बेचैनी साधारण तौर पर तेज, प्रादाहिक-ज्वर के साथ मौजूद रहती है। एकोनाइट-ज्वर के लक्षणों के सम्बन्ध में सबसे उपयुक्त वर्णन हेरिंग का है। उनके अनुसार लक्षण है–प्यास के साथ गर्मी, दृढ़ और चंचल नब्ज, व्याकुलता, अधीरता तथा बेचैनी के कारण छटपटाहट।

आम तौर पर प्रदाह जनित विकारों या रोगों में चिकित्सक एकोनाइट और बेलेडोना की खूराक अदल-बदल कर देते हैं। यह चिकित्सा उचित नहीं है। इन दोनों दवाओं का एक ही समय इस्तेमाल नहीं हो सकता। यद्यपि कईं बार इस प्रकार अदल-बदल कर दवाओं का प्रयोग करने से रोगी को आराम मिलता नजर आता है, परन्तु वस्तुतः रोगी एक ही चुनी हुई दवा के असर से ही रोग मुक्त होता है। दूसरा दवा तो उसके आरोग्य लाभ में बाधा ही पहुँचाती है। साथ ही ऐसी भी संभावना रहती है कि स्वयं ही स्वस्थ हो गया हो। ऐसे अनेक रोगी होते हैं, जिनके बारे में चिकित्सक यह मानता है कि वे उसके इलाज से ही अच्छे हुए हैं। परन्तु, असलियत में इन रोगियों को केवल स्वास्थ्य लाभ होता है और उसका श्रेय चिकित्सक को नहीं जाता। अब, हम एकोनाइट और बेलेडोना के प्रकृतिगत अन्तर पर विचार करेंगे।

इन दोनों में ही रोगी की त्वचा गर्म रहती है। लेकिन, एकोनाइट की त्वचा विशेष रूप से खुश्क और गर्म रहती है। उसमें त्वचा में पसीना नहीं आता। बेलाडोना में शरीर के ऊपरी भाग में अधिक गर्मी रहती है परन्तु शरीर के ढके हुए अंगों में पसीना आता रहता है। एकोनाइट का रोगी कष्ट से छटपटाता रहता है और उसे मृत्यु का भय हर समय सताता रहता है। बेलेडोना में निम्न अवस्था में रोगी पर अचेतना, झकोरों और ऐंठन का दौरा सा पड़ता है। एकोनाइट में रोगी को छाती और दिल में बहुत तकलीफ महसूस होती है जबकि बेलाडोना में सारी तकलीफों का केन्द्र मस्तिष्क में महसूस होता है।

एकोनाइट में रोगी को प्रलाप विकार न होते हुए भी मृत्यु भय सताता है परन्तु बेलाडोना में रोगी प्रलाप करता है और इसके साथ ही काल्पनिक वस्तुओं से डरता है। इस प्रकार इन दोनों औषधियों का भेद बहुत ही स्पष्ट है। होमियोपैथी चिकित्सा-पद्धति से परिचित कोई भी व्यक्ति, इन दोनों औषधियों को अदल-बदल कर एक साथ प्रयुक्त नहीं करेगा।

एकोनाइट पीड़ा की भी एक रामबाण औषधि है। यदि हमें दर्द की तीन श्रेष्ठतम दवाओं के नाम गिनाने के लिए कहा जाय तो हम एकोनाइट, केमोमिला तथा काफिया का नाम लेंगे। एकोनाइट में रोगी को पीड़ा के साथ अत्यंत बेचैनी, भय और आकुलता रहती है। रोगी पीड़ा से छटपटाता है, पीड़ा को सहन नहीं कर सकता। इसके साथ ही यह किसी का स्पर्श और ओढ़ा हुआ कपड़ा उतारना भी सहन नहीं कर सकता। आप यह कह सकते हैं कि सभी दवाओं में दर्द का लक्षण रहता है। लेकिन, यह सही नहीं है। सभी दवाओं में दर्द का लक्षण नहीं रहता और अत्यधिक पीड़ा का लक्षण तो बहुत ही कम दवाओं में पाया जाता है। ओपियम और स्ट्रेमोनियम में तो रोगी को दर्द की बहुत कम शिकायत होती है। एकोनाइट की पीड़ा असहनीय होती है तथा शाम और रात को तो वह बहुत ही अधिक बढ़ जाती है। इसके अतिरिक्त एकोनाइट के दर्द में रोगी को कभी-कभी पीड़ा के दौरे में अथवा उसके बाद (पर्यायक्रम में) सुरसरी, झुनझुनी और संज्ञाहीनता का एहसास भी होता है।

एकोनाइट और रसटक्स में दर्द का लक्षण समान रूप से पाया जाता है। परन्तु, एकोनाइट में दर्द अधिक रहता है और रसटक्स में रोगी को स्पर्श ज्ञानहीनता की शिकायत अधिक रहती है। स्पर्श ज्ञानहीनता के साथ रोगी को हल्का-हल्का दर्द और दुखन रहती है। एकोनाइट के रोगी को इतना भयंकर और काटने वाला दर्द होता है कि वह विकल और हताश हो उठता है। यहां पर एक और लक्षण का उल्लेख कर देना उपयुक्त होगा। यह लक्षण एकोनाइट में सदैव मौजूद रहता है। यह है! भय, विशेषकर मृत्यु-भय का लक्षण। रोगी को सड़क पार करने और समाज में आत-जाते समय यह भय सताता है कि उसका कुछ अनिष्ट होने वाला है। यह अकारण और अनिर्दिष्ट भय रोगी को हमेशा सताता रहता है। अन्य किसी भी औषधि में यह लक्षण इतना अधिक स्पष्ट और प्रमुख नहीं होता जितना इसमें। भय और पीड़ा के कारण रोगी में असहनीय बेचैनी

पैदा हो जाती है। आर्सेनिक की बेचैनी के साथ बहुत सुस्ती रहती है और रोगी की जीवन-शक्ति का ह्रास भी स्पष्ट रूप से नजर आता है। रसटक्स के रोगी के सिर की पीड़ा इधर-उधर हिलने-डुलने से कम हो जाती है और इसीलिए रोगी दर्द से राहत पाने के लिए हिलता-डुलता रहता है। आर्सेनिक का रोगी भी एक स्थान पर नहीं रूकना चाहता। वह स्थान बदलता रहता है परन्तु ऐसा करने से उसे आराम नहीं मिलता है। आर्सेनिक और एकोनाइट के रोगियों को हिलने-डुलने या चलने-फिरने से कोई आराम नहीं मिलता लेकिन आर्सेनिक का रोगी एकोनाइट के रोगी जितना भयभीत नहीं रहता। ज्वर की औषधि के रूप में एकोनाइट का बहुत अधिक दुरूपयोग हुआ है। एलोपैथिक चिकित्सक भी प्रदाह-विकारों में एकोनाइट के उपयोग और प्राप्त शुभ परिणामों को देखकर इतना अधिक प्रभावित हों गए थे कि उन्होंने ज्वर की लगभग सभी औषधियों में इसको शामिल कर लिया था। परन्तु, शीघ्र ही उन्हें यह विदित हो गया कि कईं प्रकार के प्रदाह-विकारों में लाभजनक होते हुए भी एकोनोइट टायफाइड बुखार में बिल्कुल लाभ नहीं करती। कईं होमियोपैथ भी इसी प्रकार की भूल कर बैठते हैं। यह देखकर कि अनेक प्रकार के ज्वरों में एकोनाइट तीव्रता से लाभ पहुंचाती है, वह सभी प्रकार के तेज बुखारों में एकोनाइट का प्रयोग करने लगे। वे सभी प्रदाहिक रोगों में पहले एकोनाइट का इस्तेमाल करते हैं तथा इसके बाद लक्षणों से मेल खाने वाली अधिक उपयुक्त दवा रोगी को देते हैं। यदि प्रदाह-ज्वर की एकमात्र दवा एकोनाइट होती तो चिकित्सकों को उचित दवा को चुनने के लिए इतनी माथा-पच्ची क्यों करनी पड़ती। डनहम के अनुसार, "ज्वर को दबाने के लिए पहले एकोनाइट का इस्तेमाल और इसके बाद रोग दूर करने के लिए कोई अन्य दवा देना चिकित्सकों के लिए उचित नहीं है। साथ ही, ज्वर को काबू में लाने के लिए भी अदल-बदल कर भी दवा का प्रयोग नहीं होना चाहिए। यदि ज्वर के लक्षण एकोनाइट से मिलते हैं, अन्य किसी औषधि से नहीं तो रोगी को एकोनाइट ही दी जानी चाहिए। और यदि ज्वर के लक्षण किसी दूसरी दवा की ओर इशारा कर रहें हों तो उसी दवा का उपयोग करना चाहिए। एकोनाइट के अतिरिक्त और भी ऐसी अनेक दवाएँ हैं जिनमें ज्वर के लक्षण रहते हैं तथा प्रत्येक दवा का ज्वर भिन्न प्रकार का होता है।"

डनहम के उक्त वाक्य सदैव अमर रहेंगे। डनहम जैसे महान लेखक को

जानने वाले एक चिकित्सक ने जब उनके शब्दों की सत्यता को परखा तो बरबस ही उसके मुंह से उद्गार निकला, "तुम तो मर चुके हो फिर भी बोल रहे हो।" एकोनाइट के दो बहुत ही महत्वपूर्ण लक्षण हैं और ये हैं भय और खुश्क ठण्डी हवा के सम्पर्क में आने पर रोग का उत्पन्न होना। भय के कारण या भय के फलस्वरूप जो रोग उत्पन्न होते हैं उनकी श्रेष्ठ औषधि एकोनाइट है। इसके साथ नई प्रदाहिक अवस्था भी सम्मिलित रहती है। पहले से डर जाने या तुरन्त भय के कारण जो रोग उत्पन्न होते हैं, एकोनाइट उनकी श्रेष्ठ दवा है। उदाहरणार्थ, एक रोगी एक बार अंधेरे मे डर गया और इसके बाद से वह बराबर अंधकार में जाने से डरता है। भय के कारण रोगिणी को सिर में चक्कर आने लगता है, कम्पन होने लगता है, गर्भपात की सम्भावना उत्पन्न हो जाती है तथा मासिक धर्म लुप्त हो जाता है। इससे पीलिया भी पैदा हो सकता है और जीर्ण रूप भी ग्रहण कर सकता है। भय और उससे उत्पन्न रोगों के लिए और भी अनेक दवाओं का विधान है जिनमें औपियम, इग्नेशिया, विरेट्रम एल्ब इत्यादि भी शामिल है। सूखी और ठण्डी हवा लगकर पैदा होने वाली सूखी खाँसी के बीस में से 19 मरीज एकोनाइट की खुराक से अच्छे हो जाते हैं। मैं एक ऐसे क्षेत्र में रहता हूं, जहाँ लोगों को सूखी खाँसी की शिकायत बहुधा हो जाती है। इसीलिए मुझे इस रोग में इस दवा को आजमाने के बहुत मौके प्राप्त हुए हैं। इसी कारण से फुसफुस-प्रदाह और वात के जो रोग होते हैं उन में एकोनाइट लाभ करती है। इन सब रोगों में अन्य लक्षणों के साथ एकोनाइट का तेज बुखार, कष्ट, बेचैनी और भय भी मौजूद रहता है। यदि सूखी ठण्डी हवा लगने पर स्थानीय रक्तअवरोध हो जाता है और एकोनाइट के अन्य लक्षण मौजूद रहते हैं तो रोगी एकोनाइट से स्वस्थ हो जाता है। सूखी ठण्डी हवा से पैदा हुए रोगों की अन्य कई औषधियों भी हैं जैसे ब्रायोनिया, कास्टिकम, हिपर-सल्फर और नक्स वोमिका। नम हवा से उत्पन्न रोगों में डुलकामारा, नक्स-मस्केटा, नेट्रम सल्फरिकम और रस टक्सिकोण्डेण्ड्रन दी जानी चाहिए। इन लक्षणों को सदैव स्मरण रखना चाहिए क्योंकि अंधेरे में हाथ-पैर मारने से अच्छा रहता है सही निशाने पर वार किया जाए।

आर्सेनिक एल्बम

बहुत कष्ट और बेचैनी; रोगी एक स्थान से दूसरी जगह भागना चाहता है। अचानक तीव्र अवसाद, और जीवन-शक्ति क्षय होने लगती है। रोगी को दर्द के साथ असहनीय जलन भी होती है। तीव्र प्यास, अक्सर पानी पीना पर कम मात्रा में क्योंकि ठंडा पानी नापसंद होता है।

श्वास लेने में कष्ट, हिलने-डुलने, विशेष रूप से सीढ़ियाँ चढ़ने पर, यह कष्ट और बढ़ता है। एक साथ दस्त और वमन; कुछ खा-पी लेने पर और बढ़ता है।

वृद्धि-ह्रास

शीतल हवा, ठण्डी वस्तुएँ तथा ठण्डे लेप से रात्रि में 1 से 3 बजे तक तथा हिलने-डुलने पर रोग के लक्षण बढ़ते हैं। गर्म हवा में, गर्म कमरे में, गर्म लेप होने पर तथा पसीना आने पर रोग के लक्षण घटते हैं।

आर्सेनिक जैसी बेचैनी का लक्षण और किसी दवा में नहीं मिलता। तेज ज्वर के साथ प्रदाहिक रोग के प्रथम चरण में, एकोनाइट जैसी बेचैनी उत्पन्न होती है। जब रोगी की शक्ति घट जाती है अथवा वह टायफायड जैसे ज्वर से पीड़ित रहता है तो आर्सेनिक की अगली स्थिति आती है। एकोनाइट का रोगी कष्ट और भय से इधर-उधर भागता है परन्तु आर्सेनिक का मरीज इतना शक्तिहीन हो जाता है कि चाहने पर भी वह इधर-उधर भाग नहीं सकता। रोगी अपनी इच्छानुसार इधर-उधर स्वयं नहीं जा सकता लेकिन यह चाहता है कि कोई अन्य उसे एक स्थान से दूसरे स्थान पर या एक बिस्तर से दूसरे बिस्तर पर ले जाए; स्वयं तनिक सा प्रयास करने पर उसे भारी थकान महसूस हो जाती है। उसे मृत्यु से भय लगता है परन्तु यह भय उतना तीव्र नहीं होता जितना एकोनाइट में होता है। इसमें उसे केवल यह चिन्ता या विचार सताता है कि दवा खाना बेकार है क्योंकि वह मरने जा रहा है, उसे रोग असाध्य लगता है।

रोगी को जितनी अधिक शारीरिक बेचैनी होती है उतनी ही अधिक

मानसिक बेचैनी भी सताती है। उसे रात को सोते-सोते इतनी चिन्ता सताती है कि वह बिस्तर से उठ बैठता है। दर्द न महसूस होने पर भी वह बराबर स्थान बदलते रहना चाहता है और शक्ति हाने पर केवल इस लिए इधर-उधर चक्कर काटता रहता है क्योंकि किसी एक स्थान पर वह स्थिर होकर नहीं टिक सकता। रोगी को यह दवा देने का एक लाभ यह होता है कि उस की व्याकुलता और चिंता घट जाती है और वह स्थिर होकर एक स्थान पर लेटने लगता है। यद्यपि उसके दर्द में बहुत फर्क नहीं पड़ता परन्तु उसकी बेचैनी घट जाती है और उसमें तकलीफ को सहन करने की क्षमता आ जाती है। यह एक अच्छा लक्षण माना जाता है और इसके बाद, रोग के अन्य उपसर्ग भी घटने लगते हैं। रोगी चाहे किसी भी रोग से पीड़ित हो, यदि रोगी बराबर बेचैन रहता है और विशेष रूप से यदि वह बहुत अधिक कमजोर भी महसूस करता है तो उसे आर्सेनिक देना नहीं भूलता चाहिए।

जलन और विशेषकर नई बीमारियों में जलन के लिए, आर्सेनिक एक श्रेष्ठतम औषधि मानी जाती है। लेकिन, जलन का यह लक्षण केवल नई बीमारियों में ही नहीं पाया जाता। पुरानी बीमारियों में, विशेषकर बहुत अधिक घातक बीमारियों में भी, यह लक्षण विद्यमान। रहता है। मैं समझता हूं कि पुराने रोगों में जलन की शिकायत होने पर इसकी तुलना में सल्फर कहीं अधिक प्रभावकारी सिद्ध होती है। मनुष्य के शरीर में शायद ही कोई अंग या कोश ऐसा हो जिसमें, आर्सेनिक की यह जलन न पाई जाती हो। यह निश्चय ही बहुत विस्मयजनक है कि यह जलन ताप के प्रयोग से घट जाती है। यदि गर्म लेप शरीर के जलन पीड़ित अंग पर लगा दिया जाए या रोगी को स्टोव से गर्मी पहुंचाई जाए अथवा गर्म कमरे में ले जाया जाए तो भी रोग की उग्रता घटने लगती है। यह सिकेलि कार्नुटम के ठीक विपरीत है। इसमें सम्बंधित अंग ऊपर से बिल्कुल ठण्डा रहता है फिर भी उसमें जलन महसूस होती है। इस जलन में गर्म लेप इत्यादि सहन नहीं होते। रोगी बदन पर कपड़ा तक नहीं रख सकता। आर्सेनिक में गले की तकलीफों, हाल में हुए जुकाम, गले की जलन और नाक से बहने वाले ऐसे स्राव में, जिससे चमड़ी छिल जाती है, गर्म लेप या गर्म वायु के प्रयोग से रोगी को राहत मिलती है। गर्म भोजन करने या गर्म पेय पीने से गले की जलन को आराम महसूस होता है। यही रोग वृद्धि-ह्रास का वह मुख्य लक्षण है, जिसको दृष्टि

में रखकर चिकित्सक यह निर्णय करते हैं कि रोगी को आर्सेनिक, सेपा और मर्क्युरियस में से कौन सी औषधि दी जाए। इन तीनों ही दवाओं में रोगी की नाक खूब बहती है।

एक बार मेरे पास तीव्र पाकाशय विकार से पीड़ित एक महिला आई। यह रोग उसे हाथों का एग्जीमा दब जाने के कारण हो गया था। मुझे एग्जीमा के दब जाने के बारे में कोई जानकारी नहीं थी। उस महिला को आधी रात को दर्द शुरू होकर प्रातः 3 बजे तक चलता था तथा वह कष्ट से व्याकुल होकर कमरे में इधर-उधर टहलती रहती थी तथा उसके पेट में भी बहुत जलन रहती थी। इन्हीं लक्षणों के आधार पर मैंने उस महिला को आर्सेनिकम की खुराक दे दी। दवा लेने के बाद उसे केवल एक बार हल्का सा दौरा पड़ा। इसके बाद जब मैं रोगी को पुनः देखने गया तो मुझे एक्जीमा दब जाने की जानकारी हुई क्योंकि दवा देने के बाद एक्जीमा उभर आया था। मैंने उस रोगिणी से कहा कि यदि पुनः पेट के दर्द और जलन से पीड़ित होना चाहती है तो किसी मलहम का प्रयोग कर चर्मरोग को दबा दें। लेकिन वह महिला दर्द सहन करने के लिए प्रस्तुत नहीं थी।

टायफायड की श्रेणी के ज्वरों के लिए भी आर्सेनिकम एक श्रेष्ठतम औषधि है। यह इतनी श्रेष्ठ है कि बेहर ने इसकी तारीफ करते हुए लिखा है–"चूंकि आर्सेनिकम छूत की बीमारियों की अधम स्थितियों के लिए श्रेष्ठतम दवा मानी जाती है, अतएव घातक सिद्ध होने वाले लक्षण प्रकट होने के पूर्व ही इस दवा का इस्तेमान न करना बहुत बड़ी भूल है। अतएव, हमारी राय है कि रोग का हमला प्रारम्भ होते ही आर्सेनिक का बार-बार प्रयोग होना चाहिये। इसका प्रयोग करने के लिए हमें रोग के घातक रूप ग्रहण करने का इन्तजार नहीं करना चाहिए।" मेरी राय में यह एक अच्छी और विवेकपूर्ण राय नहीं है क्योंकि मुझे अभी तक कोई ऐसा नियम देखने को नहीं मिला है जिसके आधार पर चिकित्सक प्रारम्भ में ही यह फैसला करने में बाध्य हो सकें कि रोग आगे चल कर एक मारक रोग में परविर्तित हो जायगा। यह ठीक है कि आर्सेनिक का प्रयोग करने के लिए हमें रोग की घातक या मारक अवस्था का इन्तजार नहीं करना चाहिए। परन्तु, हमें शुरू में यह मान कर कि अमुक प्रकार की अवस्था उत्पन्न हो सकती है, भले ही यह अवस्था उत्पन्न होने की नौबत न आए, रोगी को आर्सेनिक या

कोई अन्य दवा नहीं देनी चाहिए। केवल आर्सेनिक ही सांघतिक रोगों को ठीक करने में सक्षम नहीं और हम पहले से ही यह कैसे कह सकते हैं कि रोगी के लिए कौन सी दवा उपयुक्त रहेगी। हो सकता है कि उसे कार्बो वेजिटेबिलिस या म्यूरियेटिक एसिड लाभ करें। सच तो यह है कि रोग की सभी दशाओं में, चिकित्सकों को उसी दवा का प्रयोग करना चाहिए जिसके लक्षण रोगी में प्रकट हों। चिकित्सक को इसका विचार करके कभी दवा नहीं चुननी चाहिए कि भविष्य में क्या अवस्थ पैदा हो सकती है। यहाँ पर यह उल्लेख करना असंगत होगा कि टायफायड-ज्वर में कौन से लक्षण मिलने पर आर्सेनिक दी जानी चाहिए क्योंकि एक तो इसके लिए बहुत अधिक स्थान की आवश्यकता होगी और दूसरे रॉ और लिलियेन्थल के या किसी अन्य चिकित्सा ग्रंथ में संपूर्ण विवरण मिल जाएगा। आर्सेनिकम विरामी ज्वर की दवाओं में से एक श्रेष्ठ औषधि है, विशेषकर कुनैन के दुरूपयोग के पश्चात है।

होंठ से लेकर गुदा तक, अन्नवाहिनी नली पर भी, आर्सेनिक का काफी असर होता है। रोगी के होंठ इतने सूखे, फटे-फटे रहते हैं कि उन्हें जीभ फेर कर उन्हें गीला करना पड़ता है। जीभ भी अत्यंत प्रभावित हो जाती है। वह खुश्क व लाल हो जाती है तथा उसमें जगह-जगह पर कांटे से उभर आते हैं। कभी-कभी जीभ पर चाक जैसे सफेद रंग का लेस या सीसे के रंग की परत जमी हुई नजर आती है। विशेष रूप से टायफायड ज्वर में जीभ सूखी, भूरे रंग की अथवा काली नजर आती है। मुख गह्वर में खुश्की रहती है या छाले हो जाते हैं। रोगी को अत्यधिक प्यास लगती है। परन्तु आर्सेनिक की प्यास में बहुत अधिक प्यास महसूस होते रहने पर भी रोगी घूँट-घूँट कर पानी पीता है क्योंकि पेट में इतनी अधिक जलन रहती है कि थोड़ा सा भोजन या जल पेट में पहुँचते ही रोगी को कष्ट होने लगता है तथा कभी-कभी तो रोगी को उल्टी हो जाती है और कभी उल्टी-दस्त दोनों होने लगते हैं। ठण्डे पेय पदार्थ, विशेषकर बर्फ का पानी कुल्फी, बर्फ इत्यादि रोगी को सहन नहीं हो पाते और कोई न कोई कष्ट उठ खड़ा होता है। वमन में जल, शलेष्मा, रक्त और काफी जैसे रंग का पदार्थ हो सकता है।

रोगी के पेट में भयानक दर्द रहता है और थोड़ा सा भोजन या पानी पीने से ही (विशेषकर ठण्डे पेय पदार्थ) रोगी का दर्द बढ़ जाता है। उस के पेट में भी इतनी पीड़ा होती है कि रोगी मछली की तरह पकड़ता है। रोगी के दस्त

में हर तरह का मल निकलता है--पानी की तरह पतले मल से लेकर, काला-मटमैला और बहुत बदबूदार। रोग के और अधिक बिगड़ जाने पर बवासीर भी हो जाती है। अन्नवाहिनी-नलिका के किसी भी भाग में होने वाली इस प्रकार की हर बीमारी में साधारण जलन से लेकर अत्यन्त प्रदाहिक और सांघतिक रोग तक में, आर्सेनिक का लक्षण जलन, मौजूद रहता है। यह सम्भव है कि कभी यह जलन कम हो या कभी अधिक। इसके साथ ही, गर्म वस्तुओं का उपयोग करने से रोग के लक्षण घटने लगते हैं। आधी रात के बाद रोग के लक्षण में सामान्य वृद्धि भी नजर आती है।

सांस या श्वास-प्रणाली से सम्बन्धित आम रोगों में भी आर्सेनिक का इस्तेमाल किया जाता है। तीक्ष्ण जुकाम के मामलों में यह अग्रपंक्ति में रहती है वैसे आर्सेनिक, सेपा और मर्क्यूरियस में से किसी एक दवा का प्रयोग किया जाता है। आर्सेनिक के तरल स्राव से नाक के नथुनों और होंठों की चमड़ी छिल जाती है तथा इस में, अन्य दवाओं की तुलना में, अधिक जलन होती है। यदि मर्क्युरियस देने पर रोगी को शुरू में लाभ हो परन्तु बाद में आरोग्य लाभ की गति धीमी पड़ जाए तो आर्सेनिक देने से बहुत लाभ होता है।

फेफड़े की बहुत सी बीमारियां ऐसी होती हैं जिनमें श्वास की तकलीफ बहुत अधिक होती है, सांस लेने पर फुस-फुस की आवाज होती है, खांसने के बाद रोगी छाग भरा कफ थूकता है। रोगी लेटा नहीं रह सकता तथा सांस लेने के लिए उसे उठकर बैठना पड़ता है तथा हिलने-डुलने पर ऐसा महसूस होता है जैसे श्वास रूक जाएगी। वायु-पथ सिकुड़ा सा महसूस होता है। दमे के ऐसे रोग में खसरा बढ़कर निमोनिया में बदल जाए अथवा एक्जीमा के दब जाने से जब फेफड़ा की पुरानी बीमारी हो जाए तो रोगी को आर्सेनिक की खूराक मिलने से बहुत राहत मिलती है। एक बार मुझे आधी रात को दमे के एक ऐसे रोगी का देखने को लिए बुलाया गया जिसकी हालत बहुत खराब थी और यह समझा जा रहा था कि वह मरने ही वाला है। जब मुझे पता चला कि रोगी पर हमेशा रात के एक बजे रोग का हमला होता है तो मैंने आर्सेनिक 30 का प्रयोग किया और रोगी एक दम स्वस्थ हो गया।

रोलिन ग्रेग ने इसके लक्षणों का वर्णन करते हुए लिखा है "जब दाहिने फेफड़े के शिखर और उसके ऊपर के तीसरे अंश के भीतर नवीन, तेज, स्थिर

और अड़ा हुआ दर्द होता है तो इसे आर्सेनिक का एक अत्यंत महत्वपूर्ण लक्षण मानना चाहिए।" इस लक्षण पर निर्भर कर मैंने फेफड़े की अनेक बीमारियों से ग्रस्त रोगियों को रोगमुक्त किया है। वृद्ध रोगियों को निमोनिया की अंतिम अवस्था में, जब सड़ा हुआ बलगम निकलने लगता है, तब आर्सेनिकम देने से उन की प्राणरक्षा हो जाती है, बशर्ते अन्य लक्षण भी मिलते हों। फुसफुस-वेस्ट स्राव में आर्सेनिक बहुत लाभ करता है।

आर्सेनिक का स्नायुमण्डल पर भी असर होता है। इसके प्रमुख लक्षण बेचैनी के विषय में हम काफी बता चुके हैं। इसके साथ-साथ एक अन्य प्रमुख लक्षण होता है—ग्लानि या अवसाद या अवसन्नता का। यह ग्लानि ऐसी अनेक नयी अथवा पुरानी बीमारियों में रहती है, जिनके लक्षण आर्सेनिक की ओर इंगित करते हैं। टायफाइड-ज्वर में दी जाने वाली किसी भी दवा में मरीज में इतनी अधिक अवसन्नता नहीं रहती जितनी आर्सेनिक के मरीज में रहती है। कोर्बोवेज और म्यूरिटिक एसिड भी इन दृष्टि से आर्सेनिक से मिलती-जुलती है परन्तु सबसे बड़ा अन्तर यह है कि आर्सेनिक का रोगी लगातार हिलने या हिलाए जाने की इच्छा रखता है जबकि उक्त दोनों दवाओं में यह लक्षण बिल्कुल ही नहीं दिखाई पड़ता। रोगी एकदम मुर्दे के समान लेटा रहता है या रोगी इतना कमजोर हो जाता है कि थोड़ा सा परिश्रम करने पर भी थक जाता है और लेटने के लिए विवश हो जाता है। रोगी पर अवसन्न्ता का यह भयंकर दौरा कभी-कभी अचानक भी पड़ता है।

अब, हम यह बताने का प्रयास करेंगे कि पुरानी बीमारियों की किन अवस्थाओं में आर्सेनिक का उपयोग किया जाता है। "पहाड़ पर चढ़ने या अन्य कोई शारीरिक व्यायाम करने से यदि रोगी की सांस फूलने लगती है, रोगी को हर समय अवसन्नता घेरे रहती है, निद्रा नहीं आती है और अन्य कई प्रकार के रोग उभर आते हैं तो आर्सेनिक रोगी को निश्चय ही राहत पहुंचाता है।" इससे यह जाहिर है कि रोगी बहुत कमजोर है। यह कमजोरी अनेक बीमारियों के साथ रह सकती है। वैसे तो सभी प्रकार के रोगों में व्यक्ति को किसी न किसी हद तक कमजोरी का महसूस होना बिल्कुल सहज बात है परन्तु आर्सेनिक की कमजोरी कुछ अपने ही ढंग की होती है और बहुत अधिक दिखाई पड़ती है। रोगी का सारा शरीर कमजोरी से ग्रस्त रहता है। यह उस प्रकार की स्थानिक

कमजोरी नहीं होती जैसा कि फास्फोरिक एसिड, स्टैनम और सल्फर में रोगी को छाती में महसूस होती है अथवा फास्फोरिक में उदर में या इग्नेशिया, हाइड्रस्टिम और सीपिया में आमाशय में महसूस होती है। मैं समझता हूं एक लक्षण के रूप में आर्सेनिक की ग्लानि का इससे अधिक स्पष्ट विवरण नहीं दिया जा सकता।

जब हम विधान-तन्तुओं पर आते हैं, तो हमें सर्वत्र आर्सेनिक के लक्षण मौजूद नजर आते हैं। इसका रक्त पर भी असर होता है जिस कारण विषाक्त परिवर्तन होते हैं तथा शरीर में उद्‌भेद नीलिमा रोग और आलपीन की नोक की तरह के रक्त स्रावी दाग उभर आते हैं।

इसका आक्रमण शिराओं पर भी होता है। शिराओं में आग की तरह जलन पैदा होती है जो रात में बढ़ जाती है। स्नेहिल-झिल्लियां भी इसके आक्रमण से बच नहीं पातीं क्योंकि इसके प्रभाव से ही उनसे बहुत अधिक स्नेहिल-स्राव होने लगता है। ग्रन्थियों पर भी इसका असर पड़ता है। गांठ कड़ी हो जाती है तथा उनमें मवाद पैदा हो जाती है। यह अस्थि-वेस्ट पर भी अपना असर दिखाती है, संधियों पर भी यह आक्रमण करती है और इसी कारण से पीली सूजन, जलन करने वाला दर्द उत्पन्न हो जाता है। इससे जलन करने वाला शूल, बेंधने की तरह दर्द वाली प्रादाहिक सूजन उत्पन्न होती है। सारे शरीर की त्वचा पीले रंग की मोम या मिट्‌टी के रंग की तरह का शोथ उत्पन्न हो जाता है तथा रोगी को बहुत प्यास लगती है (एपिस में प्यास नहीं रहती)। रोगी बहुत तेजी से दुबला होता जाता है। शिशु-रोगी का दुबलापन बढ़ता जाता है। इसमें छाले पड़ जाते हैं जो चौड़ाई में बढ़ते जाते हैं। जख्मों में ऐसी जलन होती है जैसे रोगी आग से जल गया है। निद्रा में भी रोगी को दर्द महसूस होता रहता है। स्राव की मात्रा कम और अधिक, दोनों ही हो सकती हैं। जख्म का भीतरी भाग नीले या काले रंग का हो सकता है। घातक फोड़े (दूषित-व्रण) में आग की तरह जलन होती है। त्वचा ठण्डी, नीले रंग की और कागज की तरह सूखी जिससे पपड़िया छूटती रहती हैं। जिस स्थान पर पीड़ा होती है वह काला हो जाता है और उसमें आग की तरह जलन होती है। गर्मी पहुँचने पर 'सड़न' या 'गलन' रूकती है (और गर्मी से बढ़ती है–सिकेलि)। चमड़ी कागज की तरह खुश्क हो जाती है या सूखी पपड़ी युक्त हो जाती है।

इस औषधि के चर्म रोग प्रायः खुश्क, पपड़ी युक्त होते हैं और उनमें

हमेशा रोगी को जलन होती रहती है। आर्सेनिकम उन चार श्रेष्ठ औषधियों में से एक है जो उद्मेद के लुप्त हो जाने और एक्जीमा के दब जाने पर उभरने वाले रोगों में लाभकारी रहती है।

विधान-तन्तुओं को प्रभावित करने वाली उन सभी बीमारियों का नाम गिनाना इस पुस्तक में सम्भव नहीं है जिन में आर्सेनिक लाभ करती है। ऐसा करना न ते हमारा उद्देश्य है और न यहां पर यह सम्भव है।

इन सब बातों के बावजूद यह बात पूरी तरह ध्यान में रख लेनी चाहिए कि आर्सेनिक सभी रोगों की दवा नहीं है। अन्य औषधियों की तरह, समान लक्षण मिलने की दशा में ही इसका प्रयोग करना चाहिए। लक्षण मिले बिना इसका प्रयोग करने पर असफलता निश्चित है। बेचैनी, जलन, विषाद, आधी रात में रोग बढ़ता है–ये चार आर्सेनिक के सबसे महत्वपूर्ण एवं मार्गदर्शक लक्षण हैं।

रस अक्सिकोडेण्ड्रन

रोगी की जीभ बिल्कुल खुश्क हो जाती है, उस पर लेस की परत जम जाती है और अगले भाग में तिकोनिया लाल चिन्ह रहता है।

रोगी को इतनी अधिक बेचैनी रहती है कि एक ही करवट या अवस्था में देर तक लेटे रहना उसके लिए सम्भव नहीं रहता। वह बार-बार स्थिति बदलता रहता है। ऐसा करने से उसे केवल थोड़ी देर के लिए राहत महसूस होती है। रोगी बराबर करवटें बदलता रहता है और छटपटाता रहता है। विश्राम के उपरान्त, शरीर के अंग हिलाने पर रोगी अकड़न और लंगड़ाहट महसूस करता है। प्रातः काल उठने पर और बराबर अंगों को हिलाने-डुलाने से यह शिकायत घट जाती है। बेचैनी, भरे हुए दानों के साथ विसर्प तथा लाल-ज्वर रसटक्स के प्रकृतिगत लक्षण माने जाते हैं। विषम ज्वर के रूप व लक्षण वाली सभी बीमारियां जिनमें जिव्हा के अग्र भाग पर लाल त्रिकोण सा चिन्ह तथा बेचैनी रहती है।

रोगी को तन्द्रा सी रहती है, प्रलाप का हलका सा दौरा रहता है, सदैव करवटें बदलता रहता है और कष्टमय स्वप्न देखता है।

वृद्धि-ह्रास

नम व ठंडे मौसम में चुप चाप स्थिर बैठने, लेटे रहने पर तथा हिलने-डुलने शुरू करने पर भारी चीज उठाने पर या हाथ-पैर में मोच आ जाने पर, पसीना आते रहने के समय, भीगने पर रोग के लक्षण बढ़ते हैं। बराबर हिलने पर, गर्मी, सूखी हवा या सूखे मौसम में, कड़ी जमीन पर सोने से (कमर का दर्द) रोग के लक्षण घटते हैं। मांस-पेशियों का वात रोग साइटका, बाएं पार्श्व का (कालचि), हृदय रोग के साथ बांयी भुजा में पीड़ा। रोगी को खुली हवा सहन नहीं होती और बिस्तर के अन्दर से हाथ निकालते ही खांसी आने लगती है (बैराइटा, हीपर)। दोनों कंधों के नीचे के स्थान पर पीठ में दर्द। रोगी को ठण्ड लगने पर खांसी, सूखी, पीड़ादायक और थका देने वाली और गर्मी के समय सारे शरीर में शीत-पित्त की तरह दानें उभर आते हैं।

होम्योपैथी की तीन दवाओं का प्रधान लक्षण बेचैनी होता है तथा रसटॉक्स उन में तीसरे क्रमांक पर आती है। रसटक्स की बेचैनी का कारण यह है कि रोगी को कसक वाले दर्द के साथ-साथ बहुत खीज होती है, जो चलने-फिरने या हिलने-डुलने पर घट जाती है। इसी के साथ रोगियों में आंतरिक बेचैनी भी होती है जो वास्तव में स्नायुमूलक होती है। यही बेचैनी मनुष्य को विशेष पीड़ा न महसूस होने पर भी बराबर चलते-फिरते रहने के लिए मजबूर कर देती है। लेकिन यह बेचैनी उतनी अधिक नहीं होती जितनी एकोनाइट और आर्सेनिक में होती है। ब्रायोनिया की तरह रसटक्स में भी, औषधि के मुख्य लक्षण रोग की वृद्धि और ह्रास पर निर्भर करते हैं। ब्रायोनिया में हिलने-डुलने पर रोग बढ़ता है जबकि रसटक्स में रोगी के चुपचाप बैठे रहने पर रोग बढ़ता जाता है। एकोनाइट और आर्सेनिक की तरह रोगी बिस्तर में करवटें बदलता रहता है। रसटक्स में परिवर्तन के साथ ही रोगी को राहत महसूस होती है परन्तु एकोनाइट और ब्रायोनिया में ऐसा नहीं होता। ब्रायोनिया में रोगी जितना ही अधिक चलता-फिरता है, उसका कष्ट उतना ही अधिक बढ़ता जाता है जबकि इसके विपरीत रसटक्स का मरीज जितना ही अधिक चलता-फिरता है उतना ही अधिक राहत महसूस करता है। उस समय तक, जब तक कि वह थक कर चूर नहीं हो जाता। आरक्त-ज्वर और टायफाइड ज्वर जैसी बीमारियों में और यहाँ तक कि विरामी बुखारों में बराबर हिलते-डुलते रहने से, रोगी को आराम मिलता है। पुराने वात

जैसी जीर्ण बीमारियों में भी रोगी को विवश होकर हिलना-डुलना पड़ता है। यद्यपि पहली बार हलचल करने पर रोगी को कष्ट होता है। परन्तु किसी भी बीमारी में, चाहे वह नई हो या पुरानी, रोगी अधिक देर तक चुपचाप पड़ा नहीं रह सकता क्योंकि चुप रहने पर उसे दर्द महसूस होने लगता है।

आर्सेनिक और एकोनाइट की तरह रसटक्स के रोगी को दर्द महसूस नहीं होता और न उसके रोगी को आर्सेनिक के रोगी की तरह बहुत अधिक ग्लानि महसूस होती है। एकोनाइट की तरह इसमें रोगी को उत्तेजना भी महसूस नहीं होती। टायफाइड ज्वरों में बहुधा रसटक्स और आर्सेनिकम का इस्तेमाल होता है। परन्तु, इन ज्वरों में एकोनाइट का इस्तेमाल शायद ही कभी होता है। इन तीनों ही दवाओं में बेचैनी का लक्षण विद्यमान रहता है।

अनेक चिकित्सक मानते हैं कि वास्तविक टायफाइड की आर्सेनिक ही प्रधान औषधि है क्योंकि बहुधा ही टायफाइड ज्वर में इसका इस्तेमाल होता है। लेकिन, ऐसे सभी रोगों में, जिनमें टायफाइड के लक्षण उभर आते हैं रसटक्स भी प्रयुक्त की जाती है। 'टाइफस' शब्द का मूल अर्थ है–धुंआ और बेहोशी। मस्तिष्क, फुसफुस और उदर सम्बन्धी टायफाइड-ज्वरों में अन्य कई दवाओं के समान ही रसटक्स भी लाभप्रद है और इसीलिए चिकित्सकों द्वारा बहुधा उसका इस्तेमाल भी किया जाता है। ज्वर अथवा अन्य किसी प्रदाहिक रोग से ग्रस्त रोगों में जब टायफायड के लक्षण–धुँआ और बेहोशी–उभरते हैं तो वह हलके प्रलाप की अवस्था को प्राप्त हो जाता है और मन ही मन बुदबुदाता रहता है। उसकी जीभ भी सूख जाती है। इस समय रसटक्स देने से रोगी को अवश्य लाभ होता है। यदि जीभ पर सूखा या गहरा लेप चढ़ा हो और उसकी नोक पर तिकोने रंग का लाल दाग हो तो इसे रसटक्स का प्रधान परिचायक लक्षण मानना चाहिए। रक्तामाशय, आन्त्रवेस्ट-प्रदाह, न्यूमोनिया, आरक्त-ज्वर, वात, डिप्थीरिया, पैत्तिक ज्वर, स्वल्प-विराम ज्वर, टायफाइड ज्वर इत्यादि में ही रोगी की जीभ और मस्तिष्क की ऐसी हालत रहती है। इस पर ध्यान देने की कोई आवश्यकता नहीं कि रोग शरीर के किस भाग में है तथा उसका क्या नाम है। लक्षण उपस्थित हों तो समान औषधि देने से रोगी को निश्चय ही लाभ पहुंचेगा। रसटक्स में हायोसयमस या ओपियम की तरह बहुत अधिक बेहोशी नहीं रहती बल्कि बेप्टीशिया, नक्स मस्केटा, लेकेसिस अथवा फासफोरिक एसिड की तरह के बेहोशी

के लक्षण इसमें भी बहुधा दिखाई पड़ते हैं। बेलेडोना, हायेसायमस और स्ट्रेमोनियम की तरह का उग्र प्रलाप रसटक्स में नहीं होता। इसमें बेहोशी और प्रलाप हलका होता है परन्तु बराबर बना रहता है। निश्चय ही रसटक्स की बेचैनी भी बनी रहती है और अपने आस पास से बेखबर रोगी इधर-उधर करवट बदलता रहता है। उसे इस बात का एहसास नहीं होता कि वह क्या कर रहा है। फिर भी, वह इतना बेहोश नहीं रहता कि पूछने पर कोई उत्तर न दे। पूछने पर वह उत्तर देता है और कभी-कभी उसका उत्तर ठीक भी हो सकता है। लेकिन, रोगी को बहुत समय तक यह याद नहीं रहता कि रोग ग्रस्त होने के समय उसे क्या-क्या तकलीफें हुई थीं।

बेप्टीशिया, आर्निका और रसटक्स में बहुत घनिष्ठ सम्बन्ध होता है—इतना घनिष्ठ कि कभी-कभी यह तय कर पाना मुश्किल हो जाता है कि इनमें से कौन सी औषधि रोगी को दी जाए।

केरोल डनहम के अनुसार, पारी से आने ज्वर में रोगी को जाड़ा चढ़ने की अवस्था में यदि खांसी आती हो तो इसे रसटक्स का एक विशेष लक्षण समझ लेना चाहिए। उसका यह कथन बहुत सत्य है तथा कई बार स्वयं मैंने भी इसकी सत्यता को प्रमाणित कर दिखाया है।

रसटक्स की मांस-पेशियों के तन्तुओं तथा कोषमय विधान-तन्तुओं पर विशेष क्रिया होती है। पेशियाँ बहुत कड़ी हो जाती हैं, उनमें काफी दर्द रहता है। यह तकलीफ वात रोग के कारण, मोच आ जाने पर, कोई भारी चीज उठा लेने पर अथवा मांस-पेशियों पर बहुत अधिक जोर पड़ने के कारण उत्पन्न हो सकती है। कभी-कभी ठण्डक के कारण, अथवा नमी युक्त ठण्डी हवा लगने के कारण भी, यह स्थिति उत्पन्न हो सकती है।

यह अवस्था केवल पेशियों तक ही सीमित नहीं रहती। बन्धनी भी इसकी पकड़ में आ जाती है। पीठ की पेशियों के कई रोग, मेरूदण्ड की झिल्ली के कई विकार तथा वातकण्टक खुली हवा या नम जगह पर अथवा गीली चादर वाले बिस्तर पर सोने या पानी में भीगने विशेष रूप से पसीना आते समय पानी में भीगने पर, उत्पन्न हो सकते हैं। रसटक्स कटिवात रोग की एक अत्यन्त उत्तम औषधि है। पीड़ा, चाहे मोच आ जाने के कारण हो या सर्दी लग जाने की वजह से रसटक्स ही उसकी उत्तम दवा है। यदि आराम के बाद पहली बार हिलने-डुलने

पर और सवेरे सोकर उठने पर खंजता, दर्द और अकड़न रहे और लगातार हिलने-डुलने पर यह दर्द घटता हो तो रोगी सबसे पहले रसटक्स की ही खूराक देनी चाहिए। आरक्त ज्वर में कर्कमूल अथवा हनुनिम्न-अस्थि की गाँठों में सूजन आ जाने पर, डिप्थीरिया रोग में कोषिक झिल्ली प्रदाह या अक्षिगह्वर का सेलुलाइटिस उत्पन्न हो जाने पर रोगी को रसटक्स से राहत मिलती है।

रसटक्स चर्म रोग की भी एक श्रेष्ठ दवा है। रसटक्स कि विष क्रिया से कई चर्म रोग उत्पन्न होते हैं और इसी आधार पर हम विश्वासपूर्वक यह कह सकते हैं कि कई चर्म रोग इस दवा से अच्छ हो जाने चाहिए। रसटक्स से जलभरे छाले की तरह के दाने उभर आते हैं। जब जलभरे छालों की तरह के विसर्प के साथ-साथ रोगी को बेचैनी हो तथा रसटक्स के मस्तिष्क सम्बन्धी लक्षण मौजूद हों तो रसटक्स से रोगी तुरन्त रोग मुक्त हो जाता है। आरक्त-ज्वर में भी इसी प्रकार के लक्षण रहने पर रसटक्स से रोग दूर हो जाता है। त्वचा लाल, चिकनी और चमकीली होने के साथ-साथ यदि रोग प्रलाप की अवस्था में हो तो रसटक्स से रोगी को कोई राहत नहीं महसूस होगी। ऐसी अवस्था में त्वचा के उक्त लक्षणों से मेल खाने वाली किसी अन्य दवा का उपयोग करना चाहिए।

इन नये दानों वाले चर्म रोगों में रोगी की चमड़ी पर एपिस, केन्थरिस, लेकेसिस, एलैन्थ इत्यादि दवाओं की अलग-अलग प्रतिक्रिया होती है तथा लक्षण भी अलग-अलग होते हैं। फिर भी, यह याद रखना चाहिए कि अनेक रोगियों में त्वचा के लक्षण ही दवा का एकमात्र प्रधान परिचायक लक्षण नहीं होता। रोग वस्तुतः किसी अन्य स्थान पर रहता है।

चेचक रोग में यदि दाने नीले हो जाए और टायफायड के लक्षण भी प्रकट हो जाए तो रसटॉक्स रोगी को राहत पहुंचा सकती है। खसरे में तो रसटक्स जैसी श्रेष्ठ अन्य कोई औषधि अभी तक नहीं ढूँढी जा सकी है।

रसटक्स नए चर्म रोगों के लिए ही नहीं बल्कि पुराने चर्म रोगों के लिए भी एक श्रेष्ठ दवा है। जल भरे फोड़े वाले एक्जीमा रोग की यह एक अत्यन्त प्रभावकारी औषधि है। जब शरीर पर उभरे दानों में बहुत खुजली रहती है और खुजलाने पर भी उसमें कोई कमी नहीं होती तो रसटक्स रोगी को लाभ पहुंचाती है। वस्तुतः इन रोगों में चिकित्सक को रोगी के स्थानिक और सारे शरीर के

प्रकट लक्षणों पर भी पूरी तरह गौर करना चाहिए। रसटक्स का प्रयोग ऊंची पोटेंसी और कम पोटेंसी में किया जा सकता है और दोनों ही लाभकारी होते हैं। मैंने कई बार लक्ष पोटेंसी (शक्ति) में रसटक्स का उपयोग किया है और इससे रोगी को आरोग्य लाभ करते पाया गया है।

****

बेलाडोना

बेलाडोना सूजन व प्रदाह वाले सभी नए रोगों की प्रभावशाली औषधि है जिन में चेहरा लाल व भर्राया सा रहता है, गर्दन की धमनियां धड़कती रहती है, रोगी प्रलाय करता है।

आँखों में टकटकी के साथ इतनी लाली हो जाती है जैसे अभी उनसे खून फूट पड़ने वाला है। आँख की पुतली पहले सिकुड़ी रहती है, फिर फैल जाती है। मुख और कण्ठ बहुत सूखा तथा लाल रहता है; कई बार चेहरे पर बहुत सूजन आ जाती है और इसके साथ ही श्लेष्मिक-पटल भी सूखे और गर्म रहते हैं। पीड़ा अचानक ही सताती है और फिर अपने आप ही एकाएक कम सी हो जाती है। शरीर की चमड़ी अत्यंत लाल और गर्म रहती है और रोगी को ऐसा लगता है जैसे उसके शरीर से आग निकल रही हो। चमड़ी को छूने से हाथ जलने सा लगता है, लेकिन शरीर के ढके हुए अंग में बराबर पसीना आता रहता है। शरीर में कई स्थानों पर सूजन और प्रदाह, जो किसी एक स्थान से चारों तरफ फैलता सा लगता है।

वृद्धि-ह्रास

3 बजे शाम के बाद अथवा आधी रात के बाद, शरीर का कपड़ा हटाने पर; हवा का झोंका लगने और लेटे रहने पर भी रोग बढ़ता है।

कपड़ा ओढ़ लेने पर और सिर ऊंचा रखने से रोग घटता है। रोगों को सर्दी लगने की सम्भावना प्रायः बहुत अधिक रहती है। उसे हवा का झोंका सहन नहीं होता, विशेष रूप से उस समय जब उसका सिर खुला होता है। केश कटवाने पर (हीपर सल्फर), ठण्डी हवा में घुड़सवारी करने पर टांसिल सूज जाते हैं

(एकोन)। रोगी को यह भ्रम होने लगता है जैसे उसने भूत देखा हो अथवा नाना प्रकार के कुरूप कीड़े-मकोड़े (स्टेम), काले रंग के जानवर, कुत्ते तथा भेड़िये इत्यादि उसकी आँखों के सामने से गुजर रहे हों। रोगी के पेट में दर्द के साथ सूजन रहती है तथा थोड़ी सी भी रगड़ या धक्का लगने से भी दर्द बढ़ जाता है। झटका लगने के भय से रोगी बहुत सावधान होकर चलता है। बड़ी आंत तथा छोटी आंत के बीच के स्थान के दाहिनी ओर दर्द रहता है तथा जरा से स्पर्श पर, यहां तक कि बिस्तर की चादर के छू जाने पर भी, यह दर्द बढ़ जाता है। रोगी को नीचे की ओर इतना अधिक दबाव महसूस होता है कि उसे ऐसा लगता है कि आमाशय के अन्दर की सारी चीजें गुदा के रास्ते बाहर निकल आएंगी। खड़े रहने और सीधे बैठने पर रोग बढ़ता है और प्रातः काल हालत विशेष रूप से बहुत खराब हो जाती है। (लिलियम, म्यूर, सेप)। जीभ लाल और सूखी रहती है तथा उसके किनारों पर लाली रहती है। जीभ के बीच के भाग में सफेद रंग का लेप सा नजर आने लगता है। जीभ पर कांटे निकल आते हैं, जो बहुत चमकीले नजर आते हैं। आरक्त-ज्वर में जीभ की हालत लगभग ऐसी हो जाती है (एकोन, एण्टिम टार्ट), गले के अन्दर बदबूदार स्वाद रहता है, यद्यपि भोजन के स्वाभाविक स्वाद में कोई विशेष फर्क नहीं महसूस होता।

प्रलाप के लिए साधारण तौर पर तीन दवाओं–बेलेडोना, हायोसायमस और स्ट्रेमोनियम का उपयोग किया जाता है। यद्यपि प्रलाप की ओर भी अनेक दवाएं हैं, परन्तु ये तीन दवाएं प्रधान हैं। बेलेडोना की गणना मस्तक के विकार को दूर करने के लिए प्रयुक्त की जाने वाली दवाओं में होती है। दूसरे शब्दों में, ऐसे रोगों में जिनमें रोगी को सिर और मस्तक में विशेष कष्ट होता है, बेलाडोना का प्रयोग किया जाता है। रोगी को ऐसा महसूस होता है कि उसके शरीर का सारा रक्त जैसे माथे की ओर दौड़ रहा हो (एमिल नाइट्राइट, ग्लोनीयन, मेलिलोटस)। माथा तो गर्म रहता है परन्तु रोगी के हाथ, पैर ठण्डे रहते हैं। ऐसा लगता है जैसे रोगी की आँखों में खून उतर रहा हो तथा चेहरा भी बैंगनीपन लिए हुए लाल रंग का हो जाता है। ग्रीवा की दोनों बड़ी धमनियों में इतनी अधिक धड़कन होती है कि उसका अंदाजा बाहर से भली प्रकार किया जा सकता है। रोगी या तो तेज पीड़ा, दबाव और भरेपन की भावना से ग्रसित रहता है अथवा बिल्कुल गुम-सुम और चुप रहता है।

अनाप-शनाप तथा भयानक उन्माद या प्रलाप के होने पर उसके साथ दर्द उपस्थित रह भी सकता है और नहीं भी।

प्रलाप के दौरान रोगी को भूत अथवा भयंकर चेहरों और जीव-जन्तुओं को देखने का भ्रम उत्पन्न हो जाता है और सभी तरह के काल्पनिक पदार्थों अथवा आवाजों से वह भयभीत हो उठता है तथा बिस्तर से उठकर भागने की कोशिश करता है। वह कभी रोता है, कभी हंसता है तो कभी चीखने-चिल्लाने लगता है या दाँत पीसने लगता है तथा निकट आने वाले लोगों को दाँत से काटने या मारने की कोशिश करता है। सारांश यह कि वह हर प्रकार के प्रचण्ड और हिंसात्मक काम करने के लिए उद्यत रहता है। सेवा करने वालों के लिए उसको काबू में रखना बहुत ही कठिन हो जाता है। प्रचण्ड प्रलाप का जितना स्पष्ट लक्षण बेलाडोना में होता है उतना अन्य किसी औषधि में नहीं। यदि शेष दो दवाओं के साथ हम लक्षण (उग्र प्रलाप) के आधार पर बेलेडोना की तुलना करें तो हम यह पाते हैं कि माथे में रक्त का प्रवाह बढ़ जाने के कारण ही यह प्रलाप की अवस्थ-उत्पन्न होती है। ग्रीवा की धमनियों की धड़कन, उत्ताप, लाली और चेहरा तथा नेत्रों के सफेद रंग वाले हिस्से में रक्त का एकत्र होना जितना ही कम होता जाएगा उसी प्रकार बेलाडोना का प्रलाप भी उतना ही अधिक घटता जाएगा। बेलाडोना में, चेहरे पर पीलेपन के साथ भी प्रलाप की अवस्था उत्पन्न हो सकती है। लेकिन, इसे एक अपवाद ही मानना चाहिए। यहाँ तक कि ऊपरी होंठ भी रक्त-संचय विकार से ग्रस्त होकर सूज जाता है।

जब शरीर के किसी अंग विशेष में सूजन आ जाए तो रोग की पहली अवस्था में अन्य दवाओं की तरह बेलाडोना का भी इस्तेमाल किया जा सकता है। इस बात से कोई अन्तर नहीं पड़ता कि दर्द सिर में है या गले में है अथवा शरीर के किसी अन्य अंग में। यदि दर्द अचानक ही उठ खड़ा हो, तेजी से बढ़े तथा लाल, पीड़ाजनक और स्पंदन वाला हो तो बेलाडोना का प्रयोग किया जा सकता है। यह बहुत विस्मय की बात है कि अनेक प्रकार के स्थानिक प्रदाह, तथा सामान्य फोड़े भी शरीर की रक्त-संचालन-प्रणाली में इतना विकार पैदा कर देते हैं कि उनसे बेलेडोना के सिर से सम्बन्धित लक्षण और प्रदाहिक ज्वर उभर आते हैं। इन लक्षणों का शमन कर रोग को दूर करने की अद्‌भुत क्षमता बेलाडोना में है। हाथ या पैर में फोड़ा-फुंसी होने पर बेलाडोना लाभ करता है। लेकिन,

बेलाडोना के अलावा मर्क्यूरियस, हीपर-सल्फर, टेरेण्टुला क्यूवेन्सिस इत्यादि दूसरी दवाओं में भी ये लक्षण पाये जाते हैं। इन दवाओं का सेवन करने पर बाहरी दवा लगाने की जरूरत नहीं पड़ती। लेकिन, बेलाडोना रोग की पहली अवस्था में या रक्तसंचय और प्रदाह की प्रबल अवस्था में ही विशेष उपयोगी होती है। उपयुक्त रूप से प्रयुक्त होने पर ये सब लक्षणों की ही दवा देती है तथा रोग की सभी अवस्थाएं प्रकट ही नहीं हो पातीं। लेकिन, यदि कभी यह अवस्थाएं प्रकट भी हो जाती हैं तो बेलाडोना के प्रभाव से वह उग्र या रूप धारण नहीं करने पातीं।

केमोमिला की तरह बेलाडोना भी बच्चों की बीमारियों की एक श्रेष्ठ औषधि है। यह रोग अचानक ही बिना कोई चेतावनी मिले उभरते हैं। सिना के रोगियों को इसी तरह के तेज ज्वर का हमला अचानक ही दुबारा हो जाता है परन्तु इसके साथ ही कृमि विकार भी मौजूद रहता है। बेलाडोना के लक्षणों वाला शिशु रोगी एक क्षण स्वस्थ दिखाई देता है तो दूसरे ही क्षण बीमार हो जाता है। इस प्रकार के रोगियों का एक सबसे विशिष्ट लक्षण होता है कि बच्चे का शरीर बहुत तपता है, मुख लाल हो जाता है और उस पर एक प्रकार की खुमारी या उनींदापन सा छाया रहता है। रोगी बालक रह-रह कर चौंक उठता है, सोते हुए ऐसे उछल पड़ता है जैसे उसका शरीर अकड़ रहा हो। बाल-रोगियों में इस प्रकार के लक्षण प्रकट होने पर बेलाडोना रामबाण की तरह अपना असर दिखाता है। यह बात सदैव स्मरण रखनी चाहिए कि बेलाडोना का प्रदाह एकोनाइट के प्रदाह से भिन्न होता है। बेलाडोना का प्रदाह एक स्थान विशेष पर केन्द्रित रहता है जबकि एकोनाइट में ऐसा नहीं होता।

मैंने एकोनाइट के बारे में लिखते हुए इन दोनों दवाओं में प्रदाह व प्रदाह जन्य ज्वर को लेकर अंतर स्पष्ट किया था। इस बारे में संशय पैदा करने का कोई लाभ नहीं है। वैसे कुछ चिकित्सक ऐसा करते हैं किंतु संदेह पैदा कर वे एक प्रकार से अपनी अज्ञानता का ही प्रदर्शन करते हैं।

प्रत्येक औषधि और रोग में संवेदनशीलता, अवस्था, शरीर की प्रकृति और वृद्धि-ह्रास से सम्बन्धित रखने वाले विशेष लक्षण रहते हैं, जो हर रोग और हर दवा के अलग-अलग होते हैं। सदैव ही यह बता पाना सम्भव नहीं हो पाता कि ये लक्षण किन कारणों से पैदा हुए हैं। निदान-विज्ञान के द्वारा भी

उनका सदैव पता लगा पाना न तो सम्भव है और न आवश्यक। यदि कोई चीज खोजने से भी नहीं मिलती तो हमारे समक्ष जो कुछ विद्यमान है, दृष्टिगोचर है, उसे ही सहज-सत्य मानकर उपयुक्त दवा का चुनाव करना ही बुद्धिमान चिकित्सक की निशानी है। उदाहरणार्थ, यह बता देना सरल नहीं कि बेलाडोना का दर्द अचानक क्यों उठ खड़ा हो जाता है और फिर एकाएक क्यों गायब हो जाता है। इसी प्रकार स्टेनम का दर्द धीरे-धीरे बढ़कर गम्भीर रूप धारण कर लेता है और फिर अपने ही आप धीरे-धीरे कम भी हो जाता है। सल्फयुरिक एसिड का दर्द धीरे-धीरे उभरता है और अचानक ही गायब हो जाता है, अथवा शनैः शनैः बढ़ता है और अचानक ही रूक जाता है।

होमियोपैथिक चिकित्सक भले ही इनके कारणों को समझ सकें या न समझ सकें परन्तु यदि वे लक्षणों का ठीक प्रकार मिलान कर उपयुक्त दवा दे देते हैं तो रोगी को अवश्य आराम हो जाएगा। गर्नसी के अनुसार, "यह औषधि उन सभी रोगों में उपयुक्त है और वस्तुतः उस रोग में प्रयुक्त होने वाली अन्य सभी औषधियों में श्रेष्ठतम है, जिनमें कष्ट की अनुभूति अथा रोग के उभरने की प्रकृति अचानक और आकस्मिक होती है।" इसमें कोई शक नहीं कि इन सभी लक्षणों का नैदानिक विश्लेषण सम्भव है, यदि हम यह विश्लेषण देना चाहते हैं। लेकिन, सादृश-विधान के नियमानुसार हम लोगों को रोगमुक्त कर सकते हैं परन्तु इसका वर्णन नहीं दे सकते। होमियोपैथिक बिना अभ्यास या नक्शे के अज्ञात समुद्र में भटकते नहीं रहते। वे यह भली प्रकार समझते हैं कि सभी लक्षण नैदानिक अवस्था के ही फल हैं तथा इन लक्षणों का शमन कर देने वाले विषों का प्रयोग कर रोगी को पूरी तरह रोगमुक्त किया जा सकता है। इससे अधिक और क्या चाहिए?

इस बात की भी भली प्रकार परीक्षा हो चुकी है कि यदि दवा का लक्षण और रोगी का लक्षण मिल जाता है तो रोगी रोगमुक्त हो जाता है, भले ही रोग के बारे में निदान शास्त्र कुछ भी क्यों न कहता रहे। वैज्ञानिक अन्वेषण का यही सबसे बड़ा आविष्कार है, जिसका श्रेय श्री हेनिमैन को है।

बेलाडोना के सम्बन्ध में अब तक जो बातें कहीं जा चुकी हैं उनमें यह स्पष्ट हो चुका है कि माथे में रक्त-संचय के कारण उत्पन्न विकारों या सिर दर्द की यह एक बहुत ही श्रेष्ठ औषधि है। यह कथन सही है, उक्त प्रकार के सिर

दर्द के लिए ही नहीं बल्कि स्नायविक सिर पीड़ा के लिए भी यह औषधि बहुत लाभकारी है। यदि उपरोक्त ढंग पर माथे में रक्त-संचय के कारण सिर दर्द हो अथवा स्नायविक सिर-दर्द हो और इस दर्द में सामने की ओर झुकने, नीचे की ओर झुकने या लेट जाने पर पीड़ा बढ़ जाती हो तो बेलाडोना से निश्चय ही रोग को राहत मिलेगी। वस्तुतः लेटने पर पीड़ा का बढ़ जाना इसका एक अत्यंत ही विश्वसनीय और प्रामाणिक लक्षण है। डा० लिपि ने एक बार मुझ से एक रोगिणी के बारे में चर्चा करते हुए बताया था कि रोगिणी के स्तनों में बहुत दिनों से दर्द रहता था तथा सूजन भी थी। कुछ चिकित्सकों को यह संदेह हो चला था कि शायद उसे कैंसर था। लेटने पर रोगिणी की पीड़ा बढ़ जाती थी। केवल इसी लक्षण के आधार पर बेलेडोना की कईं मात्राएं देने पर रोगिणी पूरी तरह स्वस्थ हो गई। इसके उपरान्त, इस लक्षण के अनुसार अन्य कईं रोगियों को बेलाडोना की खूराकें दी गईं और उन सब को दवा से बहुत राहत मिली।

गले की नली अर्थात कण्ठ के साथ इस दवा का इतना गहरा सम्बन्ध है कि जितना और किसी भी औषधि का नहीं है। यदि तालू और तालू-मूल की सूजन के साथ या उसके बिना भी, गले के भीतरी भाग में जलन और सूखापन (सेवाडिला) और सिकुड़न अनुभव हो और कभी-कभी अत्यंत तीव्र हो (गले के इस सूखेपन को दूर करने के लिए बार-बार घूँट लेना पड़े तो लाइसिन), इन्हीं के साथ तालू व टांसिलों में या तो सूजन हो या न हो। एक बार मैंने ऐसा रोगी देखा था, जिसको जहर दे दिया गया था। उसमें ये लक्षण बहुत ही उग्र रूप में विद्यमान थे।

पेट के कईं रोगों में भी बेलाडोना का इस्तेमाल होता है। पेट में इतनी तकलीफ हो कि मामूली सा भी स्पर्श सहन न हो सके; घूमने, चलने, बिस्तर या कुर्सी पर बैठने के समय तनिक सा झटका लगने पर रोगिणी उसे सहन नहीं कर पाती। इसके अलावा, रोगिणी को पेट में इस तरह का दबाव मालूम होता है जैसे पेट के अन्दर का सब कुछ योनिद्वार के रास्ते बाहर निकल पड़ेगा। प्रातः काल यह लक्षण और भी अधिक उग्र हो जाता हो। लिलियम टिग्रिनम और सीपिया में भी यह अंतिम लक्षण प्रकट होता है। बेलाडोना में नीचे की ओर दबाव के साथ-साथ पीठ में एक तरह की पीड़ा भी रहती है जैसे पीठ टूट रही हो। नींद के समय चौंकना, उछल पड़ना, शरीर के अंगों का फड़कना भी बेलेडोना का

विशेष लक्षण है। इसके अलावा इसका एक विशेष लक्षण यह भी है कि रोगी को ऊंघ आती है, परन्तु गहरी नींद नहीं आ पाती तथा वह नींद में गों, गों की आवाज निकालता है।

बेलाडोना के रोगी को मस्तक पर कपड़ा लपेटने से बहुत राहत मिलती है। सिर खुला रखने या सिर के बाल कटवाने पर उसे सहज ही सर्दी लग जाती है। (साइलीसिया)। ग्लोनोयन का रोगी माथे पर टोपी पहनना सहन नहीं कर पाता। रोगी के शरीर की त्वचा चमकीली, चिकनी, लाल तथा इतनी गर्म होती है कि उसे छू से हाथ जलने लगता है। यह भी बेलाडोना का एक विशेष लक्षण माना जाता है। (एच॰ एन॰ गर्नसी) यदि बेलाडोना के अन्य लक्षण मौजूद हों तो आक्षेप में भी यह बहुत लाभ करती है।

वस्तुतः बेलाडोना एक ऐसी औषधि है कि इस पर अलग से एक विशाल ग्रन्थ लिखा जा सकता है। यदि मेटिरिया मेडिका में इस औषधि को स्थान नहीं मिलता तो होमियोपैथिक चिकित्सा जगत की बहुत बड़ी हानि होती।

❋❋❋

हायोसायमस नाइगर

इसमें भी बेलाडोना और स्ट्रैमोनियम की तरह प्रचण्ड प्रलाप का लक्षण विद्यमान रहता है। लेकिन, यह प्रचण्ड प्रलाप बाद में ओपियम की तरह के धीमे प्रलाप और बेहोशी में बदल जाता है। रोगी का चेहरा पीला पड़ जाता है रोगी मन में नाना प्रकार की कल्पनाएं करने लगता है। उसे ऐसा लगता है जैसे हवा में रूई के फाहे तैर रहे हैं। इस अहसास के साथ वह इन्हें पकड़ने के लिए अपने हाथ भी फैलाता है। इसके साथ ही रोगी को बिस्तर की चादर और तकिया इत्यादि भी नहीं भाती और रोगियों को स्नायु कंप अनुभव होता है। रोगी को निरन्तर खांसी सताती है जो लेटने पर और भी बढ़ जाती है किंतु बैठने पर खांसी में कुछ राहत मिलती है। अधिक उम्र के रोगियों में यह लक्षण विशेष रूप से पाया जाता है। रोगी को यह भय सताता रहता है कि कोई उसे जहर दे देगा। वृद्धावस्था के उन्माद के साथ ही उसके मन में नाना प्रकार की भयभीत करने वाली कल्पनाएं

भी उठती रहती हैं। वह कल्पना में ऐसे लोगों और ऐसी वस्तुओं को देखता है जो उसके आस-पास उपस्थित ही नहीं रहतीं। कभी कभी वह उनको देखकर मूर्खों की तरह हंसने भी लगता है। रोगी के शरीर की सारी मांस-पेशियों में एक तरह की अकड़न होने लगती है। रोगी का उन्माद बहुधा कामोन्माद का रूप ग्रहण कर लेता है। रोगी वस्त्र उतार फैंकता है तथा अश्लील हरकतें करने लगता है। रोगी को भय रहता है कि कोई उसे जहर खिलाना चाहता है; संदेह और ईर्ष्या से मन भर उठता है। अपने आस-पास की चीजों को रोगी अक्सर घूर-घूर कर देखता है और ज्वर में अपने आप को भी भूल जाता हैं आंखों की पुतलियां फैल जाती हैं, दृष्टि संज्ञाहीन हो जाती है; छोटी-छोटी वस्तुएं भी आकार में बड़ी दिखाई पड़ती हैं; दांतों पर मैल जम जाती है और रोगी अक्सर दांत पीसता रहता है। रसटक्स के साथ अदल-बदल कर देने से यह औषधि ज्वर में अच्छा लाभ करती है।

बेलाडोना की तरह हायोसायमस में भी रोगी में प्रचण्ड प्रलाप के लक्षण पाये जाते हैं, परन्तु प्रचंड व धीमे उन्माद में फेर-बदल होता रहता है। इसके विपरीत बेलाडोना का प्रलाप बराबर तेज बना रहता है। बेलाडोना का शायद ही कोई ऐसा रोगी मिले जिसमें धीमे प्रलाप का लक्षण दृष्टिगोचर हो जबकि हायोसायमस में 99 प्रतिशत रोगी ऐसे प्रलाप से पीड़ित रहते हैं जो घटता-बढ़ता रहता है और इसी प्रक्रिया में कभी-कभी प्रचण्ड रूप धारण कर लेता है। बेलाडोना के रोगी का चेहरा भी खूब तमतमाया हुआ लाल रहता है परंतु हायोसायमस में रोगी का चेहरा बिल्कुल पीला पड़ जाता है तथा धंसा हुआ प्रतीत होता है। हायोसायमस में रोगी बहुत कमजोरी महसूस करता है और यह कमजोरी बराबर बढ़ती ही जाती है। इसी कमजोरी के कारण प्रचण्ड प्रलाप की अवस्था अधिक देर तक नहीं ठहरती। बेलाडोना और स्ट्रेमोनियम में ऐसा नहीं होता । ऐसा भी देखने में आया है कि प्रारम्भ में हायोसायमस का रोगी बहुत तेज प्रलाप करता है जो बाद में धीमा होता हुआ कम हो जाता है। इस धीमे प्रलाप में रोगी की बुद्धि धीरे-धीरे काम करना बंद कर देती है तथा रोगी का प्रलाप एक प्रकार की बेहोशी में बदल जाता है। कभी-कभी तो यह बेहोशी इतना गहरा रूप धारण कर लेती है कि चिकित्सक यह फैसला नहीं कर पाते कि रोगी को हायोसायमस देना उपयुक्त होगा अथवा ओपियम।

इस अवस्था को प्राप्त होने के बाद रोगी में सान्निपातिक लक्षण उभरने लगते हैं। उसकी जीभ सूख जाती है, भारी लगने लगती है तथा मस्तिष्क इतना संज्ञाहीन और धुंधला हो जाता है कि कुछ भी पूछने पर वह ठीक प्रकार उत्तर नहीं दे पाता। यद्यपि उसकी आंखे खुली रहती हैं परन्तु आंखें खुली होने पर भी वे चेतना शून्य रहती हैं और ऐसा लगता है मानो रोगी टकटकी बांध कर कमरे की चीजों को घूर रहा है। उसे कमरे में रूई के फाहे तैरते नजर आते हैं जिन्हें वह हाथ बढ़ा कर पकड़े की कोशिश करता है। वह अपने बिस्तर के कपड़े, तकिया इत्यादि नोंचने लगता है तथा मन ही मन कुछ बुदबुदाता रहता है। उसके दांतों पर गंदगी जम जाती है। उसका निचला हनु लटक जाता है तथा पेशाब और पाखाना अपने आप निकल पड़ता है। रोगी का शरीर और मस्तिष्क दोनों बुरी तरह अवसन्न हो उठते हैं। टायफायड-ज्वर और सन्निपातिक निमोनिया की यह सर्वश्रेष्ठ दवा है। आरक्त-ज्वर और अन्य कई रोगों में भी सदैव हायोसायमस के यही लक्षण उभरते हैं। यह एक चमत्कारिक दवा है, परन्तु बेलाडोना की तरह इसका प्रभाव क्षेत्र विस्तृत नहीं है।

हायोसायमस केवल ऊपर उल्लिखित उन नई बीमारियों की ही श्रेष्ठ औषधि नहीं है बल्कि पुरानी बीमारियों में भी यह कारगर होती है। यदि प्रलाप का लक्षण स्थायी बन कर उन्माद में बदल जाए तो चिकित्सक अधिकतर हायोसायमस पर ही निर्भर करते हैं। उन्माद रोग में चिकित्सक बेलाडोना के बजाय इसका उपयोग करना अधिक उत्तम समझते हैं। इसके अतिरिक्त यदि कोई नयी बीमारी उन्माद का रूप ग्रहण कर ले तो भी इस औषधि का असर रामबाण की तरह होता है। इसके उन्माद के लक्षण बिल्कुल अलग प्रकार के होते हैं और इसलिए इसकी पहचान करने में चिकित्सक को अधिक परेशानी नहीं होती। उदाहरणार्थ, रोगी की प्रकृति बहुत सन्देहशील हो उठती है और वह यह सोचकर दवा नहीं खाता कि कहीं उसे मारने के इरादे से उसमें जहर न मिला दिया गया हो। उसे दूसरों से बात-बात में ईर्ष्या होती है। वस्तुतः ईर्ष्या ही इस रोग के उभरने का मूल कारण बन जाती है। कभी-कभी यह उन्माद कामोन्माद में परिणत हो जाता है। रोगी नंगा हो जाता है और अश्लील हरकतें करने लगता है। हायोसायमस इस प्रकार के उन्माद की श्रेष्ठतम दवा मानी जाती है। इसमें प्रलाप की भांति, उन्माद भी कभी तेज और कभी एकदम धीमा रहता है। अर्थात् कभी

तो रोगी इतना विनीत और भयभीत रहता है कि वह दूसरों से छिपने का प्रयास करता है। लेकिन कभी वही इतना उग्र रूप धारण कर लेता है किसी भी व्यक्ति के निकट आने पर उस पर हमला कर बैठता है, उसे मारता है, नोंचता है और शारीरिक क्षति पहुंचाने का भरपूर प्रयास करता है।

हायोसायमस के उन्माद में रोगी कमजोर रहता है। इसीलिए बुढ़ापे की कमजोरी से पैदा होने वाले उन्माद रोग के लिए यह औषधि विशेष गुणकारी होती है। परन्तु, यदि लक्षण मिल जाएँ तो यह सभी उम्र के रोगियों पर समग्र रूप से अपना रोगनाशक प्रभाव दिखाती है।

हायोसायमस का प्रभाव समस्त स्नायुमण्डल पर होता है। गर्नसी के अनुसार इसमें पैर की उंगलियों से लेकर आँख तक की प्रत्येक पेशी फड़कती है। इसी लक्षण के आधार पर हर प्रकार की अकड़न में इस दवा का व्यवहार होता है। नक्स वोमिका या स्ट्रिकनिया की तरह हायोसायमस की अकड़न बहुत देर तक नहीं रहती और जल्दी ही रोगी का शरीर शिथिल हो जाता है। नक्सवोमिका और स्ट्रिकनिया में अकड़न अधिक देर तक बनी रहती है। हायोसायमस की अकड़न सिक्यूट-विरोसा के समान प्रबल भी नहीं होती बल्कि आक्षेप से सारे शरीर में धड़कन होना ही इसका विशेष लक्षण है। इसलिए सन्निपातिक ज्वर में तथा कण्डरा-स्पन्दन में हायोसायमस का प्रयोग होता है।

एक प्रकार की सूखी खाँसी सोने के समय बहुत तंग करती है और जब रोगी उठकर बैठ जाता है तो खाँसी घट जाती है। इस प्रकार की खाँसी में भी हायोसायमस बहुत गुणकारी है। न्यूमोनिया रोग में इसके उपयोग का उल्लेख पहले ही किया जा चुका है।

ऐसे आरक्त-ज्वर में जो टायफायड का रूप ले लेता है, हायोसायमस काफी लाभ करती है। यहाँ इसका उपयोग रसटक्स की पूरक औषधि के रूप में होता है। यदि रोगी को रसटक्स की खुराक देने पर दिमाग की ग्लानि और प्रलाप दूर न हो तो मेरी यह राय है कि रसटक्स को बंद कर एक-दो दिन के बाद उस पर हायोसायमस औषधि आजमानी चाहिए। हायोसायमस देने से रोगी की दशा में इतना सुधार हो जाएगा कि बाद में रसटक्स की खूराक मिलते ही वह रोगमुक्त हो जाएगा। हैनीमेन ने इसी प्रकार ज्वर में ब्रायोनिया और रसटक्स को अदल-बदल कर इस्तेमाल करने की राय दी है।

स्ट्रामोनियम

अनाप-शनाप प्रलाप, चेहरा लाल व अत्यंत वाचालता। रोगी की आंख की पुतलियां काफी फैल जाती हैं तथा वह रौशनी और साथी पसन्द करता है। अकेले रहने में उसे भय लगता है तथा वह चाहता है कि कोई उसका हाथ थामे रहे। रोगी का एक पार्श्व पक्षाघात से तो दूसरा आक्षेप से पीड़ित रहता है। जब रोगी नींद से जागता है तो डरा, सहमा सा लगता है; जागने पर जो चीज देखता है उसी से डर जाता है। इस रोग में अधिकांश तकलीफ के साथ रोगी को दर्द नहीं महसूस होता (ओपियम)। ऐंठन के कारण रोगी तकिए से अचानक अपना माथा उछालने लगता है।

प्रलाप के उपचार के लिए प्रयुक्त होने वाली तीन औषधियों में स्ट्रामोनियम सबसे अन्तिम औषधि है। अन्य दो औषधियों की तुलना में इसमें प्रलाप का वेग अत्यंत तीव्र होता है। कभी रोगी बहुत ही अधिक प्रलाप करने लगता है तो कभी दांत पीसता है, सीटी बजाता है व कभी चिल्लाता है तथा करूणा से भर उठता है और कभी कसमें खाने लगता है। रोगी नाना प्रकार की भाव-भंगिमाएं और मुद्राएं बनाता है। कभी वह लम्बा पड़ जाता है, कभी गेंद की तरह गोल-मटोल हो जाता है तो कभी उसका बदन बिल्कुल अकड़ जाता है। कईं बार वह तकिए से अपने सिर को बार-बार झटकने लगता है। उसको सभी चीजें टेढ़ी-मेढ़ी और धुंधली नजर आती हैं।

रोगी के मुख के भीतरी भाग की हालत ऐसी हो जाती है मानों अन्दर की सारी खाल उधड़ गई हो। कुछ समय बाद जिव्हा या तो अकड़ जाती है या उसे लकवा मार जाता है। रोगी को काले रंग के पतले दस्त होने लगते हैं उसमें से सड़े मांस की सी बदबू उड़ती है। रोगी का पाखाना व पेशाब बंद हो जाता है। बाद में रोगी की देखने, सुनने व बोलने की शक्ति भी गायब हो जाती है। आंख की पुतली फैल कर अचल हो जाती है। रोगी का शरीर पसीने से भीग जाने पर भी रोग में कमी नहीं होती। लगता है, रोगी की मृत्यु समीप है। मगर स्ट्रामोनियम रोगी को मौत के कूंए से बाहर ले आती है।

प्रलाप की तीनों दवाओं के लक्षणों की परस्पर तुलना करने के बाद यह भी पता चलता है कि स्ट्रामोनियम का रोगी बकवास बहुत अधिक करता है जबकि हायोसायमस का रोगी अत्यंत मूर्ख होता है।

बेलाडोना बीच की औषधि मानी जाती है तथा इसमें प्रलाप न तो बहुत अधिक रहता है और न बहुत कम। स्ट्रैमोनियम का रोगी तकिए से अपना सिर बार-बार उछाल देता है तथा साथ ही अपना शरीर भी इधर-उधर फेंकने लगता है। हायोसायमस का रोगी अपने हाथों से नोंचता है, कुछ पकड़ने की बार-बार कोशिश करता है; उसका शरीर फड़कने लगता है अन्यथा वह चुपचाप पड़ा रहता है। बेलाडोना का रोगी निद्रा से जागने के समय चौंकता है और उछल पड़ता है। इन तीनों ही दवाओं में पलायन का लक्षण समान रूप से रहता है।

पुराने और नए उन्माद रोगों में भी, मस्तिष्क और मन की लगभग यही अवस्था रहती है। मैंने ऐसे कई रोगियों को ठीक किया है। इनमें से एक तीस वर्ष की महिला थी जो लू लग जाने के कारण उन्माद रोग से ग्रस्त हो गई थी। वह प्रिसबिटेरियन चर्च की एक सम्मानित सदस्या थी। उसने समझ लिया था कि वह किसी प्रकार नहीं बचेगी और लगातार 6 दिनों तक वह मुझे यह कहकर बुलवाती रही कि बस वह मरने ही वाली है। वह अपने सभी मित्रों, स्वजनों से यही अनुरोध कर रही थी कि वह प्रभु से उसकी सद्गति के लिए प्रार्थना करें। वह दिन-रात अपनी मृत्यु के बारे में ही बातें करती रहती थी। वह न तो खुद सोती थी और न दूसरों को सोने देती थी। हार कर मैंने उसे एक अकेले कमरे में बन्द कर दिया। उसे लगता था कि उसका सिर टोकरी जितना बड़ा हो गया है। मुझ से अपनी टांगों की जांच करने की जिद करती हुई कहती थी कि उसकी टांग ऊँचे गिरजेघर जितनी लम्बी हो गई हैं। मैंने रोग के लक्षणों को दृष्टि में रखते हुए कई सप्ताह तक ग्लोनोयन, लैकेसिस और नेट्रम कार्ब इत्यादि दवाओं से उसका इलाज किया । जब लाभ नहीं हुआ तो पुनः लक्षण मिलाने के बाद मैंने उस पर स्ट्रामोनियम का इस्तेमाल किया और और 24 घण्टे के अन्दर ही वह रोग मुक्त हो गई। मैंने इसे छठीं शक्ति की दवा दी थी।

इसी प्रकार एक बहुत बिगड़े रोगी को मैंने सी-एम शक्ति की दवा देकर स्वस्थ किया था।

नीचे स्ट्रामोनियम के कुछ ऐसे मुख्य लक्षण दिए जा रहे हैं जिन पर निर्भर किया जा सकता हैः–

रोगी आंखें बंद कर अथवा अंधकार में चलते समय लड़खड़ाता है।

दोनों आंखें चौड़ी खुली, आंखों की पुतली उन्नत, चमकीली व फैली हुई।

रोगी रोशनी में व किसी की संगत में रहना चाहता है।

रोगी का चेहरा लाल और गर्म हो जाता है तथा गालों पर रेखा द्वारा चक्कर सा बन जाता है।

चमकीली रोशनी से आक्षेपों में वृद्धि मुख और कण्ठ सूखा हुआ (बेल)।

रोगी को पानी से डर लगता है तथा तरल पदार्थों का उपयोग नहीं करना चाहता।

रक्त प्रदर के साथ विशिष्ट मानसिक लक्षण।

कूल्हे के रोगों या व्रण शोथ में बहुत दर्द महसूस होता है।

रोगी के शरीर के एक पार्श्व में पक्षाघात हो जाता है और दूसरे में अकड़न भर आती है (बेलाडोना)। दर्द बिल्कुल ही नहीं रहता (ओपियम)।

***

लैकेसिस

रोगी बहुत ही उदास और निराश रहता है, विशेष रूप से सोकर उठने के बाद अथवा प्रातः इस प्रकार की मानसिक अवस्था बहुत मुखर हो उठती है।

रोगी किसी प्रकार का कसाव सहन नहीं कर पाता और गला, छाती, कण्ठ, पेट आदि पर पड़े कपड़ों को ढीला रखना चाहता है।

बहुधा रोगी का बायां पार्श्व पहले रोग की पकड़ में आता है–विशेषकर कण्ठ, छाती और डिम्बाशय।

सूजे हुए अंग पर तनिक सा भी स्पर्श सहन नहीं होता। सूजे हुए स्थान नीले और मटमैले रंग के नजर आते हैं।

रोगी को बहुत कमजोरी लगती है। और वह काँपता रहता है। बाहर निकालने पर जीभ भी काँपती है और की दंत-पंक्ति के नीचे दब जाती है। रोगी का खून खराब हो जाता है और उसे रक्त-स्राव होने लगता है। रक्त जमने का गुण

क्षीण हो जाता है और मामूली सी चोट लगने पर भी रोगी के शरीर से खून की धार बहने लगती है।

वृद्धि-ह्रास

मासिक धर्म समाप्त होने के समय, छूने पर, सिकुड़ने पर या दबाव पड़ने पर, धूप से, सोकर जागने पर रोग के लक्षण बढ़ते हैं। रक्त स्राव के जारी हो जाने के बाद लक्षण घट जाते हैं।

रजोनिवृत्ति से पैदा नाना प्रकार के रोग; रोगी का चेहरा ताप से तमतमा उठता है गर्म पसीना आता है; ब्रह्म-रंध में गर्मी मालूम होने के साथ-साथ सिर में पीड़ा होता है तथा बवासीर और रक्त-स्राव की शिकायत हो जाती है। रोगी को बहुत अधिक दिमागी और शारीरिक थकान रहती है और उसका सारा शरीर कांपता रहता है। कमजोरी के कारण रोगी बिल्कुल निढाल और सुस्त पड़ जाता है।

सर्प के विष से इस विलक्षण औषधि को तैयार करने का श्रेय डा० कांस्टैण्टाइन हेरिंग को है। उनका एक यही आविष्कार चिकित्सा जगत में उन्हें अमर करने के लिए पर्याप्त था। लेकिन, चार्ल्स हैम्पेल ने अपनी 'मेटेरिया मेडिका' में डा० हेरिंग के इस चमत्कारिक आविष्कार के सम्बन्ध में गम्भीर शंका प्रकट करते हुए लिखा है : यद्यपि डा० हेरिंग का यह प्रयास प्रशंसनीय एवं उच्च श्रेणी का है मगर साथ ही उन्होंने "लैकेसिस के जो कुछ निदान-लक्षण बताए हैं, वे उसे तो एक भ्रम मात्र ही प्रतीत होते हैं तथा कुछ विष-लक्षणों के अतिरिक्त उसके और किसी भी लक्षण पर पूरी तरह निर्भर नहीं किया जा सकता।" अपनी पुस्तक के अगले संस्करण में श्री हेम्पेल ने सम्भवतः अपनी यह राय बदल डाली थी।

एलेन की 'इनसाइक्लोपीडिया ऑफ प्योर मेटेरिया मेडिका' में जिन अनेक लक्षणों का उल्लेख किया गया है, उनमें से लगभग सभी 30 पेटेंसी की खूराक देने से प्रकट हुए थे और उन्हीं का उसने उल्लेख किया है। इस सन्दर्भ में यह बात भी ध्यान देने योग्य है कि श्री हैनिमैन ने अनेक रोगों को दूर करने वाली जिन प्रमुख औषधियों की खोज की उनमें से अधिकांश का पता शक्ति द्वारा ही चला। आज भी अधिकांश होमियोपैथिक चिकित्सक दवाओं की पोटेंसी पर बहुत

अधिक निर्भर करते हैं और उन्हें करना भी चाहिए। अनेक चिकित्सकों ने इस बात की भरपूर कोशिश की थी कि 30 पोटेंसी या इससे ऊंची पोटेंसी की दवा देने से रोगी के शरीर में रोग के जो लक्षण उभरें उन्हें प्रामाणिक न माना जाए और यह भी स्वीकार न किया जाए कि उनमें रोग को नष्ट करने की क्षमता है। लेकिन, पोटेंसी वाली दवाओं के गुणों से परिचित अनुभवी चिकित्सकों ने उनकी यह दलील ठुकरा दी क्योंकि अनुभव से वह शक्तिकृत दवाओं के गुण और प्रभाव से पूरी तरह अवगत हो गए थे। इस सम्बन्ध में मैं चिकित्सकों को केवल यह परामर्श दूंगा कि किसी की बात मत सुनिए, स्वयं प्रयोग और परीक्षा करिए तथा परिणामों के आधार पर अपनी सही राय कायम करिए।

लैकेसिस का प्रभाव क्षेत्र या क्रिया क्षेत्र बहुत विस्तृत है। इस दवा के देने से रोगी के मस्तिष्क में पहले उत्तेजना आती है और बाद में ग्लानि महसूस होने लगती है। उदाहरणार्थ, रोगी किसी बात को तुरन्त समझ जाता है, उसकी मानसिक शक्ति बहुत तेज हो उठती है। ऐसा लगता है जैसे उसमें भविष्यवाणी करने की क्षमता आ गई हो। रोगी को सहसा अत्यधिक आनन्द की अनुभूति होती है और वह सम्मोहन जैसी अवस्था को प्राप्त हो जाता है। रोगी बहुत अधिक बातें करता है और बात-चीत का विषय जल्दी-जल्दी बदलता जाता है। इस प्रकार की उत्तेजना पुराने रोगों में, ज्वर-प्रलाप में, अथवा स्थायी उन्माद में प्रकट होती है। यदि रोग के मन-मस्तिष्क में अवसाद स्थायी उन्माद हो जाता है तो रोगी की स्मरणशक्ति क्षीण होने लगती है, कोई भी बात लिखने में वह भूल करने लगता है, समय का सही ज्ञान उसे नहीं रहता, रात में प्रलाप करता है, अक्सर बुदबुदाता रहता है, उसे अक्सर ऊंघ आती है तथा चेहरा लाल हो जाता है। रोगी बहुत धीरे-धीरे बोलता है जैसे उसे बोलने में कष्ट हो रहा हो। रोगी का निचला जबड़ा झूल जाता है, चित्त बहुत अधिक उदास, सुस्त और अप्रसन्न हो उठता है। प्रातः काल सोकर उठने पर यह लक्षण और भी अधिक बढ़ जाते हैं। वैसे दिन में भी सोने पर इन लक्षणों में उग्रता आ जाती है। ऐसे रोग, जो किसी पुराने या स्थायी शोक या दुख के कारण पैदा होते हैं, उनमें भी बहुधा उक्त सभी लक्षण देखने को मिलते हैं। पुराने तथा नए रोगों में समान रूप से लैकेसिस के ये लक्षण दृष्टिगोचर होते हैं। वैसे इस प्रकार के लक्षण एक ही रोगी में अदल-बदल कर प्रकट हो सकते हैं और प्रकट होने पर अपनी चरम अवस्था तक पहुंच जाते

हैं। यद्यपि इस प्रकार की अवस्था के अनेक मनोवैज्ञानिक और शारीरिक कारण हो सकते हैं परन्तु जर्जरित शरीर वाले पुराने शराबियों में अक्सर ही इस प्रकार के लक्षण दिखाई पड़ते हैं। अधिक उम्र में मासिक धर्म बन्द होने के समय, महिलाओं में भी यही लक्षण उभर आया करते हैं। इस प्रकार की रोगिणियों को बहुधा कमजोरी महसूस होने लगती है, मूर्छा आ जाती है, माथे में खून का दौरा पड़ता है, जिससे चक्कर आने लगते हैं। इसी कारण से रोगी का मन संसार से विरक्त भी होने लगता है। कभी-कभी मस्तिष्क में रक्त की कमी हो जाने पर विपरीत लक्षण उभरा करते हैं। तात्पर्य यह कि लैकेसिस के रोगों की रक्त-संचालन प्रक्रिया बिल्कुल अनिश्चित हो जाती है, कभी खून का प्रवाह अधिक तो कभी कम हो जाता है। अतएव, जब महिला रोगी को मासिक धर्म समाप्त होने के समय अचानक आकस्मिक ताप और आवेश महसूस हो तो लैकेसिस से उसे बड़ी राहत मिलती है।

लैकेसिस में कुछ ऐसे मानसिक लक्षण होते हैं जिसके कारण लेकेसिस के स्थान पर अन्य कोई दवा कार्य नहीं कर सकती। धूप अथवा लू लग जाने पर पैदा होने वाले सिर दर्द में भी यह दवा बहुत कारगर है। लू लगने के तुरन्त बाद ही यद्यपि यह दवा ग्लोनोयन जितना असर नहीं दिखाती फिर भी उसके प्रारम्भिक लक्षण मिट जाने पर लैकेसिस जादू की तरह असर करती है। यदि तेज धूप के कारण कभी सिर में दर्द होने लगे और यह समस्या जीर्ण हो जाए तो लैकेसिस बहुत लाभ करती है (नेट्रकार्ब)

मस्तक के तालू पर एक प्रकार का दबाव या भार महसूस होना लैकसिस का एक और विशेष लक्षण है। (कैक्टस, ग्लोनोयन, मिनियेन्थिस)। उन स्त्रियों की बीमारी में यह लक्षण खास तौर से प्रकट होता है जिनका मासिक धर्म बंद हो गया हो। ऐसी रोगिणियों के सिर के तालू में कभी-कभी जलन भी होती है। जलन का यह लक्षण सलफर में भी पाया जाता है परन्तु यदि सोरा-दोष जनित विकार न दृष्टिगोचर हो तो रोगी को लैकेसिस निश्चय ही लाभ करेगी। लैकेसिस के रोगी को कितने ही प्रकार के सिर दर्द होते हैं, परन्तु दो तरह के सिर दर्दों में लैकेसिस जादू की तरह असर करती है। इनमें से एक प्रकार के सिरदर्द में चेहरा पीला पड़ जाता है। दूसरा सिरदर्द नींद में ही शुरू हो जाता है इसीलिए रोगिणी सोने से डरती है क्योंकि उसे इस बात का भय रहता है कि सोकर उठने

पर उसे भयंकर सिर दर्द झेलना पड़ेगा। ये दोनों ही लक्षण लैकेसिस के बहुत ही मूल्यवान लक्षण की माने जाते हैं। यदि ये दो लक्षण नहीं रहे तो मैं निम्न निर्देशक लक्षणों की तलाश करूँगा। इसमें सिर का दर्द तालू में सीमित न रह कर नाक तक फैल जाता है। नए जुकाम में यह दर्द खास तौर से उस समय दृष्टिगोचर होता है जब या तो जुकाम का बहना बंद हो जाता है या रोगी को नींद नहीं आती है। इस प्रकार का सिर दर्द परागज ज्वर में विशेष रूप से तंग करता है। इसके साथ ही रोगी को लगातार छींकें आती रहती हैं तथा नींद के बाद इन छींकों में वृद्धि अवश्य हो जाती है। यदि लैकेसिस की 2000 पोटेंसी की खूराक रोगी को दी जाए तो उसका हे-फीवर और छींक आने की शिकायत बंद हो जाएगी। चूंकि मुझे अक्सर परागज ज्वर हो जाया करता था, अतः मुझे इस दवा का स्वतः अनुभव है।

अब हम अन्न-नली पर लैकेसिस की क्रिया का अवलोकन करेंगे। रोगी के मसूड़े फूले रहते हैं, उनमें छोटे-छोटे छिद्र हो जाते हैं जिनसे सहज ही खून निकलता रहता है। इस लक्षणों के होने पर पहले मरक्यूरियस की खुराकें और फिर लैकेसिस को आजमाना चाहिए। मसूड़ों के नीला पड़ जाने पर तो लैकेसिस और भी अधिक असर करता है। लैकेसिस का एक और लक्षण जीभ में दिखाई पड़ता है। टायफायड-ज्वर में यह लक्षण विशेष रूप से प्रकट होता है। यह लक्षण है कि रोगी बहुत कठिनाई से जीभ बाहर निकाल सकता है, जीभ बहुत सूख जाती है; जेलसिमियम में जीभ बहुत कांपती रहती है और उसे बाहर निकालने के लिए रोगी को जोर लगाना पड़ता है। इसमें जीभ उतनी खुश्क नहीं होती जितनी लैकेसिस में होती है। इसे बहुत अधिक कमजोरी का लक्षण माना जाता है। जैलसिमियम में यह लक्षण ज्वर के प्रारम्भ में दिखाई पड़ता है परन्तु लैकेसिस में ज्वर के अन्तिम चरण में यह लक्षण प्रकट होता है। लैकेसिस के रोगी के मुख से एक प्रकार की बदबू उड़ती रहती है। उसका सारा मुख या तो सूख जाता है अथवा उसमें लेसदार श्लेष्मा पैदा हो जाती है। इसमें भी मर्क्यूरियस और लैकेसिस में बहुत समानता नजर आती है। क्षय रोग की अन्तिम अवस्था में, जब रोगी के मुख में घाव हो जाते हैं, लैकेसिस बहुत फायदा करती है। कभी-कभी रोगी को मुख के इस घाव से बहुत कष्ट होता है तथा चिकित्सक बहुत कठिनाई से रोगी को इस कष्ट से राहत दिला पाता है। मेरा अपना अनुभव

है कि यदि इन घावों में लैकेसस से लाभ होता है तो अन्य तकलीफें भी बहुत कम हो जाती हैं और रोगी को इतनी राहत मिलती है कि वह यह समझने लगता है कि वह अच्छा हो गया है। यदि रोगी आरोग्य-लाभ नहीं कर सकता तो भी चिकित्सक का यह कर्त्तव्य है कि वह उसे अधिक से अधिक आराम पहुंचाने की कोशिश जारी रखे। इस उद्देश्य की प्राप्ति में होमियोपैथिक दवा का मुकाबला और किसी भी अन्य चिकित्सा प्रणाली से नहीं किया जा सकता। एलोपैथिक दवाएं इस अवस्था में तनिक भी कारगर नहीं होती है। ऐसी अवस्था वाले रोगियों को अगर सही प्रकार होम्योपैथी की दवाएं दी जाए तो रोगी के कष्ट कम हो सकते हैं और वह शांति के साथ मृत्यु का स्वागत कर सकता है। गले की बीमारियों में तो लैकेसिस जादू की तरह असर करता है।

गले को जरा सा छू देने पर या बाहरी दबाव (सिपि) पड़ने पर रोगी को बहुत कष्ट महसूस होता है। रोगी गले पर कोई चीज, यहाँ तक कि सोने के समय चादर या किसी कपड़े या हल्का सा भार भी सहन नहीं कर पाता। लैकेसिस का यह एक विशेष लक्षण है। इसका एक विशेष लक्षण यह है कि रोगी को खाली घूँट निगलने अथवा थूक या द्रव पदार्थ निगलने में अधिक तकलीफ होती है तथा ठोस पदार्थ वह आसानी से और बिना अधिक कष्ट के निगल जाता है। गले का दर्द कान तक फैल जाता है तथा गल-कोष में बहुत अधिक श्लेष्मा जमा हो जाती है। टांसिल और डिप्थीरिया में बाँयी ओर के टांसिल में सूजन शुरू हो जाती है जो बढ़कर दायीं ओर भी पहुंच जाती है (सैबाडीला)। गर्म पेय पीने से दर्द बढ़ जाता है (सैबाडीला की पलट)। ये सब लैकेसिस के ऐसे विशेष लक्षण है जो सोकर उठने के बाद काफी उग्र रूप धारण कर लेते हैं। पुराने रोगियों में यह तकलीफ सदैव बायीं ओर से शुरू होती है और मैंने इस औषधि द्वारा पूरी तरह रोग मुक्त किया है।

कभी-कभी गले में मवाद पड़ जाती है। यदि और सभी लक्षण मिलते हों तो इस लक्षण से इस बात की और पुष्टि हो जाती है कि रोगी को लैकेसिस ही देना चाहिए। यदि किसी रोग का सबसे तीव्र हमला गले पर होता है, जैसे टायफायड बुखार, निमोनिया, आरक्त-ज्वर इत्यादि में, तो रोगी पर आजमाई जाने वाली सर्वप्रथम दवाओं में लैकेसिस भी अवश्य होनी चाहिए।

यदि रोगी के शरीर की त्वचा पीली या नीली पड़ जाए और ऐसा लगे

कि रोगी बस मरने ही वाला है तो लैकेसिस रामबाण की तरह असर करती है और उसके मुकाबले और कोई दवा कारगर नहीं हो सकती। लैकेसिस गले की नई बीमारियों की ही नहीं बल्कि सिफलिस रोग जनित गले की पुरानी तकलीफों में भी, जिनमें समान लक्षण मौजूद रहते हैं, कारगर औषधि है। हमने यह बात बहुत जोर देकर कही है कि इसमें रोगी के गले की हालत इतनी नाजुक हो जाती है कि रोगी गले पर तनिक सा भी दबाव, स्पर्श सहन नहीं कर पाता। लेकिन, बात यहीं नहीं खत्म हो जाती। लिलियेनथाल के अनुसार, "लैकेसिस सभी प्रकार के संकुचनों या कसाव का सबसे बड़ा शत्रु होती है।" रोगी के पेट के तल-प्रदेश में स्पर्श होते ही जलन महसूस होने लगती है, यहाँ तक कि उस हिस्से पर कपड़े तक का स्पर्श भी रोगी को बर्दाश्त नहीं हो पाता।

रोगी का पेट फूलने लगता है और उदरवायु कुपित हो उठती है। इससे रोगी को बड़ी परेशानी होती है और वह तनिक सा दबाव भी सहन नहीं कर पाता। रोगी के पेट के बाहर की नसें बहुत अधिक संवेदनशील हो उठती है, रोगी ढीला-ढाला वस्त्र पहनने के लिए विवश हो जाता है। वह ऐसा ढीला वस्त्र पहनना विशेष पसंद करता है जो पेट के ऊपर तनिक भी न कसे। बिस्तर पर लेटने पर कपड़ों को तो ढीला कर देता है ताकि पेट पर उनका दबाव न महसूस हो। दबाव पड़ने के भय से रोगी अपने पेट पर हाथ रखने तक की हिम्मत नहीं कर पाता। बच्चादानी स्पर्श नहीं सहन कर पाती, सभी प्रकार का दबाव उसे हटाना पड़ता है, रोगिणी बहुधा कपड़े ऊपर की ओर खींच लेती है, जलन न महसूस होने पर भी उनसे पेट में एक प्रकार की तकलीफ या असुविधा सी महसूस होती रहती है। गले का स्वरतंत्र या कण्ठतालू तनिक सा भी स्पर्श सहन नहीं कर पाता। तनिक से स्पर्श से ही ऐसा महसूस होने लगता है जैसे सांस रूक जाएगी। गले में कुछ अटकता सा भी महसूस होने लगता है। गर्मी के समय रोगी गले का कपड़ा अवश्य ढीला कर लेता है। उसे ऐसा लगता है कि गले पर कपड़े के दबाव से उसका रक्त-प्रवाह जैसे रूक रहा हो तथा उसका दम घुटा जा रहा हो। रोगी गले पर कसने वाली पट्टी को सहन नहीं कर पाता। मैं इस लक्षण पर इससे अधिक स्पष्ट रूप से प्रकाश नहीं डाल सकता। लैकेसिस के रोगी के लक्षण किसी प्रकार का दबाव पड़ने पर किस प्रकार उग्र रूप धारण कर लेते हैं, इसका श्रेष्ठतम स्पष्टीकरण निर्देशक लक्षणों की ओर इंगित करके किया जा

सकता है। लैकेसिस में दबाव महसूस होने पर रोग के लक्षण क्यों अधिक उग्र रूप धारण कर लेते हैं तथा ब्रायोनिया में इसी प्रकार का दबाव पड़ने पर रोगी को राहत क्यों महसूस होती है, इसके विश्लेषण का भार मैं उन लोगों पर छोड़ रहा हूं जो इसके समझने का दम भरते हैं।

लैकेसिस में रोगी के मल और गुदा के भी कुछ विशिष्ट लक्षण होते हैं। रोगी को शौच की इच्छा होती है, मल नली में दबाव भी बढ़ता है लेकिन मल त्याग के समय रोगी को इतना कष्ट होता है कि वह मल त्याग करने से बचना चाहता है। उसे ऐसा महसूस होता है जैसे गुदा बंद हो गई हो। नक्स वोमिका के रोगी को भी इसी तरह मल-त्याग की हाजत और मल का नीचे की ओर दबाव बराबर महसूस होता रहता है। लायकोपीडियम में भी रोगी को पीड़ाजनक संकोचन की अनुभूति होती है जिसके कारण रोगी को या तो पाखना होता ही नहीं अथवा होता है तो भी रोगी बराबर यह महसूस करता रहता है कि उसे पाखाना खुल कर नहीं हुआ है। एक और विशेष लक्षण यह होता है कि रोगी के पाखाने में काफी बदबू रहती है। लैकेसिस में रोगी को आंतों से सड़ा हुआ रक्त भी निकलने लगता है। विशेषकर टायफायड जैसे कमजोरी पैदा करने वाली बीमारियों में यह लक्षण खास तौर पर प्रकट होता है।

गर्नसी ने इस बारे में लिखा है, "सड़े हुए रक्त अथवा फटे हुए रक्त के छोटे-छोटे गेहूं के आकार के टुकड़े निकलते हैं। उनकी आकृति ऐसी लगती है जैसे गेहूं का जला हुआ तिनका हो; टुकड़े छोटे बड़े आकार के होते हैं तथा कुछ अंश बिल्कुल सुईं की तरह दिखता है।" इस प्रकार के लक्षण वाले रोगियों को लैकेसिस से बहुत लाभ होता है। इसमें मल की प्रकृति बदलने के साथ-साथ रोगी के शरीर में व्याप्त रोग के अन्य लक्षण भी धीरे-धीरे दूर होने लगते हैं और रोगी पूर्णतः स्वस्थ हो जाता है।

यह औषधि बवासीर रोग में भी बहुत लाभ करती है। बवासीर का मस्सा यदि बाहर निकल आया हो या बवासीर बादी हो व गुदा में संकोचन का लक्षण विद्यमान हो और ऐसा लगे जैसे मल नली पर मोटी हथौड़ी की चोट पड़ रही हो तो लैकेसिस से रोगी को अवश्य लाभ होगा। इन लक्षणों के आधार पर यह कहा जा सकता है कि लैकेसिस में मल नली और मलद्वार सम्बन्धी लक्षणों को प्रमुख स्थान प्राप्त है। अन्न नली से सम्बन्धित सभी रोगों पर लैकेसिस का अच्छा असर होता है।

लैकेसिस स्त्रियों के जननेन्द्रिय सम्बन्धी अनेक रोगों की भी एक कारगर दवा मानी जाती है। डिम्बाशय और विशेषकर उसके बाएँ भाग में उत्पन्न विकारों की यह एक उत्तम औषधि मानी जाती है। डिम्बाशय के स्नायविक दर्द, डिम्बाशय में कैंसर होने पर यह दवा रामबाण की तरह कारगर सिद्ध होती है। यदि रोग का हमला बाएं डिम्बाशय से प्रारम्भ होकर दाएं डिम्बाशय की ओर जाता है तो लैकेसिस विशेष फायदा करती है। (इसकी विपरीत स्थिति में लाइको काम आती है)। लेकिन, एक या दोनों डिम्बाशयों में यदि स्नायु शूल उठता हो, सूजन आ गई हो, कड़ापन हो, अर्बुद या कैंसर का जख्म हो तो लैकेसिस निश्चय ही फायदा करती है। जरायु की बीमारियों पर भी इसका असर होता है। 'गाइडिंग सिस्टम्स' में वर्णित एक लक्षण विशेष को मैंने ऐसी रोगिणियों में बहुधा पाया है जो मासिक धर्म या रक्त-स्राव रूक जाने की बीमारी से ग्रस्त थीं। वह लक्षण इस प्रकार है–जरायु-प्रदेश में दर्द रहता और कभी-कभी यह दर्द क्रमशः बढ़ता रहता है तथा योनि से रक्त-स्राव के घटने पर ही बंद होता है। कईं घण्टे या कईं दिन बाद फिर ऐसी ही अवस्था उत्पन्न हो जाती है। तात्पर्य यह कि रोगिणी को इस प्रकार की शिकायत रूक-रूक कर बार-बार उभरती और शाँत होती है।

जरायु रोग में लैकेसिस का सबसे अधिक विलक्षण लक्षण यह है कि रोगी महिला को किसी भी प्रकार का स्पर्श या दबाव सहन नहीं होता है, रोगिणी स्त्री का गर्भाशय अपने स्थान से च्युत हो जाता है, उसमें बार-बार रक्त जमा हो जाया करता है और बार-बार जरायु से बदबूदार रक्त का स्राव होता है। रोगिणी को चेहरे पर ताप महसूस होता है, ब्रह्म-तालू गर्म हो जाता है, चेहरा उतर जाता है तथा पीला दिखता है, रोगी को मूर्छा आती है, जरायु स्थान च्युत हो जाता है, रक्त कोशिकाओं में रक्त का संचालन ठीक प्रकार न होना इत्यादि। रक्त-लोप काल की बीमारियाँ तथा अनियमित रक्त-स्राव सम्बन्धी अनेक बीमारियों के लक्षण भी मौजूद रहते हैं (क्रोटेलस, क्रियोजेट)। समूची मेटेरिया मेडिका में इस प्रकार की अवस्था में प्रयुक्त होने वाली दो से अधिक दवाएं नहीं मिलतीं। इनमें से एक है लैकेसिस; दूसरी दवा है क्रियोजोट जिसका उपयोग मासिक धर्म से निवृत्त होने के बाद होने वाले रोगों में होता है। गर्भाशय व स्तनों के कैंसर में भी यह दवा कारगर होती है। इन दोनों स्थानों पर होने वाले कैंसर का रंग नीला अथवा बैंगनी रहता है और यदि कैंसर का मुख खुल जाता है या उसमें छेद हो जाता

है तो उससे काला, बिना जमा खून निकलता रहता है। यह खून निकल जाने के बाद थोड़ी देर तक कैंसर की पीड़ा अस्थाई कुछ घट जाती है। लैकेसिस के द्वारा ही डिम्बाशय और गर्भाशय सम्बन्धी अनेक बीमारियों का इजाल होमियोपैथिक चिकित्सकों के लिए सम्भव हो सका है।

लैकेसिस का असर मनुष्य के श्वास-यंत्र और छाती पर भी पड़ता है। स्वर-रज्जू में एक प्रकार का पक्षाघात सा हो जाता है जिसके कारण रोगी बोलने में पूरी तरह असमर्थ हो जाता है। थोड़ा सा स्पर्श भी स्वर-यंत्र को सहन नहीं हो पाता तथा सांस लेने की क्रिया भी अवरूद्ध सी होने लगती है। कंठ शोथ की खराब स्थिति को सुधारने वाली यह उत्तम मानी गई है। इस का लक्षण है नींद में रोग की वृद्धि तथा ऐसा प्रतीत होता है जैसे बच्चा सो रहा हो। स्वर यंत्र विकारों में श्वासनली के मुख की ऐंठन, गर्दन से स्वर यंत्र तक किसी के तेजी से रेंगने की अनुभूति तथा सांस का रूकना। यह भी लैकेसिस का ही एक विशेष लक्षण माना जाता है। चलने के समय रोगी द्वारा पूरी साँस न ले सकना भी लैकेसिस का लक्षण है। ऐसे रोगियों में, जो शराब पीने के आदी हो चुके हैं तथा हृदय रोग से पीड़ित व्यक्तियों में, यह एक मार्गदर्शक लक्षण माना जाता है और इस लक्षण को दृष्टि में रखकर ही लैकेसिस का प्रयोग किया जाता है। बहुत छोटी से छोटी चीज भी नाक के पास या मुंह के पास आने से रोगी ऐसा महसूस करता है जैसे उसकी सांस रूक रही हो, रोगी गुलूबन्द, कालर अथवा गले के चारों ओर मौजूद वस्तु को फाड़ कर फेंक देना चाहता है क्योंकि वह ऐसा महसूस करता है जैसे उन्हीं के कारण उसका दम घुट रहा हो।

इसी प्रकार के लक्षण वाले दमे के रोगी को एकाएक ताप उभर आता है या उसके रक्त में बहुत अधिक उत्तेजना भर जाती है। रोगी तुरन्त अपने कपड़े ढीले कर देता है ताकि दम न घुट सके। इसके साथ ही फेफड़ों और हृदय में पक्षाघात का हमला होने की आशंका पैदा हो जाती है। रोगी को सूखी खांसी आने लगती है तथा स्वर-यंत्र को स्पर्श करने से यह खाँसी और भी बढ़ जाती है। रोगी नींद के समय भी खांसता रहता है जिससे न तो रोगी की नींद टूटती है और न ही उसे यह भान होता है कि उसे खांसी आ रही है। यदि इस प्रकार के लक्षण में कैमामिला से रोगी को आराम न आए तो लैकेसिस तुरन्त खांसी में आराम पहुँचाती है। यदि हृदय रोगी को हल्की-हल्की सूखी खांसी आती है

तो लैकेसिस से उसे निश्चय ही आराम होगा। गुदा के दर्द में या बवासीर के मस्से में सुईं गड़ने की तरह दर्द के साथ खांसी आती हो तो लैकेसिस से राहत मिलेगी। फेफड़ों के विकारों के साथ सान्निपातिक निमोनिया या टायफाइड-ज्वर में भी लैकेसिस बहुत उपयोगी रहती है।

इन बीमारियों में रोगी की जीभ के लक्षणों पर विशेष ध्यान दिया जाना चाहिए। नए तथा पुराने, दोनों ही तरह के हृदय रोगों में भी लैकेसिस लाभ पहुँचाती है। इसमें मुख्य लक्षण या मार्गदर्शक लक्षण खांसी, सांस का रूकना और संकोचन है।

स्नायुमण्डल पर लैकेसिस का जितना चमत्कारिक प्रभाव दृष्टिगोचर होता है उतना अन्य किसी भी होमियोपेथिक औषधि का नहीं होता। प्रथम तो इसमें कम्पन की शिकायत उभरती है परन्तु यह कम्पन डर या उत्तेजना के कारण नहीं, बल्कि कमजोरी के कारण होता है। कम्पन के इस लक्षण में, लैकेसिस की तुलना जैलसिमियम औषधि से की जा सकती है। इन दोनों ही दवाओं में, रोगी द्वारा जीभ मुख से बाहर निकालते ही, उसमें कम्पन होने लगता है। दोनों में ही किसी प्रकार का दबाव महसूस होते ही शरीर की मांसपेशियां कांपने लगती है। लेकिन, लैकेसिस की विशिष्टता यह है कि इसके रोगी या रोगिणी को अत्यन्त कमजोरी महसूस होती है और ऐसा मालूम होता है कि वह तुरन्त गिर पड़ेगी। मन और शरीर, दोनों अवसाद ग्रस्त हो जाते हैं जिसमें आराम करने पर या सोने से कोई भी कमी नहीं आती है। नींद से जागने पर रोगी की अवस्था और भी खराब हो जाती है। रोगी को खिन्नता के साथ साथ हृदय में दर्द या अन्य प्रकार की तकलीफें रहती हैं। सिर में चक्कर अथवा मितली आना, चेहरा पीला पड़ जाना इत्यादि लक्षण भी मौजूद रहते हैं। अधिक समय तक ऐसी अवस्था कायम रहने पर रोगी पर पक्षाघात का हमला होने की सम्भावना बढ़ जाती है। यह पक्षाघात भी शरीर के बाएं भाग पर होता है। इस बात को कभी नहीं भूलना चाहिए कि लैकेसिस उन बीमारियों की एक श्रेष्ठतम औषधि है जो शरीर के बाएं अंगों को प्रभावित करती हैं। शत-प्रतिशत मस्तिष्क के रक्ताघात अथवा मस्तिष्क शोथ के कारण ही इस प्रकार के पक्षाघात का आक्रमण होता है। यदि पक्षाघात मस्तिष्क शोथ के कारण होता है तो रोगी के निरोग होने की सम्भावना प्रबल रहती है। लेकिन, मस्तिष्क के रक्ताघात के कारण मस्तिष्क में बहुत अधिक विकार पैदा

होते हैं और मस्तिष्क से बहुत अधिक रक्त निकल जाता है तो रोगी के स्वस्थ होने की आशा नहीं करनी चाहिए, यद्यपि कई ऐसे मरणासन्न रोगी भी अच्छे हो जाते हैं। मृगी तथा उग्र आरोही पक्षाघात जैसे रोगों में कभी इस औषधि को कारगर होते नहीं पाया है।

गर्मी के मौसम में रोगी को बहुत अधिक थकावट, आलस और अवसाद महसूस होने पर इस दवा से निश्चय ही लाभ होता है। यदि धूप लगने के कारण रोगी को सिर दर्द हो जाए, सारे शरीर में सुस्ती आ जाए तो इस दवा से इन लक्षणों का शमन हो जाता है। (एण्टिमक्रूड, जेलसिमियम ग्लोनोयन, नेट्रमकार्ब, नेट्रम म्यूर)।

रोग सोने पर बढ़ता है अथवा यह समझिए कि रोग बढ़ने पर ही रोगी को नींद अधिक घेरती है। ऐसी अवस्था में लैकेसिस की खूराक रोगी को दी जानी चाहिए, क्योंकि उक्त लक्षण लेकेसिस का ही एक प्राकृतिगत विशेष लक्षण है। नींद के समय ही इसके लक्षण बढ़ते हैं अथवा रोग बढ़ने पर रोगी को निद्रा घेर लेती है। यह लेकेसिस का एक बहुत ही विश्वसनीय लक्षण माना जाता है। इस सम्बन्ध में मैं एक लक्षण विशेष की ओर खास तौर पर आप लोगों का ध्यान खींचना चाहूंगा। डा॰ हेरिंग ने लिखा है कि जैसे ही रोगी सो जाता है, उसकी सांस रूक जाती है। लेकिन मैंने इसे दूसरे रूप में पाया है। मेरा अनुभव यह रहा है कि रोगी को अच्छी नींद कभी नहीं आती क्योंकि गहरी नींद आते ही उसकी सांस एकदम रूक जाती है और वह तुरन्त जग जाता है और सांस लेने के लिए छटपटा उठता है। हृदय रोगों में अक्सर इस प्रकार का लक्षण पाया जाता है, जिससे रोगी को बहुत तकलीफ होती है। ग्रिण्डेलिया, रोबस्टा तथा डिजिटेलिस में भी लगभग इसी प्रकार के लक्षण उभरते हैं।

सिफलिस का एक पुराना मरीज पुराने कब्ज से बहुत परेशान रहता था और कब्ज के बाद ही उसके उदर में भयंकर शूल उठ खड़ा होता था। रोगी को विशेषकर रात में दर्द का दौरा पड़ता था। अनेक दवाओं का इस्तेमाल करने पर भी जब रोगी को कोई लाभ नहीं हुआ तो मैं बहुत हताश हो गया। एक दिन रोगी ने मुझ से यह कहा कि यदि वह बराबर जागता रहे और सोए नहीं तो उसे दर्द नहीं होता। उसने बताया कि दर्द का आक्रमण नींद के समय होता है तथा दर्द होते ही वह जाग जाता है। इस लक्षण के आधार पर मैंने रोगी को

लेकेसिस की 200 पोटेंसी की एक खूराक दी। इस खुराक के बाद ही रोगी को नियमित रूप से पाखाना होने लगा और वह बिल्कुल स्वस्थ हो गया। इसी प्रकार की बीमारी के और बहुत से रोगियों को लेकेसिस से आरोग्य लाभ हुआ है। यदि निद्रा के समय रोग के लक्षण बढ़ते हैं तो उसमें लैकेसिस बहुत उपयोगी औषधि सिद्ध होती है।

टायफाइड-ज्वर की भी लैकेसिस एक अत्यन्त श्रेष्ठ औषधि है। टायफायड ज्वर के दूसरे या तीसरे सप्ताह में यह औषधि विशेष रूप से लाभ करती है। यहां भी इसमें और जेलसिमियम में एक विशेष अन्तर जेलसिमियम का कम्पन रोगी की प्रारम्भिक अवस्था में पैदा होता है और यदि पकड़ में आ गया तो जेलसिमियम की खूराक से रोगी तुरन्त स्वस्थ हो जाता है। मस्तिष्क, जीभ, मुख का भीतरी भाग, कण्ठ, उदर और मल का लक्षण तथा खासकर नींद का लक्षण देखकर ही यह निर्णय लिया जा सकता है कि लैकेसिस का प्रयोग किया जाए अथवा नहीं।

अब हम तन्तुओं पर लैकेसिस की क्रिया के बारे में चर्चा करेंगे। लैकेसिस के रोगी के शरीर के सभी अंगों में सूजन नजर आती है। इसका सबसे विशेष लक्षण यह है कि सूजे हुए अंगों का रंग नीली आभा लिए काला दिखाई पड़ता है। (टैरेटुंलाक्यूब, एथ्रसिनम)। यदि इस प्रकार का रंग सूजे हुए अंगों में नजर आए तो रोगी को लैकेसिस देने के बारे में गम्भीरतापूर्वक विचार करना चाहिए। यदि हम ये देखते हैं कि रोगी इन सूजे हुए अंगों पर जरा सा भी स्पर्श सहन नहीं कर पाता तथा उनमें पुलटिस बांधना तक रोगी सहन नहीं कर पाता तो उसे बिना हिचक लैकेसिस दी जा सकती है। ऐसे रोगियों को लैकेसिस की खूराक देकर मैंने सदैव राहत पहुँचाई है। रक्त जब बिगड़ जाता है या उसके जमने का गुण नष्ट हो जाता है जैसा कि टायफाइड-ज्वर में बहुधा होता है तो रोगी के स्वास्थ्य और जीवन के लिए बहुत खतरनाक होता है। मामूली से हादसे से ही रक्त-स्राव शुरू हो जाता है और बराबर जारी रहता है। इसमें रक्त-स्रावी रोग हो जाने की भी सम्भावना निरन्तर बनी रहती है। इसलिए रक्त चित्तिता रोग की यह एक श्रेष्ठ दवा मानी जाती है। घाव से बराबर खून बहता रहता है यहां तक कि छोटे से घाव से भी खून का बहना नहीं रूक पाता। इसके अतिरिक्त घाव में सड़न फैलने लगती है। ऐसी दशा में लैकेसिस बहुत लाभ करती है।

कैंसर का घाव नीला या काला रंग पकड़ लेता है; बहुघा घाव से बहुत अधिक खून बहने लगता है तथा घाव में बहुत जलन महसूस होती है। कईं रोगों में रोगी को पेशाब के साथ रक्त भी जाने लगता है। ये सभी लक्षण यह प्रकट करते हैं कि रक्त खण्डित हो रहा है। इन सभी अवस्थाओं में चिकित्सक लैकेसिस प्रयोग कर सकते हैं।

मैं समझता हूं कि इस औषधि के लक्षणों और प्रयोगों के बारे में बहुत विस्तार से चर्चा की जा चुकी है। हमने यह भी अनुभव कर लिया है कि लैकेसिस उससे कहीं अधिक श्रेष्ठ और कारगर औषधि है जितना कि इसके बारे में अनुमान लगाया जा सकता है। जो चिकित्सक 30 या इससे अधिक की पोटेंसी में लैकेसिस का प्रयोग करते हैं, उनके लिए यह औषधि बहुत कारगर सिद्ध हुई है। इस बात को कभी मत भूलिए कि लैकेसिस का प्रयोग मुख्यतः शरीर के बाएं अंग को प्रभावित करने वाले रोगों में होता है, जबकि लाइकोपोडियम का उपयोग शरीर के दाहिने अंग पर असर डालने वाले रोगों में किया जाता है। शरीर के बाएं अंग में पक्षाघात हो गया हो, बायां डिम्बाशय रोग ग्रस्त हो गया हो, गले की बायीं ओर कोई तकलीफ उठ खड़ी हुई हो, बाएं फेफड़े में कोई विकार आ गया हो, सिर के बाएं भाग में पीड़ा हो—इन सभी दशाओं में लैकेसिस खूब काम करती है। यदि शरीर के दाहिने अंग को ग्रसित करने वाले रोग में भी उक्त सभी लक्षण मौजूद हों तो ऐसी अवस्था में भी रोगी को लैकेसिस देने में कोई संकोच नहीं करना चाहिए। लैकेसिस चर्म रोगों की भी अत्यंत श्रेष्ठ औषधि है। घातक आरक्त-ज्वर, काला खसरा, विसर्प, चेचक, सांघातिक फोड़े, व्रण, दूषित व्रण पुराने जख्म, शय्या क्षत, रक्त-स्रावी अबुर्द वगैरह में भी उसका उपयोग होता है। इन समस्त रोगों में, तथा त्वचा सम्बन्धी अनेक रोगों में भी लैकेसिस का प्रयोग किया जाता है बशर्ते रोग प्रभावित त्वचा का रंग काली आभा लिए हुए नीला नजर आए। लैकेसिस जीवन की सभी अवस्थाओं में तथा सभी आयु के स्त्री-पुरुषों के इलाज के लिए इस्तेमाल की जा सकती है। परन्तु, मोटे आदमियों की अपेक्षा दुबले-पतले रोगियों को यह अधिक लाभ पहुँचाती है।

❋❋❋

नैजा ट्रिपुडियेन्स

लैकेसिस की तरह नैजा भी सर्प विष है। नियमानुसार सांप के काट लेने पर जो लक्षण पैदा होते हैं, उन्हें समान लक्षण के आधार पर इस औषधि के प्रयोग से दूर हो जाने चाहिएं परन्तु व्यवहार में ऐसा नहीं होता है। एलेन की एनसाइक्लोपीडिया में इस बात का उल्लेख है कि 29 मनुष्यों पर लैकेसिस का इस्तेमाल किया गया था। 45 रोगियों पर नैजा औषधि आजमाई गई। यह सत्य है कि चूँकि लैकेसिस का प्रयोग काफी समय से हो रहा है, अतः उसको अपनी उपयोगिता अथवा प्रभाव को सिद्ध करने के लिए काफी समय या अवसर मिल गया। इसके अतिरिक्त लैकेसिस की परीक्षा 30वीं पोटेंसी की खुराकें देकर की गई जबकि नैजा की परीक्षा बहुत कम पोटेंसी वाली खूराकों से प्रारम्भ हुई थी। यह सम्भव है कि ऊँची पोटेंसी में इस्तेमाल होने पर जो लक्षण प्रकट होते हैं वे कम पोटेंसी का उपयोग करने पर न प्रकट हुए हों। लैकेसिस और नैजा दोनों ही सर्प विष हैं और शायद इसी कारण दोनों के लक्षणों में इतना अन्तर पाया जाता है। होमियोपैथिक पुस्तकों का अध्ययन करने से यह पता चलता है कि 30वीं पोटेंसी में लैकेसिस के प्रयोग से उत्पन्न लक्षण बिल्कुल स्पष्ट रूप में प्रमाणित हो चुके हैं परन्तु नैजा के मामले में ऐसा नहीं है। यह भी सम्भव है कि ऊँची पोटेंसी के इस्तेमाल करने पर ही नैजा के लक्षण स्पष्ट रूप से प्रकट हों। इसके लिए प्रयोग करने की आवश्यकता है। हृदय रोगों खास कर हृदय के दुर्बल होने पर, इस औषधि का प्रयोग होता है। (थकन के भाव में नक्स का इस्तेमाल होता है)। डिप्थीरिया रोग में, जब हृदय की क्रिया अवरूद्ध होने लगती है या लगभग बंद हो जाती है, अथवा रोगी को पक्षाघात होने का भय रहता है तो नैजा का इस्तेमाल किया जाता है। हृदय के दुर्बल हो जाने पर रोगी को सांस लेने में कष्ट होता है, अवसन्नता बढ़ जाती है, हृदय-विधान के रोग में हृदय की गति धीमी पड़ जाने के साथ-साथ ही हल्की खांसी आती है (स्पंजिया), दिल में धड़कन और हृदय में कष्ट महसूस होने लगता है तथा चलने पर इन लक्षणों में उग्रता आ जाती है। इन सभी तकलीफों में तथा हृदय रोग की पुरानी कमजोरी में, नैजा निश्चय ही बहुत उपयोगी प्रमाणित हो चुकी है। इसके रोगी में भी ओरम के

रोगी की तरह आत्म-हत्या की प्रवृत्ति बनी रहती है। इसके अलावा मुझे नेजा के और किसी प्रत्यक्ष लक्षण की जानकारी प्राप्त नहीं हुई है। परन्तु, मुझे इस बात का दृढ़ विश्वास है कि और भी अधिक परीक्षण करने पर इसके और अधिक लक्षण प्रकट होंगे और नेजा भी लैकेसिस जितनी अधिक उपयोगी प्रमाणित होगी।

क्रोटेलस होरिड्डस

क्रोटेलस भी नैजा की भांति एक सर्प-विष है। कम पोटेंसी में इस्तेमाल होने पर भी इससे बहुत से रोगियों को लाभ हुआ है। फिर भी, इसके लक्षण लैकेसिस की तरह स्पष्ट नहीं होते हैं। इस औषधि के परीक्षण से यह पता चलता है कि यह बहुत उपयोगी है और विशेषकर उन रोगों में तो यह दवा बहुत ही कारगर साबित हुई है जिनमें रोगी का खून इतना बिगड़ जाता है कि शरीर के हर द्वार से रक्त बहने लगता है (एसेटिक एसिड)। यह लक्षण इतना उग्र हो जाता है कि रोगी के पसीने तक में रक्त का अंश पहुँच जाता है। गर्म देशों में, पैत्तिक स्वल्पविराम-ज्वर, पीत ज्वर तथा टायफाइड इत्यादि रोगों में इसी प्रकार का रक्त-स्राव होने लगता है। इस प्रकार की अवस्था में अधिकांश चिकित्सकगण (क्रोटेलस) औषधि का ही प्रयोग करते हैं। मारक या घातक डिप्थीरिया रोग में, नाक से बहुत अधिक मात्रा में खून बहने पर, क्रोटेलस औषधि का ही प्रयोग किया जाता है। एक बहुत ही जर्जर शरीर वाले वृद्ध रोगी की नाक से रक्त-स्राव हुआ करता था। अनेक दवाएं देने के बावजूद भी उसे रोग से मुक्ति नहीं मिल सकी, तब मैंने इसे रोगी पर क्रोटेलस औषधि आजमाई। इससे रोगी को तुरन्त लाभ हुआ और उसके प्राण बच गए। उस रोगी पर यद्यपि रोग का बार-बार हमला होता रहा परन्तु क्रोटेलस की खूराक देने के बाद, रोगी को फिर कभी रक्त-स्राव नहीं हुआ। इस प्रकार के रक्त-स्राव में रोगी को शरीर में बहुत अधिक खिन्नता महसूस होती है। दाहिनी ओर की बीमारी में ही क्रोटेलस का प्रयोग विशेष रूप से किया जाता है।

पाण्डु रोग या पीलिए में भी चिकित्सकगण क्रोटेलस का प्रयोग करते हैं। मेरी राय है कि रक्त बिगड़ जाने के कारण त्वचा में जो पीलापन आ जाता है, वह क्रोटेलस का एक विशिष्ट लक्षण माना जाना चाहिए। यह पीलापन यकृत दोष के कारण नहीं उत्पन्न होता। परन्तु, गर्म मुल्कों में, जहाँ यकृत विकार बहुत उभरते हैं, त्वचा के पीले हो जाने का एक कारण यकृत दोष भी हो सकता है। क्रोटेलस का सबसे अधिक सफल प्रयोग भी गर्म मुल्कों में ही हुआ है। मेरी राय में क्रोटेलस के भी, ऊँची पोटेंसी में परीक्षण होना चाहिए ताकि इसके श्रेष्ठतम लक्षणों का पूरी तरह पता चल सके।

***

काली कार्बोनिकम

इस औषधि का एक विशेष लक्षण यह है कि रोगी को दाहिनी छाती के निचले भाग से पीठ तक सुईं चुभने जैसा दर्द होता है। रोगी के शरीर में सूजन के साथ-साथ खून की कमी रहती है तथा आँख की ऊपरी पलक इस प्रकार नीचे लटकती है जैसे उसमें पानी भरा हो। रोगी की पीठ में दर्द होता है, पसीना आता है, बहुत कमजोरी अनुभव होती है तथा वह सुस्त होकर कुर्सी पर बैठ जाता है। रोगी का पेट बहुत फूल जाता है तथा जो कुछ खाता है, वह गैस में बदल जाता है। हृदय कमजोर हो जाता है तथा दिल की धड़कनें अनियमित और रूक-रूक कर होती है।

वृद्धि-ह्रास

रात को 3 बजे से 4 बजे तक रोगी के लक्षणों में वृद्धि होती है। जीवनी शक्ति कम हो जाने के कारण रोगी को सुस्ती आ जाती है। साथ ही रक्तहीनता की दशा में यह सुस्ती विशेष रूप से सताती है। बैठे रहने पर, आगे की ओर झुकने पर या हिलने-डुलने पर दम फूल जाता है। (आर्सेनिक)। प्रातः 2 बजे से लेकर 4 बजे तक रोगी की हालत बहुत खराब होती है। कालीकार्ब या कार्बोवेज के साथ अनुपूरक सम्बन्ध है।

कालीकार्ब का एक प्रधान लक्षण इसके दर्द का स्वरूप है। अन्य दवाओं की तुलना में इसके रोगी को सुईं की चुभन जैसा दर्द अधिक होता है। इस प्रकार के लक्षण में यह दवा श्रेष्ठतम मानी जाती है। इसके बाद ही ब्रायोनिया का स्थान आता है। परन्तु, इन दोनों औषधियों के लक्षणों में बहुत अधिक अन्तर होता है। प्रत्येक बार हिलने-डुलने पर यदि सुईं चुभने की तरह दर्द हो तो उसे ब्रायोनिया का लक्षण माना जाना चाहिए। स्थिर रहने पर रोगी को यह दर्द महसूस नहीं होता। कालीकार्ब में यह दर्द न हिलने पर भी महसूस होता है। इसके अतिरिक्त ब्रायोनिया का दर्द साधारणतः स्नेहिक झिल्ली में ही सीमित रह जाता है परन्तु कालीकार्ब का दर्द शरीर के प्रत्येक अंग व प्रत्येक स्थान पर महसूस हो सकता है–यहाँ तक कि शरीर का कोई तन्तु और दांत तक इसकी पहुंच से बाहर नहीं रहता। फिर भी, कालीकार्ब का एक विशिष्ट लक्षण यह है कि रोगी को दाहिनी छाती के नीचे दर्द महसूस होता है–सूईं की तेज चुभन जैसा यह छाती के नीचे से शुरू होकर पीठ तक जाता है। यदि निमोनिया अथवा प्लूरो-निमोनिया में ब्रायोनिया काम करना बंद कर दे तथा रोगी की परीक्षा करने पर यह पता चले कि सुईं चुभने की तरह होने वाले दर्द का सम्बन्ध श्वास-यंत्र अथवा प्रक्रिया से नहीं है तो कालीकार्ब देने से रोगी को बहुत राहत मिलती है। ब्रायोनिया देने के बाद इसकी क्रिया भी अच्छी होती है। अक्सर ऐसा भी होता है कि रोगी को कालीकार्ब औषधि ही मिलनी चाहिए थी। कालीकार्ब में रोगी को जो सुईं गड़ने की तरह दर्द होता है, वह छाती में ही सीमित नहीं रहता। कभी-कभी और विशेषकर प्लूरो-निमोनिया में, यह दर्द बार्यी छाती में भी उठ सकता है। दाहिनी छाती के निचले भाग में दर्द का इलाज करते हुए मर्क्यूरियस वाइवस को भी ध्यान में रखिए। यदि रोगी को दर्द के साथ-साथ पसीना आए और पसीना आने पर भी दर्द में राहत न मिले तथा मर्क्यूरियस बताने वाला लक्षण मुख और जीभ में स्पष्ट रूप से दृष्टिगोचर हो और रोगी को ब्रायोनिया और कालीकार्ब से लाभ नहीं हो तो ऐसी दशा में उसे मर्क्यूरियस औषधि ही मिलनी चाहिए।

प्रसूतिका ज्वर में, जब रोगिणी को सुईं की चुभन जैसा दर्द महसूस होता है, तो उसमें भी कालीकार्ब दी जाती है और इससे आश्चर्यजनक लाभ होता है।

रोगिणी को एकाएक और इतना तेज दर्द होता है कि रोगिणी जोर से चिल्लाकर रो उठती है फिर तुरन्त ही दर्द गायब भी हो जाता है। इस लक्षण वाली कितनी ही निराश रोगिणीयों को कालीकार्ब ने बिल्कुल निरोग कर दिया है। रोग चाहे शरीर के किसी भी भाग में हो पर सुईं चुभन जैसा दर्द महसूस होने पर कालीकार्ब का प्रयोग अवश्य करना चाहिए।

कालीकार्ब का प्रभाव रक्त निर्माण की क्रिया पर भी पड़ता है। इसमें खून के लाल कण घट जाते हैं; रोगी को बहुत कमजोरी रहती है तथा त्वचा का रंग पानी या दूध की तरह सफेद पड़ जाता है। वयः संधि पर पहुंची युवा स्त्रियों में बहुधा इस प्रकार का लक्षण दृष्टिगोचर होता है तथा रक्त की खराबी व आम कमजोरी के कारण उन्हें मासिक धर्म नहीं होता। विशेषकर उनका चेहरा, आँखों के चारों ओर विशेषकर ऊपरी पलकें, सूजी हुई रहती हैं। कमर में अधिक दर्द और कमजोरी के साथ ही सारे बदन में कमजोरी महसूस होती है। इस अवस्था वाली रोगिणियों को फेरम या पल्सेटिला गलत रूप में देने के बाद कभी-कभी कालीकार्ब से बहुत लाभ पहुँचता है। रक्त की कमी का यह लक्षण ऐसी रोगिणियों में भी पाया जाता है जिनका मासिक धर्म रूक जाता है। वृद्धावस्था में भी इसी प्रकार के सारे लक्षण तथा शोथ हो जाने के लक्षण दृष्टिगोचर होते हैं। आँखों की ऊपरी पलकें भी कुछ इस प्रकार फूल जाती हैं जैसे उनमें पानी भर गया हो। ऐसे लक्षण वाले रोगियों के हृदय भी कमजोर हो जाते हैं तथा दिल की धड़कन में अनियमितता आ जाती है। यह कमजोरी व अनियमितता मांस-पेशियों के कमजोर पड़ जाने के कारण आती है। इन सभी रोगियों में एक विशेष लक्षण दृष्टिगोचर होता है कि इनकी पीठ में लगातार इस तरह का दर्द बना रहता है कि रोगिणी को इस बात की आशंका हो उठती है कि उसकी पीठ और घुटने काम करना बंद कर देंगे अथवा टूट जाएंगे। थक कर कुर्सी पर या बिस्तर पर लेट जाती है तथा यह दर्द धीरे-धीरे पुट्ठों में तथा नितम्ब की पेशी में फैल जाता है। रोगी को एकाएक पसीना छूटने लगता है। डा॰ फेरिंगटन के अनुसार, "यह खास ढंग का पसीना, पीठ में दर्द और कमजोरी इस प्रकार एक साथ किसी अन्य औषधि में दिखाई नहीं पड़ते।"

इस दवा का प्रयोग केवल निमोनिया, प्लूरसी और हृदय रोगों में ही नहीं होता बल्कि फेफड़ों के क्षय रोग की प्रच्छन्न और बढ़ी हुई अवस्था में भी यह

औषधि बहुत कारगर होती है। एक बार कईं विद्वान चिकित्सकों ने एक रोगी को लाइलाज घोषित कर दिया था परन्तु डा॰ टी॰एल॰ ब्राउन ने उसका इलाज किया। उन्होंने आठ दिन का अन्तर देकर कालीकार्ब की एक खूराक देकर रोगी को रोगमुक्त कर दिया। रोग का केन्द्र दाहिने फेफड़े के निचले भाग में तथा रोगी की नाड़ी की गति 120 थी। रोगी का शरीर बहुत ही कृश हो गया था। उसे भूख नहीं लगती थी तथा फेफड़े में बहुत बड़ा गड्ढा हो गया था। डा॰ ब्राउन के इलाज से रोग मुक्त यह रोगी काफी समय तक जीवित रहा। रात्रि तीन बजे रोग बढ़ना कालीकार्ब का समय सम्बन्धी एक अत्यन्त मूल्यवान लक्षण है। क्षय, खाँसी, दमा, वक्ष-शोथ तथा हृदय रोग सम्बन्धी रोगों में वे लक्षण पाए जाते हैं। वक्ष-शोथ और सर्वांग शोथ रोग के कारण रक्त रहित और वृद्ध डा॰ ब्राउन के श्वसुर मृत्यु शैय्या पर पड़े थे। डा॰ ब्राउन की दवा से उन्हें कोई विशेष लाभ नहीं हो रहा था। एक दिन जब वे रोगी के रोग के बारे में डा॰ स्लोन से परामर्श कर रहे थे तो रोगी की लड़की के मुख से यह निकल गया कि रोग के सारे लक्षण रात तीन बजे बढ़ जाते हैं। इस लक्षण को मार्गदर्शक लक्षण मानकर 200 शक्ति का कालीकार्ब प्रयुक्त किया गया। यह दवा मिलने के थोड़े दिन बाद से ही रोगी की दशा में आश्चर्यजनक सुधार नजर आया और रोगी पूर्ण स्वस्थ हो गया। इसके बाद फिर कभी रोगी को यह रोग नहीं हुआ। इसके बाद भी वे कईं वर्ष तक जीवित रहे और उनकी मृत्यु भी किसी दूसरे रोग से हुई थी। इस प्रकार की अद्‌भुत घटनाएँ अब भी घटती रहती हैं। हेनिमैन की होमियोपैथी आज भी ऐसे चमत्कार दिखाती रहती हैं।

यद्यपि कालीकार्ब के प्रधान प्रयोगों पर विस्तार से प्रकाश डाला जा चुका है परन्तु कुछ आवश्यक और विशिष्ट लक्षणों की चर्चा अभी भी शेष रह गई है। इससे सम्बन्धि स्नायविक दुर्बलता को हम पेशियों की दुर्बलता मानते हैं। परन्तु, स्नायु सम्बन्धी दुर्बलता के कुछ अन्य लक्षणों का उल्लेख मैटेरिया मेडिका में भी मिलती है–जैसे सहज में ही भयभीत हो उठना, काल्पनिक चेहरों को देखकर भय से चीख उठना, किसी वस्तु का स्पर्श न सहन होना, किसी के जरा सा छू देने पर, विशेषकर पैरों को छू देने पर, चौंक उठना इत्यादि। ये कालीकार्ब के कुछ मूल्यवान लक्षण माने जाते हैं। "ऊपरी पलक और भौंह के बीच के स्थान में थैली की तरह सूजन"–यह एक ऐसा लक्षण है जो कालीकार्ब की ओर इंगित

करने वाली अनेक बीमारियों में रहता है। गल-कोष में इस प्रकार का दर्द होता है जैसे मछली का काँटा फंस गया हो (हीपर-डलिकस, नाइट्रिक एसिड और आर्जेण्टम नाइट्रिकम)।

अधिजठर में रोगी को बहुत अधिक संवेदनशीलता अनुभव होती है। आमाशय में सूजन के साथ ऐसा लगता है जैसे पेट फट जाएगा। रोगी को पेट फूल जाता है, रोगी जो कुछ खाता-पीता है, वह सभी गैस में परिणत हो जाता है। थोड़ा सा खा लेने पर भी पेट भरा-भरा महसूस होता है। रोगी का पेट फूल जाता है और उसे गर्मी सताने लगती है। भोजन के बाद वायु के कारण पेट फूल जाता है। ये सभी लक्षण अग्निमंद पड़ने के लक्षण माने जाते हैं। इस प्रकार के लक्षणों में चिकित्सकों का ध्यान बहुधा कार्बोवेज, चायना, आफिसिनेलिस, लाइकोपोडियम, क्लेवेटम पर चला जाता है। उन्हें चाहिए कि इस प्रकार की अवस्था में कालीकार्ब को भी आजमा कर देखें क्योंकि यह औषधि विशेषकर उन रोगियों के लिए बहुत लाभकारी है जिनका स्वास्थ्य टूट चुका होता है तथा जो वृद्ध होते हैं और रक्त की कमी से पीड़ित रहते हैं। रोगी को बैठने या सामने की ओर झुकने से तकलीफ में राहत मिलती है तथा रोग वाली करवट सोने पर रोग बढ़ जाता है। इस लक्षण को भी नहीं भूलना चाहिए क्योंकि यह लक्षण ब्रायोनिया के लक्षण से बिल्कुल उलटा है। 'मेटेरिया मेडिका' में इस औषधि के बारे में अधिक विस्तार से चर्चा की गई है उसका अध्ययन भी चिकित्सकों को अवश्य करना चाहिए।

❋❋❋

काली बाइक्रोमिकम

श्लैष्मिक झिल्लियों के रोग, जिसमें कड़ी डोरी की तरह लेसदार श्लेष्मा का स्राव होता है। इस श्लेष्मा को डोरी की तरह खींच कर लम्बा किया जा सकता है। श्लेष्मा की झिल्लियों पर ऐसा लेसदार बलगम पैदा होता है जो चाशनी की तरह चिपकता है। गोल गहरे जख्म, जैसे किसी पंच मशीन द्वारा बना दिए गए हों; श्लैष्मिक पटल पर डिप्थीरिया की नकली झिल्ली सी चढ़ जाती है। ऐसा दर्द

जो इधर-उधर हट कर होता है तथा एकाएक पैदा होता है और एकाएक ही गायब भी हो जाता है।

रोगी के शरीर के छोटे-छोटे स्थानों में दर्द उभरता है। दर्द की जगह इतनी सीमित या छोटी होती है कि उंगली या चांदी के सिक्के से दबायी जा सकती है। रोगी को सिर का दर्द होने से पहले दृष्टिहीनता की शिकायत हो जाती है—अर्थात् दर्द शुरू होने से पहले उसे कोई भी चीज दिखाई नहीं पड़ती। जीभ की सतह पर पीला लेप जम जाता है अथवा जीभ चिकनी, चमकीली और फटी-फटी सी दिखाई पड़ती है। रोगी को अदल-बदल कर रक्त अतिसार और आमवात की शिकायत होती है। पाचन-यन्त्र की बीमारियाँ, बियर पीने के दुष्परिणाम, भूख न लगना, आमाशय की थैली में भार महसूस होना तथा पेट फूलना। रोगी को नाक की जड़ में दबाव की तरह का दर्द रहता है तथा नाक से दोनों के रूप में श्लेष्मा के टुकड़े निकलते हैं। कभी-कभी नाक बन्द हो जाती है।

यह औषधि ऐसी हर बीमारी में काम आती है जिसमें श्लैष्मिक विकार उठ खड़े होते हैं। उदाहरणार्थ, डोरी की तरह खींचकर लम्बा किया जा सकने वाले स्थान पर चिपके रहने वाला श्लेष्मा निकलता है। इस तरह के लक्षण में कालीबाइक्रोम विशेष लाभ करती है। अन्य किसी औषधि में यह लक्षण इतना मुखर नहीं होता जितना कालीबाइक्रोम में होता है। हाइड्रेस्टिस में यह लक्षण कुछ-कुछ पाया जाता है तथा गले के भीतरी भाग से निकलने पर लाइसन में भी कुछ लक्षण सा दृश्य दृष्टिगोचर होता है। आइरस वार्सिकलर में भी ऐसा ही होता है। लेकिन, मुँह, नाक, गलकोष, स्वर-यंत्र, कण्ठ-नली, वायुनली, योनि या जरायु इत्यादि स्थानों से इस प्रकार का स्राव हो तो कालीबाइक्रोम रोग को नष्ट कर दिया देता है।

औषधि की क्रिया बस यहीं खत्म नहीं हो जाती बल्कि वह तो उसी सतह पर कड़ी झिल्ली की रचना करती रहती है। श्लैष्मिक झिल्ली पर वह पुन व्रणों को पैदा कर उनका उपचार करती है।

कालीबाइक्रोम के रोगी के मुख और गले इत्यादि में उक्त प्रकार का स्राव ही नहीं रहता बल्कि श्लैष्मिक झिल्ली में एक प्रकार की जलन भी होने लगती है तथा जख्म भी हो जाते हैं। लेकिन कालीबाइक्रोम की खूराक देने से ये सभी

लक्षण दूर हो जाते हैं। मगर इन जख्मों का रूप विचित्र प्रकार का होता है। ऐसा प्रतीत होता है जैसे किसी ने मशीन से गहरे जख्म शरीर में कर दिये हों। कईं वर्ष हुए मेरे पास एक ऐसी रोगी महिला इलाज के लिए आयी थी, जिसके गले में इसी प्रकार के जख्म हो गये थे। इसमें से एक जख्म इतना गहरा था कि तालू को छेदता हुआ नाक के पिछले छिद्र तक जा पहुंचा था। समूचा तालू इतना अधिक प्रभावित हो गया था कि ऐसा लगता था कि जख्म कभी अच्छा नहीं होगा। जख्म की आकृति देखकर पहले तो मैंने समझा कि यह सिफलिस का जख्म है। इसके पूर्व वह रोगिणी दो एलोपैथिक चिकित्सकों से अपना इलाज करा चुकी थी। मैंने उसे कालीबाइक्रोम 30 की खूराक दी और मुझे यह देखकर बहुत आश्चर्य हुआ कि रोगिणी का जख्म बहुत जल्दी अच्छा हो गया। शीघ्र ही रोगिणी पूरी तरह रोग मुक्त और स्वस्थ हो गयी। इसके बाद कभी भी रोगिणी पर इस रोग का हमला नहीं हुआ। यहाँ मैं यह बताना भूल गया कि इस रोगिणी को भी डोरी की तरह का लेसदार स्राव होता था।

एक बार मैंने एक कुत्ते का भी सफल इलाज किया। इसके भी मुख और गले में घाव हो गए थे तथा उसके मुख से बराबर डोरी की तरह लार बहती थी। लोग यह समझने लगे थे कि कुत्ता पागल हो गया है। वस्तुतः वह पागल नहीं था क्योंकि न तो वह भौंक सकता था और न काटने की कोशिश करता था। सांस रूकने या अवरूद्ध होने का लक्षण भी उसमें नहीं था।

कालीबाइक्रोम नाक की श्लैष्मिक झिल्लियों की बीमारियों की एक श्रेष्ठ औषधि है। नयी बीमारी में ही नहीं बल्कि पुरानी सर्दी में भी यह औषधि कारगर होती है बशर्ते डोरी की तरह श्लैष्मिक स्राव का लक्षण विद्यमान हो। रोगी नाक की जड़ में अत्यधिक दबाव होने की शिकायत करता है (स्टिकटा) और कभी-कभी निरन्तर होने वाला स्राव अचानक ही बंद भी हो जाता है। नाक में छोटी-छोटी पपड़ी की तरह मैल जमता है जो निकाल देने के बाद भी फिर पैदा हो जाता है। कभी-कभी रोगी के नाक से हरे रंग का या कहीं खील की तरह का भी स्राव होता हैं पुराना प्रदाह और अधिक बिगड़ कर गम्भीर रूप ग्रहण कर सकता है और अन्त में नाक में ऐसा जख्म पैदा हो जाता है कि पूरी नाक के बीच की हड्डी तक जा पहुंचता है। मेरे पास एक ऐसा रोगी आया था जिसकी नाक में ऐसा गोल जख्म था। यह जख्म दाहिनी ओर की नाक की समूची हड्डी को खा

गया था। जख्म सिफलिस से उत्पन्न हो या न हो, यदि उपदंश दोष रहे और जख्म अस्थि को प्रभावित कर रहा हो तो भी कालीबाइक्रोम से रोगी को राहत पहुंच सकती है। ऐसी अवस्था में आरममेट या कोई और भी गहरी क्रिया करने वाली औषधि आजमाई जा सकती है।

यदि रोगी नाक की पुरानी सर्दी से पीड़ित हो और गले के भीतर गिरने वाले स्राव का रूप डोरी अथवा खील की तरह नजर आए तो कालीबाइक्रोम बहुत अधिक ही कारगर सिद्ध होती है। चिकित्सकों ने इस प्रकार के लक्षण वाले अनेक रोगियों को कालीबाइक्रोम से पूरी तरह स्वस्थ कर दिया।

गले के भीतर झिल्ली पड़ जाने पर जो दवाएं प्रयोग में लाई जाती हैं। उनमें कालीबाइक्रोम भी एक है। झिल्ली जब नीचे की ओर फैल कर स्वर-यंत्र को दबाने लगती है और एक प्रकार का झिल्लीयुक्त कंठशोथ पैदा करती है, उस समय इसके समान और कोई दवा रोगी को लाभ नहीं करती। मैंने इस दवा द्वारा डिप्थीरिया रोग जनित कंठशोथ के अनेक रोगियों को ठीक किया है। मैंने 30 पोटेंसी में इस दवा का उपयोग किया है। मुझे इस बात का प्रत्यक्ष अनुभव है कि कम पोटेंसी के विचूर्ण की अपेक्षा इस शक्ति की औषधि से अधिक फायदा होता है।

कालीबाइक्रोम पेट के अनेक रोगों में भी गुणकारी होता है। इसके रोगी को जो वमन होता है उसमें भी तरह का लेस रहता है तथा गले, मुख और नाक के भीतर भाग की तरह आमाशय में भी गोलाकार जख्म हो जाता है। यह ऐसे अग्निमंद रोग में भी प्रयुक्त की जाती है, जिसमें रोगी के पेट में जख्म नहीं रहता। शराब और विशेष रूप से बियर का सेवन करने वाले व्यक्ति एक प्रकार के अग्निमंद रोग से सदैव ही प्रभावित रहते हैं। पेट में बहुत भार, भरापन महसूस होता है और भोजन के बाद ही, (नक्स मस्केटा) रोगी को कुछ तकलीफ महसूस होने लगती है। परन्तु यह तकलीफ नक्सवोमिका की तकलीफ से मिलती-जुलती नहीं होती क्योंकि नक्सवोमिका की तकलीफ भोजन के दो या तीन घंटे बाद पैदा होती है। एनाकार्डियम के लक्षणों से भी यह भिन्न होती है क्योंकि उसमें भी भोजन के दो या तीन घण्टे बाद रोगी को कष्ट प्रारम्भ होता है। यह तकलीफ उसी समय कम होती है जब रोगी दुबारा कुछ भोजन करता है।

पाकाशय में इन विकारों के साथ-साथ रोगी की जीभ में भी दो प्रकार

के परिवर्तन आते हैं। जीभ की सतह पर पीले रंग का लेप सा चढ़ जाता है। (मर्क, प्रोटोनेट्रम, फॉस)। दूसरे प्रकार का लक्षण यह है कि जीभ सूखी, चिकनी अथवा लाल और फटी-फटी सी हो जाती है। यह दूसरे प्रकार की जीभ रोग रक्तातिसार रोग में दिखाई पड़ती है। इस रोग में कभी-कभी कालीबाइक्रोम से बहुत लाभ होता है।

इसके रोगियों की श्लैष्मिक झिल्लियों से एक और भी तरह का स्राव होता है। स्राव में चाशनी जैसी लेसदार श्लेष्मा निकलती है (एलोसोकोट्रिन)। इस प्रकार का स्राव नाक के पिछले छिद्र, योनि अथवा मलद्वार से भी हो सकता है। पेचिश में कोई गलत दवा दिए जाने के कारण जब मल का रूप बदल कर जैली जैसा हो जाता है तब यह लक्षण विशेष तौर पर दृष्टिगोचर होता है। दोनों ही प्रकार के प्रदर रोग में यह औषधि बहुत फायदा करती है। एक प्रकार के प्रदर रोग का स्राव चाशनी की तरह होता है जिसमें तार सा उठता है। प्रदर के दूसरे प्रकार के स्राव का रूप, जेली की तरह होता है। इन रोगों में इस औषधि के उपयोग से बेहतर परिणाम मिलते हैं। श्वास सम्बन्धी रोगों–खांसी, काली खांसी, दमा, क्षय और ब्रोंकाइटिस में भी यह औषधि बहुत गुणकारी होती है। कालीबाइक्रोम में विद्यमान क्रोमिक एसिड के कारण ही सम्भवतः रोगी के श्लेष्मा में चाशनी की तरह तार उठने लगते हैं। अन्य किसी औषधि में श्लेष्मा का यह रूप दृष्टिगोचर नहीं होता है।

कालीबाइक्रोम की कुछ और विशेषताएँ भी हैं जिनका यहाँ पर उल्लेख कर देना उपयुक्त होगा। कालीबोइक्रोम के रोगी को होने वाले दर्द की सबसे बड़ी विशेषता यह है कि इसके दर्द का दायरा बहुत ही संकुचित होता है। यह दायरा इतना छोटा होता है कि उँगली की नोक से उसे ढका जा सकता है। माथे के दर्द में भी ऐसा ही होता है तथा वमन के साथ होने वाली सिर की पीड़ा में भी यह लक्षण मौजूद रहता है। फेरिंगटन के अनुसार अनेक दवाओं के ऐसे भी होते हैं जिनमें रोगी को कुछ दिखाई नहीं पड़ता मगर कालीबाइक्रोम इनमें सर्वश्रेष्ठ है। इसके रोगी को सिर में पीड़ा होने से पहले ही कुछ दिखाई नहीं पड़ता। इसके उपरान्त, ज्यों-ज्यों पीड़ा बढ़ती जाती है, रोगी को दिखाई देना शुरू हो जाता है (आइरिस वर्सिकलर और नेट्रम म्यूर देखिए)। इसके उपरान्त, दर्द एक छोटे से स्थान में ही केन्द्रित हो जाता है। यह लक्षण बेलाडोना के लक्षण

से मिलता है। इसका दर्द एक स्थान से दूसरे स्थान को भी हटता रहता है जैसा पल्सेटिला में अक्सर होता है। इस प्रकार के इधर-उधर हटकर होने वाली पीड़ा के लिए होमियोपैथिक चिकित्सक पाँच दवाओं का प्रयोग करते हैं। ये हैं–कालीबाइक्रोम, कालीसल्फ्युरिकम, पल्सेटिला, लैकेकैनाइनम और मैगनम एसेटिकम। पल्सेटिला के दर्द की तरह कालीबाइक्रोम का दर्द भी अधिक देर तक एक ही स्थान पर नहीं टिकता और न इसमें पीड़ित स्थान पर अधिक सूजन ही नजर आती है। पल्सेटिला के लक्षण सबसे अधिक कालीसल्फ्युरिकम में मिलते हैं जबकि मैगनम का दर्द एक संधि से दूसरी संधि तक आड़ा-तिरछा चलता है। लैक कैनाइनम में दर्द शरीर के एक पार्श्व से दूसरे पार्श्व की ओर हटता है। एक दिन दर्द शरीर के एक पार्श्व में रहता है तो दूसरे दिन दूसरे पार्श्व में अधिक पीड़ा महसूस होने लगती है। कालीबाइक्रोम के लक्षणों में अदल-बदल कर परिवर्तन होते रहते हैं। उदाहरणार्थ, पेचिश और वात के लक्षण एक साथ नहीं बल्कि एक के बाद दूसरा पैदा होता है (ऐब्रोटेनम भी)। प्लेटिना में, पीठ के लक्षणों के साथ मन और शरीर के लक्षण पर्यायक्रम से प्रकट होते हैं।

कालीबाइक्रोम उन रोगियों के लिए विशेष रूप से उपयुक्त है जिनका शरीर मोटा होता है, बाल हल्के होते हैं। उन बच्चों के लिए भी यह एक श्रेष्ठ औषधि है जिन्हें सर्दी या काली खांसी हो जाती है अथवा जिनमें कण्ठ माला या सिफलिस दोष रहता है। इस दवा की परीक्षा कर तथा इसका प्रयोग प्रारम्भ कर डा॰ ड्रिसडेल ने चिकित्सा-जगत पर एक बहुत बड़ा उपकार किया है।

काली हाइड्रियोडिकम

रोगी को काफी अन्दर से (छाती के बीच से) खांसी उठती है जिसमें बहुत गाढ़ा और बहुत अधिक मात्रा में हरा, नमकीन बलगम निकलता है। इसके साथ ही पीठ में दर्द रहता, अत्यधिक अनुभव होता है तथा रात्रि में पसीना आता है।

फेफड़ों से लेकर छाती के मध्य भाग तक तथा छाती के अन्दर से पीछे पीठ तक अथवा छाती के भीतरी कोठे में सूई चुभने की तरह दर्द महसूस होता है तथा चलने-फिरने से यह दर्द बढ़ जाता है।

रोगी को खुली हवा में घूमने की प्रबल अभिलाषा रहती है तथा खुली हवा में घूमने पर उसे आराम भी मिलता है। थकान अनुभव नहीं होती तथा अस्थिवात की शिकायत रहती है। हड्डी में बहुत अधिक पीड़ा होती है और रात्रि में यह दर्द विशेष रूप से बढ़ जाता है। सिफलिस के रोगियों को इस प्रकार की शिकायत हो जाती है, विशेष रूप से पारद का बहुत अधिक प्रयोग करने के बाद। रोगी की ग्रन्थियों में सूजन आ जाती है तथा शरीर के अनेक स्थानों से रस का क्षरण होने लगता है।

हीपर सल्फर से पारद के बहुत अधिक उपयोग से उत्पन्न विकारों और दोषों को नष्ट किया जा सकता है।

इस दवा का बहुत अधिक प्रयोग एलोपैथिक चिकित्सकों द्वारा किया जाता है। मैंने दो कारणों से इसको बहुत अधिक इस्तेमाल नहीं किया है। एक तो, मैं इसका प्रयोग करने के पक्ष में नहीं हूं। दूसरे, हैनिमैन ने इस औषधि की इतनी व्यापक परीक्षा की है जितनी कालीबाइक्रोम की थी। मैंने इसे श्वास यंत्र की एक विशेष तकलीफ में बहुत अधिक लाभप्रद पाया है। तेज सर्दी लग जाने और न्यूमोनिया के आक्रमण के बाद, यदि रोगी की खांसी काफी समय बाद भी दूर नहीं होती है और ऐसा लगने लगे कि रोगी क्षय रोग के चुंगल में फंसने जा रहा है, छाती के बीच से बहुत अधिक बलगम निकलता है, और छाती के अन्दर से दर्द उठकर दोनों कन्धों के बीच वाले स्थान तक पहुंचे (कालीबाइक्रोम; दाहिनी छाती के भीतर से पीठ तक पहुंचने पर कालीकार्ब) तथा रात को रोगी को बहुत राहत मिलती है। मैंने उक्त लक्षणों वाले क्षय रोग के संभावित अनेक रोगियों को इस दवा के प्रयोग से पूरी तरह रोग मुक्त किया है, अपने चिकित्सिय जीवन की शुरूवात में मैंने आउन्स पानी में मूल औषधि को 2 से 4 ग्रेन मात्रा डालकर औषधि तैयार की और 1 ड्राम मात्रा में तीन खूराक के हिसाब से उसका इस्तेमाल किया। आधी दवा खिलाकर मैं उसमें फिर पानी मिलाकर औषधि की मात्रा 4 आउंस कर देता था। यह क्रिया तब तक दोहराता था जब तक रोगी पूरी तरह अच्छा नहीं हो जाता था। कई वर्ष बाद, इन्हीं लक्षणों का एक और रोगी मेरे पाया आया। इस समय पोटेंसी वाली औषधि की परीक्षा करने के इरादे से मैंने 200 पोटेंसी की खूराक रोगी पर आजमाई। इस पोटेंसी की खूराक ने भी पहले जितना ही असर किया और रोगी उतनी ही शीघ्रता के साथ स्वस्थ हो गया।

इस प्रयोग के बाद से मैं सदैव कम पोटेंसी में ही इस औषधि का उपयोग करता रहा हूँ। दो अन्य दवाओं में भी इस दवा के लक्षण विद्यमान होने का भ्रम हो सकता है। ये हैं–सैंगुइनेरिया और स्टेनम। इन तीनों दवाओं के रोगी बहुत अधिक मात्रा में गाढ़ा बलगम थूकते हैं। लेकिन, स्टेनम के रोगी के बलगम का स्वाद मीठा रहता है तथा सैंगुइनेरिया में रोगी के बलगम और श्वास, दोनों में एक प्रकार की बदबू रहती है। यह बदबू इतनी अधिक होती है कि रोगी स्वयं ही उसका अनुभव करता है (सीपिया और सोरिनम में भी)। परन्तु, कालीहाइड्रियो के बलगम का स्वाद नमकीन रहता है (सीपिया)। कालीहाइड्रियो और स्टेनम का बलगम बहुत गाढ़ा और हरा होता है। सैंगुइनेरिया का बलगम ज्यादा गाढ़ा नहीं रहता। कालीहाइड्रो के बलगम में कभी-कभी फेन सा उठता नजर आता है। लेकिन मेरी राय में इसका सबसे प्रधान लक्षण है–भारी, हरा, नमकीन बलगम। फेफड़ों की जलशोथ में भी बहुधा फेन भरा बलगम निकलता है। यही लक्षण ब्राइट्स रोग में प्रकट होता है। मैंने उक्त लक्षण वाले तपेदिक से ग्रस्त अनेक रोगियों को पूर्णतः स्वस्थ किया है।

ऐलोपैथिक चिकित्सा में सिफलिस के रोगियों की चिकित्सा हेतु पारे का उपयोग करने पर अधिकतर और अनिवार्य रूप में कालीहाइड्रिमयोडिकम का प्रयोग होता रहता है। गण्डमाला रोग के फलस्वरूप शरीर में जो विकार उत्पन्न हो जाते हैं उनके निराकरण हेतु भी इस औषधि का उपयोग एक वैकल्पिक औषधि के रूप में होता है। यह वैकल्पिक औषधि क्या है? इस विकल्प की परिभाषा इस प्रकार दी गई है: एक ऐसी औषधि, जो धीरे-धीरे रोगी की आदतों अथवा प्रकृति में परिवर्तन लाती है और बिना किसी विशेष बाधा के उसे पूर्ण स्वस्थ बना सकती है। वस्तुतः यह एक अत्यन्त श्रेष्ठ औषधि मानी जाती है। होमियोपैथिक चिकित्सा प्रणाली में हर रोगी के लक्षणों को देखकर ही दवा का चुनाव किया जाता है। दवा का चुनाव रोगी और औषधि के लक्षणों की समानता पर निर्भर करता है।

यही कारण है कि दवा के प्रयोग के क्षेत्र में होमियोपैथिक प्रणाली ऐलोपैथिक प्रणाली से कहीं श्रेष्ठ ठहरती है क्योंकि इसके अन्तर्गत सुक्ष्म रूप से औषधि की परीक्षा की जाती है। उत्तम और उपयुक्त दवा चुनने वाले होमियोपैथ की सबसे बड़ी विशिष्टता यह रहती है कि वह लक्षणों में थोड़े सा थोड़ा अन्तर होने

पर भी, इन अन्तरों और भेदों पर बारीक नजर रखते हुए ही उपयुक्त औषधि का चुनाव करता है। यदि यह चुनाव विवेकपूर्ण ढंग पर हुआ हो तो दूसरी दवा बदलने की जरूरत ही नहीं पड़ती; एक ही दवा रोगी को पूरी तरह रोग मुक्त कर देती है।

यह भी कहा जाता है कि निमोनिया की चिकित्सा में भी इस औषधि का इस्तेमाल होता है परन्तु इस सम्बन्ध में मुझे कोई प्रत्यक्ष जानकारी या अनुभव नहीं है। इस सम्बन्ध में डा॰ फैरिंग्स का कहना निम्न है:

"न्यूमोनिया रोग में, जब फेफड़े के यकृत के रूप में बदलने की क्रिया अवस्था प्रारम्भ हो जाती है, जब रोग किसी एक अंग या स्थान विशेष में केन्द्रित हो जाता है या रक्त-स्राव शुरू हो जाता है। ऐसी अवस्था में यदि ऐसे स्पष्ट लक्षण मौजूद न हों, जिनसे ब्रायोनिया के फास्फोरस या सल्फर देने की जरूरत महसूस न हो तो मैं आयोडीन या पोटाश का आयोडाइड इस्तेमाल करने की सिफारिश करूँगा। हैपटिजेशन-क्रिया के बहुत अधिक उग्र रूप पकड़ लेने पर, मस्तिष्क में रक्त-संचय होने अथवा मस्तिष्क में रस-क्षरण होने की अवस्था में भी, यह दवा उपयोगी सिद्ध होती है।

इन अवस्थाओं वाले रोगियों का चेहरा शुरू में लाल हो जाता है, आंख की पुतलियाँ कुछ-कुछ फैल जाती है, रोगी में तन्द्रा उत्पन्न हो जाती है और देखने में वह बेलाडोना का रोगी जैसा प्रतीत होता है परन्तु बेलाडोना का प्रयोग करने पर कोई लाभ नहीं होता। रोगी की हालत और भी अधिक खराब हो जाती है। सांस भारी हो जाती है तथा आंख की पुतलियों पर रोशनी की क्रिया और भी घट जाती है। यह इस बात का संकेत होता है कि रोगी के मस्तिष्क में रस का क्षरण शुरू हो रहा है यदि इस विकार पर काबू नहीं पाया गया तो रोगी की मृत्यु लगभग निश्चित रहती है।

लेकिन, इसके बाद फेरिंगटन भी आगे कुछ नहीं कह पाते। वह केवल यह प्रश्न उठाते हैं बेलाडोना से रोग क्यों दूर नहीं हुआ? ऐसे मामलों में केवल लक्षणों के आधार पर दवा देने से रोग का उन्मूलन नहीं हो सकता क्योंकि रोग के सभी पहलुओं पर पूरी तरह गौर नहीं किया गया है। इस कथन से फेरिंगटन का वास्तविक अभिप्राय क्या है? इससे क्या उनका आशय यह है कि उन्होंने हेपटिजेशन की अवस्था को दृष्टि में रखे बिना ही बेलाडोना औषधि का प्रयोग

करने का निर्णय ले लिया था? अथवा वह यह कहना चाहते हैं कि अन्य लक्षणों के बिना ही फेफड़ों का यकृत भाव परिवर्तन ही लक्षणों के सभी पहलुओं को उजागर कर देता है। उनके भ्रमाजल के यह दो चरम बिन्दु हैं और प्रश्न उठता है कि इनमें से वह किसे चुनते हैं। मेरा तो यह कहना है कि रोग के अन्य सभी लक्षण, फेफड़े को यकृत में बदलने की प्रक्रिया को छोड़कर, रोग के सभी पहलुओं को प्रकट नहीं करता। यकृत में बदलने की प्रक्रिया भी एक प्रमुख लक्षण है–अर्थात् सभी लक्षणों में वह भी एक लक्षण है। अब उनका कहना है : अपने कान रोगी की छाती से लगाइये तो आपको महसूस हेगा कि एक या दोनों फेफड़े कड़े और ठोस से प्रतीत होने लगेंगे। मैं इसे एक अत्यन्त विषयनिष्ठ लक्षण मानूंगा और रोग पर विचार करते हुए उसकी किसी भी प्रकार उपेक्षा नहीं की जा सकती। यह बात भी स्मरण रखिए कि आश्रयनिष्ठ और विषयनिष्ठ दोनों ही प्रकार के लक्षणों पर विचार करना और उन्हें ग्रहण करना उचित और उपयुक्त है।

हैनिमैन के अनुसार मैं यही कह सकता हूं कि जो चिकित्सक सम्पूर्ण लक्षणों को पूरी तरह दृष्टि में रखकर औषधि का चयन करता है, वह कभी असफल नहीं होगा। यह हमारे निर्णायक मार्गदर्शक हैं और कभी झूठे सिद्ध नहीं हो सकते (See Kafka's Case, Ham Clinic Page 73, 1870)

हेरिंग की प्रसिद्ध पुस्तक “गाइडिंग सिम्पटम्स, वाल्युम 6, पृष्ठ 441 के अनुसार, “शारीरिक प्रणाली के मध्यवर्ती भाग में, रस-प्रवेश के कारण विधान तन्तुओं में उत्पन्न गड़बड़ी, सूजन, शोथ, ग्रन्थियों में फैलाव, कोमल अर्बुद के कारण हड्डियों का बढ़ना और फूलना इत्यादि से सम्बन्धित विकारों और रोगों में भी यह अवश्य कारगर सिद्ध होती है। लेकिन, केवल एक और अस्पष्ट लक्षण के आधार पर औषधि का प्रयोग कर देने से रोगी को बहुत हानि पहुँचती है। उदाहरणार्थ, फेफड़े के यकृत के रूप में बदलने की प्रक्रिया को प्रकट करने वाले एकमात्र लक्षण के आधार पर निमोनिया रोग का इलाज करना। यह तो केवल एक लक्षण मात्र है और कोई भी एक लक्षण अनेक औषधियों में मौजूद हो सकता है। यदि विधान-तन्तुओं में फैलाव के लक्षण के साथ-साथ दवा के कुछ अन्य विशेष लक्षण भी स्पष्ट रूप से दृष्टिगोचर हो रहे हों तो हम अन्य औषधियों के साथ उसकी तुलना कर उनके अन्तर को भली प्रकार समझ सकते हैं। लेकिन, अकेले अवशोषण के लक्षण को आधार मानकर, वह भी केवल इसलिए कि किसी

एक रोगी में औषधि प्रयोग के कारण था शोषण का लक्षण उभर आया था, यदि हम सभी रोगियों पर उसका प्रयोग करने लगें तो यह तो एक प्रकार से एलोपैथिक चिकित्सा-प्रणाली की नकल मात्र होगा। उदाहरणार्थ, काली आयोडेटम का उपयोग सिफलिस के इलाज में होता है तथा मरकरी का उपयोग भी इसी रोग की चिकित्सा में होता है। सल्फर सोरा-दोष को नष्ट करता है तथा थूजा प्रमेह रोग के इलाज के लिए सफलता के साथ इस्तेमाल होता है। लेकिन, इतनी जानकारी पर्याप्त नहीं है। प्रारंभ तो अच्छा है मगर अंत भी तो होना है। इन सब विशेष दोषों और विकारों को नष्ट करने के लिए अन्य दवाओं का भी इस्तेमाल किया जाता है। इनका उपयोग विशेष प्रकार के लक्षणों में भी होता है। इनकी अलग-अलग श्रेणियां हैं। लक्षण के अनुसार विभिन्न श्रेणियों की औषधियों में जो भी रोगी के लिए उपयोगी प्रतीत होंगी उन्हीं का प्रयोग चिकित्सक को रोगी के इलाज में करना होगा।

बहुधा कालीआयोडेटम का बहुत ही अधिक दुरूपयोग होता है और इसी कारण यह प्रश्न सहज ही उठ खड़ा होता है कि इस प्रकार औषधियों का अविवेकपूर्ण उपयोग मानव समाज के लिए किसी प्रकार भी हितकर साबित नहीं हो सकता।

मेरी राय है कि कालीआयोड का उपयोग निम्नतम क्रम में होना चाहिए क्योंकि निम्न क्रम में उपयोग करने पर रोगी को अधिक हानि नहीं पहुँचती। मेरा विश्वास है कि अगर शक्तिकरण की प्रक्रिया द्वारा हम इस औषधि को शक्ति शाली बनाएं तो हम इसके औषधियों गुणों को आधा भी नहीं जानते हैं।

काली म्यूरियेटिकम

काली म्यूर बायोकेमिक कहे जाने वाली औषधियों में से एक है। साथ ही यह ऊतक संबंधी बारह औषधियों में से भी एक है जिनका सुसलर ने अविष्कार किया था। सुसलर का दावा है कि यह औषधि मांस की सभी बीमारियों को दूर करती है। होमियोपेथिक दवाओं की जिस तरह परीक्षा की जाती है उसके अनुसार यह दवा अभी पूरी तरह कसौटी पर खरी नहीं उतरी है और अभी तक 3 से लेकर 30 तक के क्रम में इसका प्रयोग किया गया है तथा इसके बड़े अच्छे परिणाम सामने आए हैं। अभी तक तो यही अनुभव हो रहा है कि यह दवा बहुत अधिक लाभकारी है। प्रदाह की दूसरी अवस्था में तथा शरीर के अन्दर कहीं भी स्राव होने पर यह दवा विशेष रूप से कारगर सिद्ध हुई है। यह कालीहाइड्रियोडिकम की तरह हानि नहीं पहुँचाती बशर्ते बहुत अधिक मात्रा में भी मैंने इस औषधि का सफल प्रयोग किया है। वैसे ऐसे भी अनेक अवसर आए जबकि अन्य कई औषधियां नाकामयाब रहीं परन्तु यह दवा कारगर सिद्ध हुई। तालु-प्रदाह के नए लक्षण दब जाने के बाद, जबकि एकोनाइट, बेलाडोना और फेरमफास का प्रयोग हो चुका हो, इसके उपयोग से रोगी को लाभ होता है। कान की पश्चान्नली के बन्द होने पर तथा सूजन के कारण बहरापन आ जाने पर, यह औषधि बहुत लाभ करती है। मैंने पहले इसकी तीसरी और छठीं पोटेंसी का प्रयोग किया लेकिन बाद में 24 पोटेंसी को अधिक कारगर और प्रभावशाली पाया। यदि प्रारम्भ में ही इस औषधि का प्रयोग किया जाए तो बहुत से पुराने बधिर रोगी इस औषधि से पूरी तरह अच्छे हो सकते हैं। इस रोग में मर्क्यूरियस डलिसिस भी लाभदायक है। लेकिन, इसके लिए मर्क्यूरियस के अन्य लक्षणों का मिलना बहुत ही जरूरी है क्योंकि तभी उसका उपयोग करने या न करने के बारे में कोई अन्तिम निर्णय लिया जा सकता है। काली म्यूर का प्रयोग इस के परीक्षण के परिणामों के आधार पर कम तथा रोगी शरीर में प्रयोग के कारण अधिक हो रहा है।

एपिस मेलिफिका

लक्षण : जलन, इतना पैना दर्द जैसे शहद की मक्खी ने डंक मार दिया हो; आँखों की पलकों, गला, अंगुलबेडा, खूनी बवासीर, जरायु (विशेषकर दाहिनी ओर का जरायु), दोनों स्तनों में सूजन और त्वचा में विसर्प, शीतपित्त, या जहरीला फोड़ा; बहुत अधिक सूर्जन–सारे शरीर में या शरीर के किसी खास भाग में (चेहरा, कान, आंख की निचली पलकें); कण्ठ (डिफ्थीरिया), जननेन्द्रिय (विशेषकर अंडकोष), त्वचा में (विसर्प और शीत-पित्त); सभी जगह, सारे शरीर में शोथ। इन सभी अंगों में सूजन के साथ डंक मारने की तरह तेज दर्द होता है या बिल्कुल ही दर्द नहीं महसूस होता।

मस्तिष्क-विकारों से ग्रसित रोगी एकाएक जोर से चिल्ला उठता है और इसके बाद ही कुछ समय के लिए बिल्कुल स्तब्ध रह जाता है। रोगी को प्यास नहीं लगती, विशेष रूप से शोथ और सविराम-ज्वर में, बुखार की गर्मी बढ़ने पर भी रोगी को प्यास नहीं लगती है। रोगी की त्वचा पर कभी पसीना आता है तो कभी वह बिल्कुल खुश्क हो जाती है। रोगी को ऐसा लगता है कि उसकी सांस रूक जायेगी। शोथ या सविराम-ज्वर से पीड़ित रोगी जिस समय ताप से पीड़ित होता है उस समय उसे ऐसा लगता है कि उसकी यह सांस अंतिक सांस होगी।

वृद्धि–ह्रास

निद्रा के बाद, छूने पर तनिक सा भी स्पर्श रोगी को सहन नहीं होता; गर्मी और गर्म कमरे में रहने पर, ठण्डे कमरे में ठण्डी हवा में और ठण्डी वस्तुओं का लेप करने पर रोग में कमी आती है।

दब जाने वाले या बार-बार पलट कर आने वाले स्फोटक-ज्वर, खसरा, शीतपित्त और लाल-ज्वर जनित विकार या दुष्परिणाम। रोगी अतिसार से पीड़ित रहता है और उसे ऐसा लगता है कि गुदा में मल रोकने की क्षमता नहीं रह गई है या मलद्वार का मुख खुला हुआ-सा लगता है।

डंक मारने की तरह दर्द और जलन इसका प्रधान परिचायक लक्षण है। इसका दर्द बहुत ही तेज और आकस्मिक होता है जैसे शहद की मक्खी ने सहसा डंक मार दिया हो। इस प्रकार की पीड़ा इस औषधि का वैसा ही विशेष लक्षण है जिस प्रकार खुजली एगारिकस का और जलन आर्सेनिक और सल्फर का। लेकिन, एपिस की जलन को ठण्ड से आराम मिलता है जबकि आर्सेनिक और सल्फर की जलन में गर्मी से राहत महसूस होती है। डंक मारने की तरह की यह जलन और भी अनेक रोगों में होती है। मस्तिष्क को ढकने वाली झिल्ली में जब डंक मारने की तरह का दर्द होता है और रोगी पीड़ा से भयंकरता के कारण एकाएक जोर से चीख पड़ता है–मस्तिष्क में जल-संचय, मस्तिष्क मेरु-मज्जा प्रदाह और टाइफस सेरिब्रेलिस जैसे भयंकर रोगों में इसी प्रकार की अवस्था उत्पन्न होती है। इस विकार का उपचार एपिस से ही हो सकता है। श्लैष्मिक झिल्ली में भी, बवासीर और कण्ठ रोग की तरह ही, इसी प्रकार का दर्द उठ खड़ा होता है तथा साथ ही कुछ अधिक या कम जलन भी रोगी को महसूस होती है। डिम्बाशय में इसी प्रकार का डंक मारने की तरह का दर्द अनुभव होता है। यह औषधि कैंसर रोग की चिकित्सा में, खुले कैंसर और अंगुलबेडा रोग में भी बहुत प्रभावशाली सिद्ध हुई है। मैंने इसे अंगुलबेडा रोग में बहुत लाभकारी पाया है। इस औषधि के गुणों के बारे में हेरिंग ने लिखा है : नेत्र, पलक, कान, चेहरा, ओंठ, गले का आंतरिक भाग मल द्वार और अंडकोष में डंक मारने की तरह दर्द और जलन के साथ ही लाली और सूजन मौजूद रहती है। यह लक्षण बहुत ही मूल्यवान है। लेकिन इसके साथ इस बात पर भी ध्यान रखना चाहिए कि ठण्डक और ठण्डी चीजों के लेप से इन लक्षणों की उग्रता कम हो जाती है।

इस प्रकार, हमें यह पता चल जाता है कि इस दवा का शरीर की कौन कौन सी प्रणाली पर प्रभाव पड़ता है। त्वचा-रोगों विशेषकर तीक्ष्ण उद्भेदों का यह एक महत्वपूर्ण लक्षण होता है तथा साथ ही चर्म रोगों के अचानक दब जाने के कारण उत्पन्न मस्तिष्क व मस्तिष्कावरण के रोगों में भी विशेष रूप से परिलक्षित होता है।

कोषमय विधान तन्तु में रसक्षरण तथा जल पैदा हो जाने या शोथ की अवस्था में एपिस एक अचूक औषधि मानी जाती है। यह लक्षण प्रदाहिक रोगों

की शुरूआत में आरम्भ से ही प्रकट हो जाता है और अधिक फैलने पर रसक्षरण और पुरानी शोथ की अवस्था पैदा हो जाती है। उग्र डिप्थीरिया रोग में जब कण्ठ का समूचा भीतरी भाग जल भरी सूजन से फूल उठता है तथा जीभ का ऊपरी भाग जलभरी थैली की तरह लटकता है, (कालीबाइक्रोम, रसटाक्स) तथा गले का भीतरी भाग तथा स्वर-तन्त्री अवरूद्ध हो जाने के कारण सांस रूकने लगती है और रोगी के मरने का खतरा उत्पन्न हो जाता है, उस समय एपिस रामबाण की तरह अचूक सिद्ध होती है। इस प्रकार के रोगियों को डंक मारने की तरह या जलन करने वाला दर्द हो सकता है। लेकिन, कभी-कभी यह दर्द बिल्कुल भी नहीं रहता। यह बहुत ही भयंकर अवस्था होती है क्योंकि रोग के बहुत अधिक चढ़ जाने पर ही रोगी को एकदम दर्द का एहसास नहीं होता है। यदि कण्ठ के रोगों में दर्द नहीं होता तो उसे बेप्टीशिया का भी लक्षण मानते हैं परन्तु, बैप्टीशिया में उतनी तेजी से सूजन नहीं बढ़ती जितनी एपिस में बढ़ती है। साथ ही बैप्टीशिया में जलपूर्ण शोथ भी नहीं रहती। कई वर्ष पूर्व मुझे न्यूयार्क के वोटकिंस लेन नामक एक स्थान में डिप्थीरिया के एक बिगड़े हुए रोगी को देखने का मौका मिला था। उस परिवार का एक सदस्य मर चुका था। उस स्थान में चालीस से अधिक व्यक्ति इस रोग के शिकार होकर मृत्यु को प्राप्त हो चुके थे तथा लोग भयभीत होकर वहां से भाग रहे थे। उक्त रोगी का इलाज एक अत्यंत अनुभवी वृद्ध चिकित्सक कर रहे थे। मैं जिस कमरे में चिकित्सक से परामर्श कर रहा था वहीं से रोगी को श्वास लेने में हो रहे कष्ट की ध्वनि साफ सुनाई पड़ रही थी। उस समय एपिस उस रोग के लिए नई दवा थी। जैसे ही मैंने रोगिणी का कण्ठ देखा मुझे यह पूर्ण विश्वास हो गया कि वह एपिस की ही रोगिणी है। इसके बाद, कुछ और प्रश्न मैंने पूछे जिससे मेरा विश्वास और भी अधिक दृढ़ हो गया। मैंने डाक्टर से पूछा कि उसने रोगी को एपिस दिया या नहीं। उसने नकारात्मक उत्तर दिया। मेरे अनुरोध पर उसने रोगिणी को एपिस दी और रोगिणी को एपिस से जीवन दान मिला। इस बारे में मेरी रिपोर्ट हैनीमेन मासिक के 12वें अंक में देखें।

शरीर के लगभग सभी भागों में एपिस की जलभरी सूजन हो सकती है परन्तु, मुख के भीतर, पलक, चेहरे और आंख के चारों ओर यह विशेष रूप से दिखाई पड़ती है (समूचे चेहरे पर फास्फोरस)। आंख की निचली पलक, जलभरी

थैली की तरह सूजकर लटक जाती है (काली कार्ब, ऊपरी पलक) विसर्प रोग में त्वचा की सूजन भी इसी प्रकार जल भरी सूजन के सदृश दिखती है और आमतौर पर उसमें डंक मारने की तरह दर्द हुआ करता है। कभी-कभी यह जलभरी सूजन इतनी बढ़ जाती है कि बहुत बड़े जल भरे छाले के सदृश इसका आकार जैली जैसा दिखाई देता है।

एपिस का शोथ शरीर के किसी अंग विशेष में केन्द्रित हो सकता है अथवा सारा शरीर भी इससे प्रभावित हो सकता है। डिम्बाशय, अण्डकोष, वक्ष गह्वर तथा स्त्रियों की जननेन्द्रिय में भी यह शोथ पड़ सकता है। एपिस का एक सबसे प्रमुख लक्षण यह है कि शोथ रोग में रोगी को प्यास नहीं महसूस होती और इसी एक लक्षण के आधार पर अन्य औषधियों से इसको अलग किया जा सकता हैं। प्यास लगने पर एसेट, एसि, आर्स और एमोसाइनम का प्रयोग करना चाहिए।

कुछ खास रोगों और लक्षणों में भी एपिस का प्रयोग होता है। यदि रोगी को छूने पर ऐसा कष्ट होता है जैसे छूआ हुआ अंग किसी चीज से कुचल दिया गया हो; उदर, जरायु तथा डिम्बाशय में भी स्पर्श से बहुत कष्ट होता हो; कभी-कभी सारे शरीर में स्पर्श से इस प्रकार का कष्ट होता है–यहां तक कि बालों को छूने से भी रोगी को पीड़ा होती है (चायना अफिसिवौलिस)। मस्तिष्क, मेरू-मज्जा प्रदाह रोग में अनेक बार इसी प्रकार की अवस्था दिखाई पड़ती है। इसे भी एपिस का विशेष लक्षण माना जाता है। विसर्प में भी यही स्पर्श कातरता रहती है और यहीं पर हीपर सल्फर और एपिस, दोनों ही औषधियों के लक्षण परस्पर मिलते हैं। एपिस के रोगी को नींद में या तो बहुत बेचैनी रहती है अथवा मस्तिष्क रोग में गहरी सुषुप्ति की अवस्था दिखाई पड़ती है। रोगी रह-रह कर चीख उठता है। यदि इस प्रकार के लक्षण विद्यमान हों तो रोगी को एपिस अवश्य दी जानी चाहिए। प्रदाहिक रोगों तथा सविराम-ज्वर में यदि रोगी के बदन में अदल-बदल कर रूखा और गरम या पसीने से तर दिखाई पड़ता है तो एपिस तुरन्त आजमाई जानी चाहिए।

अन्य किसी भी दवा में अदल-बदल कर उक्त लक्षण नहीं मिलता। एपिस के रोगी को ऐसा महसूस होता है कि उसकी हर सांस जैसे आखिरी सांस है। यह एक विशेष लक्षण है जिसको कभी नहीं भूलना चाहिए। यह लक्षण केवल वक्ष के शोथ में ही नहीं दिखाई देता बल्कि स्नायविक विकारों में भी यही लक्षण

उभरता है। आरक्त-ज्वर में, जब दाने अच्छी तरह नहीं निकलते अथवा निकल कर भी फिर बैठ जाते हैं और जिसके कारण मस्तिष्क में अनेक उपद्रव खड़े हो जाते हैं, यह लाभकारी है। आरक्त-ज्वर के बाद वाले शोथ के लक्षण में यदि कोई दूसरी दवा का सदृश लक्षण न दिखाई दे तो इसका उपयोग होता है।

कैन्थरिस वेसिकेटोरिया

लक्षण—बार-बार पेशाब जाने की इच्छा और पेशाब जाने पर काटने और जलन के साथ दर्द। हर बार बहुत थोड़ी-थोड़ी मात्रा में पेशाब उतरना या खून की तरह लाल रंग की पेशाब होना। आँख, मुख, गले, पेट, आंतों तथा त्वचा और श्लैष्मिक झिल्ली के ऊपरी भाग में तेज जलन के साथ दर्द। श्लैष्मिक झिल्लियों से चासनी के तार की तरह लेसदार स्राव। प्रायः सभी प्रकार की शिकायतों के साथ पेशाब संबंधी लक्षण विद्यमान रहते हैं। बड़े-बड़े जल भरे छाले और जलन करने वाला दर्द भरा विसर्प। शरीर के किसी अंग की सतह जल जाने पर भी कैन्थरिस लाभ करता है (ऊपरी प्रयोग)। बहुत अधिक वेदना, प्रचण्ड क्रोध, उन्मत्त प्रलाप तथा सम्भोग की उत्कृष्ट लालसा (स्त्री-पुरुष दोनों में), सभी बातों से विराम, विशेषकर भोजन की वस्तुओं और तम्बाकू से, खून मिले दस्त तथा मूत्राशय और मलद्वार में कूथन।

अगर मुझे किसी एक औषधि से सादृश्यता के सिद्धांत की सत्यता साबित करनी हो तो मेरा ख्याल है कि केवल कैंथरिस से ही यह काम हो सकता है।

ऐसी कोई और दवा नहीं है जो इतने निश्चित रूप तथा इतनी अधिक उग्रता के साथ मूत्राशय में खुजली और सूजन पैदा करती हो और कोई अन्य दवा कैन्थरिस की तरह शीघ्रतापूर्वक इन विकारों का उन्मूलन करने में समर्थ होती हो।

श्री एच०एन० गर्नसी ने इस सम्बन्ध में लिखा है : यह एक अत्यन्त महत्वपूर्ण, परन्तु कम विदित तथ्य है कि यदि बार-बार पेशाब होने के साथ काटने की तरह दर्द और जलन हो अथवा पेशाब करने के समय जलन या दर्द हो

तो अन्य रोगों, यहां तक कि फेफड़े और मस्तिष्क के प्रदाह तक में भी, कैन्थरिस का सफल प्रयोग किया जा सकता है। उनको इसके साथ यह भी लिखना चाहिए था कि आन्त्र-पथ, कण्ठ, श्लैष्मिक-झिल्ली, मलान्त्र और गुदा एवं फुसफुस वेस्ट अथवा चर्म रोगों में यदि पेशाब सम्बन्धी उक्त विकार मौजूद रहे तो कैन्थरिस का सफलता के साथ उपयोग हो सकता है।

एच० एन० गर्नसी ने आगे लिखा है : वायु-नली सम्बन्धी ऐसे विकारों की चिकित्सा में, जिनमें लेसदार और कड़ा श्लेष्मा मौजूद हो, सदैव कैन्थरिस का उपयोग करने के बारे में गम्भीरतापूर्वक विचार करना चाहिए। (हाइड्रैस्टिस कालीबाइक्रोम, काकक्स कैक्टाई इत्यादि)। मैंने जीर्ण ब्रोंकाइटिस से ग्रस्त एक महिला पर इस औषधि की परीक्षा की थी। रोगिणी को इतनी अधिक मात्रा में श्लेष्मा निकलती थी तथा वह इतनी अधिक लेसदार और कड़ी थी कि मेरा ध्यान तुरन्त कालीबाइक्रोम की ओर चला गया। लेकिन, कालीबाइक्रोम से रोगिणी की हालत और गंभीर हो गई। तभी इलाज के दौरान एक दिन रोगिणी ने मुझे बताया कि उसे पेशाब करते समय काटने जैसी पीड़ा और जलन होती है तथा बार-बार पेशाब जाना पड़ता है। इसी लक्षण को आधार मानकर मैंने रोगिणी को कैन्थरिस की खूराक दी, जिसका उस पर जादू की तरह असर हुआ। उस समय मैंने केवल मूत्र संबंधी लक्षणों को देखकर कैंथरिस दी थी। इस औषधि की श्वसन अंगों की उपचारिक शक्ति के बारे में लेश मात्रा भी ज्ञान नहीं था।

चमत्कारिक रूप से पूर्ण व स्थाई उपचार होना रोगी तथा चिकित्सक दोनों के लिए ही प्रसन्नता का विषय होता है।

मूत्राशय से सम्बन्धित इसके लक्षणों पर हमें और भी अधिक ध्यान देना चाहिए। मैंने स्वयं अनुभव से यह ज्ञान अर्जित किया है। मेटेरिया मेडिका में ऐसे बहुत से लक्षण मौजूद हैं, जो रोग आरोग्य सूत्र से लिए गए हैं। ये लक्षण बहुत ही मूल्यवान हैं। फिर भी, रोग-आरोग्य, दोनों ही सूत्रों से प्राप्त लक्षणों की तुलना में उन्हें अधिक महत्व या प्रधानता नहीं दी जा सकती। वस्तुतः "हल्स जार" की तरह इन्हें अलग छाँट लेना चाहिए। इनमें से कुछ प्रधान लक्षण इस प्रकार हैं:–

मूत्राशय में बहुत अधिक दर्द, और बार-बार पेशाब की इच्छा तथा पेशाब के समय असह्य कूथन, मूत्राशय-ग्रीवा में जलन के साथ काटने जैसा तेज दर्द;

पेशाब करने से पूर्व, पेशाब करने के समय और उसके बाद मूत्र नली में बहुत तेज जलन के साथ काटने की तरह दर्द; बार-बार पेशाब जाने की इच्छा, बूंद-बूंद कर पेशाब होना; पेशाब का रंग जला हुआ सा होता है तथा पेशाब बूंद-बूंद कर उतरता है।

उक्त लक्षणों के मौजूद रहने पर लगभग प्रत्येक होमियोपैथ तुरन्त कैन्थरिस का इस्तेमाल करेगा। इतने स्पष्ट प्रमाण सुलभ रहने पर कोई भी चिकित्सक "समः समं शमयति" के सिद्धान्त की अवहेलना नहीं कर सकता। यदि वह इस स्थिति में भी उक्त नियम की अवहेलना करता है तो यह तो 'आंख रहते अन्धे बन जाने के समान होगा'।

चर्म-रोगों पर भी कैन्थरिस की निर्णायक प्रतिक्रिया होती है। विसर्प रोग में भी कभी-कभी यह दवा बहुत अधिक फायदा करती है तथा चिकित्सक को यह सोचना पड़ता है कि एपिस और कैन्थरिस में से कौन सी दवा रोगी को दी जाए। एपिस के रोगी को भी कभी-कभी मूत्र नली में बहुत अधिक दाह होती है। एपिस के रोगी में शोथ का लक्षण मौजूद रहता है जबकि कैन्थरिस के रोगी छालों से पीड़ित रहते हैं। एपिस की तुलना में कैन्थरिस के रोगी को जलन बहुत अधिक रहती है जबकि एपिस में डंक मारने की तरह तेज दर्द होता है। मूत्र विकार सम्बन्धी सभी लक्षण कैन्थरिस में अधिक उग्र रूप में विद्यमान रहते हैं। इसके अलावा दोनों ही दवाओं के मस्तिष्क सम्बन्धी लक्षण भी अलग-अलग होते हैं। एपिस के रोगियों को डंक मारने की तरह इतना तेज दर्द होता है कि वह चीख उठता है। दानों के बैठ जाने और मस्तिष्क की झिल्ली पर उनका हमला होने की अवस्था में यह लक्षण विशेष रूप से उभरता है। लेकिन, इस अवस्था में भी रोगी बहुत अधिक बेचैन नहीं होता। कैंथरिस का रोगी बहुत अधिक बेचैनी महसूस करता है तथा अस्थिर, और असन्तुष्ट रहता है। कभी-कभी वह कराहता है या तेजी से चीख उठता है; लगातार हिलता-डुलता रहना चाहता है या अपना स्थान बदलते रहना चाहता है। यह लक्षण आर्सेनिक एल्ब से मिलते-जुलते हैं। तेज जलन होने पर तथा छूने पर अंग में अकड़न और जलन होने पर कैन्थरिस का प्रयोग किया जाना चाहिए। परन्तु, प्रारम्भिक प्रयोग के उपरान्त, अन्य लक्षण मिला कर ही इसका और आगे प्रयोग होना चाहिए। हेरिंग ने होमियोपैथिक चिकित्सा पद्धति में अविश्वास करने वाले लोगों को एक बार यह चुनौती दी थी

कि वे अपनी उंगली जला कर कैन्थरिस मिले हुए जल में डूबो दें और परिणामों को देखें।

अब हम कैन्थरिस के कुछ ऐसे इन्द्रिय ग्राह्य लक्षणों का भी उल्लेख करेंगे जिन्हें चिकित्सकों ने कम महत्व दिया है। यह लक्षण है–जलन की अनुभूति। यदि जलन की अनुभूति के आधार पर आर्सेनिक के मुकाबले में कोई दवा रखी जा सकती है तो वह कैन्थरिस है। मैं कैंथरिस की जलन के सभी लक्षणों को एक साथ बताऊंगा ताकि वे सदा स्मरण रह सके। आंखों के प्रदाह, विशेषकर आग से जलने के बाद उत्पन्न प्रदाह, मुख, कण्ठ और पाकाशय में जलन के साथ तेज प्यास, आमाशय के निम्न भाग में तेज जलन के साथ दर्द, सम्पूर्ण आंत-प्रणाली में जलन की तरह दर्द और गर्मी, मल के साथ खरोंच से आने वाला रक्त मिला हुआ गाढ़ा भूरे रंग की श्लेष्मा तथा मल निकलने के बाद पेट के दर्द में कमी; मलद्वार में जलन, काटने या डंक मारने की तरह का दर्द; डिम्बाशय में बहुत अधिक जलन और दर्द, जलन की तरह दर्द के साथ अन्नावरण प्रदाह, पेट में बहुत अधिक अनुभूति और मूत्राशय में कूथन, स्वर-यन्त्र में खांसने के समय जब कड़ी श्लेष्मा निकलती हो; जलन और डंक मारने की तरह दर्द, वक्ष स्थल में जलन।

इससे पूर्व, मूत्र-यन्त्र रोगों से होने वाली जलन के विषय में तथा विसर्प में त्वचा की जलन के बारे में अथवा शरीर पर अन्य दानों में जलन के सम्बन्ध में पहले ही विस्तार से चर्चा की जा चुकी है। कैन्थरिस की क्रिया से झिल्ली के स्राव में भी वृद्धि हो जाती है। यह इसकी एक निश्चित क्रिया है और इसके प्रयोग का एक बहुमूल्य लक्षण माना जाता है।

❋❋❋❋

टेरेण्टुला हिस्पानिया

यह औषधि मकड़े के विष से तैयार की जाती है। मकड़ों से तैयार किए जाने वाले अन्य विषों की तरह इसमें भी कितने ही प्रत्यक्ष स्नायविक लक्षण उभरते हैं। डिम्बाशय और गर्भाशय सम्बन्धी विकारों में तथा स्त्रियों की जननेन्द्रियों पर इस दवा की विशेष प्रतिक्रिया होती है। अतिसंवेदनशीलता के रोगी में या उक्त भीतरी अवयवों में रक्त-संचय होने पर हिस्टीरिया की तरह का विकार पैदा हो जाता है। इसके साथ ही रोगिणी का मेरूदण्ड दुर्बल हो जाता है, पीठ पर स्पर्श सहन नहीं होता और दर्द रहता है तथा रोगी को बहुत अधिक उत्तेजना, दर्द और बेचैनी रहती है। गाने-बजाने से विशेष अनुभूति इत्यादि लक्षण उभर आते हैं तथा हाथों को किसी न किसी काम में लगाए रहने की बहुत अधिक इच्छा रहती है (कालीब्रामेटम)। इसके साथ ही सम्भोग की प्रबल इच्छा होती है; जननेन्द्रिय में खुजली होती है। इस प्रकार के लक्षणों में टैरेण्टुला हिस्पानिया बहुत लाभ पहुँचाती है। स्नायविक अवस्थाओं के अधिक उग्र रूप धारण करने पर जब कोरिया के लक्षण उभर आते हैं तो यह दवा विशेष रूप से कारगर सिद्ध होती है। अन्य विकारों के साथ जब रोगी की पेशियां धड़कने लगती है तो इसका अवश्य इस्तेमाल करना चाहिए। जिस तरह की बेचैनी फास्फोरस के रोगी पुरुष में दृष्टिगोचर होती है ठीक उसी प्रकार की बेचैनी टैरेण्टुला की स्त्री-रोगिणी में नजर आती है। तात्पर्य यह कि वह शान्त भाव से नहीं रह सकती तथा हमेशा हिला-डुला करती है। चलने-फिरने पर ये लक्षण और बढ़ जाते हैं। यह औषधि अभी तक परीक्षित नहीं है।

टैरेण्टुला क्यूबेन्सिस

यह औषधि एक प्रकार के केश वाले मकड़े से तैयार होती है। व्रण, फोड़ा तथा प्रत्येक ऐसी सूजन में, जिसमें विधान-तन्तु का रंग कुछ नीला हो जाता है। तीव्र जलन युक्त दर्द होता है, टैरेण्टुला क्यूबेन्सिस बहुत लाभ करती है। इस प्रकार की सूजन में पहले एंथ्रासिनम और आर्सेनिकम प्रधान रूप से इस्तेमाल होती थी। लेकिन, अब टैरेण्टुला क्यूबेन्सिस इस रोग में रामबाण औषधि मानी जाती है। मैंने अंगुलबेड़ा के ऐसे अनेक रोगी देखे हैं, जो रोग के कष्ट के कारण रात भर जागते रहते थे और कष्ट से राहत पाने के लिए इधर-उधर टहलते रहते थे। इस दवा के प्रयोग से उन्हें बहुत कम समय में आराम हो गया। इस प्रकारे के रोगों के लिए यह दवा एक अचूक औषधि मानी जाने लगी है और यह उचित है कि चिकित्सकों द्वारा इसकी और व्यापक परीक्षा की जाए।

****

माइगेल लैसियोडोरा

यह औषधि भी एक प्रकार के मकड़े के विष से तैयार होती है तथा नर्तन रोग की अचूक दवा मानी जाती है। नर्तन रोग जब उग्र रूप धारण कर लेता है तो चेहरे की पेशियों के फड़कने के लक्षण की प्रधानता रहती है, उस समय यह दवा विशेष कारगर सिद्ध होती है। लेकिन, इस औषधि की भी व्यापक परीक्षा करने की जरूरत है।

****

एरेनिया डायोडेमा

इस औषधि का निर्माण एक अन्य प्रकार के मकड़े के विष से होता है तथा ग्रेऊवोगल ने इसे उद्जनाभ औषधि का नाम दिया है। नम मौसम में होने वाले रोगों के इलाज में इस दवा का विशेष रूप से प्रयोग होता है। इस सम्बन्ध में रोग के लक्षणों में वृद्धि और ह्रास आने के स्वरूप को ध्यान में रखना जरूरी है क्योंकि इससे औषधि चुनने में मदद मिलती है। इस प्रकार के रोगों में और भी कई दवाएं दी जाती हैं जैसे–एरेनिया, नेट्रम, सलफ्युरिकम, डल्कामारा, नक्स मस्कोटा, रस टक्सिकोडेण्ड्रन, रोडोडेण्ड्रन इत्यादि। इन सभी दवाओं में नम मौसम में रोग के लक्षण बढ़ते हैं। नम मौसम में रोगी के कष्ट में वृद्धि होने पर चिकित्सकों को इन्हीं दवाओं में से उपयुक्त दवाओं का चुनाव करना पड़ता है।

***

थेरिडियन कुरासेविकम

इस औषधि के रोगी को तनिक सी भी आवाज आने या आंख बन्द करने पर सिर में चक्कर आने लगते हैं और साथ ही मिचली की शिकायत हो जाती है।

इस औषधि के रोगी के स्नायुओं की संवेदनशीलता बहुत बढ़ जाती है। रोगी को कागज की खड़खड़ाहट और सूती तथा रेशमी कपड़े का स्पर्श भी सहन नहीं हो पाता। रोगी को छाती के ऊपरी भाग से दर्द शुरू होता है जो बढ़कर भीतरी कन्धे तक फैल जाता है।

यह औषधि भी एक प्रकार के मकड़े की विष से तैयार होती है तथा हेरिंग द्वारा इसकी परीक्षा की जा चुकी है। इस औषधि का विशेष लक्षण यह है कि रोगी को मिचली के साथ सिर में चक्कर आता है, विशेषकर नेत्र बंद करने पर। मैंने तथा अन्य चिकित्सकों ने इस औषधि की काफी परीक्षा की है।

इस औषधि के लक्षणों का वर्णन करते हुए एलेन ने लिखा है कि रोगी को आंख बन्द करने पर सिर में चक्कर आता है (लैक, थूजा); आंखें खोलने पर (टैबेकम) और ऊपर की तरफ देखने पर (पल्स, साइ०) पर भी चक्कर आता है; थोड़ी सी आवाज होने पर भी चक्कर का आ जाना और आंतरिक कर्ण रोग के साथ चक्कर आना भी इसके प्रधान लक्षण हैं।

रोगी को यह अहसास होता है जैसे प्रत्येक आवाज उसके शरीर को अन्दर तक भेदती चली जा रही है और साथ ही रोगी को मिचली और सिर में चक्कर आता है। इस प्रकार के लक्षण एसारम में भी प्रकट होते हैं और उन्हें सदैव याद रखना चाहिए। रोगी के शरीर के स्नायुओं में बहुत अधिक संवेदनशीलता रहती है तथा कागज की खड़खड़ाहट और मुलायम कपड़े या रेशम तक का स्पर्श सहन नहीं हो पाता (फेरम, टैरेक्स)।

यदि माथे और आमाशय के रोगों में रोगी को अन्य शारीरिक विकारों के साथ सिर में चक्कर भी आए तो सारी समस्या का उपचार हो जाता है और प्रतीत होता है जैसे कोई छोटी वस्तु पास से गुजर गई हो मगर सिर चकराने से छोटी नहीं। सोने पर अथवा सिर घुमाने पर यदि रोगी के सिर में चक्कर आए तो चिकित्सकों द्वारा कोनियम का बहुधा प्रयोग किया जाता है। ऊपर देखने पर चक्कर आना (साइलेसिया, पल्स), तथा अन्य दवाओं के बहुत से ऐसे लक्षण हैं जिनको अनेक बार सत्यापित किया जा चुका है। इसका एक अन्य बहुमूल्य लक्षण यह है कि रोगी की बायीं ओर की छाती के ऊपरी भाग में दर्द शुरू होकर कंधे तक जाता है। इसे प्रधान लक्षण मानकर प्रारंभिक अवस्था में थाइसिस फ्लोरिग औषधि देने से रोग नष्ट हो जाता है। मार्टस कम्यूनिस नामक दवा के लक्षण भी इसी प्रकार हैं। इसी विचित्र लक्षण को आधार बनाकर मैंने कितने ही रोगियों को स्वस्थ कर दिया है। सल्फर, पिक्सलिक्विडा और एनिसन स्टेलेटम नामक दवाओं के भी लक्षण यही हैं। डा० वेरूच के अनुसार, अस्थि-क्षय, सुखंडी और नेक्रोसिस रोगों में, यह दवा रोग की जड़ तक पहुँच कर उसके कारण को नष्ट कर देती है।

कोक्स केक्टाई

अभी तक हम मकड़ियों के विष से संबंधित औषधियों पर विचार कर रहे थे पर अब उन्हें छोड़ कर छोटे कीड़े-मकोड़ों पर आ जाते हैं।

कॉक्स केक्टी नामक यह छोटा सा कीड़ा मेक्सिको व मध्य अमरीका में मिलने वाले कैक्टस प्रजाति के पौधों में लगता है तथा इस से निर्मित औषधि ने श्वसन अंगों के रोगों के उपचार में ऊंचा कीर्तिमान स्थापित किया है। इसके अलावा कुकर खांसी में, जिसमें बहुत कड़ी चासनी की तार की तरह सफेद रंग का कफ निकलता है, यह गुणकारी है। श्लेष्मा अधिक मात्रा में निकलता है और इसके साथ ही रोगी को वमन की शिकायत रहती है तथा मुख रोधक का लक्षण उभर आता है। वमन में ऐसा लगता है जैसे कफ सीधे पेट से आ रहा है। कभी-कभी कुकर खांसी के बाद, वायु नली में एक प्रकार की जुकाम की शिकायत बराबर बनी रहती है और उसमें भी ऐसा ही बलगम दिखाई पड़ता है। ऐसे रोगियों को यह दवा कभी-कभी रोग मुक्त कर देती है। बीमारी की हालत में इसके प्रयोग से होने वाले फायदे के बारे में मैं इससे अधिक कुछ नहीं बता सकता।

❋❋❋

साइमेक्स लेक्टुलेरियस

इसका एक प्रमुख और प्रमाणिक लक्षण यह है कि पेशीबन्धनी बहुत अधिक छोटी हो। कभी कभी तो रोगी के पेशी-बन्धनों में वास्तविक संकोचन भी देखने को मिलता है और रोगी को ऐसा महसूस होने लगता है कि वह अपने हाथों और पैरों को पूरी तरह नहीं फैला सकता। पारी से आने वाले बुखार में इस लक्षण की सच्चाई और प्रामाणिकता भली प्रकार प्रमाणित भी हो चुकी है। इसी लक्षण को प्रधान लक्षण मानकर डा॰ ब्रूस्टर ने एक रोगी को रोग मुक्त कर दिया था। यह रोगी एक बिगड़े हुए घोड़े पर चढ़ा हुआ जा रहा था। घोड़ा उसे लेकर

अचनाक तेजी से दौड़ने लगा। उसने भी रास ढीली कर दी और घोड़े को दौड़ने दिया। जब घोड़ा थक गया तो उसे और दौड़ाने के लिए उस व्यक्ति ने उसे कई चाबुक मारे। घोड़ा पुनः भागने लगा और ऊंची-नीची जमीन से होता हुआ एक पहाड़ पर जा पहुँचा। ऊंची-नीची जगह से होकर दौड़ने के कारण सवार की जंघाएं और नितम्ब कई स्थानों पर बुरी तरह छिल गए और उसे महीने तक घर में खाट पकड़नी पड़ी। वह ठीक तो हो गया परन्तु, उसकी जंघाओं की पेशी बन्धनी में स्थायी संकोचन आ गया। किसी औषधि से उसका यह विकार जब ठीक नहीं हुआ तो डाक्टर ब्रूस्टर ने उसे साइमेक्स 600 पोटेंसी की एक मात्रा खिला दी। वस्तुतः उन्हें अचानक ही यह याद आ गया था कि कुछ वर्ष पूर्व, पेशी-बन्धनी संकोचन रोग से पीड़ित एक रोगी को जो सविराम ज्वर से पीड़ित रहता था, यह औषधि देकर उन्होंने पूरी तरह स्वस्थ कर दिया था।

सम्मान के पात्र को सम्मान मिलना ही चाहिए, भले ही वह छोटा सा खटमल क्यों न हो।

कैमोमिला मैट्रिकेरिया

इस औषधि का प्रधान लक्षण यह है कि रोगी का स्वभाव अत्यंत चिड़चिड़ा होता है। वह बराबर भुनभुनाता रहता है और सभ्य व्यक्ति की तरह आचरण नहीं करता।

इसके रोगी को पीड़ा बिल्कुल सहन नहीं होती और रोगी की हालत पागलों जैसी हो जाती है। रोगी को कभी तेज पीड़ा होती है तो उसके तुरन्त बाद बिल्कुल निढाल और अवश हो जाता है। साथ ही दर्द के साथ उसे पसीना आता रहता है।

रोगी को प्रायः बहुत अधिक बेचैनी रहती है। चिन्ता, कष्ट और उद्वेग से विकल हो वह छटपटाया करता है और अक्सर इधर-उधर लेटता रहता है। शिशु रोगी गोद में लेटकर टहलने से शान्त हो जाता है।

इसके लक्षण है : पसीना, विशेषकर मस्तक पर तेज पसीना, उसके साथ ही बुखार, प्यास; एक गाल गर्म और लाल तथा दूसरा गाल ठण्डा और पीला रहता है।

बच्चे को दाँत निकलते समय पतले दस्त आने लगते हैं; मल का रंग हरा होता है, उसमें सड़े अण्डे की बदबू रहती है तथा पेट फूल जाता है और उसमें पीड़ा भी रहती है।

रोगी बहुधा सूखी खांसी से पीड़ित रहता है। रात में नींद की अवस्था में, कण्ठनली में सुरसरी उठकर खांसी आती है। ठण्डे मौसम और ठण्डी हवा में रोग का यह लक्षण और अधिक उग्र रूप धारण कर लेता है।

छोटी उम्र के बालक-बालिकाओं तथा हिस्टीरिया रोग से पीड़ित महिलाओं की चिकित्सा में यह दवा विशेष कारगर सिद्ध हुई है।

रोगी को वात रोग की इतनी भयानक पीड़ा होती है कि रोगी रात में बिस्तर से उठकर छटपटाया करता है और विवश होकर उसे इधर-उधर टहलते रहना पड़ता है। रात में रोगी के तलवों में बहुत अधिक जलन होती है तथा रोगी पैरों को बिस्तर से बाहर निकाल लेता है। दर्द के साथ रोगी निढाल और अवश होता जाता है।

चार्ल्स जे हैम्पल इसको होमियोपैथिक चिकित्सा-प्रणाली का 'कैटनिप' कहा करते थे क्योंकि इसका प्रयोग अधिकतर स्नायविक विकारों, विशेष कर बालकों के स्नायविक विकारों, के इलाज के लिए किया जाता है। यह एक ऐसी औषधि है जिसके प्रधान लक्षण रोगी के मस्तिष्क में उभरते हैं। इसकी रोगिणी का स्वभाव बहुत चिड़चिड़ा रहता है व बात-बात में उसका मिजाज बिगड़ उठता है तथा लोगों के साथ उसका व्यवहार बहुत अप्रिय होता है। वह अपने स्वजनों और मित्रों से भी कटु और अप्रिय व्यवहार करने लगती है। अपनी गलती स्वीकार करने के बाद भी वह बार-बार वैसी ही गलती करती है। अपने स्वभाव के दोष को भली प्रकार समझते हुए भी उसे इस प्रकार का व्यवहार करना पड़ता है। इसके हर उम्र के रोगी की मानसिक दशा लगभग इसी प्रकार रहती है।

शिशु रोगी बोलकर अपने मनोभाव को प्रकट नहीं कर सकता। इसलिए कोई कारण न रहते हुए भी वह रोता-चीखता है। ज्वर, अतिसार और दांत निकलने तथा इसी प्रकार के अन्य रोगों से पीड़ित होने पर लोग यह समझ जाते

हैं कि बच्चा रोग के कष्ट के कारण ऐसा व्यवहार कर रहा है। बालक नाना प्रकार की चीजें मांगता है तथा चीज देने पर हाथ बढ़ाकर उसे ले लेता है; न देने पर धक्का देकर वह चीज फेंक देता है। दुबारा हाथ में देने पर वह फिर चीज को फेंक देता है। माता-पिता यह नहीं समझ पाते कि बच्चा आखिर क्या चाहता है। मगर होमियोपैथिक चिकित्सक यह भली प्रकार समझ जाता है कि कैमोमिला की एक खूराक से बालक की ये सब हरकतें बन्द हो जायेंगी। किसी भी उम्र के पुरुष या स्त्री में उक्त प्रकार के लक्षण उभर आएं तो चिकित्साक को उन्हें कैमोमिला की खूराक देने में संकोच नहीं करना चाहिए। क्रोध करने से उत्पन्न होने वाली नाना प्रकार की बीमारियों में भी यह दवा बहुत कारगर सिद्ध होती है। क्रोध के कारण उत्पन्न रोगों की चिकित्सा के लिए 'मेटेरिया मेडिका' में जिन दवाओं का उल्लेख किया गया है उनमें कैमोमिला प्रधान है। क्रोध को या क्रोध से उत्पन्न रोगों की अन्य दवाओं की सूची में एकोनाइट, ब्रायोनिया, कोलोसिंथ, इग्नेशिया, लाइकोपोडियम, नक्स-वोमिका, स्टेफिस्रेसिया शामिल हैं।

कैमोमिला दर्द की भी एक श्रेष्ठ औषधि है। इसकी विशिष्टता यह है कि दर्द की तीव्रता उतनी नहीं होती जितनी रोगी अपने हाव-भाव से प्रकट करता है। प्रसव दर्द की अन्य दवाओं के लक्षणों में इससे भी अधिक तेज दर्द होने पर रोगिणी इतनी अधिक नहीं चीखती-चिल्लाती है। पर कैमोमिला के दर्द में रोगी अथवा रोगिणी इतनी सचेत रहती है कि दर्द की तीव्रता को प्रकट करने के लिए बार-बार कहती है कि अब मैं सहन नहीं कर सकती। प्रसव वेदना में कई बार इसी प्रकार की अवस्था दृष्टिगोचर होती है। जल्दी ही क्रोधित हो उठना, अशिष्ट व्यवहार करना इत्यादि लक्षण भी इसके साथ ही मौजूद रहते हैं। ऐसी दशा में कैमोमिला-200 पोटेंसी का प्रयोग करने पर रोगी तुरन्त ही शान्त हो जाता है और कोई शिकायत नहीं करता।

दर्द की यह तीव्र अनुभूति प्रसव वेदना में ही नहीं रहती बल्कि स्नायु-पीड़ा, दांत के दर्द इत्यादि में भी मैंने इसी प्रकार की अवस्था देखी है और हर बार कैमोमिला देने से रोगी को लाभ हुआ है।

कॉफी या नशीले पदार्थों का सेवन करने वालों में दर्द के प्रति अति संवेदनशीलता का यह लक्षण बहुधा दृष्टिगोचर होता है। ऐसे लोगों को भी कैमोमिला दवा से बहुत लाभ होता है। दर्द प्रति संवेदनशलीता के साथ-साथ

केमोमिला का एक और लक्षण भी होता है–स्पर्शज्ञान हीनता का, यह दर्द के साथ या फेर-बदल के रूप में पाया जाता है। कैमोमिला के रोगी को पहले दर्द की अनुभूति होती है फिर एक प्रकार की अवशता उसे घेर लेती है। इस प्रकार की अवशता, जिसमें शरीर के अंग चेतनाहीन से पड़ जाते हैं, वात रोग और पक्षाघात में भी ऐसी अवशता प्रकट होती है। यह कैमोमिला का एक विशेष लक्षण है। कैमोमिला के दर्द में गर्म चीजों के प्रयोग से वृद्धि होती है लेकिन, ठण्ढी वस्तुओं के प्रयोग से उसमें कोई कमी नहीं आती जैसा कि पल्सेटिला में बहुधा होता है। कैमोमिला के रोगी को शीतलता सहन नहीं होती। ठण्ड लगने से जो रोग पैदा होते हैं, कैमोमिला उन सब में काम आती है। मैंने एक ऐसे रोगी को इलाज किया था जो वात के तेज दर्द से ग्रस्त था। मैंने उसे एकोनाइट, ब्रायोनिया, रसटॉक्स आदि दवायें दीं परन्तु रोगी को कोई लाभ नहीं हुआ। अन्त में एक और चिकित्सक ने दर्द के साथ अवश हो जाने के लक्षण को दृष्टि में रखकर कैमोमिला का प्रयोग करने का परामर्श दिया और रोगी बहुत जल्दी रोग मुक्त हो गया।

कैमोमिला का एक दूसरा लक्षण है–नींद न आना और बेचेनी। इस सम्बन्ध में यह स्मरण कर लेना उपयुक्त होगा कि रसटॉक्स, आर्सेनिक और एकोनाइट भी बेचैनी की दवायें हैं। कैमोमिला का प्रयोग भी इसी लक्षण में होता है। रोगी को वात की इतनी प्रबल पीड़ा होती है कि वह अक्सर रात में उठकर इधर-उधर टहलने लगता है (रसटॉक्स, फेर मेट, वेरेट्र, एल्ब)। रोगी के उदर में एक प्रकार की छेदन की तरह की पीड़ा होती है। साथ ही बहुत बेचैनी और उत्कण्ठा से ग्रस्त होकर रोगी तकलीफ से लोटने-पोटने लगता है। शिशु रोगी गोद में लेकर टहलने पर शान्त हो जाता है। (विपरीत ब्रायोनिया) ऊपर लिखी बातों से कैमोमिला की बेचैनी का रूप भली प्रकार स्पष्ट हो जाता है। यद्यपि उक्त तीन दवाओं में भी बेचैनी के लक्षण विद्यमान रहते हैं परन्तु, उनकी बेचैनी में कुछ अन्तर रहता है तथा लक्षण भी कुछ अलग होते हैं। इसी अन्तर और लक्षण भेद को दृष्टि में रखकर उपयुक्त औषधि का चुनाव करना पड़ता है। उदाहरणार्थ, एकोनाइट में रोगी को मृत्यु का भय बहुत अधिक सताता रहता है जबकि कैमोमिला में यह बात नहीं होती। कैमोमिला का रोगी पीड़ा से इतना व्याकुल हो उठता है कि पीड़ा को झेलने के बजाय मर जाना कहीं बेहतर समझता है। इसी प्रकार,

अन्य दवाओं और कैमोमिला के अन्तर को भली प्रकार स्पष्ट रूप से समझा जा सकता है। लेकिन, इस अन्तर को भली प्रकार समझने-बूझने में चिकित्सकों को काफी दिमाग लड़ाना पड़ता है और समय भी बहुत अधिक लगता है। परन्तु होमियोपैथिक चिकित्सा-प्रणाली की सफलता इसी बात पर निर्भर करती है कि चिकित्सक दवा का चुनाव करने में कितना माहिर है। जब तक चिकित्सक में उपयुक्त दवा को चुनने की क्षमता या योग्यता नहीं आती, उसे सफल चिकित्सक नहीं माना जा सकता। कैमोमिला के रोगी को दर्द तथा स्नायविक अनुभूति की उग्रता के कारण ही निद्राहीनता की शिकायत रहती है और उक्त उपद्रवों का शमन होने पर ही रोगी को निद्रा आती है। कैमोमिला दवा के और भी कईं लक्षण हैं। जब ये सभी लक्षण कैमोमिला के स्नायविक और मानसिक लक्षणों के साथ मौजूद रहते हैं, उस समय बिना किसी संकोच या अनिश्चय के कैमोमिला दवा का प्रयोग किया जा सकता है। ये लक्षण संक्षेप में निम्न हैं :

सिर पर इतनी मात्रा में गर्म पसीना आता है कि सारे बाल भीग जाते हैं।

रह-रह कर कान में एक प्रकार के दबाव भरे दर्द की अनुभूति तथा इतना तेज दर्द कि रोगी व्याकुल होकर चीखने लगता है;

कानों को ठण्डी हवा सहन नहीं होती।

एक गाल लाल और गर्म रहता है तथा दूसरा सफेद और ठण्डा।

खाने-पीने के बाद, रोगी के चेहरे पर पसीना आने लगता है।

गर्म चीज मुख में रखते ही दांत में दर्द होने लगता है (पल्स)। गर्म कमरे में प्रवेश करते ही दाँतों में पुनः पीड़ा भड़क पड़ती है तथा दाँत बहुत लम्बे मालूम पड़ते हैं।

दाँत निकलने के समय बच्चे को पतले दस्त आते हैं, मल का रंग हरा रहता है तथा उसमें सड़े अण्डे जैसी बदबू आती है।

रोगी को दर्द के साथ ही प्यास और गर्मी अनुभव होती है तथा बेहोशी भी आने लगती है (हीपर सल्फर)।

कॉफी पीने वाले के पेट में दर्द होता है—संकोचन का दर्द या ऐसा लगता है कि पेट में जैसे पत्थर रख हो (नक्स वोमिका)।

पेट में वायु शूल उठता है तथा पेट ढोल की तरह फूल जाता है। थोड़ी-थोड़ी अधो वायु निकलती है परन्तु, उससे रोगी को कोई राहत नहीं महसूस होती।

मल का रंग हरे पानी की तरह पतला होता है तथा खाल उधेड़ने वाला कुचले हुए अण्डे की तरह हो जाता है (सल्फ)।

मल में एक प्रकार की गर्मी आ जाती है तथा वह सड़े हुए अण्डे की तरह दुर्गन्ध युक्त हो जाता है।

रक्त-स्राव काला; जमा हुआ रक्त तथा रह-रहकर स्राव होता रहता है।

मासिक धर्म का दर्द रोगी को क्रोध आने के बाद।

प्रसव की पीड़ा, ऊपर की ओर दबाव पड़ता है या पीठ से शुरू होती है और जांघ के भीतर की ओर नीचे की तरफ उतरती है।

जरायु-मुख कड़ा पड़ जाता है और पीड़ा सहन नहीं होती,

बच्चे को दूध पिलाने वाली को क्रोध आने के कारण बच्चे में एक प्रकार की अकड़न आ जाती है।

गले के गह्वर में सुरसुरी होकर खांसी आना।

सूखी खांसी, रात में बढ़ना, विशेष कर निद्रावस्था में; खांसने पर रोगी जागता नहीं है (कल्केरिया, आस्टि, सोरिनम)।

पुरानी खाँसी, जाड़े या ठण्डे मौसम में बढ़ना।

शरीर ठंडा, चेहरे पर और सांस में एक प्रकार की गर्मी।

शीत और ताप, दोनों का एक साथ अनुभव (आर्स एल्ब)।

त्वचा नम परन्तु उसमें ऐसा ताप रहता है जैसे जल रहा हो (बेला)।

कैमोमिला में यद्यपि इतने ही लक्षण नहीं हैं परन्तु प्रकट होने पर इसी ढंग और श्रेणी के मालूम होते हैं तथा उनका होम्योपैथिक नियमानुसार उपयोग किया जाना चाहिए।

काफिया क्रूडा

रोगी की सभी इन्द्रियाँ बहुत प्रखर हो उठती हैं; रोगी महीन से महीन अक्षरों को बहुत आसानी से पढ़ लेता है। उसकी स्पर्श, स्वाद और गन्ध की अनुभूति बहुत तेज रहती है; मन और शरीर में असाधारण तेजी और कार्य तत्परता रहती है, भावों से ओत-प्रोत रहता है; बहुत तेजी से काम करता है तथा इसी कारण रोगी को बहुत कम नींद आती है।

यह रोग या तो एकाएक कोई विस्मय होने अथवा आनन्दपूर्ण समाचार पढ़ने के कारण होता है। रोगी अत्यन्त भावुक हो उठता है।

रोग की असह्य पीड़ा या कष्ट से रोगी हताश हो उठता है; क्रोध, आँखों से आंसू गिरना, कष्ट से उलट-पुलट होने लगना तथा अत्यधिक अनिद्रा।

रोगी बहुत अधिक मानसिक परिश्रम करता है, चिन्ता और बोलने के कारण उसके सिर में पीड़ा होने लगती है; शरीर के किसी एक हिस्से में पीड़ा रहती है; सिर में ऐसी भयंकर पीड़ा होती है जैसे मस्तिष्क में कोई कांटा चुभो रहा हो (इग्ने, नक्स)। रोगी को ऐसा अनुभव होता है जैसे उसका माथा फटा जा रहा है अथवा टुकड़े-टुकड़े हुआ जा रहा है। खुली हवा में यह दर्द बढ़ जाता है।

दांत में झटके दे कर पीड़ा होती है परन्तु, मुख में बर्फ जैसा ठंडा पानी भर लेने पर दर्द खत्म हो जाता है। किंतु मुंह में भरे पानी के गर्म होते ही दांत का दर्द पुनः प्रारंभ हो जाता है।

काफिया क्रूडा भी कैमोमिला की तरह स्नायु-मण्डल सम्बन्धी विकारों पर तीव्र असर दिखाती है। स्नायविक रोगों से ग्रस्त व्यक्ति अगर काफी न पीता हो तो यह दवा विशेष रूप से कारगर साबित होती है। कॉफी पीने वाले रोगी पर यह दवा इतनी अधिक कारगर नहीं रहती। पेरिस के एक डाक्टर टैस्टन के अनुसार पेरिस के अधिकांश लाग स्नायुशूल रोग से इसलिए अधिक पीड़ित रहते हैं क्योंकि अधिकांश लोग नियमित रूप से कॉफी का सेवन करते हैं। काफिया के रोगी का इन्द्रिय ज्ञान बहुत प्रखर हो उठता है। हेरिंग ने इसके निर्देशक लक्षणों का उल्लेख करते हुए लिखा है कि रोगी की सभी इन्द्रियां बहुत प्रखर हो उठती

हैं। देखने, सुनने, स्वाद लेने, सूंघने और छोटे से छोटे शब्दों को भी आसानी से पढ़ लेना तथा जरा से संकेत पर अधिक पूर्वानुमान लगाने की शक्ति। रोगी का मन और शरीर असाधारण रूप से कार्य तत्पर होता है। इसका रोगी भावों से भरा होता है; काम करने में जल्दबाज होता है और इसी कारण से इसे नींद भी नहीं आती है। वह आनन्द भरी कल्पना में डूबा रहता हैं और भविष्य के बारे में तरह-तरह की कल्पनायें बनाता रहता है।

इन लक्षणों से स्पष्ट तौर पर हताशा भरी स्थितियों की छवि उभरती है जो इस औषधि की सहायता मांगती है। इन लक्षणों की चर्चा के साथ ही चिकित्सक को तुरन्त ही कैमोमिला का ध्यान आ जाता है परन्तु इनमें कैमोमिला के मस्तिष्क का लक्षण मौजूद नहीं होता। एकोनाइट देने के बारे में भी चिकित्सक सोच सकता है परन्तु, एकोनाइट जैसा मृत्यु भय इसमें नहीं रहता। हेरिंग ने यह परामर्श दिया है कि पीड़ामय और प्रादाहिक रोगों में चिकित्सकों को अदल-बदल कर एकोनाइट और काफिया का प्रयोग करना चाहिए। लेकिन, मैंने पर्यायक्रम से इन औषधियों का प्रयोग कभी नहीं किया है क्योंकि मैं सदैव ही औषधि के लक्षणों को रोगी के लक्षणों से मिलान करने पर अधिक बल देता रहा हूं। अचानक ही कोई आश्चर्यजनक समाचार मिले; बहुत अधिक हंसी-खेल, निराशा, प्रेम, शोर-गुल, तेज गन्ध से उत्पन्न मानसिक आघातों और अस्थिरताओं की यह एक विशेष दवा है। रोगी पहले रोता है, फिर हंसने लगता है और पुनः रोने लगता है। इस प्रकार की मानसिक अवस्थाओं में भी यह दवा दी जाती है।

पीड़ा की औषधि के रूप में काफिया, कैमोमिला और एकोनाइट इन तीनों का ही प्रयोग होता है। असह्य दर्द के कारण निराशा, क्रोध, आंसू बहाना, तकलीफ से लोटने लगना इत्यादि। जिन लोगों को कॉफी पीने की आदत है, उन्हें उक्त लक्षण प्रकट होने की अवस्था में काफिया के बजाए कैमोमिला देना ही अधिक कारगर सिद्ध होता है।

बहुधा इस प्रकार की पीड़ा माथे के एक हिस्से में पैदा होती है। ऐसा दर्द होता है जैसे माथे में कोई कील सी घुसती सी जा रही हो। इग्नेशिया में भी इसी प्रकार का दर्द होता है। हिस्टीरिया की रोगिणी को खास तौर से इसी प्रकार की पीड़ा होती है। अतएव, चिकित्सक को इन दोनों ही दवाओं में से कोई एक दवा चुननी पड़ती है।

यदि दाँत की बीमारी के कारण चेहरे में पीड़ा होती है तो भी इस दवा का प्रयोग किया जाता है। इसमें होने वाले दांत के दर्द का विशेष लक्षण यह है कि जब तक मुख में ठण्डा पानी रहता है उस समय तक दांतों में दर्द नहीं रहता। परन्तु, गर्म चीज लेते ही कैमोमिला का दर्द पुनः भड़क उठता है। परन्तु, काफिया की तरह ठण्डी चीज लेने पर दर्द घटता नहीं है।

यदि रोगिणी को कष्टदायक उदरशूल हो और मासिक धर्म में काले-काले रक्त के थक्के निकलते हों और काफिया के प्रयोग से लाभ न दिखाई दे तो कैमोमिला का प्रयोग अवश्य करना चाहिए। ऐसा दर्द उठने पर, जिससे गर्भ गिरने की आशंका हो; प्रसव के बाद का दर्द अथवा असह्य प्रसव पीड़ा में भी कितनी ही बार इस औषधि से रोगिणी को बहुत राहत मिली है। संक्षेप में, यदि शरीर के किसी भी भाग में असह्य पीड़ा हो रही हो तथा कोई अन्य औषधि काम न करे तो काफिया का प्रयोग करना चाहिए।

इस दवा का एक विशेष लक्षण बहुत उत्तेजना है, जिसके कारण रोगी की नींद उड़ जाती है। अतएव, निद्राहीनता रोग में काफिया से बड़ा लाभ होता है। मेरा अनुभव है कि 200 पोटेंसी में देने पर अनिद्रा रोग में यह बहुत कारगर होती है। बहुत अधिक कॉफी पीने से नींद नहीं आती है, परन्तु होमियोपैथिक सूक्ष्म शक्ति में परिवर्तित होने पर यह निद्रा लाती है। इस प्रकार होमियोपैथी के 'समः सम' के सिद्धान्त का यह एक सुन्दर उदाहरण है। खसरा या छोटी माता के बाद रोगी को जो खांसी और अनिद्रा पैदा होती है उसमें भी इससे विलक्षण लाभ होता है। काफिया मादकता और सुसुप्ति पैदा कर रोगी को निद्रा लाती है तथा किसी प्रकार का हानिकारक प्रभाव उत्पन्न किये बिना ही रोगी को गहरी नींद में सुला देती है।

इग्नेशिया अमारा

यह एक से रोगी की औषधि है जिसमें परस्पर विरोधी लक्षण प्रकट होते हैं। उदाहरण के लिए रोग वाली करवट लेटने पर रोगी के मस्तिष्क को अधिक राहत मिलती है; रोगी का मन बुझा-बुझा सा रहता है तथा भोजन कर लेने पर भी रोगी को तृप्ति नहीं होती। गले में दर्द रहता है जो कोई चीज निगलने पर और बढ़ जाता है। रोगी को जाड़ा लगता है और साथ ही प्यास भी तेजी पकड़ती है। रोगी का चेहरा बिल्कुल लाल हो जाता है। रोगी उदास रहता है और ठण्डी सांसें लेता रहता है। उसकी चितवृत्ति कभी स्थिर नहीं रहती, बार-बार बदलती रहती है। सदैव वह एक प्रकार के अवसाद से घिरा रहता है। शरीर के अंग अकड़ने लगते हैं, उत्तेजना के कारण अथवा निराशा बढ़ने के कारण रोगी के शरीर में ऐंठन या अकड़न आ जाती है। पाकाशय की थैली में कमजोरी और खालीपन सा महसूस होता रहता है तथा भोजन कर लेने के बाद भी खालीपन का भाव नहीं मिटता है।

गुदा सम्बन्धी रोग (बवासीर, काँच निकलना, पाखाने के बाद गुदा में दर्द और जख्म सा महसूस होना तथा दर्द का तीर के समान पेट की ओर बढ़ना)।

यह औषधि हिस्टीरिया से पीड़ित उन रोगियों के लिए बहुत श्रेष्ठ है जो भावुक अधिक होते हैं।

वृद्धि-ह्रास

हल्के स्पर्श से, सिगरेट इत्यादि पीने से तथा काफी का सेवन करने से रोग के लक्षण में वृद्धि होती है। दर्द वाली करवट पर जोर देकर सोने से, जोर से दबाने से या पानी की तरह बहुत अधिक मूत्र होने से रोग के लक्षणों में कमी आती है। रोगी को सूखी खांसी आती है और बराबर खांसते रहने पर भी खत्म होने का नाम नहीं लेती है। रोगी जितना ही अधिक खांसता है, उसको उतनी ही अधिक ख़ांसी आती है। शरीर में छोटे-छोटे स्थानों पर बहुत अधिक पीड़ा होती है (काफिया हीपर)। अधिकांश मामलों में इग्नेशिया सवेरे के समय ही व्यवहार

में लाना उपयुक्त रहता है। जिस प्रकार नक्स वोमिका पित्त प्रधान पुरुषों के लिए बहुत कारगर औषधि मानी जाती है उसी प्रकार इग्नेशिया स्त्रियों के रोगों से संबंधित रहती है।

स्नायविक रोगों की औषधि की सूची में इग्नेशिया को भी शामिल किया जा सकता है। जिस प्रकार एकोनाइट, कैमोमिला, नक्स वोमिका और अन्य स्नायविक दवायें मानसिक लक्षणों की प्रधानता के आधार पर इस्तेमाल की जाती हैं उसी प्रकार इग्नेशिया का प्रयोग भी विशेष प्रकार के मानसिक लक्षणों में ही होता है। अन्य दवाओं की तरह इग्नेशिया में रोगी का इन्द्रिय ज्ञान बहुत अधिक प्रखर हो जाता है पर साथ ही अन्य दवाओं के विपरीत इसके रोगी का दुखित भाव एक प्रकार के विलाप में परिणत हो जाता है। विपरीत इसके यदि किसी व्यक्ति को किसी छिपे हुए गहरे शोक की वजह से कोई रोग हो जाए, वह जल्दी-जल्दी सांस लेता हो और अपने शोक को किसी और पर प्रकट करना न चाहे तो इग्नेशिया का प्रयोग बिना किसी संकोच के किया जा सकता है। इग्नेशिया का मरीज अपने दुख में और किसी को हिस्सेदार नहीं बनाना चाहता, अपने शोक को स्वयं ही अन्दर-अन्दर झेलने की भरसक कोशिश करता है और दुख कातरता के कारण अक्सर ठण्डी साँसें भरा करता है। ऊपर से भी इसका मरीज बहुत कमजोर मालूम पड़ता है। अपने पेट में तकलीफ की शिकायत करता है तथा थकान के साथ-साथ पेट में खालीपन महसूस करता है। इग्नेशिया का एक विशेष लक्षण यह भी है कि इसके मरीज की चितवृत्ति स्थिर नहीं रहती, क्षण-क्षण में बदलती रहती है। कभी तो वह बहुत खुशी और प्रसन्न दिखाई पड़ती है और कभी दुःख से कातर हो उठती है तथा रो भी पड़ती है। इस प्रकार की मानसिक वृत्ति अदल-बदल कर प्रकट होती है। चित्तवृत्ति की अस्थिरता और भी कई दवाओं में विद्यमान रहती है। इनमें काफिया, एकोनाइट, नक्स मस्केटा भी शामिल हैं, लेकिन इग्नेशिया में यह अस्थिरता सबसे अधिक उग्र रूप में मौजूद रहती है। अपने इसी लक्षण के कारण इग्नेशिया हिस्टीरिया रोग की एक श्रेष्ठ दवा मानी जाती है। मरीज एक समय तो बहुत खुश और आनन्दित नजर आता है परन्तु दूसरे ही क्षण शोक के सागर में डूबा हुआ प्रतीत होने लगता है। यह हालत थोड़ी-थोड़ी देर बाद पलटती रहती है। कभी-कभी मरीज में बहुत अधिक अधीरता, झगड़ालूपन, क्रोध भी झलकता है। (कैमोमिला में यह लक्षण नहीं रहता)। इग्नेशिया

का मरीज बहुत जल्दी भयभीत हो उठता है। ऐसी अवस्था में भय के कारण उत्पन्न रोगों के इलाज में इग्नेशिया, ओपियम, एकोनाइट और विरेट्रम एल्बम जितनी ही कारगर और प्रभावशाली सिद्ध होती है। इस प्रकार इग्नेशिया एक चित्तवृत्ति प्रधान औषधि मानी जाती है।

स्नायविक रोगों में भी बहुत से अनुभवी चिकित्सक इग्नेशिया का प्रयोग करते हैं। मेरूदण्ड पर यह नक्स वोमिका के समान ही अपना प्रभाव दिखाती हैं। प्रेरक तंतुओं तथा ज्ञान-तन्तुओं से सम्बन्धित अनेक रोगों में भी यह औषधि काम आती है। ऐंठन आ आक्षेप की यह श्रेष्ठ औषधि मानी जाती है। भय अथवा अत्यन्त ताड़ना देने के कारण बालकों को अकड़न का जो रोग हो जाता है, उसके इलाज में यह दवा कारगर साबित हुई है। सूतिका काल में, आक्षेप रोग से पीड़ित एक रोगिणी पर जब किसी दवा ने काम नहीं किया तो उसका इलाज करने वाला चिकित्सक बहुत चिन्तित हो गया। रोगिणी के लक्षणों पर फिर से गौर करने पर उसने पाया कि रोगिणी बार-बार ठण्डी साँसें भरा करती है। पूछने पर पता चला कि कुछ दिन पूर्व ही रोगिणी की मां मर गई थी और वह उसे याद करती रहती है। चिकित्सक ने तुरन्त उसे इग्नेशिया 30 की खूराक दी और रोगिणी बहुत जल्दी अच्छी हो गई। शरीर के अंगों में एक प्रकार की सिहरन या धड़कन भी इग्नेशिया का एक लक्षण है और इसी कारण कोरिया रोग में भी इसका काफी इस्तेमाल होता है। भय, शोक जनित चित्र-विकारों, दांत फटने या कृमियों के कारण उत्पन्न उत्तेजना के कारण पैदा होने वाले रोगों में, यह विशेष लाभकारी है। फड़कन के लक्षण में इग्नेशिया की तुलना केवल जिंकम मेटालिकम से की जा सकती है। एगरिकस, हायोसायमस, क्यूप्रम मेट इत्यादि, दवाओं के लक्षण भी इग्नेशिया से मिलते हैं। विरट्रम विरिड को प्रसिद्धी मिलने पर ऊंचा स्थान प्राप्त करेगी। यदा-कदा पक्षाघात रोग में इग्नेशिया का प्रयोग होता है लेकिन, जहां तक मैं समझ पाया हूं, यह पक्षाघात रोग में तभी प्रयुक्त होती है जब रोगी को हिस्टीरिया के कारण पक्षाघात रोग होता है। इग्नेशिया के रोगी को भी दर्द का एहसास उतना ही अधिक रहता है जितना एकोनाइट, केमोमिला और काफिया के रोगियों को रहता है।

यदि हिस्टीरिया के मरीजों को सिर में पीड़ा महसूस हो तो उसे इग्नेशिया का एक प्रधान लक्षण माना जाता है। स्नायविक रोगों से पीड़ित पुरुषों को सिर

दर्द होने पर नक्स वोमिका जितना लाभ करती है उतना ही लाभ इग्नेशिया स्नायविक रोग से पीड़ित स्त्रियों को सिर दर्द में करती है। इस संदर्भ में यह याद रखना भी जरूरी है कि इसका सिर दर्द सदैव सिर के एक हिस्से में ही होता है। यदि रोगी के सिर या माथे में इस प्रकार का दर्द हो जैसे कोई उस हिस्से में कील ठोक रहा है और इस पीड़ा में उस करवट सोने से आराम मिलता है जिस तरफ पीड़ा हो रही हो तो यह इग्नेशिया का लक्षण माना जाता है। बहुत से लोग (स्त्री-पुरुष) ऐसे भी होते हैं जिनके स्नायु बहुत अधिक शोक, चिन्ता, उत्कण्ठा या मानसिक श्रम के कारण कमजोर पड़ जाते हैं। ऐसे लोगों को इसी प्रकार का दर्द सताता है। इस औषधि के निरन्तर परिवर्तनशील और परस्पर विरोधी लक्षण यहां भी उतने ही स्पष्ट रूप में दृष्टिगोचर होते हैं। सिर में होने वाली पीड़ा की जगह ही नहीं बदलती रहती बल्कि कभी-कभी ऐसा भी होता है कि दर्द धीरे-धीरे बढ़ता जाता है और फिर एकदम बंद हो जाता है (सलफ्युरिक एसिड की तरह), या बेलाडोना की तरह दर्द अचानक ही उठ खड़ा होता है और फिर अचानक ही शांत भी हो जाता है। एकोनाइट जेलसिमियम, साइलीसिया और विरेट्रम एल्बम की तरह इग्नेशिया के दर्द में भी रोगी को बहुत अधिक पेशाब होने पर राहत मिलती है। स्नायविक हिस्टीरिया रोग से पीड़ित रोगिणी को होने वाले सिरदर्द में भी इसी प्रकार का लक्षण दृष्टिगोचर होता है। सिर पीड़ा के समय बहुत अधिक मूत्र होना लैक डिफलोरेटम का भी लक्षण माना जाता है।

तम्बाकू का सेवन करने, काफी पीने, सुंघनी सूंघने, तम्बाकू का धुँआ सूंघने, मदिरापन, गहरा शोक या मानसिक आघात लगने, पाखाना होने के समय कांखने पर सिर का दर्द बढ़ जाता है। पर भोजन के समय वह कुछ कम तो जाता है परन्तु भोजन करते ही दर्द फिर बढ़ जाता है। सोरिनम के सिर दर्द की तरह इग्नेशिया में भी, सिर दर्द के साथ-साथ रोगी को क्षुधा भी सताती है। ठण्डी हवा लगने, अचानक सिर घुमाने या झुकाने, बैठने की स्थिति बदलने, दौड़ने, ऊपर की ओर बहुत देर तक निहारने, आँखें हिलाने तथा शोर और प्रकाश की अधिकता से इग्नेशिया के दर्द में वृद्धि हो जाती है।

गर्मी से, दर्द वाली करवट लेकर और दबाकर सोने से, धीरे-धीरे दबाने से बाहरी ताप और बहुत अधिक मात्रा में पेशाब उतरने पर इसके दर्द में कमी

आती है। इग्नेशिया में गले के विकारों से सम्बन्धित अनेक लक्षण प्रकट होते हैं। हिस्टीरिया के रोगी को पेट से लेकर गले के गह्वर तक ऐसा आभाव होता रहता है जैसे कोई गोला नीचे से ऊपर की ओर उठ रहा हो। कभी-कभी यह भी लगता है कि पेट में से कोई ठोस चीज ऊपर की ओर उठकर कण्ठ में अड़ गई है तथा रोगी ठीक प्रकार साँस नहीं ले पाता है। उसे ऐसा लगता है जैसे उसकी साँस रूकना ही चाहती है। वह थूक निगलने की तरह की हरकत कर इस एहसास को दूर करना चाहती है लेकिन अपनी कोशिश में सफल नहीं होती। यदि रोगिणी अधिक शोकग्रस्त होकर रोने लगती है तो पेट से गोला उठकर कण्ठ की ओर चढ़ने की अनुभूति और अधिक उग्र हो उठती है। वस्तुतः यह केवल स्नायविक अनुभूति होती है। इसे ग्लोबस हिस्टिरिकम (वायुगोला) कहते हैं और यह इग्नेशिया का एक प्रधान लक्षण माना जाता है। लेकिन, इग्नेशिया इसी विकार को शांत नहीं करता बल्कि तालु के प्रदाह और डिप्थीरिया रोग में भी लाभदायक होती है। इन रोगों से ग्रस्त रोगियों में इग्नेशिया का विशिष्ट लक्षण यह है कि रोगी के कण्ठ का दर्द और कष्ट थूक निगलने पर कम होता है परन्तु घूँट भरने पर यह कष्ट अधिक बढ़ जाता है (कैप्सिकम)। इस श्रेणी के रोगियों का एक विचित्र लक्षण यह होता है कि घूंट लेने या निकगलने की हरकत करने पर रोग बढ़ता है। यद्यपि इस प्रकार के लक्षण वाले रोगी बहुत कम मिलते हैं परन्तु जब मिल जाते हैं तो उनको यह दवा बहुत राहत पहुंचाती है। इग्नेशिया के रोगियों में कभी-कभी ऐसा भी होता है कि तरल चीज निगलते समय रोग के लक्षणों में वृद्धि हो जाती है, लेकिन ठोस और कड़ी चीज निगलने पर रोगी को बहुत राहत मिलती है। इग्नेशिया का यह लक्षण लैकेसिस के लक्षण से मिलता-जुलता है परन्तु बेप्टीशिया के लक्षण से यह सर्वथा विपरीत है। बेप्टीशिया का रोगी केवल तरल पदार्थ ही निगल सकता है तथा कड़ी चीज खाने पर उसका गला फंस जाता है। इन समान और विपरीत लक्षणों को ध्यान में रखना चिकित्सक के लिए बहुत जरूरी है क्योंकि इनसे कितनी ही बार सही दवा को चुनने में मदद मिल सकती है जिससे समय बचता है और कष्ट कम सहन करने पड़ते हैं। इन लक्षणों के अलावा इग्नेशिया के और भी कईं महत्त्वपूर्ण लक्षण हैं। उदाहरण के लिए इसका रोगी तम्बाकू के धुँए से बहुत अधिक चिढ़ता है। यद्यपि यह एक साधारण सी बात लगती है परन्तु इससे कईं रोगों में वृद्धि हो जाती है। पेट

के गह्वर में कमजोरी के साथ यह एहसास होते रहना कि जैसे वह बिल्कुल खाली है; रोगी ठण्डी साँसें लेता है–यह सब इग्नेशिया के लक्षण माने जाते हैं। इग्नेशिया की तरह दो अन्य औषधियों हाई-ड्रेस्टिस और सीपिया में भी रोगी को ऐसा महसूस होता है कि उसका पेट खाली है। अतः अन्य लक्षणों पर गौर करके ही उपयुक्त दवा का चुनाव करना चाहिए। इग्नेशिया में पेट की दुर्बलता का जो लक्षण रहता है वह कभी-कभी पेट के शिथिल होकर झूल पड़ने के रूप में दिखाई पड़ता है। इपिकाक में भी पेट में इसी प्रकार के लक्षण उभर आते हैं। उन स्त्रियों के पेट में कभी-कभी तेज दर्द भी उठता है जो हिस्टीरिया की मरीज होती हैं। यह लक्षण उभरने पर रोगियों पर सबसे पहले इग्नेशिया ही आजमानी चाहिए।

गुदा और मलाशय पर नक्स वोमिका के समान ही इग्नेशिया की भी एक निश्चित क्रिया देखने में आती है। मरीज की काँच बाहर निकल आती है जो इग्नेशिया का लक्षण है (रुटा ग्रेवियोलेंस)। इसमें भी बार-बार शौच जाने की इच्छा होती है और रोगी कांखने और नीचे की ओर झुकने या कोई चीज उठाने से इसलिए घबराता है कि कहीं काँच न निकल पड़े। मल निकलने के बाद रोगी की गुदा में एक प्रकार का संकोचन दर्द सा महसूस होने लगता है जो एक या दो घण्टे तक बना रहता है। यही लक्षण नाइट्रिक एसिड में भी मिलता है, लेकिन उसमें रोगी को पतला दस्त आने के बाद ऐसी तकलीफ अनुभव होती है। डनहम ने इस लक्षण के बारे में अपनी राय जाहिर करते हुए लिखा है कि मरीज को ऐसा लगता है कि दर्द गुदा से ऊपर की ओर बढ़ रहा है (सीपिया में जरायु में इसी प्रकार का लक्षण उभरता है)। यह लक्षण बहुत ही महत्त्वपूर्ण माना जाता है और कितनी ही बार चिकित्सा में इसकी उपयोगिता भली प्रकार सिद्ध हो चुकी है। अतएव, लगभग सभी चिकित्सक गुदा और मलान्त्र प्रणाली सम्बन्धी विकारों को दूर करने के लिए इन औषधि का प्रयोग करते हैं।

कभी-कभी ज्वर के लक्षण भी इग्नेशिया में नजर आते हैं जो बिल्कुल अद्भुत प्रतीत होते हैं। शक्तिकृत दवाओं की श्रेष्ठता प्रमाणित करने के लिए सविराम-ज्वर से अधिक बेहतर और कोई रोग नहीं होता। ऐसे रोगी, जिनका बुखार कुनैन के प्रयोग के कारण वर्षों पहले दब गया था, 200 या इससे ऊँची पोटेंसी की दवा का प्रयोग करने से तुरन्त ठीक हो जाते हैं। इग्नेशिया की ओर इंगित करने वाले कुछ विशेष लक्षण इस प्रकार हैं:

शीतावस्था में रोगी को प्यास लगती है परन्तु अन्य किसी भी अवस्था में प्यास बिल्कुल ही नहीं महसूस होती है;

–बाहरी गर्मी पाने पर शीत में कमी आने लगती है;

–चादर इत्यादि ओढ़ लेने पर ताप फिर बढ़ने लगता है;

–शीतावस्था में रोगी का चेहरा लाल हो जाता है;

ये ऐसे चार निर्णायक और विश्वसनीय लक्षण हैं जिन पर चिकित्सक लोग पूरी तरह निर्भर कर सकते हैं। किस अन्य औषधि में शीतावस्था में रोगी को प्यास नहीं महसूस होती। इसी प्रकार नक्स वोमिका में बाहरी ताप जैसे बिस्तर की गर्मी अथवा चूल्हे की गर्मी से जाड़ा नहीं जाता। ताप की अवस्था में रोगी चादर इत्यादि ओढ़े पड़ा रहता है क्योंकि तनिक सा शरीर खुलते ही रोगी को जाड़ा लगने लगता है। नक्स वोमिका और इग्नेशिया दोनों का ही, मूल-वीर्य कुचला या उसका एक क्षार रहने पर भी, उनमें उस समय बहुत अधिक अन्तर आ जाता है जब रोगों की चिकित्सा के लिए उनका उपयोग होता है। एक ऐसे रोगी को, जिस पर कोई भी दवा असर ही नहीं कर रही थी, मैं शीतावस्था में चेहरे की लाली का लक्षण देखकर ही अच्छा कर पाया। रोगी का चेहरा लाल रहने के साथ ही मैंने यह भी पाया कि रोगी उस समय चूल्हे के पीछे एक सबसे गर्म स्थान पर सोया हुआ था। 200 पोटेंसी की खूराक देते ही रोगी स्वस्थ हो गया। इसी रोगी के परिवार में, मलेरिया के दो रोगी मौजूद थे। इनमें से एक कैप्सिकम-200 की खूराक से तथा दूसरा युपेटोरियम पर्फोलियेटम-200 की खूराक से रोगमुक्त हो गए थे। पहले रोगी को कंधों के बीच जाड़ा लगता था जबकि दूसरे को दोपहर के पहले जूड़ी चढ़ती थी। जूड़ी चढ़ने से पहले उसे हड्डियों में बहुत तेज दर्द होता था तथा जूड़ी खत्म हो जाने बाद पित्त का वमन होता था। इन रोगियों के बारे में यहाँ पर चर्चा करने का मेरा मुख्य उद्देश्य यह है कि लोग यह भली प्रकार समझ जाएं कि उच्च शक्ति की औषधियों में कितनी ताकत रहती है।

कोकुलस इंडिकस

रोगी की ग्रीवा की मांसपेशी कमजोर हो जाती है—इतनी कमजोर कि रोगी अपना सिर सीधा नहीं रख सकता और सिर सीधा रखने की कोशिश में उसे तकलीफ महसूस होती है।

कमर में त्रिक स्थान पर कमजोरी लगती है और रोगी को ऐसा महसूस होता है जैसे उस पर पक्षाघात का हमला हो गया हो। रोगी को चलने पर कमर में इतना कष्ट होता है जैसे वह टूट गई हो। वह बहुत मुश्किल से खड़ा हो सकता है या बोल सकता है। रोगी के हाथ-पैर अचल, अवश और संज्ञाहीन हो जाते हैं। रोगी को मितली और वमन के साथ सिर में दर्द महसूस होता है। उठकर बैठने, गाड़ी या नाव पर यात्रा करने पर बेहोशी सी घेर लेती है और तबियत बहुत खराब लगने लगती है। रोगी को सारे शरीर में बहुत अधिक कमजोरी लगती है। साथ ही, माथे, पाकाशय और उदर में कमजोरी और खालीपन का अनुभव होने के साथ-साथ रोगी को नींद नहीं आती। जागने के कारण कष्ट और बढ़ जाता है। पेट गड़गड़ाना और फूलना और मासिक धर्म के कारण होने वाला पेट का दर्द तथा इसके साथ ही उदर का बहुत अधिक फूल जाना, आक्षेपिक दर्द तथा इसके साथ ही आंत उतरने की आशंका।

वृद्धि–ह्रास

उठने-बैठने, हिलने, डुलने, नाव या गाड़ी पर सवारी करने, तम्बाकू पीने, बोलने, खाने-पीने और रात में जागने पर लक्षणों में वृद्धि होती है तथा चुपचाप पड़े रहने पर रोग घटता है।

फेरिंग्टन के अनुसार, "कोकुलस की क्रिया सौषुम्निक प्रणाली पर भी दिखाई पड़ती है। यह मेरूदण्ड में और विशेषकर गतिज तन्तुओं में पक्षाघात की तरह की कमजोरी उत्पन्न करती है। अतएव, मेरूमज्जा सम्बन्धी रोगों के कारण होने वाले पक्षाघात की चिकित्सा के लिए इस औषधि का प्रयोग विशेष रूप से होता है। रोग की प्रारम्भिक अवस्था में, जब रोग मेरूदण्ड के कटि प्रदेश

पर हमला करता है तो रोगी को ऐसा लगता है जैसे उसकी कमर में पक्षाघात हो गया हो। उसका चलना-फिरना कठिन हो जाता है क्योंकि उसे ऐसा लगता है जैसे उसकी कमर टूट गई हो। ऐसी अवस्था या लक्षण प्रकट होने पर यह दवा बहुत लाभ करती है। रोगी को पैरों में ही नहीं बल्कि समस्त निम्न अंगों में कमजोरी मालूम पड़ती है; घुटने टूटते से महसूस होते हैं तथा रोगी का तलवा संज्ञाहीन सा हो जाता है। रोगी को पहले एक हाथ में झनझनी का अनुभव होता है; फिर दूसरा हाथ भी चेतना हीन होने लगता है। रोगी को ऐसा महसूस होता है जैसे उसके दोनों हाथ फूल गए हों। यह लक्षण कोकुलस के लक्षण से भिन्न होता है और ऐसा प्रतीत होता है कि ये लक्षण रीढ़ की हड्डी में कमजोरी उत्पन्न होने के फलस्वरूप प्रकट होते हैं। डनहम का कहना है कि कोकुलस की प्रमुख क्रिया मनुष्य की ऐच्छिक पेशियों पर होती है और तदुपरान्त यह मस्तिष्क के इन्द्रिय ज्ञान को प्रभावित करती है। इसे कोक्युलस का एक विशेष लक्षण मानना चाहिए। मितली जब वमन के रूप में परिणत हो जाए और रोगी को बेहोशी की अनुभूति के साथ सिर उठाने पर तेज चक्कर आने लगे तो ये इसके विशेष लक्षण होते हैं।" डा॰ ह्युज के अनुसार, "बुद्धि के बजाए ऐच्छिक पेशी-मण्डल पर इस औषधि की अधिक क्रिया होती है। इसके साथ ही हैनीमैन का सिद्धिकरण भी इस से पूरी तरह मेल रखता है।" पेरारा के अनुसार भी "बुद्धि के बजाय ऐच्छिक पेशियों पर इस औषधि का विशेष असर होता है।" मैंने यहां इतने चिकित्सकों की राय इसलिए पेश की है ताकि उनके समान विचारों को पेश किया जा सके। इस औषधि के बारे में डा॰ हैनीमैन के परीक्षण लक्षण निम्न हैं:

गर्दन की मांस पेशियों की कमजोरी तथा मस्तक में भारीपन। ऐसा लगता है जैसे गर्दन की मांसपेशियां गर्दन का भार वहन करने में असमर्थ हो (कल्केफास, बिरेट एल्ब); कमर में पक्षाघात की तरह की पीड़ा और पुट्ठों में अजीब प्रकार की आड़ी-तिरछी और इसके कारण रोगी को चलने में रूकावट महसूस होती है। इतनी कमजोरी रहती है कि रोगी के घुटने टूटने लगते हैं तथा चलने के समय कंपकंपी आ जाती है और ऐसा लगता है कि रोगी किसी एक तरफ को गिर पड़ेगा। कभी रोगी का पैर संज्ञाहीन हो जाता है तो कभी हाथ। भोजन करने के समय रोगी के हाथ कांपने लगते हैं और हाथ जितने ही ऊपर उठते हैं, कंपन में उतनी ही वृद्धि होती है–कभी एक हाथ में तो कभी दूसरे हाथ में। इस प्रकार

की झुनझुनी इतनी बढ़ जाती है कि रोगी को स्पर्श ज्ञान नहीं रह जाता। बैठने के समय भी रोगी के तलवे संज्ञाहीन हो जाते हैं तथा पीठ में दर्द के साथ पक्षाघात जैसी दुर्बलता महसूस होने लगती है।

यहां पर उक्त जो लक्षण दिए गए हैं, वे सभी एलेन की 'एन्साइक्लोपीडिया' और 'प्योर मेटेरिया मेडिका' से उद्धृत किए गए हैं। ये सभी लक्षण बहुत ही स्पष्ट और सरल हैं और विद्वान चिकित्सकों के मत से अत्यंत समानता रखते हैं। यद्यपि इनकी क्रिया गति और हलचल को नियंत्रित करने वाली पेशियों तथा रीढ़ की हड्डी को प्रभावित करती है परन्तु, हैनिमैन द्वारा निर्देशित आदेशों का अनुसरण कर साधारण से साधारण व्यक्ति भी इस औषधि का उपयोग करना इतना सरल हो गया है क्योंकि इस प्रकार औषधि का आरोग्य लक्षण मिला दिया गया है। रोगी के लक्षण मिलाकर इलाज करने की पद्धति भ्रम से पूरी तरह मुक्त है।

स्नायुमण्डल पर इस औषधि की क्रिया का वर्णन करने के लिए एक शब्द ही पर्याप्त है। यह शब्द है–अवसन्नता। लेकिन, एक मात्र इसी लक्षण पर निर्भर रह कर रोगी के इलाज हेतु इस दवा का प्रयोग नहीं किया जा सकता। अन्य कई दवाओं में भी रोगी के शरीर में भयंकर अवसन्नता पैदा हो जाती है, परन्तु इनमें से प्रत्येक औषधि की अवसन्नता अलग-अलग ढंग की होती है तथा जो चिकित्सक यह शेखी बघारते हैं कि वे लक्षणों पर ध्यान न देकर मात्र शरीर तत्त्वों के अनुसार रोग की चिकित्सा करते हैं, वे होमियोपैथिक औषधियों के प्रयोग के बारे में अंधकार में हैं। हैनीमैन की शिक्षा के अनुसार ही होमियोपैथिक औषधियों का प्रयोग होना चाहिए। रोगी की स्थितियों से इनमें कोई विशेष अन्तर नहीं पड़ता है। सारे शरीर में अवसन्नता और रीढ़-विकार सम्बन्धी लक्षणों के अलावा उनके साथ-साथ ही निम्न विशिष्ट लक्षण भी प्रकट होते हैं।

मस्तिष्क में एक प्रकार का भ्रम पैदा अथवा मस्तिष्क की संज्ञाहीनता जो खाने-पीने पर बढ़ जाती है। मस्तिष्क में भ्रम तथा चक्कर आना जिससे रोगी ऐसा लगता है जैसे उसने कोई नशा कर रखा हो। रोगी जैसे ही बिस्तर पर बैठता है, उसका सिर घुमने लगता है और इसी कारण रोगी पुनः लेटने के लिए उत्सुख दिखाई पड़ता है। रोगी को मितली आती है। सिर में पीड़ा बढ़ जाती है व उल्टी की इच्छा बनी रहती है। गाड़ी या नाव में सवारी करने पर रोग के ये लक्षण और भी बढ़ जाते हैं। जहाज पर मितली आने की शिकायत डेक

पर ठण्डी हवा लगने से घट जाती है। (टेबक)। काक्यूलस में रोगी के सिर में जो दर्द होता है और जिस प्रकार के चक्कर आते हैं उनका रूप ब्रायोनिया में होने वाले सिर दर्द और चक्कर से बहुत भिन्न होता है। यद्यपि इन दोनों ही औषधियों में बिस्तर से उठकर बैठते ही सिर में दर्द होता है और चक्कर आने लगते हैं, परन्तु इन दोनों में सबसे बड़ा अन्तर यह है कि ब्रायोनिया तथा अन्य कईं औषधियों में, सिर दर्द के पूर्व, पेट में मितली की अनुभूति होने लगती है। लेकिन कोकुलस का लक्षण इसके विपरीत होता है क्योंकि इसमें माथे की कमजोरी के साथ मस्तिष्क में खालीपन का एहसास होता है। वस्तुतः यह खालीपन दुर्बलता का ही दूसरा रूप है और कोकुलस का एक विशिष्ट सामान्य लक्षण माना जाता है तथा यह मस्तिष्क, उदर आंत, वक्ष, माथा, हृदय पिण्ड, आमाशय या संक्षेप में सभी आंतरिक भागों में उभरने लगते हैं। कोकुलस में सिर की पीड़ा के साथ जो लगातार मितली सी बनी रहती है वह कोल चिकम के लक्षण से बहुत मिलती है। रोगी को भूख रहने पर भी भोजन से अरूचि हो जाती है–यहाँ तक कि खाद्य पदार्थों की गंध तक वह सहन नहीं कर पाता। कोकुलस के रोगी में मितली व अरूचि अत्यंत तीव्र होती है, इतनी कि मितली के कारण वह बेहोश भी हो जाता है। साथ ही मुख का स्वाद ऐसा रहता है जैसे उसने कोई धातु चख ली हो। शरीर के सारे स्नायु ही सुस्त और अवसन्न नहीं हो जाते बल्कि मस्तिष्क की मेधाशक्ति भी काफी अवसादग्रस्त हो जाती है। रोगी उदास, विषादमय, उन्मत्त और चिन्तातुर हो उठता है और घर में किसी कोने में चुपचाप बैठा रहता है। इस प्रकार की अवस्था स्नायविक ज्वर में ही विशेष रूप से प्रकट होती है। रोगी घोर अवसाद से घिर जाता है। उदर और जरायु में भी कोकुलस के कईं लक्षण प्रकट होते हैं। इनमें से एक है–उदर का बहुत अधिक फूलना। यह लक्षण आध्मान शूल और दर्द भरे मासिक धर्म दोनों में ही दृष्टिगोचर होता है। आध्मानशूल की यह बहुत ही श्रेष्ठ औषधि है। रोगी को ऐसा महसूस होता है कि उसके पेट में धारदार सींखचें या नुकीले पत्थर के टुकड़े भर गए हैं। यह लक्षण बहुधा आधी रात के बाद उभरता है। पेट में वायु इधर-उधर घूमती है और निकल जाने पर भी रोगी को राहत नहीं मिलती क्योंकि पेट में पुनः नयी वायु उत्पन्न हो जाती है।

पुट्ठों में इस प्रकार का दबाव महसूस होने लगता है जैसे रोगी की आंत उतर रही हो। दर्द युक्त मासिक धर्म में उदर का प्रसार होने के साथ-साथ पीसने, ऐंठने और मरोड़ की तरह पीड़ा होती है। यह पीड़ा बहुत तेज होती है जिससे रोगी में बहुत कमजोरी भी आ जाती है। यह कमजोरी इतनी अधिक होती है कि रोगी कठिनाई से उठकर खड़ा हो सकता है। उसे चलने-फिरने और बोलने में भी कष्ट होता है। कमजोरी सम्बन्धी यह लक्षण कार्बो एनिमेलिस से भी मिलता है। लेकिन, कार्बो एनिमेलिस के स्राव से मरीज बहुत ही दुर्बल हो जाता है। काक्युलस में स्राव का परिमाण बहुत अधिक नहीं होता और उसमें धीरे-धीरे कमी भी आती-जाती है तथा इसके बदले में रोगिणी को प्रदर की शिकायत पैदा हो जाती है। दो मासिक धर्मों के बीच में रोगिणी में लगभग इसी प्रकार का विकार बढ़ता है। यही वह तरीका है जिसके द्वारा हम दो औषधियों में फर्क कर सकते हैं तथा व्यवसाय में सफलता हासिल कर सकते हैं। अब मैं इस औषधि के चार विशेष लक्षणों का उल्लेख करना चाहूँगा, जो निम्न हैं:–

सिर में भार के साथ ही रोगी की गर्दन की पेशियों में दुर्बलता;

घोड़ागाड़ी, रेलगाड़ी या नाव में सवारी करने के कारण रोग का उत्पन्न होना या बढ़ना।

शरीर के कितने ही भीतरी अंगों में खालीपन और दुर्बलता का एहसास होना।

रोगी को निद्रा न आना; रात में जागते रहना (कास्टिकम, क्युप्रम मेट, इग्नेशिया, नाइट्रिक एसिड)।

अब इस में आप और क्या जोड़ सकते हैं?

कोनीयम मैकुलेटम

प्रधान लक्षण

रोगी को सिर में चक्कर आता है–विशेषकर सिर घुमाने पर या बगल की ओर देखने अथवा बिस्तर पर करवट लेने पर चक्कर की शिकायत रहती है। रगड़ लगने या कुचलने के फलस्वरूप ग्रंथियां फूल जाती हैं और उनमें कड़ापन आ जाता है। रोगी कैंसर और कण्ठमाला जैसे रोगों से पीड़ित रहता है और उसकी गाँठें बढ़ जाती हैं। रोगी को रूक-रूक कर पेशाब उतरता है। रोगी पुरःस्थ ग्रंथि और मूत्राशय सम्बन्धी बीमारियों से पीड़ित रहता है। मासिक धर्म के समय रोगिणी के स्तनों में पीड़ा होती है तथा उनमें कड़ापन आ जाता है। साथ ही दर्द भी अनुभव होता है।

इस औषधि का उपयोग भी मेरूदण्ड सम्बन्धी रोगों में होता है। यहां पर मैं यह नहीं बताऊंगा कि इस औषधि के बारे में विभिन्न विद्वानों की क्या राय है। मगर सभी विकृति वैज्ञानिकों की राय के अनुसार इस औषधि का एक प्रमुख लक्षण यह है कि इसमें रोगी को पक्षाघात की शिकायत नीचे से ऊपर की ओर बढ़ती है। सोक्रेटिज को इसी प्रकार का पक्षाघात हुआ था। इसलिए इस दवा का प्रयोग उग्र आरोही पक्षाघात में भी होता है। होमियोपैथ चिकित्सक के रूप में मैं इस औषधि के बारे में यह कह सकता हूं कि इसमें रोगी के सिर में एक विशेष प्रकार का चक्कर आता है तथा चक्कर की यह शिकायत बगल की ओर सिर घुमाने पर अधिक बढ़ जाती है। बायीं ओर माथा घुमाने पर (कोलोसिंथ)। बिस्तर पर लेटे रहने से भी यह तकलीफ बढ़ती है। यही नहीं, बिस्तर पर करवट लेने पर इसमें वृद्धि होती है। मैंने यह पाया है कि बिस्तर पर लेटे रहने अथवा खड़े होने पर तथा बगल की ओर सिर घुमाने पर भी चक्कर आ जाता है। सोने पर चक्कर की शिकायत घट सी जाती है।

उग्र आरोही पक्षाघात से पीड़ित एक रोगी को मैंने इसी औषधि से रोगमुक्त किया था। इस रोगी के पैर प्रभावित थे जो धीरे-धीरे कार्य शक्ति से वंचित होते जा रहे थे। रोगी अंधेरे में कतई खड़ा नहीं रह सकता था और राह चलते समय

उसकी पत्नी को या तो उसके आगे या पीछे चलना पड़ता था। यदि वह उसके बगल में रहती तो रोगी उसकी ओर देखते ही लड़खड़ाकर गिर पड़ता था।

यह रोगी कोनीयम से अच्छा हो गया। यह औषधि पहले रोग को बढ़ा देती है और दवा रोकते ही रोगी को बहुत लाभ नजर आने लगते हैं। सभी पोटेंसियों में इस औषधि की खूराक देते ही रोग के लक्षण बढ़ जाते हैं। लक्ष पोटेंसी की दवा देने पर होने वाला लाभ कुछ अधिक स्थायी होता है।

मैंने इस रोगी को, एक सप्ताह से लेकर चार सप्ताह का अन्तर देकर, एक-एक मात्रा दवा खिलाई। रोगी एक वर्ष की अवधि में पूरी तरह रोग से मुक्त हो गया। यह व्यक्ति कई वर्षों से उक्त रोग से पीड़ित था।

यह औषधि वृद्ध व्यक्तियों के सिर में चक्कर की शिकायत उत्पन्न होने पर बहुत कारगर साबित हुई है। सभी आयु वाले ऐसे रोगियों में, जो भिन्न-भिन्न रोगों से पीड़ित रहते हैं, यह लक्षण बहुधा पाया जाता है। डिम्बाशय और गर्भाशय सम्बन्धी विकारों से पीड़ित रोगिणियों में तो यह विशेष रूप से मौजूद रहता है। अन्य किसी भी औषधि में यह लक्षण इतना प्रबल नहीं रहता।

कण्ठमाला रोग के विष से प्रभावित रोगों में इस प्रकार का नेत्र-प्रदाह दृष्टिगोचर होता है तथा इसमें अन्य औषधियों की तुलना में कोनीयम से विशेष लाभ होता है। इसका प्रयोग और असाधारण लक्षण यह है कि रोगी को रौशनी बिल्कुल भी बरदाश्त नहीं होती (जैसा कि कृत आर्गेनन के 153 वें सूत्र में कहा गया है) तथा आंखों में तेज प्रदाह रहता है। रोगी की पीड़ा रात में बढ़ती है और प्रकाश की किरण छूते ही बहुत बढ़ जाती है। दबाने पर तथा अंधेरे घर में रहने पर रोग के लक्षण घटने लगते हैं।

रोगी की आंखों की कनीनिका में जख्म रह सकता है तथा आंख की पलक गिर जाने (पक्षाघात) की तकलीफ में भी यह जेलसिमियम, कास्टिकम और सीपिया की तरह ही एक श्रेष्ठ औषधि है। रगड़ लगने या कुचल जाने के बाद झुनझुनी चढ़ने या सुई गड़ने की तरह दर्द होने के साथ रोगी की ग्रंथियां फूलकर कड़ी हो जाती हैं। यह कोनीयम का ही लक्षण माना जाता है। स्त्रियों के स्तनों में गाँठें पड़ने, उनके बढ़ने या फूलने की बीमारी में भी कोनीयम फायदा करती है। स्तन-रोगों से इस औषधि का विशेष सम्बन्ध मालूम पड़ता है। स्तन, जरायु और पाकाशय के कैंसर में, विशेषकर यदि यह रोग चोट या धक्का लगने से

पैदा हुआ हो, यह एक रामबाण औषधि प्रमाणित हुई है। अर्बुद रोग में, यदि अर्बुद कुचल जाने के कारण पैदा हुआ है और उसमें पत्थर की तरह कड़ापन आ गया है तो सम्भवतः कोनीयम ही उसकी श्रेष्ठ दवा है। स्तन में कड़ेपन का लक्षण साइलीसिया और कोनीयम, दोनों में ही रहता है परन्तु दाएं स्तन के कड़े होने पर कोनीयम तथा बाएं स्तन के कड़े होने पर साइलीसिया अधिक कारगर होती है (कार्बो एनिमेलिस, कोनीयम, साइलीसिया)। अस्त्र की चोट की तरह जब दर्द महसूस हो (एस्टीयिस)। इसके अलावा यदि मासिक धर्म के समय दोनों स्तन बड़े हो जाते हैं, उनमें दर्द रहता है और स्पर्श सहन नहीं होता और तनिक सा भी धक्का लगने से और चलने से तकलीफ बढ़ जाती है तो कोनीयम ही रोगिणी को राहत पहुँचाती है।

गर्भाशय, स्तन अथवा अन्य किसी अंग में, होने वाले कैंसर रोग में, कोनीयम की पीड़ा के जो लक्षण मुखर रहते हैं, उसमें जलन, डंक मारने की तरह का दर्द और चिलक भी शामिल हैं। इसलिए चिकित्सकों का ध्यान एपिस पर भी जा सकता है क्योंकि उसमें भी यह लक्षण पाया जाता है। अतः यह जरूरी है कि अन्य लक्षणों को भी दृष्टि में रखकर उपयुक्त औषधि का चुनाव किया जाए।

कोनीयम की क्रिया जननेन्द्रिय पर भी होती है। इससे सम्बन्धित रोगों का लक्षण यह है कि पुरुष की जननेन्द्रिय बहुत कमजोर रहती है, रोगी में काम की इच्छा और काम चिंता तो रहती है परन्तु काम इच्छा पूरी करने की शक्ति नहीं रहती। स्त्री के सामने आते ही रोगी का वीर्य स्खलित हो जाता है। लिंग में पूरी तरह कड़ापन नहीं आ पाता। यह कड़ापन बहुत थोड़ी देर तक रहता है और सम्भोग से पहले खत्म हो जाता है। इसके बाद, रोगी को बहुत देर तक कमजोरी और घोर कष्ट रहता है।

इस का व्यक्ति के मस्तिष्क पर भी असर होता है तथा रोगी में भयंकर चित्तोन्माद का लक्षण प्रकट हो जाता है। यह लक्षण स्त्री और पुरुष दोनों में ही प्रकट हो सकता है। बहुत अधिक इन्द्रिय सेवन से बहुत अधिक अलग रहने से भी यह रोग पैदा हो सकता है। इसलिए विधुर, वृद्ध स्त्री-पुरुषों के लिए कोनीयम एक बहुत श्रेष्ठ दवा मानी जाती है। यदि इस प्रकार के विकार के साथ ही रोगी को सिर में चक्कर आने की शिकायत भी रहे तो कोनीयम बहुत गुणकारी औषधि सिद्ध होती है।

रूक-रूक कर पेशाब होना कोनीयम का एक विशेष लक्षण है (क्लिमेटिस) कोई सोच सकता है कि इस प्रकार का विकार मूत्राशय के पक्षाघात से प्रभावित होने पर भी प्रकट हो सकता है। लेकिन, मेरी राय में, वृद्धावस्था में मूत्राशय की मुखशायी-ग्रंथि बढ़ जाने के कारण अक्सर ही इस प्रकार का लक्षण रोगी में उभर आता है और कोनीयम देने से इसके रोगी को राहत महसूस होती है। इसके रोगी को सोने या आंख बंद करते ही दिन में या रात में पसीना आने लगता है। जहां तक मैं जानता हूं यह लक्षण और किसी भी दवा में दृष्टिगोचर नहीं होता है। (विपरीत सम्बुक्स)

डा॰ एडोल्फ लिपि ने 80 वर्ष के एक अत्यन्त वृद्ध रोगी के पार्श्व पक्षाघात का इलाज पसीना आने के लक्षण के आधार पर किया था। निदान तत्व के अनुसार इस प्रकार के किसी एक लक्षण का कारण बता पाना बहुत कठिन है। फिर भी, यदि आरोग्य लाभ की सम्भावना रहती है तो औषधि के लक्षण के साथ रोग का लक्षण मिलने पर रोगी स्वस्थ हो सकता है।

होम्योपैथिक चिकित्सा-प्रणाली रोगों के लक्षणों पर आधारित है। अतः लक्षण के सम्बन्ध में विचार करना अत्यन्त आवश्यक और अनिवार्य है। इसके आधार पर चिकित्सकों को दवा चुनने में आसानी होती है। उदाहरण के लिए 'कोनीयम' के सिर के चक्कर के प्रधान लक्षण निम्न हैं:–

सिर में चक्कर	सिर घुमाने पर	कोना, कैल्के, आस्टि, कालीकार्ब
” ”	सिर हिलाने पर	ब्रायो, कैल्के, आस्टि, कोना
” ”	ऊपर देखने पर	फॉस, स्पाइजि, सल्फ
” ”	फूल की गंध से	नक्स, फॉस
	रात में जागने या अनिद्रा से	कोक्यु, नक्स वोमिका
” ”	आवाज से	थेरिडि
” ”	चलने के समय	नैट म्यु, नक्स वोम, फॉस, पल्स
” ”	पढ़ने के समय	नैट म्यु
	खाने के समय या बाद	ग्रेटि, नक्स वोमिका, पल्स

"	"	बवण्डर की तरह	ब्रायो, कोना, साइक्लोमे, पल्स
"	"	मानो बिस्तर शून्य में घूम रहा हो	कोना
"	"	बेहोशी के साथ	नक्स वोमिका
"	"	डगमगाने के साथ	आर्जे नाई, जेल्स, नक्स, फॉस, आर्जेना, स्ट्रेम, क्रेरिड
"	"	आँख बंद करने के साथ या अंधेरे में धुंधला दिखाई देने पर	साइक्लामे, जेल्स, नक्स
"	"	अपनी जगह से उठने के समय	ब्रायो, फॉस
"	"	अपनी जगह सिर झुका कर उठने पर	बेलेडोना
"	"	बिस्तर से उठने के समय	ब्रायो, चेलि, काक्यु
"	"	सिर झुकाने पर	बेल, नक्स, पल्स
"	"	सीढ़ी चढ़ने पर	कल्क, आस्ट्रि
"	"	नीचे उतरने के समय	बोरेक्स, फेरम
"	"	लेटने पर	कोना
"	"	जब लेट जाना पड़े	ब्रायो, काक्यु, फास, पल्स
"	"	माथे के पीछे	जेल्स, साइलीसिया, पेट्रोल
"	"	नींद के उपरान्त	लैक
"	"	मासिक धर्म रूकने के बाद	साइक्लामे, पल्स

इस प्रकार के लक्षणों और उनसे सम्बन्धित औषधियों के बारे में जानकारी प्राप्त करना चिकित्सकों के लिए जरूरी है।

इस्क्युलस हिपोकैस्टेनम

शरीर के विभिन्न अंगों और शिराओं विशेषकर रक्त-वाहिनी नाड़ियों में, भारीपन और स्पन्दन तथा ऐसा महसूस होना जैसे उनमें रक्त भरा हुआ हो। कूल्हों और त्रिक-देश के अन्दर निरन्तर बहुत मंद-मंद पीड़ा होती है। कमर में दर्द, झुकने या चलने पर बढ़ जाता है। (बवासीर, श्वेत-प्रदर तथा जरायु के अपने स्थान से च्युत हो जाने में भी इसी प्रकार के दर्द का अनुभव होता है)। रोगी को भरापन की अनुभूति के साथ ऐसा महसूस होता है जैसे मलाशय में लकड़ी की सींकें गड़ रही हों (खूनी बवासीर)। गल, गह्वर, मुख गह्वर और मलांत्र की श्लैष्मिक झिल्लियों में सूजन आ जाती है तथा जलन, गर्मी सूखेपन और उधड़ने की अनुभूति के साथ जख्म का एहसास होने लगता है। रोगी को जुकाम हो जाता है और नाक से पतला पानी सा बहता है। इस स्राव में एक प्रकार की जलन रहती है तथा ठण्डी हवा में सांस लेने पर नाक में जलन और अधिक बढ़ जाती है। रोगी को बार-बार थूक निगलने की इच्छा उठती है तथा गले में जलन तथा डंक मारने की तरह पीड़ा होती है। गले के गह्वर में सूखापन और संकोचन (एपिस, बेल) महसूस होता है।

इस्क्यूलस हिपोकैस्टेनम की गणना उन औषधियों में की जाती है जिनके प्रयोग का क्षेत्र बहुत अधिक विस्तृत नहीं है और जिसकी कार्य शक्ति अपने एक विशेष दायरे में ही सीमित रहती है। बस्ति-प्रदेश और पीठ के निचले भाग पर इसकी क्रिया दिखाई पड़ती है। इस औषधि का विशेष लक्षण है—पीठ में लगातार धीमा-धीमा दर्द रहता है तथा पीड़ा की यह अनुभूति कूल्हे और त्रिक-प्रदेश में ही अधिक महसूस होती है, जो चलने या झुकने से अत्यधिक बढ़ जाती है यह अर्श रोग की एक प्रधान औषधि है तथा पीठ की पीड़ा के साथ-साथ मलनली में भरापन और सूखेपन के साथ ऐसा महसूस होता है जैसे लकड़ी की सींकें मलयंत्र में चुभ रही हों। इसमें मस्सा निकलने या काँच निकलने के लक्षण दिखाई नहीं पड़ते जैसे कि इग्नेशिया, एलो, पोडोफाइलम तथा कुछ अन्य औषधियों में प्रकट होते हैं। परन्तु, अर्श के बाहरी लक्षणों में कमर की तेज पीड़ा विशेष रूप

से मौजूद रहती है। भरापन की अनुभूति इस्क्यूलस का एक साधारण लक्षण है तथा बस्ति-प्रदेश में यह विशेष रूप से प्रकट होता है।

यह लक्षण अर्श के अतिरिक्त, जरायु के अपने स्थान से हटने, तथा प्रदाह में भी प्रकट हो सकते हैं तथा श्वेत प्रदर के अनेक गंभीर रोगी भी इस औषधि से ठीक हुए हैं। बस्ति-गह्वर के विकारों में धड़कने या चोट लगने की तरह की अनुभूति इस्क्यूलस का एक और विशेष लक्षण माना जाता है।

मैंने इस औषधि की तीसरी तथा अन्य शक्तियों का लगभग समान अच्छा परिणाम पाया है।

इस्क्यूलस सर्दी और गले के दर्द में भी लाभ करती है। इसकी सर्दी आर्सेनिक की सर्दी से बहुत कुछ मिलती-जुलती है तथा इसमें भी आर्सेनिक की तरह ही पतला, जल की तरह और जलन पैदा करने वाला स्राव होता है। लेकिन इस्क्यूलस की विशेषता यह है कि इसमें सांस के द्वारा अन्दर जाने वाली ठण्डी हवा से तकलीफ होती है तथा उधड़ने की तरह का दर्द महसूस होता है। नये और पुराने तरह के गले के दर्द में खाल उधड़ने जैसा एहसास भी रहता है। साथ ही स्वरयंत्र के पुराने प्रदाह में यही अवस्था रहती है। इसमें भी इससे बहुधा लाभ होता है। संभवतः समय के साथ-साथ इसका उपयोग और भी बढ़ता जाएगा।

जिंकम मैटालिकम

कुछ रोग ऐसे होते हैं जिनमें शरीर पर दाने निकलते हैं परन्तु कुछ रोग ऐसे भी होते हैं जिनमें ये दाने पूरी तरह नहीं निकल पाते और रोगी के खांसने पर भी बलगम गले में फंसा रहता है; बाहर नहीं निकल पाता। रोगिणी महिलाओं को मासिक धर्म ठीक से नहीं होता और होने पर रोग के लक्षण घट जाते हैं। रोगी कोई गर्म और उत्तेजक पदार्थ का सेवन नहीं कर पाता यदि खा लेता है तो उसका रोग बढ़ जाता है। रोगी के पैरों में एक प्रकार की; अस्थिरता रहती है और बाध्य होकर उसे बार-बार हिलना-डुलना पड़ता है। रोगी के सारे शरीर

की पेशियों में फड़कन रहती है। शरीर में इतना भयंकर कम्पन रहता है कि रोगी की खाट तक हिलने लगती है तथा रोगी अपने स्नायुओं की हरकत पर काबू नहीं कर पाता। गर्दन के पिछले भाग में रोगी को कमजोरी और भारी थकान का अनुभव होता है तथा एक ही अवस्था में अधिक देर तक सिर उठाये रहने पर यह दुर्बलता और भी अधिक बढ़ जाती है। रोगी की पीठ में बहुत दर्द रहता है और बैठने पर यह दर्द बहुत बढ़ जाता है।

वृद्धि-ह्रास

मदिरा का सेवन करने पर, दबे हुए दाने शरीर पर उभर आने पर, मासिक धर्म होने के समय, बलगम निकल जाने पर, वीर्य-स्राव तथा किसी भी प्रकार का स्राव होने पर रोग के लक्षण घटने लगते हैं। रोगी की जीवनी शक्ति में विकार या दोष उत्पन्न हो जाता है तथा स्नायुमण्डल कमजोर होने लगता है। रोगी की सोचने की शक्ति और याददाश्त बिल्कुल क्षीण हो जाती है। शिशु रोगी सोते हुए चीख पड़ता है, अपने सिर को इधर-उधर फेंकने लगता है, चेहरा पहले पीला और फिर लाल हो जाता है। ऐसा अदल-बदल कर होता है।

इस औषधि का असर मुख्यतः स्नायुमण्डल पर होता है। डा॰ बर्ट के अनुसार, "लोहे के साथ रक्त का जितना गहरा सम्बन्ध है, उतना ही गहरा सम्बन्ध स्नायुओं का जिंक के साथ है। इसके सिद्धिकरण तथा चिकित्सिय परिणामों का अगर जायजा लिया जाए तो पता चलता है कि स्नायुमण्डल की शक्ति क्षीण होने के कारण जब स्वास्थ्य की क्रिया अच्छी तरह नहीं होती अथवा रोग का दोष शरीर में रम जाता है, उस समय यह स्नायुओं को उत्तेजना या शक्ति प्रदान करता है। साथ ही रोग को शरीर से बाहर करता है। वह तो एक अनुमान है। परन्तु वास्तविक आधार पर यह कहा जा सकता है कि आरक्त ज्वर, खसरा इत्यादि ऐसे रोगों में, जिनमें पूरे शरीर पर दाने उभर आते हैं, रोगी की कमजोरी तथा नाड़ी-गति व तापमान में गिरावट के कारण जब दाने पूरी तरह नहीं उभर पाते उस समय जिंक का प्रयोग करने पर रोगी को बहुत लाभ होता है।

इसी प्रकार का लक्षण कुछ अन्य दवाओं में भी मिलता है। उदाहरणार्थ, क्यूप्रम को ले लीजिए। परन्तु, क्यूप्रम में दाने किसी बाहरी कारण से दब जाते हैं। लेकिन, जिंकम में तो दाने शरीर पर फूट ही नहीं पाते और यदि फूट भी

आते हैं तो जीवनी-शक्ति की कमी अथवा कमजोरी के कारण अधिक देर तक शरीर पर ठहर नहीं पाते और भीतर दब जाते हैं। यदि रोगी सोरा दोष से ग्रस्त हो तो ऐसी दशा में सल्फर का भी प्रयोग किया जा सकता है।

यह कमजोरी कईं अन्य रूपों में भी प्रकट होती है। उदाहरण के लिए अस्थमा रोग में रोगी का बलगम गले से बाहर नहीं निकल पाता। यदि बलगम निकल जाता है तो रोगी का कष्ट कम हो जाता है। मासिक धर्म रूकने पर रोगिणी का कष्ट बढ़ जाता है परन्तु जैसे ही मासिक धर्म शुरू ही जाता है, रोगिणी राहत महसूस करने लगती है (लैकेसिस)। इस औषधि के कईं विशिष्ट लक्षण हैं और इन सभी में एक विचित्रता नजर आती है। जिंकम में रोगी को इतनी अधिक स्नयविक कमजोरी महसूस होती है कि वह शराब या कोई भी अन्य उत्तेजक दवा बर्दाश्त नहीं कर पाता। थोड़ी सी मात्रा में भी मदिरा लेने पर रोगी के लक्षणों में वृद्धि हो जाती है। यद्यपि ग्लोनियम, लीडम, फ्लोरिक एसिड, एण्टिमोनियम क्रूडम इत्यादि ओर भी कईं ऐसी दवाएं हैं जिनमें रोगी को मदिरा तथा अन्य कोई उत्तेजक पदार्थ देने से रोग के लक्षण बढ़ जाते हैं। मगर जिंकम इन दवाओं में प्रधान है।

जिंकम की यह स्नायविक दुर्बलता और ढंग से भी प्रकट होती है। रोगी को कभी-कभी गले के पिछले भाग में दर्द और कमजोरी सी महसूस होती है। यह अनुभूति कुछ इस प्रकार की होती है जैसे गर्दन बहुत देर तक एक ही मुद्रा में रही हो। देर तक कुछ लिखते रहने या देर तक कोई शारीरिक श्रम करने पर गर्दन में इस तरह का कष्ट अनुभव होता है। पीठ में बहुत तेज दर्द होता है, विशेषकर जब रोगी बैठा रहता है अथवा इधर-उधर चलता-फिरता है। इस प्रकार के लक्षण में चिकित्सक का ध्यान तुरन्त रसटक्स की ओर खिंच जाता है। लेकिन, रसटक्स में रोगी के बराबर चलने-फिरने से दर्द में राहत मिलती है। जिंकम में इस प्रकार की कोई राहत नहीं महसूस होती। पल्सेटिला में भी इसी प्रकार के लक्षण विद्यमान रहते हैं परन्तु उसमें इस प्रकार का कष्ट मासिक धर्म सम्बन्धी विकारों में प्रकट होता है। इस विशेष मामले में जिंक सबसे अधिक कोबाल्ट से मिलता-जुलता है। लेकिन, उक्त औषधि में यह लक्षण बहुत अधिक इन्द्रिय सेवन से अथवा जननेन्द्रिय की कमजोरी के कारण प्रकट होता है। लेकिन-वीर्य स्राव होने पर जिंकम का लक्षण कुछ समय के लिए कम हो जाता

है। कोबाल्ट में ऐसा नहीं होता। जिंकम की समस्त शरीर में व्याप्त होने वाली दुर्बलता के निम्न लक्षण दृष्टिगोचर होते हैं।

निम्नांगों और दोनों पैरों में बहुत अस्थिरता महसूस होती है तथा रोगी मजबूर होकर पैरों को बराबर हिलाता रहता है। ऐसे सभी रोगों में, जिनकी जिंकम श्रेष्ठतम औषधि मानी गई है, यह लक्षण विशेष रूप से मौजूद रहता है। रोगी को कभी-कभी समूचे मेरूदण्ड में लम्बाई के रूप में जलन भी महसूस होती है। यह जलन केवल रोगी को ही अनुभव होती है क्योंकि स्थानीय रूप में तापमान में कोई वास्तविक बढ़ौतरी नहीं होती। रोगी की बहुत सी पेशियों में फड़कन और झटका महसूस होना जिंकम का दूसरा विशेष लक्षण माना जाता है। इसकी चर्चा इग्नेशिया के विषय में बताते समय की जा चुकी है। शरीर में स्पन्दन पैदा करने और इनका इलाज करने के लिए जिन दवाओं का उपयोग चिकित्सकों द्वारा किया जाता है उनमें जिंकम, इग्नेशिया और एगारिकस प्रमुख हैं। सारे शरीर में कंपन व्याप्त होने पर भी इस दवा का प्रयोग बहुत लाभकारी सिद्ध होता है। रोगी में कमजोरी, अवसन्नता के कारण भी कंपकंपी उत्पन्न हो जाती है। रोगी का अपने अंगों की हरकत पर नियंत्रण नहीं रह जाता यद्यपि अभी तक उस पर पक्षाघात का प्रहार नहीं होता है। हाँ, इस लक्षण की उपेक्षा करने और उचित चिकित्सा न होने पर रोगी पक्षाघात के आक्रमण से नहीं बच पाता।

अब कुछ मस्तिष्क संबंधी रोगों में इस औषधि के महत्व के बारे में ।

यदि दाने दब जाने, दांत निकलने, मोह-ज्वर अथवा किसी अन्य प्राकृतिक रोग के कारण यदि मस्तिष्क सम्बन्धी लक्षण रोगी के शरीर में पैदा हो जाते हैं और इसके साथ ही इस दवा के लक्षण भी प्रकट हों, तो इस औषधि का निश्चय ही उपयोग करना चाहिए। इस औषधि से टाइफस का एक रोगी पूरी तरह स्वस्थ हो गया था। यह रोगी 20 वर्ष की एक युवती थी। मेरे देखने से लगभग एक सप्ताह पहले उसने अपने परिवार वालों से सामान्य अवसन्नता और कमजोरी की शिकायत की थी। इसके साथ ही उसने सिर दर्द और भूख न लगने की बात भी बताई थी। परन्तु, सबसे बड़ी शिकायत यह थी कि उसके सारे शरीर को एक प्रकार की अवसन्नता घेरे हुए थी। यह युवती कालेज में पढ़ती थी और इसकी माँ नर्स का काम करती थी। उसने समझा कि शायद बहुत अधिक मेहनत करने के कारण ऐसा हुआ होगा। उसने लड़की को विश्राम करने के लिए कहा,

परन्तु लड़की की हालत दिन पर दिन गिरती ही गई। मैंने उसे पहले जेलसिमियम और इसके बाद, ब्रायोनिया दिया। इस के दो सप्ताह रोगी की हालत धीरे-धीरे सुधरने लगी। परन्तु, एक दिन वह कमरे में अकेले सो रही थी तथा उसके शरीर में पसीना आ रहा था। अचानक उसने शरीर से कपड़ा उतार फेंका। इससे उसे सर्दी लग गई और रोग फिर बढ़ गया और बहुत अधिक रक्त-स्राव हुआ। एल्युमिना से रक्त-स्राव तो बंद हो गया परन्तु उसमें धीमे प्रलाप की अवस्था उत्पन्न हो गई। रोगिणी की आंखें टकटकी लगाकर ऊपर की ओर माथे की तरफ घूमती थीं, माथा पीछे की ओर खिंच गया। रोगिणी एकदम बेहोश होकर चित्त पड़ी थी और बिस्तर में नीचे की ओर सरक जाती थी। सारा शरीर फड़कता था और जोरों से कांपता था। यहाँ तक कि खाट भी हिलने लगती थी। रोगिणी का शरीर इतनी तेजी से कांपता रहता था कि मैंने नर्सों को यह कह दिया था कि वह दिन रात इसका हाथ पकड़े रहें। रोगिणी का चेहरा बिल्कुल धंस गया था, आकृति पीली पड़ कर सिकुड़ गई थी और हाथ तथा पेर कोहनी और जंघा तक बिल्कुल बरफ की तरह ठण्डे हो गए थे। नाड़ी इतनी कमजोर और तेज हो गई थी कि उसके स्पन्दन को गिन पाना सम्भव नहीं था। मुझे ऐसा लगा कि रोगिणी को मस्तिष्क का पक्षाघात हो सकता है। रोगिणी के बचने की कोई आशा मुझे नजर नहीं आ रही थी। फिर भी, मैंने 10 बूंद जिंकम, मेटलिकम दो ड्राम ठण्डे पानी में मिलाकर उसके बेठे हुए दाँतों के बीच धीरे-धीरे पहुंचाई। एक घण्टे बाद बची हुई दवा उसे पिला दी गई। अन्तिम खूराक देने के लगभग एक घण्टे बाद रोगिणी की उल्टी आंखें नीचे उतर आईं और बहुत धीमी आवाज में उसमें दूध मांगा। नली द्वारा उसे आधा गिलास दूध पिलाया गया। 24 घंटे में उसने पहली बार यह थोड़ा सा भोजन ग्रहण किया था। रोगिणी को चार दिन तक कोई औषधि नहीं दी गई, लेकिन उसकी हालत में निरन्तर सुधार होता रहा। इसके बाद मैंने से नक्स वोमिका की एक खूराक दी और रोगिणी बहुत जल्दी स्वस्थ हो गई। सारांश यह कि लक्षण के अनुसार प्रयोग करने पर जिंकम-200 भी जादू की तरह अपना असर दिखाती है।

स्टैनम मेटालिकम

रोगी को ऐसा महसूस होता है कि उसका पेट धंसता जा रहा है और वह खाली है तथा उसमें कुछ नहीं रहा है (चेल, फास, सिपि)। रोगी उदास और निराश रहता है। रोने पर रोगी की दशा और खराब हो जाती है और बेहोशी तथा कमजोरी बढ़ जाती है–विशेषकर सीढ़ियां उतरते हुए रोगी को बहुत कमजोरी लगती है। लेकिन, ऊपर चढ़ने में उसे कोई तकलीफ नहीं होती है। जब रोगी के पेट में दर्द उठता है तो जोर से दबाने अथवा घुटने से पेट को दबाकर पड़े रहने से या किसी और के कंधे से उसे दबा कर रखने पर पीड़ा घट जाती है (कालीस)। रोगी के मल में कीड़े निकलते हैं। रोगिणी को श्वेत-प्रदर की शिकायत में बहुत सुस्ती लगती है और ऐसा प्रतीत होता है कि यह कमजोरी छाती से उठ रही है। जरायु अपने स्थान से च्युत हो जाता है। मलत्याग के बाद यह विकार और बढ़ जाता है। रोगिणी को इतनी कमजोरी महसूस होती है कि कुर्सी पर बैठने की कोशिश में वह धम्म से उस पर गिर पड़ती है। सुबह कपड़े बदलते हुए उसे विश्राम लेने के लिए बार-बार रूकना पड़ता है और रोगी को बोलने में भी बहुत अधिक कष्ट होता है। रोगी को ढीली खांसी आती है जिसमें हरा और मीठा बलगम निकलता है। पीड़ा धीरे-धीरे प्रारंभ होकर बढ़ जाती है और फिर धीरे-धीरे कम भी हो जाती है।

यह औषधि एक दूसरी धातु से तैयार की गई है। इसका सबसे प्रधान लक्षण है–छाती में बहुत अधिक कमजोरी महसूस होना (आर्जेण्टममेट)। रोगी को इतनी कमजोरी लगती है कि वह बोल नहीं पाता। टीन को छोड़कर अन्य किसी दवा में यह लक्षण इतने अधिक प्रखर रूप में विद्यमान नहीं रहता। यह न केवल स्वर-यंत्र और फेफड़ों की बीमारियों में विशेष रूप से पाया जाता है बल्कि यह औषधि उस अवस्था में भी दी जा सकती है जब रोगी को सारे शरीर में बहुत अधिक दुर्बलता महसूस होती है तथा स्टेनम इनकी प्रमुख औषधि होती है। रोगिणी को इतनी अधिक कमजोरी महसूस होती है वह कुर्सी पर सामान्य ढंग से न बैठकर धम्म से बैठ जाती है मानो उसकी टांगों ने जवाब दे दिया हो। सीढ़ी से नीचे उतरने पर रोग के लक्षण और भी बढ़ जाते हैं (बोरेक्स–ऊपर

चढ़ने पर बढ़ना, कैल्क)। रोगी का जरायु, अपने स्थान से च्युत हो जाता है, उसका शरीर दुबला-पतला और क्षीण दिखाई पड़ता है तथा प्रदर के विकार के साथ कमजोरी का लक्षण मौजूद रहता है। इन लक्षणों से युक्त रोगिणी महिलाओं पर इस औषधि का चमत्कारिक प्रभाव देखा गया है। वायु-नली, फेफड़े और स्वर-यंत्र से सम्बन्धित रोगों में ये लक्षण विशेष रूप से प्रत्यक्ष दिखाई पड़ते हैं तथा खांसी के साथ बहुत अधिक बलगम जाता है। बलगम का स्वाद मीठा, परंतु कभी-कभी बहुत अधिक नमकीन रहता है। नमकीन स्वाद वाले बलगम में काली आयोड और सीपिया का इस्तेमाल होता है। इन तीनों ही दवाओं में रोगी को निकलने वाला बलगम बहुत गाढ़ा, भारी और हरे या पीले रंग का होता है। काली आयोड और स्टेनम, दोनों में ही रोगी को रात में बहुत अधिक पसीना आता है। परन्तु स्टेनम में रोगी को वक्ष में बहुत अधिक कमजोरी महसूस होती है और रोगी बोल भी नहीं सकता। स्टेनम का एक दूसरा निर्णायक लक्षण यह है कि रोगी का दर्द धीरे-धीरे बढ़कर चरम सीमा तक पहुंच जाता है और फिर धीरे-धीरे उसी तरह कम हो जाता है (प्लैटिनम देखिए)। इसमें कोई शक नहीं कि दर्द का रूप स्नायविक रहता है। यह दर्द किसी भी स्नायु-मार्ग को प्रभावित कर सकता है। पाकाशय के शूल, चेहरे के स्नायु-शूल और उदर-शूल में भी स्टेनम से विशेष लाभ होता है।

दर्द दबाने से घटने के लक्षण कोलोसिन्थ और ब्रायोनिया में भी दृष्टिगोचर होते हैं। यदि इस प्रकार के लक्षणों में कोलोसिन्थ से कोई लाभ न हो तो, विशेषरूप से यदि दर्द बहुत दिनों तक रहे या रोगी को बार-बार दर्द होने की अनुभूति बनी रहे तो स्टेनम से उसे बहुत लाभ होता है। यदि शिशु रोगी को कंधे पर बैठाकर घुमाने से या कंधे के पेट पर दबाव से दर्द में कमी आती है तो भी स्टेनम का प्रयोग करना चाहिए। स्टेनम का रोगी सामान्य तौर पर बहुत ही निराश और उदास दिखाई देता है और ऐसा लगता है कि वह रोने ही वाला है। (नेट्र, म्यूर,पल्स, सीपिया)। मैंने रोगियों का इलाज करने के सिलसिले में इन लक्षणों की भली प्रकार जांच की है और हमेशा, 12, 20, 200 और 500 (बोरिक टैफल) की पोटेंसी से रोगी को फायदा होते पाया है।

प्लैटिना

इसका सबसे महत्वपूर्ण लक्षण रोगी में अहंकार की भावना है। वह अपने को बहुत बड़ा तथा और लोगों को बहुत हीन समझता है। मरीज को सभी चीजें और सभी लोग अपने से हीन मालूम पड़ते हैं।

मरीज की जननेन्द्रिय बहुत अधिक सजग रहती है तथा इन्द्रिय सेवन की इच्छा बहुत प्रबल होती है। स्त्रियों में डिंबाशय के रोगों के साथ कामोन्माद रहता है। जरायु अपने स्थान से च्युत हो जाता है तथा रज का स्राव अधिक परिमाण में होता है।

दर्द में धीरे-धीरे वृद्धि होती है तथा उसी प्रकार धीरे-धीरे रोग कम हो जाता है (स्टैन)। रोग की जगह कभी-कभी सुन्न पड़ जाती है (कैमो)।

इस औषधि का अध्ययन करते वक्त हमें इसके स्नायुमण्डल, मन और जननेन्द्रियों से विशेष सम्बन्धों का ध्यान रखना चाहिए। इस औषधि में कुछ अद्‌भुत मानसिक लक्षण पाए जाते हैं। रोगी में अहंकार, अपने को बहुत बड़ा तथा और लोगों को हीन समझने की भावना बहुत प्रबल रहती है। रोगी को मानसिक भ्राँति रहती है। थोड़ी देर बाहर घूमने पर घर की सभी चीजें बहुत छोटी और सभी लोग शारीरिक और मानसिक गुणों से बहुत हीन मालूम पड़ते हैं। मरीज अपने को शारीरिक और मानसिक दृष्टि से बहुत श्रेष्ठ समझता है। रोगियों की प्रकृति परिवर्तनशील रहती है और वह कभी प्रसन्न और कभी उदास रहती है। इग्नेशिया, क्रोकस, नक्स मस्केटा और एकोनाइट में भी इसी तरह के लक्षण पाए जाते हैं। प्लैटिना में भी रोगी को एकोनाइट की तरह मृत्यु-भय सताता है। चिकित्सक को पहले दो लक्षण अर्थहीन लग सकते हैं, परन्तु ये लक्षण बहुत मूल्यवान होते हैं और अन्य किसी दवा में नहीं पाए जाते हैं। उन्माद रोग से ग्रस्त एक रोगी को बड़े-बड़े चिकित्सकों की दवा से कोई लाभ नहीं हुआ और यह तय किया गया कि रोगी को पागलखाने में भेज दिया जाए। लेकिन रोगी के धनी माता-पिता इसके लिए राजी नहीं हुए और उसकी होमियोपैथिक चिकित्सा प्रारम्भ की गयी। उक्त दो अर्थहीन से प्रतीत होने वाले मानसिक लक्षणों के साथ

यह बात भी देखी गई कि मानसिक लक्षण उभरने पर रोगी के शारीरिक लक्षण दब जाते हैं तथा शारीरिक लक्षण उग्र रूप धारण करने पर मानसिक लक्षण छिप जाते हैं। मैंने रोगी पर इस औषधि का प्रयोग किया। रोगी को मेरूदण्ड में लम्बाकार स्थिति में पीड़ा होती थी तथा इसी के साथ पर्यायक्रम में मानसिक लक्षण उभरते थे। उक्त औषधि देते ही रोगी अत्यन्त चमत्कारिक ढंग से रोग मुक्त हो गया। दवा देने के प्रथम दिन से ही उसकी दशा सुधरने लगी और वह फिर कभी इस रोग से पीड़ित नहीं हुआ।

प्लैटिना में मानसिक लक्षणों के अतिरिक्त निम्न स्नायविक लक्षणों पर भी ध्यान देना चाहिए–

1. रोगी का दर्द धीरे-धीरे बढ़ता है और उसी प्रकार घटता है।

2. जिस स्थान पर दर्द होता है, वह सुन्न पड़ जाती है।

3. प्लैटिना का रोगी स्टेनम की तरह कमजोर नहीं होता यद्यपि पहला लक्षण स्टैनम की तरह होता है।

4. दूसरा लक्षण कैमोमिला में भी दृष्टिगोचर होता है परन्तु प्लैटिना का रोगी कैमोमिला के रोगी की तरह अभद्र व्यवहार नहीं करता। ये दोनों ही मानसिक विकारों की श्रेष्ठ दवाएँ हैं। लेकिन, सन्देह की हालत में सभी लक्षणों को इसी तरह मिला कर औषधि का चुनाव करना चाहिए।

स्टेनम और प्लैटिना का दर्द धीरे-धीरे घटता है। बेलाडोना में यह दर्द अचानक ही पैदा होता है और अचानक ही गायब हो जाता है। मानसिक लक्षण बेलाडोना और प्लैटिना में बहुत कुछ मिलते हैं।

रोगियों का काम उन्माद सूतिका अवस्था में बढ़ता है तथा पेट तक सुरसुरी और झुनझुनी सी महसूस होती है। 'काम' की इच्छा बहुत प्रबल हो उठती है। अविवाहित लोगों में यह कामोन्माद विशेष रूप से प्रबल हो उठता है। रोगी या रोगिणी में असमय में ही सम्भोग की इच्छा उग्र ही उठती है तथा जननांग में बहुत अधिक अनुभूति होने के साथ-साथ स्पर्श तक सहन नहीं होता। जननेन्द्रिय की परीक्षा करते समय आक्षेप उत्पन्न हो जाता है तथा सम्भोग की दशा में रोगिणी पर बेहोशी भी छा जाती है। जरायु से बहुत अधिक रज स्राव और रक्तस्राव होता है तथा मासिक धर्म होने पर काला और थक्का सा जमा हुआ खून निकलता है। प्लेटिना में जननेन्द्रिय के यही मुख्य लक्षण हैं।

मासिक धर्म में रोगिणी को बहुत अधिक परिमाण में स्राव होता है और छूने या संसर्ग से जननांग में बहुत अधिक अनुभूति होती है। साथ ही डिम्बाशय का रोग भी हो सकता है या जरायु अपने स्थान से च्युत भी हो सकती है। प्लेटिना के स्नायाविक और मानसिक लक्षणों को देखने पर मालूम होता है कि यह हिस्टीरिया रोग की बहुत श्रेष्ठ दवा है। अनुभव से भी यह बात प्रमाणित हो चुकी है। प्लेटिना भी जिंकम और स्टैनम की तरह ऊंची पोटेंसी में प्रयुक्त करने पर विशेष लाभ करती है, यद्यपि मैंने कई बार छठें क्रम में भी इसका उपयोग किया है।

एल्युमिना की तरह प्लेटिना में भी कब्जियत की शिकायत रहती है तथा इसमें भी गुदा में कीच की तरह मल फंस जाता है।

सेलेनियम

इस औषधि का निर्माण स्टेनम की तरह ही एक धातु से किया गया है तथा अत्यधिक दुर्बलता इस का विशेष लक्षण है। लेकिन, सेलेनियम की दुर्बलता और स्टैनम की दुर्बलता में एक विशेष अन्तर यह होता है कि स्टैनम की दुर्बलता शरीर के किसी खास स्थान पर केन्द्रित रहती है, जबकि सेलेनियम की दुर्बलता सारे शरीर में अनुभव होती है। रोगी इतनी कमजोरी महसूस करता है कि तनिक से शारीरिक श्रम से भी थक जाता है। वीर्यपात या टायफायड जैसे बुखार के कारण भी यह कमजोरी हो सकती है। शरीर ही नहीं, लिंगेन्द्रिय भी इस कमजोरी से प्रभावित होती है। लिंग में भरपूर कड़ापन नहीं आता और सम्भोग के समय जल्दी ही वीर्यपात हो जाता है। सम्भोग के बाद रोगी और भी अधिक दुर्बल और चिड़चिड़ा हो जाता है। रोगी को सम्भोग की अदम्य लालसा रहती है, परन्तु ध्वज-भंग होने के कारण वह पूरी नहीं हो पाती। सप्ताह में कम से कम दो या तीन बार मरीज को स्वप्नदोष हो जाता है तथा नींद खुलने पर मरीज की पीठ में कमजोरी और तुरन्त उठकर चलने में लंगड़ापन महसूस होता है। बैठने के समय, निद्रा के समय चलने और मल त्याग के समय मूत्राशय मुखशायी ग्रंथि से बराबर रस

निकलता रहता है। यह कमजोरी रहने से दीर्घकाल तक रोगी दुबला और कमजोर होने लगता है। उसका चेहरा, दोनों हाथ, और दोनों ऊरू बहुत दुबले हो जाते हैं (एसेटिक एसिड)। यह सेलेनियम की दुर्बलता का विशेष लक्षण माना जाता है। लेकिन, इसके अलावा भी सेलेनियम के कुछ और लक्षण हैं–जैसे कब्जियत। मल का आकार इतना बड़ा और स्थूल रहता है कि आसानी से मल-त्याग नहीं हो पाता और मल-त्याग के लिए किसी न किसी यंत्र का सहारा लेना पड़ता है (सेनिक्यूला)। यदि यंत्र नहीं मिलता तो उंगली से उसके टुकड़े कर बाहर निकालना पड़ता है। चलने-फिरने के समय या मलत्याग के समय बूँद-बूँद कर पेशाब गिरता रहता है। बैठने के समय बार-बार पेशाब होता है (सार्सा)।

चाय का बहुत अधिक सेवन करने के अनेक दुष्परिणाम होते हैं। अधिक मात्रा में चाय पीने पर सभी रोग बढ़ जाते हैं। रोगी को शराब पीने की बहुत इच्छा होती है। रोगी को स्वर-यंत्र की शिकायत रहती है और उसे बार-बार खांस कर गला साफ करना पड़ता है। मरीज उत्तेजक पदार्थों का सेवन करना चाहता है, लेकिन शराब इत्यादि पीने पर राहत मिलने के बजाय रोगी की हालत और अधिक खराब हो जाती है। रोगी को कोई भी बात अधिक देर तक याद नहीं रहती। जो कुछ भूल जाता है, उसे रोगी बहुधा सपने में देखता है। मैंने इस औषधि का प्रयोग 200 पोटेंसी या इससे ऊपर की शक्ति में ही किया है।

***

फास्फोरस

इस औषधि का एक प्रधान लक्षण यह है कि रोगी की छाती बहुत कम चौड़ी होती है तथा उसका कद लम्बा और दुबला-पतला होता है। उसकी आँख की पलकें मुलायम, सिर के बाल नरम और स्नायु दुर्बल होते हैं। चेहरे की आकृति लगभग मोम जैसी होती है तथा रोगी रक्तहीनता अथवा पीलिया रोग से ग्रस्त रहता है। इन लक्षणों वाले रोगियों के लिए फास्फोरस बहुत उपयोगी पाया गया है।

रोगी का मन सदैव उद्विग्न रहता है और सभी कामों में उसे बेचैनी महसूस होती है। एकान्त स्थान, अंधेरा अथवा तूफान और आकाश में बिजली कड़कने और चमकने से उसकी यह बेचैनी और भी अधिक बढ़ जाती है। रोगी के शरीर

में जगह-जगह जलन रहती है। पाकाशय, छोटी आंतों, मलनली, दोनों कंधों की अस्थि के बीच के स्थान, मुख-गह्वर में तेज जलन रहती है तथा मेरूदण्ड के ऊपरी भाग से तेज जलन उठने की अनुभूति रोगी को होती है। हथेलियों में जलन रहती है। रोगी हाथों में ताप महसूस करता है और फिर यह ताप चेहरे तक दौड़ जाता है। रोगी को हमेशा ठण्डे और शीतल खाद्य पदार्थों के सेवन की इच्छा हेती है और वह आसानी से इन्हें हजम भी कर लेता है। रोगी ठण्डा पानी पीना चाहता है परन्तु आमाशय में पानी पहुंचने के बाद बहुधा रोगी को वमन की शिकायत हो जाती है। मरीज को बार-बार कोई न कोई वस्तु खाने की इच्छा रहती है और यदि उसे कुछ खाने को न मिले तो कमजोरी अनुभव करने लगता है। रात में भी भूख के कारण उसकी नींद टूट जाती है और बिना कुछ खाए उसके मन को राहत नहीं मिल पाती।

वक्ष, माथा, पाकाशय और उदर की थैली में रोगी को थकान और खालीपन का एहसास होता रहता है।

रोगी को खांसी की शिकायत रहती है। सूर्यास्त से आधी रात तक और बायीं करवट सोने पर खांसी बढ़ जाती है। लेकिन, दाहिनी करवट सोने पर खांसी कम हो जाती है। रोगी के दाहिने फेफड़े के निचले अंश पर रोग का विशेष अनुभव होता है।

रोगी अतिसार का भी शिकार हो जाता है। उसे बिल्कुल पानी की तरह का तथा हड़-हड़ कर बहुत अधिक और पतले दस्त होते हैं। रोगी को ऐसा लगता है जैसे उसकी गुदा खुली रह गई है। साथ ही पानी जैसे तथा साबूदाना की तरह लेसदार पदार्थ अथवा आंव मिला दस्त होता है। रोगी की प्रकृति उदास रहती है और किसी से बात करने का उसका मन नहीं करता। उसके काम और उसकी चाल-ढाल आलसियों जैसी होती है। रोगी को कब्जियत की शिकायत बनी रहती है तथा उसका मल चिपटा, सूखा, लम्बा और बहुत कड़ा होता है तथा रोगी को जोर लगाकर मल निकालना पड़ता है।

छोटे से भी घाव से बहुत अधिक रक्त बहता है। फेफड़ों से रक्त-स्राव होने के साथ जरायु से भी रक्त-स्राव होता है तथा मासिक धर्म में रज का लोप हो जाता है और यदि निकलता भी है तो बहुत कम मात्रा में। रोगी की नाक, पेट, मल द्वारा और मूत्र-नली से भी रक्त निकलता है।

रोगी के स्वर-यंत्र में इतनी तकलीफ रहती है कि रोगी बोल नहीं सकता। गर्म घर से ठण्डी हवा में पहुंचने, बोलने, हंसने, पढ़ने, भोजन करने और बायीं करवट सोने पर खांसी आने लगती है। (ड्रोसे, स्टैन)।

फासफोरस में भी, आर्सेनिक और सल्फर की जलन एक विशेष लक्षण मानी जाती है। शरीर का कोई भी अंग या तन्तु ऐसा नहीं होता जिसमें जलन की शिकायत न रहती हो। बाहरी चमड़ी से लेकर, भीतरी पटल तक के प्रत्येक पथ या सान्तर-विधान में यह जलन महसूस होती है तथा मारक रोगों में भी होने वाले आंगिक परिवर्तन में भी यह जलन अनुभव हो सकती है। गहरी जलन वाले रोगों के लिए जो औषधियां निर्धारित की गई हैं उनमें फासफोरस को उल्लेखनीय स्थान प्राप्त है। स्नायुमण्डल पर इस प्रकार का प्रभाव डालने वाली और ऐसी कोई दवा नहीं है। यह अपनी पूरी शक्ति के साथ मस्तिष्क व मेरू मज्जा पर हमला करती है तथा उसमें कोमलता पैदा कर देती है। इसके और लक्षण हैं–अवसन्नता, कंपकंपी, सम्पूर्ण पक्षाघात और संज्ञाहीनता। नई और पुरानी दोनों ही तरही की बीमारियों में फासफोरस की यह क्रिया दिखाई पड़ती है।

नये टायफायड-ज्वर में तथा ऐसे रोगों में जो धीरे-धीरे बढ़ते हैं एवं गति उग्र आरोही पक्षाघात में ये लक्षण प्रकट होते हैं। मोहज्वर, निमोनिया, स्फोटक-रोग, काली खांसी, ब्रोंकाइटिस इत्यादि रोगों में, जब जीवनी-शक्ति का बहुत ह्रास हो जाता है अथवा शोक, उत्कण्ठा, बहुत अधिक मानसिक परिश्रम, बहुत अधिक इन्द्रिय सेवन या कृत्रिम मैथुन इत्यादि कारणों से रोगी की दशा बहुत शोचनीय हो जाती है तो फासफोरस रामबाण की तरह कारगर होती है।

प्रथम अवस्था में, रोगी को शरीर के कितने ही स्थानों, विशेषकर त्वचा में, एक प्रकार की जलन सी महसूस होती है। यह बेचेन व चिंतित रहता है, विशेषकर रात्रि में। रोगी को सभी इन्द्रियों में बहुत अधिक अनुभूति रहती है। रोशनी, गंध, शब्द और स्पर्श की अनुभूति भी बहुत तेज हो जाती है। लेकिन, आंगिक परिवर्तन प्रारम्भ होने के बाद, गति की अनुभूति और इन्द्रिय-ज्ञान लुप्त होने लगता है।

पहली अवस्था का एक विशेष लक्षण यह होता है कि रोगी इधर-उधर टहला करता है। वह क्षण भर के लिए भी स्थिर नहीं रह सकता और न खड़ा हो सकता है। जिंकम में तो केवल रोगी के पैरों में अस्थिरता रहती है, परन्तु

फासफोरस में यह अस्थिरता शरीर के अंग-अंग में समा जाती है। शरीर के प्रत्येक तंतु पर फासफोरस का प्रभाव होता है। रक्त एकदम शक्तिरहित और विश्लिष्ट हो जाता है तथा रोगी में हरित पाण्डु रोग या मारात्मक रक्तहीनता रोग पैदा हो जाता है। रक्तहीनता और मोम की तरह की आकृति एपिस और कालीकार्ब में ही दिखाई पड़ती है। तीनों में ही सूजन भी रहती है परन्तु रोगी का चेहरा देख कर अन्तर स्पष्ट रूप से समझ में आ जाता है।

काली कार्ब में आंख की ऊपरी पलक सूज जाती है और इस प्रकार फूल पड़ती है जैसे उसमें पानी भरा हो। एपिस में निचली पलक ही फूलती है। लेकिन, फासफोरस में, आंखों के चारों ओर सूजन आ जाती है और रोगी का समूचा चेहरा फूल उठता है। फासफोरस में रक्त इतना विश्लिष्ट हो जाता है कि वह थक्के की शक्ल नहीं ग्रहण कर सकता। इससे 'प्युरा हिमोरेजिका' नामक रोग पैदा हो जाता है। हैनिमैन ने तो यहां तक कहा है कि स्वस्थ से दिखने वाले तन्तुओं में भी फासफोरस का विशेष लक्षण पैदा हो जाता है और छोटे से घाव से भी बहुत अधिक रक्त बहने लगता है। यही एक रक्त-स्रावी धातु कहलाती है। इस प्रकार का परिवर्तन लक्षण बहुत ही भयंकर माना जाता है क्योंकि मामूली सी खरोंच भी अनवरत रक्तस्राव और अन्ततः मृत्यु का कारण बन सकती है। रक्तस्राव की यह प्रवृत्ति फाइब्रायड्स, फेंगायड्स तथा कैंसर में भी देखने को मिलती है जो अत्यंत खतरनाक व समस्याजनक होती है। ये सब बहुत ही स्पष्ट लक्षण माने जाते हैं।

रोगी की अस्थियों पर भी फासफोरस का अस्थि क्षय के रूप में आक्रमण होता है। मुख के निचले जबड़े में यह विकार या लक्षण विशेष रूप से उभरता है। कशेरूका इत्यादि अन्य अस्थियां भी इससे प्रभावित हो जाती है। मैंने एक रोगी की जंघा की हड्डी का एक बहुत पुराना घाव इसी औषधि द्वारा ठीक किया था।

हृदय, यकृत और मसाने में चर्बी का ह्रास तथा इसके साथ ही रक्तहीनता की शिकायत होने पर फास्फोरस से काफी लाभ होता है। बालकों की दुर्बलता और क्षीणता की भी यह एक श्रेष्ठ औषधि मानी जाती है।

संक्षेप में, यह दवा बहुत ही शक्तिशाली प्रतीत होती है तथा इसका प्रभाव क्षेत्र भी बहुत विस्तृत मालूम होता है। किसी भी होम्योपैथिक चिकित्सक के लिए

केवल इतना जानना पर्याप्त नहीं होता कि औषधि की किसी एक अंग या अंगों के समूह पर आम क्रिया क्या होती है। उसे यह जानने का प्रयत्न करना चाहिए कि यह औषधि किसी ऊतक पर अन्य औषधि की तुलना में किस प्रकार भिन्न प्रभाव डालती है। फास्फोरस का रोगी में मानसिक उत्कण्ठा और बेचैनी बहुत बढ़ जाती है जबकि एकोनाइट तथा आर्सेनिक इत्यादि दवाओं में ये लक्षण दूसरी अवस्था में दिखाई पड़ते हैं।

मस्तिष्क और स्नायुमण्डल की उत्तेजना से भी इसका सम्बन्ध रहता है। यदि यह उत्तेजना दबा न दी गई तो शरीर-यंत्र में विकार पैदा हो सकता है तथा इसके बाद भी उतने ही विभिन्न लक्षण प्रकट होते हैं। रोगी में उदासीनता और आलस पैदा हो जाता है। वह बहुत धीरे-धीरे बोलता है अथवा एकदम नहीं बोलना चाहता। वह अकेले रहने से ही नहीं बल्कि तूफान, अन्धकार, पानी और बिजली से डरता है। फासफोरस टायफायड-ज्वर, विशेष रूप से फेफड़े के विकार युक्त टायफायड ज्वर में, बहुत लाभ करता है। इसमें लैकेसिस की तरह की सुस्ती और धीमे प्रलाप का लक्षण दिखाई पड़ता है। लेकिन, लैकेसिस में नींद के बाद बीमारी बढ़ जाती है। फासफोरस के रोगी को यदि नींद आ जाए तो यह एक शुभ लक्षण माना जाता है।

मस्तिष्क व स्नायु मंडल की बीमारियों की लगभग अंतिम अवस्था में रोगी में किसी भी कार्य की महत्वाकांक्षा नहीं रह जाती। वह शारीरिक या मानसिक परिश्रम नहीं कर पाता तथा पहले की भांति स्पष्ट रूप से न तो सोच सकता है और न ही अध्ययन आदि कर सकता है। उसमें नवीन विचार या तो आते ही नहीं और अगर आते भी हैं तो धीरे-धीरे। वह कामुक होकर हायोसमस के रोगी की भांति बेशर्म होकर नग्न हो जाता है।

भिन्न-भिन्न प्रकार के इतने अधिक मानसिक लक्षण किसी और दवा में दृष्टिगोचर नहीं होते हैं जितने फासफोरस में दिखाई पड़ते हैं। अन्य किसी दवा में रोगी को सिर में इतने अधिक चक्कर भी नहीं आते हैं। वृद्ध व्यक्तियों को यदिं सिर में चक्कर आने की शिकायत हो तो इस दवा का प्रयोग अवश्य ही करना चाहिए। माथे में पुराना रक्त-संचय भी इस रोग का एक महत्वपूर्ण लक्षण माना जाता है। रोगी के मस्तिष्क में जलन का भाव बहुत स्पष्ट रहता है और यह महसूस होता है कि गर्मी और रक्त-संचय का स्रोत मेरूदण्ड में है।

इस दवा में, पीठ के ऊपर से गर्मी दौड़ने का लक्षण भी अन्य दवाओं की तुलना में अधिक मुखर रहता है। रोगी में बहरापन भी आ जाता है तथा वह मनुष्य की आवाज नहीं सुन पाता। वृद्धों में यह लक्षण अधिकतर दिखाई पड़ता है। नाक की बीमारियों में, जैसे पुरानी सर्दी में नाक साफ करने के समय नाक से थोड़ा-थोड़ा रक्त गिरता है तथा रूमाल में भी खून लग जाता है। इस लक्षण में मैंने बहुत बार इस दवा का प्रयोग किया है।

तन्तुओं के बारे में लिखते हुए मैंने बताया है कि फास्फोरस के रोगी का चेहरा पीला रहता है और उसकी आँखों के चारों ओर सूजन रहती है। लेकिन, निमोनिया में, जिस ओर के फेफड़े में प्रदाह रहता है, उसी ओर के गाल में एक गोलाकार जगह में लाली भी रहती है। सैंगुइनेरिया में भी ऐसा ही होता है। मुख-विवर और जीभ पर फास्फोरस का कोई लक्षण नजर नहीं आता, परन्तु कण्ठ में इसका एक विशेष लक्षण पाया जाता है। भोजन निगलने पर वह तुरन्त ऊपर आ जाता है जैसे वह कभी पेट तक पहुंच ही नहीं सकता। ऐसा माना जाता है कि गल-नली के आक्षेपिक विदारण की वजह से ही यह विकार उत्पन्न होता है।

भूख और प्यास के बारे में इस दवा के कई बहुमूल्य और निर्णायक लक्षण हैं।

रोगी को भूख लगती है और उसे बार-बार खाना पड़ता है। यदि कोई ऐसा न करे तो उसे बड़ी थकान महसूस होने लगती है। भोजन के कुछ देर बाद ही रोगी को फिर भूख लग आती है और कई बार तो उसे रात में नींद से जगकर भोजन करना पड़ता है। खा लेने के बाद उसे शांति महसूस होने लगती है परन्तु तुरन्त ही फिर भूख लग आती है। आयोडिन, चेलाडोनियम पेट्रोलियम और एनाकार्डियम में भी यही लक्षण पाए जाते हैं।

इसमें रोगी को कुछ विचित्र ढंग की प्यास लगती है। पल्सेटिला के रोगी की तरह इसका भी मरीज ठण्डी चीज पीना चाहता है परन्तु पेट में पहुंच कर गर्म होते ही वमन द्वारा वह चीज निकल जाती है।

कोई-कोई नमक या नमकीन चीज खाने की इच्छा प्रकट करता है। इसके रोगी बहुत अधिक नमक खाते हैं। नमक के दुष्परिणाम को दूर करने में फासफोरस बहुत कारगर होता है। (नेट म्यूर)। यद्यपि, फासफोरस में वमन के भिन्न-भिन्न

प्रकार होते हैं परन्तु सबसे अधिक विश्वसनीय वमन का लक्षण वही है जिसका वर्णन ऊपर किया जा चुका है।

फास्फोरस के रोगी को कभी-कभी पेट में खालीपन और शून्यता की भी शिकायत होती है। इस प्रकार का लक्षण इग्नेशिया, हाइड्रैस्टिम, सीपिया में भी मिलता है। लेकिन फास्फोरस में यह लक्षण पाकाशय में ही नहीं बल्कि समस्त पेट में फैल जाता है। अन्य किसी दवा में यह लक्षण इतना व्यापक रूप ग्रहण नहीं करता है। फास्फोरस का एक और लक्षण यह भी है कि इसमें रोगी को बहुत अधिक पानी की तरह तथा पिचकारी की धार की तरह बहुत तेजी से मल निकलता है। मल-द्वार खुला सा महसूस होता है और उस से लगातार मल निकलता रहता है। मलनली में कूथन के साथ आमरक्त मिला हुआ मल निकलता है। कब्ज होने पर सूखा और सख्त मल निकलता है जैसा बहुधा कुत्ते का होता है। फास्फोरस को छोड़कर अन्य किसी दवा में मल में ये लक्षण नहीं पाए जाते हैं।

इस दवा से स्त्री-पुरुष, दोनों में संगम की प्रबल अभिलाषा पैदा हो जाती है और रोगी इतना अधिक कामांध हो जाता है कि वह अपना गुप्तांग खोल-खोल कर दिखाने लगता है। लेकिन, इसके बाद ही एकदम विपरित अवस्था पैदा हो जाती है। लेकिन, इस दवा में भी संभोग की इच्छा बराबर बनी रहती है, यद्यपि रोगी में इतनी शक्ति नहीं रह जाती कि संभोग कर सके।

स्त्रियों की जननेन्द्रिय के बारे में इसका एक सामानय लक्षण इसकी रक्त-स्रावी प्रकृति है। यदि मासिक धर्म नहीं होता तो रोगिणी की नाक या फेफड़ों में खून जाने लगता है। फास्फोरस में रक्तस्राव होना अवश्यम्भावी रहता है। गर्भाशय या छाती के कैंसर रोग में भी यह लक्षण पाया जाता है। श्वासयन्त्र के विकारों से ग्रस्त रोगियों के लिए भी यह एक अत्यन्त श्रेष्ठ औषधि है। इसका प्रमुख लक्षण यह है कि रोगी बहुत कठिनाई से बोल पाता है तथा संध्या में या रात के समय, उसका स्वर-भंग बढ़ जाता है। रोगी के स्वरयंत्र में एक प्रकार का दर्द होने लगता है। बोलने से यह दर्द और बढ़ जाता है। इसीलिए रोगी बोलना पसन्द नहीं करता। काली खांसी में, एकोनाइट और स्पंजिया से लाभ न होने पर इससे बहुधा आराम आ जाता है। रोग का आक्रमण फेफड़े की वायुनली और सच्छिद्र यन्त्र पर होता है। इस प्रकार का विकार उत्पन्न होने पर फास्फोरस से रोगी को बहुत लाभ होता है। रोग की तीव्रता में कमी सी अनुभव होती है

तथा रोज संध्या के समय रोगी को स्वर-भंग की शिकायत होती है। ऐसा प्रतीत होने लगता है कि रोग दुबारा हो जायगा। इसके भी रोगी को फास्फोरस से लाभ होता है।

ब्रोंकाइट्स रोग में जब रोगी को कड़ी खांसी आती है, संध्या से अर्द्ध रात तक खांसी का जोर तेज रहता है तथा बोलने, हंसने, जोर से पढ़ने (अर्जेण्टम), सर्दी से, बायीं करवट लेने से बढ़ जाती है। रोगी भरसक उसे रोकने की कोशिश करता है क्योंकि खांसने पर उसे तकलीफ महसूस होती है। खांसी आने के साथ रोगी का सारा शरीर कांपने लगता है।

फास्फोरस का एक प्रमुख लक्षण यह है कि फेफड़ों की बीमारी में चाहे वह तीक्ष्ण हो या जीर्ण, रोगी को सांस लेने में कष्ट महसूस होने लगता है और ऐसा महसूस होता रहता है जैसे छाती पर किसी ने भारी पत्थर रख दिया हो। फास्फोरस निमोनिया की एक श्रेष्ठ दवा है। परन्तु, इसमें निमोनिया का हमला दाहिने फेफड़े के नीचे वाले भाग में होता है। यदि फेफड़े के यकृतभाव होने की प्रक्रिया प्रारम्भ होने पर इस दवा के लक्षण दृष्टिगोचर हों तो इसका उपयोग करने पर रोग का बढ़ना रूक जाता है। फेफड़े के यकृतभाव वाली अवस्था बीत जाने के बाद जब रोगी आरोग्य लाभ की ओर अग्रसर होने लगता है तब यह औषधि रोगी पर चमत्कारिक प्रभाव दिखाती है। इस प्रकार की अवस्था में, इससे अधिक गुणकारी और कोई दवा नहीं है।

लेकिन, केवल निदान संगत लक्षणों पर निर्भर रह कर ही इस दवा का अविवेकपूर्ण उपयोग नहीं करना चाहिए, यद्यपि इस दशा में भी यह अन्य औषधियों की अपेक्षा अधिक कारगर सिद्ध हो सकती है। जब यकृतभाव की प्रक्रिया रूक जाती है तब टार्टर, एमेटिक, सल्फर और लाइकोपोडियम का भी इस्तेमाल किया जा सकता है।

फेफड़े की झिल्ली के प्रदाह में रोगी को बाएँ पार्श्व में सुई चुभने की तरह दर्द होता है जो बायीं करवट सोने पर बढ़ जाता है। इस सम्बन्ध में यह स्मरण रखना उपयुक्त होगा कि बायीं करवट लेटने पर यह रोग बढ़ता है।

यक्ष्मा रोग की प्रारम्भिक अवस्था में, रोगी को खांसी, वक्ष में दबाव और दुर्बलता अनुभव होती है। इस अवस्था में यह औषधि विशेष लाभ करती है। रोग की बढ़ी हुई अवस्था में भी मैंने इस औषधि से रोगियों को लाभ होते देखा

है। यदि ऊँची पोटेंसी में इसकी एक मात्रा का उपयोग कर लिया जाए और दुबारा यह दवा न दी जाए तो रोग पर नियंत्रण पाने में बहुत मदद मिलती है। लेकिन, निम्न क्रम में और बार-बार इस्तेमाल करने पर रोग भयंकर रूप से बढ़ भी सकता है।

इस औषधि का एक अन्य विशेष लक्षण यह है कि रोगी को पीठ के ऊपर से तेज ताप दौड़ता हुआ महसूस होता है। यह जलन रीढ़ के छोटे-छोटे स्थानों में भी उत्पन्न हो सकती है तथा कंधे की हड्डियों के बीच की जगह में भी जलन और ताप महसूस हो सकता है (लाइकोपोडियम भी देखिए)। इस प्रकार का विकार (ताप) मेरुदण्ड और स्नायुमण्डल में भी प्रकट हो सकता है। जिंक की तरह यह जलन आश्रय-निष्ठ लक्षण के रूप में हो सकती है परन्तु चिकित्सक की प्रक्रिया में इसे एक अनुपयोगी लक्षण मानना चाहिए।

फास्फोरस के रोगी के हाथों में भी तेज जलन होती है, ठीक उसी प्रकार जैसे सल्फर में पेरों में होती है। इसे फास्फोरस का एक नियमित लक्षण समझना चाहिए। यह जलन नए तथा पुराने, दोनों ही प्रकार के रोगों में पाई जाती है। रोगी हाथ को ढकना सहन नहीं कर पाता। सारे शरीर में ताप की अधिकता रहती है और हाथ से प्रारम्भ होकर यह ताप मुंह तक फैल जाता है। फास्फोरस के रोगी की प्रकृति के बारे में निम्न बातें उल्लेखनीय हैं:

1 यह लम्बे, क्षीण शरीर वाले होते हैं। इनका रंग गोरा तथा केश बहुधा भूरे रहते हैं। इनकी प्रकृति रक्त-प्रधान होती है। इनकी बुद्धि तीक्ष्ण और अनुभूति बहुत तेज होती है।

2 यक्ष्मा रोग से पीड़ित होते हैं, लम्बे तथा क्षीण होते हैं। आंख की पलकें बहुत सुकुमार होती है तथा केश बहुत मुलायम होते हैं।

3 स्त्रियां लम्बी, दुबली तथा पतली होती है और उनकी पीठ बहुधा झुक जाती है।

4 बच्चे बहुत तेजी से बढ़ते हैं और उनके भी झुक जाने की सम्भावना बनी रहती है।

5 मनुष्य का स्नायुमण्डल कमजोर रहता है तथा रोगी बिजली से इलाज कराने का इच्छुक रहता है।

चौथे नम्बर में कल्केरिया कार्बोनिका की तरह मोटे होने की प्रकृति दिखाई

नहीं पड़ती बल्कि लम्बे होने की प्रवृत्ति ही अधिक मुखर रहती है। कल्केरिया फास्फोरिका में फास्फोरस रहने के कारण वहां कल्केरिया की भेद-वृद्धि की शक्ति को नष्ट कर देता है।

इस दवा के अद्भुत गुणों का अभी तक बहुत कम उपयोग हो पाया है और इसकी और अधिक सूक्ष्मता से परीक्षा करने की जरूरत है।

सीपिया

रोगिणी पीड़ा को सहन करते हुए जंघा चढ़ाकर बैठती है और जरायु में नीचे की ओर खिंचन वाला दर्द होता है। रोगिणी को ऐसा लगता है जैसे योनि-पथ से कोई चीज बाहर निकलने वाली है।

रोगिणी को वस्तिगह्वर में बहुत ही भारीपन महसूस होता है तथा गुदा में इस प्रकार का दबाव महसूस होता है जैसे कोई गोला या वजन दबाव डाल रहा हो। साथ, मल-नली से कुछ तरल रस सा निकलता है। रोगी को वयः सधिकाल में बहुत गर्मी सी महसूस होती है तथा बहुत पसीना आता है। पेट में खालीपन अथवा शून्यता और कभी-कभी हल्का सा दर्द भी महसूस होता है। रोगी का शरीर बिल्कुल ढीला और शिथिल हो जाता है। उसे बहुत कमजोरी लगती है तथा घुटने के बल बैठने पर बेहोशी सी छा जाती है। वस्ति गह्वर और जरायु नीचे की ओर लटक पड़ते हैं। आँख की पलक लटकने लगती है, पीठ में कमजोरी अनुभव होती है, जो चलने पर और भी बढ़ जाती है। रोगिणी धातु-विकार से पीड़ित रहती है। चेहरा बिल्कुल पीला पड़ जाता है। चेहरे और नाक पर पीले रंग की झांई उभर आती है तथा चेहरे पर रेशम के कीड़े वाले रंगीन दाग और रिंगवर्म (दाद) के निशान दिखाई पड़ते हैं।

वृद्धि

खड़े रहने पर, मानसिक श्रम करने पर, बहुत अधिक संभोग करने पर, सोकर उठने के उपरान्त, आघात लगने पर, दूध पीने पर (अतिसार), कपड़ा धोने पर, घुटने के बल झुकने पर।

ह्रास

दोनों पैर एक दूसरे के ऊपर रख लेने पर, कपड़े ढीले करने पर और खुली हवा में जाने पर।

रोगिणी को अपने शरीर के अन्दर गोला सा महसूस होता है। रोगिणी, मासिक धर्म के समय और गर्भावस्था में बहुत उदास रहती है और बहुधा रो देती है। अकेले रहने से उसे भय लगता है; मित्रों से मिलने में कतराती है-यहाँ तक कि परिवार वालों से भी ठीक प्रकार नहीं बोलती-चालती है। अपने काम के बारे में भी उदास रहती है और उन लोगों से भी विरक्त रहने लगती है, जिन्हें वह चाहती है।

सिर में पीड़ा--कोई भयानक आघात या झटका लगने की तरह की पीड़ा होती है। सिर में ऐसा दर्द होता है जैसे वह फट पड़ेगा। हिलनु-डुलने, झुकने और मानसिक परिश्रम करने से यह पीड़ा बढ़ जाती है। तेजी से हिलने और दबाने पर दर्द में राहत अनुभव होती है।

रोगी को लाल रंग की कीचड़ की तरह गंदगी युक्त पेशाब होता है और उसमें तलछट जम जाती है। पेशाब से इतनी बदबू आती है कि पेशाब का बर्तन दूर हटा कर रखना पड़ता है।

शिशु रोगी सोते समय पेशाब कर देता है। निद्रा के पहले पहर में योनि-पथ में एसा भयानक दर्द होता है जैसे सुईंयां चुभ रही हों। दर्द नीचे से ऊपर की ओर दौड़ता महसूस होता है।

रोगिणी को सांस की तकलीफ रहती है। सोने पर और घर के अन्दर यह तकलीफ अधिक महसूस होती है। परन्तु, नृत्य करने पर, चलने पर यह तकलीफ कम हो जाती है।

सीपिया की गणना भी आश्चर्यजन औषधियों में की जाती है। इस औषधि के बारे में ऐलोपैथिक चिकित्सकों को बहुत कम जानकारी है। इस औषधि का स्त्री-रोगियों के उदर और वस्तिगह्वर पर विशेष असर होता है। अन्य कोई ऐसी दवा नहीं जिसमें उदर और वस्ति-गह्वर के इतने अधिक लक्षण प्रकट होते हों। हम यहां पर कुछ बहुत अनुभवी चिकित्सकों की राय और सम्मतियाँ प्रस्तुत कर रहे हैं:

हैनिमैन--वस्ति-प्रदेश में नीचे की ओर खिंचाव का अनुभव और इसके साथ ही त्रिकास्थि से खींचने की तरह पीड़ा।

गर्नसी–प्रसव के दर्द की तरह पीड़ा और साथ ही ऐसा महसूस होता है जैसे योनि-पथ से कुछ बाहर निकल पड़ेगा। इसीलिए रोगिणी को जांघ पर जांघ चढ़ा कर बैठने से राहत मिलती है।

हेरिंग–जरायु में नीचे की ओर खींचने की तरह का दर्द अनुभव होता है। यह दर्द पीठ से उठकर उदर प्रदेश की ओर जाता है और दर्द के कारण रोगिणी को सांस में भी कष्ट का अनुभव होने लगता है। जननेन्द्रिय बाहर न निकल आए, इसलिए रोगिणी को जाँघ पर जांघ रख कर बैठना पड़ता है।

लिपि–दबाव के साथ योनि और जरायु का अपने स्थान से हट जाना। ऐसा प्रतीत होता है कि सभी कुछ बाहर निकल पड़ेगा।

डनहम–अनुभव से यह सिद्ध हो चुका है कि जरायु-मुख और जरायु-ग्रीवा के जख्म और रक्त-संचार में यह दवा रामबाण की तरह काम करती है। लगाने की सब दवाओं की तुलना में इसके उपयोग से बहुत लाभ होता है।

एलेन की 'इनसाइक्लोपीडिया' में दिए गए परीक्षित लक्षणों की परीक्षा करने पर पता चलता है कि हैनिमैन और उनके परीक्षकों द्वारा बताया गया लक्षण बिल्कुल सही है। हैनीमैन ने 30 पोटेंसी में इन दवाओं की परीक्षा की थी। कुछ मामलों में 200 पोटेंसी की खूराकें भी आजमाई गई थीं।

हम यह स्वीकार करते हैं कि हम यह नहीं समझ पाते कि किसी औषधि के सिद्धिकरण या उपचार के लिए दवा की शक्तियों के बारे में अनेक प्रश्न क्यों उठते हैं। ज्यादातर हम लोग स्वयं डा॰ एलेन पर आश्चर्य करते हैं जब वे 12वीं से ऊंची शक्तियों पर वापस जाते हैं। इस प्रकार का प्रयास सत्य से लड़ने जैसा होता है फिर भी हमें दयावान रहना चाहिए।

सल्फर की तरह सीपिया का भी स्पष्ट प्रभाव समस्त शरीर के रक्तसंचालन प्रणाली पर पड़ता है। सल्फर की तरह सीपिया में भी, पसीना और बेहोशी के साथ ताप की झलक दिखाई पड़ती है। परन्तु, सीपिया में उपरोक्त वस्ति-गह्वर के लक्षण भी मौजूद रहते हैं। विशेषकर वयसंधिकाल में ताप का जोर रहता है। वस्तुतः सीपिया का ताप वस्तिगह्वर से प्रारम्भ होता है और फिर सारे शरीर में फैल जाता है।

सीपिया में भी, सल्फर की तरह रक्त-संचालन में गड़बड़ी उत्पन्न हो जाती है। पर्यायक्रम से हाथ और पैरों में गर्मी बढ़ जाती है। यदि पैर गर्म रहते

हैं तो हाथ ठण्डे हो जाते हैं और हाथ गर्म होने पर पैर ठण्डे मालूम पड़ने लगते हैं। लेकिन, सीपिया में सल्फर के समान जलन की अनुभूति नहीं होती। रोगिणी को वास्तविक ताप का अनुभव होता है और शिराओं में रक्त-संचय हो जाता है जिससे वस्ति-गह्वर में खिंचाव के साथ-साथ तपकन और स्पन्दन की अनुभूति भी होने लगती है।

इस प्रकार के रक्त-संचय से वस्तिगह्वर के सभी यंत्र वस्तुतः अपने स्थान से च्युत हो जाते हैं। यदि रक्त-संचय अधिक दिनों तक रहता है तो कैंसर, प्रदाह इत्यादि भी उत्पन्न हो सकता है। जरायु में दर्द के साथ कड़ेपन का एहसास भी इस औषधि का एक विशेष लक्षण माना जाता है।

वस्तिगह्वर में इस रक्त-संचय का प्रभाव मल-यंत्र पर भी पड़ता है और वह भी अपने स्थान से सरक जाता है। उस में एक प्रकार की भार या गोले की अनुभूति होने लगती है तथा मलयंत्र से एक प्रकार का रस बहने लगता है। गुदा संबंधी ये लक्षण उतने ही शक्तिशाली होते हैं जितने कि गर्भाशय व योनि के तथा परिभ्रमण संबंध रोगों के सीपिया के सभी लक्षणों को यहां गिनाना संभव नहीं है।

सीपिया की क्रिया मूल यंत्र पर होती है। इसमें भी एक प्रकार का दबाव और भारीपन महसूस होता है। इसके विशिष्ट और महत्त्वपूर्ण लक्षण निम्न हैं:

पेट के निचले भाग में, खींचन अनुभव होने के साथ-साथ मूत्राशय पर दबाव महसूस होता है और रोगिणी को बार-बार पेशाब आता है। पेशाब कीचड़ जैसा होता है और उसमें तलछट जमती है। देखने पर ऐसा प्रतीत होता है पेशाब के बर्तन की तली में कीच लगी हुई है। पेशाब में बहुत बदबू रहती है। यह बदबू इतनी अधिक होती है कि पेशाब का बर्तन घर के अन्दर नहीं रखा जा सकता। पेशाब का रंग हल्का लाल होता या ऐसा लगता है जैसे उसमें खून मिला हो।

औरतों में प्रायः उक्त सभी लक्षण दिखाई पड़ते हैं। शिशु-रोगी नींद के पहले चरण में बिस्तर में पेशाब कर देता है। यह लक्षण परीक्षित और प्रमाणित हैं।

पुरुषों को होने वाले जीर्ण गनोरिया में भी यह औषधि विशेष उपयोगी पाई गई है। स्राव का परिमाण बहुत अधिक नहीं होता। लेकिन, इस स्राव के कारण मूत्र का मार्ग अवरूद्ध हो जाता है। ऐसा बराबर होता है और प्रचलित

दवाएँ इस विकार को दूर नहीं कर पातीं। प्रारम्भिक काल में मैं रोगी को सल्फेट और जिंकम का हल्का सा इंजेक्शन लगाता था। मेरा मन इसे ठीक नहीं समझता था क्योंकि मैं इलाज में कोई बाहरी प्रयोग नहीं करना चाहता था। लेकिन, बाहरी प्रयोग के बिना रोगी को आराम नहीं होता था। मगर सीपिया के प्रयोग से अधिकांश रोगियों को राहत मिल जाती है। कुछ रोगियों को कालीआयोडेटम अधिक लाभ करता है। बहुत दिनों पुराना गाढ़ा स्राव और पेशाब करने के समय तकलीफ और जलन रहने पर मैंने कईं रोगियों को कैप्सिकम देकर ठीक किया है।

इस अप्रबल स्राव का कारण पुरुष की जननेन्द्रिय की दुर्बलता ही होती है क्योंकि इसके साथ रोगी में बार-बार शुक्र स्राव या स्वप्नदोष का लक्षण मौजूद रहता है। इसका शुक्र स्राव भी पतला और पानी की तरह होता है। ये सभी लक्षण सीपिया से मिलते हैं।

सीपिया के मानसिक लक्षण पल्सेटिला से मिलते हैं। इसमें भी रोगिणी पल्सेटिला की तरह ही उदास रहती है और बहुधा रोया करती हैं। वह रोने का कोई कारण नहीं बता पाती। यदि जरायुरोग के साथ रोगिणी में रोने के लक्षण दिखें और पल्सेटिला से उसे लाभ न हो तो सीपिया का प्रयोग करना चाहिए। सीपिया में एक मानसिक लक्षण ऐसा है जो पल्सेटिला में भी नहीं मिलता। रोगिणी के मस्तिष्क में उत्पन्न विकार का कोई चिन्ह ऊपर नहीं प्रकट होता लेकिन, उसका सामान्य व्यवहार बदल जाता है। वह न केवल अपने काम के प्रति उदासीन हो जाती है बल्कि अपनी घर-गृहस्थी, अपने परिवार और स्वजनों के प्रति भी उसमें एक प्रकार की विरक्ति दिखाई पड़ने लगती है। यह सीपिया का एक प्रमुख लक्षण माना जाता है।

यदि रोगिणी को जरायु रोग के साथ आधाशीशी का दर्द हो तो सीपिया से रोगिणी को बहुत लाभ होता है। एक प्रकार का और भी सिर दर्द रोगिणी को होता है जिसमें सीपिया बहुत कारगर होती है। यह दर्द भयानक आघात के साथ शुरू होता है और रोगिणी का पूरा सिर हिल जाता है।

पलक गिरने के लिए तीन दवाएं विशेष रूप से इस्तेमाल होती है। ये हैं—कास्टिकम, जेलसिमियम और सीपिया। रोगी के अन्य लक्षणों को देख कर इनमें से दवा का चुनाव करना पड़ता है। पुरानी सर्दी में भी रजस्राव होता था। उसको गाढ़ा स्राव होता था तथा उसमें जलन भी नहीं महसूस होती थी। सर्दी

में पल्सेटिला से लाभ तो होता है परन्तु रजस्राव की मात्रा बढ़ जाती थी। सीपिया से ये दोनों ही तकलीफें दूर हो गईं। पुरानी सर्दी-जुकाम में काली बाईक्रोम और सीपिया में से किसी एक दवा को चुनना पड़ता है। स्थानिक लक्षणों में समानता रहने पर भी चुनाव का यह काम आसान नहीं होता।

सीपिया का एक और अत्यंत महत्व का लक्षण है—गाल के ऊपरी भाग में और नाक के ऊपर पीला दाग और मुख पर पीले रंग का निशान। ऐसे पीले निशान चेहरे पर ही नहीं बल्कि पेट पर भी उभर आते हैं। कभी-कभी पूरा शरीर पीलिया रोग की तरह ही पीला हो जाता है। सीपिया की रोगिणी का चेहरा बिल्कुल बीमारों जैसा दिखाई देता है। मासिक धर्म में जरायुदोष के लक्षण मौजूद होने पर इसको ही प्रधान निर्णायक लक्षण के रूप में ग्रहण किया जा सकता है।

सीपिया का एक लक्षण यह भी है कि रोगिणी को दर्द की अनुभूति के साथ पेट खाली या बेहोशी सी अनुभव होती है। जैसे उसका पेट बिल्कुल खाली है। परन्तु वह इस अनुभूति की उपेक्षा करती है या ठीक प्रकार उसे प्रकट नहीं कर पाती। हाइड्रेस्टिस केनाडेंसिस और इग्नेशिया में भी इस प्रकार का लक्षण स्पष्ट रूप में मौजूद रहता है। कुछ अन्य दवाओं में ये लक्षण कुछ कम ज्यादा दिखाई पड़ते हैं। परन्तु गर्भाशय संबंधी लक्षण सीपिया में ही प्रबल रूप में विद्यमान रहता है। म्यूरेक्स पर्प्युरिया में भी यह लक्षण रहता है, परन्तु भली प्रकार रोगी की जांच करने पर चिकित्सक इस बात का निर्णय करने में समर्थ हो जाता है कि रोगिणी को कौन सी दवा दी जानी चाहिए। मेरी बहुधा यही धारण बनी है कि गर्भाशय के अपने स्थान से हट जाने के कारण जब उदर का ऊपरी भाग खाली हो जाता है और सभी चीजें खिंच कर वस्ति-प्रदेश में चली जाती है तो उक्त लक्षण अत्यन्त प्रबल रूप में प्रकट होता है। लिलियम टिग्रिनम और स्टेनम दवाओं में भी यही अवस्था देखने को मिलती है। जिरायु की प्राकृतिक बन्धनी की कमजोरी दूर होते ही (वह लिंगमेंट जिसके कारण जरायु अपने स्थान पर रहता है) उक्त लक्षण लुप्त हो जाता है। गर्भावस्था में, जब स्त्री को वमन के साथ यह महसूस होता है कि उसके पेट में कोई चीज रही ही नहीं तो सीपिया देने से उसे बहुत लाभ होता है। रोगिणी को भोजन का विचार या भोजन की गंध आते ही मितली सी आने लगती है (कोलिचि)। वस्तिगह्वर में रक्त-संचय होने की अवस्था में मलांत्र में भार या गोले की तरह अनुभूति होने के बारे में

पहले ही चर्चा की जा चुकी हैं। मल निकल जाने के बाद भी यह लक्षण बना रहता है। बहुत अधिक कब्जियत भी सीपिया के लक्षणों में गिनी जाती है। पर साथ ही सीपिया का रोगी मल त्याग के समय बहुत अधिक काँखता है जैसा सेलेनियम में भी बहुधा पाया जाता है। लेकिन, सीपिया में मल को बाहर निकालने के लिए उंगली इत्यादि का सहारा लेना पड़ता है। शिशु-रोगियों में खास तौर से इसकी जरूरत पड़ती है।

एक बार मैंने बड़ी आंत के प्रदाह के एक दुसाध्य रोगी को स्वस्थ किया था। दो प्रसिद्ध एलोपैथ-चिकित्सक इस रोगी को ठीक करने में असफल रहे थे। इस रोगी का प्रमुख लक्षण यह था कि दूध पीने के बाद उसकी हालत बहुत खराब हो जाती थी। मैंने सीपिया की खूराक देकर उसे ठीक कर दिया। मल द्वार से रस बहने का विकार उत्पन्न होने पर भी सीपिया बहुत काम करती है, यद्यपि इस लक्षण में अधिकतर एण्टिमोनियम क्रूडम ही लाभकारी होती है। सीपिया की रोगिणी बहुत कमजोर दिखती है और तनिक सा चलने-फिरने या शारीरिक परिश्रम करने पर थक जाती है। अधिक गर्मी या सर्दी लगने पर, भीगने पर, गाड़ी में सवारी करने पर, घुटने टेक कर बैठने पर वह सहज ही बेहोश हो जाती है। यह लक्षण गर्भकाल में भी प्रकट हो सकता है। प्रसूति काल में अथवा कपड़े धोने जैसे कठोर शारीरिक श्रम करने के बाद भी इस प्रकार की मूर्च्छा रोगिणी को घेर सकती है। इसी कारण कुछ लोग मजाक में सीपिया को 'धोबिनों की दवा' कह कर पुकारने लगे थे। इसी प्रकार कपड़ा धोने वाली महिलाओं को दांत में दर्द होने पर चिकित्सक फास्फोरस का इस्तेमाल करते हैं।

कुछ चर्म-रोग ऐसे होते हैं, जिनमें खुजलाने पर (सल्फर) खुजली जलन में बदल जाती है। रोगी को त्वचा पर कोई स्पर्श सहन नहीं होता। घुटने मुड़ने की जगह गीली सी रहती है; चेहरे, वक्ष और पेट पर भूरे रंग के निशान उभर आते हैं; त्वग् विर्वणता/दाद के अतिरिक्त बड़े आकार के व्रण बार-बार उभर आते हैं। यह तथा अकोत, खुजली और दाद सीपिया के चर्म-लक्षण माने जाते हैं। सीपिया में सल्फर की तरह शरीर पर बहुत सी फुंसियां उभर आती हैं। इस दृष्टि से सीपिया और सल्फर में बहुत समानता पाई जाती है। साथ ही दोनों ही सोरा दोष को नष्ट करने वाली औषधियाँ मानी जाती हैं तथा एक के बाद दूसरी लाभ करती है। लक्षणों में समानता रहने पर एक के बाद दूसरी, दवा

देने से रोगी को लाभ पहुंचता है। अन्य चिकित्सकों की तरह, प्रतिकूल औषधियों में मेरी आस्था नहीं है। सामान्यतः फास्फोरस के बाद कास्टिकम, मर्क्यूरियस के बाद सीपिया और एपिस के बाद रसटक्स का प्रयोग नहीं किया जाता है। परन्तु, लक्षणों में समानता दृष्टिगोचर होने पर मैं इनका उपयोग करने से भी नहीं हिचकूंगा।

****

म्यूरेक्स पर्क्युरिया

यद्यपि इस दवा की कभी पूरी तरह परीक्षा नहीं हुई है फिर भी यह काफी अधिक उपयोगी सिद्ध हुई है। मेरा अनुमान है कि यह दवा बहुत अधिक सीमा तक सीपिया से मिलती-जुलती है। सीपिया और इसमें मुख्य अन्तर यह है कि सीपिया के रोगी में काम इच्छा बहुत कम रहती है जब कि म्यूरेक्स में काम भावना अत्यंत तीव्र व अनियंत्रित रहती है।

इन दोनों ही दवाओं में रोगिणी को ऐसा महसूस होता है जैसे उसका पाकाशय बिल्कुल खाली है। इसके साथ ही उसमें नीचे की ओर खिंचन का ऐसा भाव महसूस होता है जैसे सब कुछ धक्के के साथ बाहर निकल पड़ेगा। इस अनुभूति पर काबू पाने के लिए रोगिणी को अक्सर जंघा पर जंघा चढ़ाकर बैठना पड़ता है। म्यूरेक्स में योनि स्थान पर तनिक सी रगड़ लगते ही रोगिणी में काम-वासना जाग्रत हो जाती है। (औरिगेनम जिंक)।

इसके अतिरिक्त, हेलोनियम की भांति म्यूरेक्स में भी गर्भाशय पर स्पर्श सहन न होने के साथ-साथ दर्द भी महसूस होता है। यह दर्द चलने या हिलने-डुलने पर विशेष रूप से अनुभव होता है (लाइसिन)।

कामोन्माद की अवस्था में लिलियम और प्लैटिनम नामक दवाओं का प्रयोग कर के देखना चाहिए।

****

लिलियम टिग्रिनम

रोगिणी को वस्ति-भाग में नीचे की ओर तेज खिंचाव महसूस होता है और ऐसा लगता है जैसे अन्दर का सब कुछ बाहर निकल पड़ेगा। बैठे रहने पर, हाथ से दबाने पर यह लक्षण घट जाते हैं। सीपिया की रोगिणी इसी प्रकार का लक्षण उत्पन्न होने पर, एक पैर दूसरे पैर पर रखकर बैठती है।

रोगिणी को गर्भाशय विकारों के साथ हृदय की मांस-पेशियों में भी संकोचन की अनुभूति होती है। गर्भाशय अपने स्थान से खिसक जाता है तथा रोगिणी को बार-बार पाखाने और पेशाब की हाजत महसूस होती है। उसे ऐसा महसूस होता है जैसे वह रोग से कभी मुक्ति नहीं प्राप्त कर सकेगी।

रोगिणी बिल्कुल जड़ हो जाती है, परन्तु अधिक देर तक स्थिर होकर भी नहीं बैठ सकती। उसका मन चंचल रहता है, परन्तु चलने-फिरने से कतराती है और हर काम में जल्दबाजी से काम लेती है। वह हर समय कोई न कोई काम करते रहना चाहती है। मन में किसी तरह की आकांक्षा नहीं रहती। यद्यपि रोगिणी अपने कर्त्तव्यों को अनुभव करती है परन्तु उन्हें पूरा करने की शक्ति उसमें नहीं रहती। वह मानसिक रूप से सदैव दुखी रहती है तथा बहुधा रोती रहती है; भोजन करने की इच्छा नहीं रहती तथा अपने बारे में पूरी तरह उदासीन रहती है।

जरायु सम्बन्धी लक्षणों की दृष्टि से लिलियम टिग्रिनम और सीपिया में बहुत समानता प्रतीत होती है। रोगिणी को ऐसा अनुभव होता है कि हाथ से दबा कर रखने पर अथवा बैठे न रहने पर वस्ति-प्रदेश में मौजूद सभी आन्तरिक अंग बाहर निकल पड़ेंगे। सीपिया में भी यह लक्षण स्पष्ट रूप से विद्यमान रहता है। बच्चेदानी के अपने स्थान से खिसक जाने के विकार के लिए लिलियम एक बहुत श्रेष्ठ औषधि है। लिलियम की रोगिणी को जरायु प्रदेश में नीचे की ओर दबाव अनुभव होने के साथ-साथ ऐसा भी महसूस होता रहता है कि वस्तिगह्वर के अन्दर मौजूद सारे भीतरी अंग बाहर निकल पड़ेंगे। वक्षस्थल और कंधे में भी नीचे की ओर खिंचाव की अनुभूति बनी रहती है।

चिकित्सकों के लिए बहुधा यह निश्चय कर पाना कठिन हो जाता है कि लिलियम और सीपिया में से किस का प्रयोग किया जाए। सीपिया का मर्ज लिलियम के मर्ज की तुलना में अधिक पुराना होता है, जबकि लिलियम की रोगिणी को अधिक तेज दर्द और अधिक कष्ट अनुभव होता है। फिर भी, यदि सीपिया के लक्षण मुखर और स्पष्ट हों तो चिकित्सकों को सीपिया का ही प्रयोग करना चाहिए। लिलियम में मूत्र सम्बन्धी उत्तेजना अधिक दृष्टिगोचर होती है तथा रोगिणी को बार-बार पेशाब लगती है। कभी-कभी तो रोगिणी को इतनी अधिक मात्रा में पेशाब होता है कि चिकित्सक कैन्थरिस का प्रयोग करने की सोचने लगते हैं। मूत्राशय के साथ ही मलाशय में भी एक प्रकार की उत्तेजना और पीड़ा महसूस होती है जिसकी वजह से चिकित्सक मर्कसोल, कैप्सिकम और नक्सवोमिका का प्रयोग करने के बारे में भी विचार करने लगते हैं।

जरायु के उक्त लक्षणों के साथ लिलियम में हृदय रोग के भी कईं स्पष्ट लक्षण दिखाई पड़ते हैं। रोगिणी को तेज दर्द रहता है तथा कलेजा हमेशा धड़कता रहता है। यह लक्षण कैक्टस में भी विशेष रूप से पाया जाता है। ऐसा लगता है जैसे हृदय सिकुड़ रहा हो अथवा उसको किसी लोहे के तार से जकड़ दिया हो। कैक्टस ग्रैण्डिफ्लोरस का यह लक्षण लिलियम में भी पाया जाता है। इसलिए इस लक्षण को देखकर कभी-कभी चिकित्सक कैक्टस के स्थान पर लिलियम का प्रयोग कर बैठते हैं।

कभी-कभी ऐसा भी लगता है कि रोगिणी को लिलियम मिलना चाहिए परन्तु लक्षणों से धोखा खाकर चिकित्सक केक्टस की खूराक दे देते हैं। कईं बार ऐसा भी देखा गया है कि हृदय रोग के लक्षणों की उग्रता के कारण जरायु के विकार इतने दब जाते हैं कि औषधि का चुनाव करते समय चिकित्सक उनकी उपेक्षा कर देता है। लिलियम में हृदय-पिण्ड, मलाशय व मूत्राशय के लक्षण वस्तुतः गौण लक्षण प्रतीत होते हैं क्योंकि रोग की असली जड़ गर्भाशय और उससे सम्बन्धित उपांगों में रहती है।

लिलियम के मस्तिष्क सम्बन्धी लक्षण भी बहुत मुखर रहते हैं। लिलियम की रोगिणी पल्सेटिला की तरह आँसू बहाया करती है और अपने रोगमुक्त होने के बारे में उसी प्रकार सन्देह करती है जैसे विरेट्रम, एल्बम, सल्फर और लाइकोपोडियम की रोगिणी बहुधा करती रहती हैं। रोगिणी अपने कर्त्तव्य को जल्दी

से जल्दी निभाना चाहती है। परन्तु, उन्हें पूरा कर पाने की क्षमता और शक्ति उसमें नहीं होती। यही इस दवा के प्रमुख मानसिक लक्षण हैं (इस सन्दर्भ में आर्जेण्टम नाइट्रिकम भी देखिए)।

※※※

वाइबर्नम ओपुलस

यह औषधि गर्भाशय सम्बन्धी रोगों की एक अचूक दवा है। इसकी रोगिणी को दर्द के साथ मासिक धर्म की शिकायत होने पर इस औषधि का मूल अर्क से लेकर 30 पोटेंसी तक की विभिन्न शक्तियों की दवा इस्तेमाल होती है। उक्त रोग की स्नायविक प्रवृत्ति में भी यह औषधि विशेष उपयोगी है। मैंने बहुधा यह पाया है कि पीड़ा पीठ से प्रारम्भ होकर पहले कमर के चारों ओर जाती है और फिर जरायु में पहुंच जाती है। जरायु में ऐंठन होकर फिर वह दर्द वहीं समाप्त हो जाता है। यह वाइबर्नम का एक विशिष्ट लक्षण माना जाता है। इस लक्षण के आधार पर मैंने ऐसे कई रोगियों को ठीक कर दिया है, जिन्हें गर्भपात होने का भय था। एक रोगिणी को तो गर्भपात के प्रारम्भ हो जाने के उपरान्त भी उक्त औषधि का उपयोग कर ठीक कर लिया गया था।

स्नायुशूल भरे मासिक धर्म की बीमारी में एक्टिमा, रेसेमोसा, कैमोमिला, कालोफाइलम, मैग्नेशिया फास और वाइबर्नम का प्रयोग किया जाता है। एक्टिया का दर्द बहुधा पीठ में उठता है और कूल्हे से होकर जंघा तक जाता है। कैमोमिला का दर्द इतना तेज होता है कि रोगिणी पागल सी हो उठती है और ऐसा प्रकट करती है कि वह और अधिक दर्द सहन नहीं कर सकती। वह कालोफाइलम का दर्द सहन नहीं कर सकती। कालोफाइलम का दर्द रह-रह कर होता है और उसकी लहरें जैसी उठती हैं। रोगिणी दर्द से व्याकुल हो चीखने लगती है। मैग्नीशिया फास का दर्द तल-पेट को सेंकने या गर्म वस्तुओं का सेवन करने पर कुछ घट जाता है। इस रोग की और भी बहुत सी दवाएँ हैं जिनमें पल्सेटिला, काक्युलस, क्यूप्रम, केक्टस बेलाडोना, प्लेटिना मुख्य हैं। विशेष विवरण मेटेरिया मेडिका में पढ़िए।

※※※

सिकेलि कार्नुटम

दुबली, पतली, कमजोर शरीर वाली ऐसी स्त्रियां जो साधारण प्रकार के रक्त-स्राव से ग्रस्त रहती हैं और जिन्हें ऐसा मालूम होता है जैसे शरीर के अंग-अंग, जोड़-जोड़ खुल गए हों और उनमें कोई हरकत नहीं है।

रोगिणी का शरीर बहुत ठण्डा रहता है, फिर भी रोगिणी शरीर को चादर इत्यादि से ढकना नहीं चाहती है।

उसके शरीर में एक प्रकार की संज्ञाहीनता रहती है व सुरसुराहट सी महसूस होती रहती है जैसे शरीर पर चूहिया रेंग रही हो और पक्षाघात का विकार भी पैदा हो सकता है।

सिकेलि एक बहुत लाभकारी औषधि मानी जाती है। लेकिन कुनैन की तरह इस औषधि का भी बहुत अधिक गलत उपयोग हुआ है। यह जरायु को संकुचित करने की क्षमता रखती है और अपनी इसी क्षमता के कारण इसका प्रयोग उस समय भी किया जाता है, जब और दवाएं भी उपयोगी हो सकती हैं। इसमें रक्त-स्राव को रोकने की भी प्रबल शक्ति है। ऐसा माना जाता है कि यह औषधि कोशिकाओं को संकुचित कर रक्त-स्राव को रोक देती है। लेकिन, यह बात भी स्मरण रखनी चाहिए कि कईं अन्य दवाओं में भी यह गुण पाया जाता है, यद्यपि यह नहीं कहा जा सकता कि यह किस प्रकार रक्त-स्राव को रोकती है। हमें तो मतलब इस बात से है कि रक्त-स्राव बंद होना चाहिए। अतः इस बारे में अधिक तर्क-वितर्क की जरूरत नहीं कि रक्त-स्राव किस प्रकार बंद हुआ है। कईं चिकित्सक प्रसव के बाद आर्गट का प्रयोग करते हैं क्योंकि उसमें भी गर्भाशय के संकोचन का गुण होने के कारण रक्त-स्राव रोकने में मदद मिलती है। लेकिन चिकित्सक अधिक सोच-विचार किये बिना स्थूल मात्रा में इसका प्रयोग करते हैं। ऐसा करने में उनका उद्देश्य रोगी पर शारीरिक असर डालना रहता है। परन्तु, अपने 35 वर्ष की चिकित्सा काल में मैंने कभी भी इस प्रकार इस औषधि का प्रयोग नहीं किया और हमेशा ही रक्त-स्राव को रोकने में समर्थ रहा हूं। प्रसव के रक्त-स्राव को रोकने में सिकेलि सदैव प्रभावकारी सिद्ध नहीं होती।

यदि किसी दुबली-पतली और क्षीणकाय रोगिणी को धीरे-धीरे रक्त-स्राव हो रहा हो–शरीर का हर अंग खुला, ढीला और क्रिया-शून्य महसूस होता हो तो सिकेलि की तरह लाभदायक अन्य कोई दवा दृष्टिगोचर नहीं होती। आर्गट टिंचर या वाइन को स्थूल-मात्रा में प्रयोग करने के बजाय सूक्ष्म पोटेंसी की दवाओं का प्रयोग करना अधिक श्रेयस्कर होता है। अतिरक्तस्राव तथा रक्तप्रदर रोग में भी सूक्ष्म पोटेंसी की दवाओं का उंपयोग करना अधिक उपयुक्त होता है। इसमें रक्त काला और पतला होता है और थोड़ा सा भी हिलने-डुलने पर उसका परिमाण बढ़ जाता है।

सिकेलि कां प्रयोग करते समय रोगिणी के शरीर की प्रकृति, धातु और आयु पर ध्यान देना बहुत जरूरी है। इसका प्रयोग विशेषकर कमजोर, दुबली-पतली और विकार ग्रस्त ऐसी स्त्रियों पर होता है, जिनकी माँस-पेशियाँ शिथिल पड़ जाती हैं और जिन्हें शरीर के लगभग सभी द्वारों से रह-रह कर रक्तस्राव होता है। वृद्ध तथा जीर्ण-शीर्ण व्यक्तियों पर भी इसका असर दिखाई पड़ता है।

जरायु की पेशियों में संकोचन पैदा करने की क्षमता रखने के कारण बहुधा इस औषधि का दुरूपयोग होता है। मैं डाक्टर काउपरथायेट के इस कथन से बिल्कुल सहमत हूं कि ऐलोपैथ शीघ्र प्रसव कराने के लिए इस औषधि का प्रयोग जिस प्रकार करते हैं वह एक ऐसा अपराध है जो माफ नहीं किया जा सकता। साथ ही गर्नसी का यह कथन भी सही है कि जब प्रसव-दर्द जोर नहीं पकड़ता तो इस औषधि का उपयोग किया जा सकता है–विशेषकर दुर्बल और कमजोर स्त्रियों में 200 पोटेंसी में यह दवा विशेषा कारगर सिद्ध होती है। मैंने कईं बार इसका सफलतापूर्वक प्रयोग किया है।

इस प्रकार की रोगिणी स्त्रियों को औषधि का मूल अर्क देना भी अनुचित है तथा होमियोपैथिक समाज में इस प्रकार का प्रयोग करने वालों को कभी माफ नहीं किया जाना चाहिए।

कमजोर प्रसव-वेदना में और भी कईं दवाएं दी जाती हैं, परन्तु उनके प्रयोग के अलग-अलग लक्षण हैं। जब इन लक्षणों को ध्यान में रखकर उनका प्रयोग किया जाता है तो स्थूल मात्रा में सिकेलि के प्रयोग की अपेक्षा कहीं अधिक लाभ करती है। इसलिए, असंकुचित जरायु और कमजोर दर्द का लक्षण देखकर ही बहुत बड़ी मात्रा में उसका प्रयोग नहीं होना चाहिए। स्थूल रूप में, सिकेलि

का प्रयोग करने वालों से यह प्रश्न करना चाहिए जब शक्तिकृत दवाओं से रोगी को लाभ हो सकता है तो वह इस प्रकार का अवैज्ञानिक और सिद्धान्त के प्रतिकूल प्रयोग क्यों करते हैं। क्मजोर दर्द होने पर, जब लक्षणों के अनुसार होमियोपैथिक दवाओं का प्रयोग होता है तो उनसे स्वाभाविक प्रसव दर्द की उत्पत्ति होती है। लेकिन, बड़ी मात्रा में लक्षण रहित दवा का प्रयोग करने पर स्त्री को प्रसव-दर्द कभी भी स्वाभाविक रूप में पैदा नहीं हो सकती। एक प्रकार से औषधियों का उपयोग करना रोगी को औषधि के बजाय विष देना होता है।

सिकेलि का एक महत्त्वपूर्ण लक्षण यह है कि रोगी का शरीर तो बहुत ठण्डा रहता है परन्तु वह बदन पर कोई कपड़ा नहीं ओढ़ना चाहता। हैजा और शिशु-विसूचिका में यह लक्षण अक्सर दिखाई पड़ता है। इसके साथ ही बुढ़ापे में गैंगरीन जैसे सड़न वाले रोग भी हो जाते हैं। रोगी की पैर की उंगलियाँ लोहे की तरह ठण्डी रहती हैं। लेकिन, उन्हें ढकने पर रोगी कष्ट अनुभव करने लगता है। इस लक्षण वाला एक रोगी एक बार मेरे पास इलाज के लिए आया था। उसकी सभी उंगलियों पर सूखी सड़न मौजूद थी। सिकेलि की उच्च्य शक्ति की कुछ खूराकों से ही रोगी को आश्चर्यजनक रूप से लाभ हो गया और बहुत दिनों तक उसका रोग नहीं बढ़ा।

विसूचिका और इसी प्रकार के लक्षण वाली अन्य बीमारियों में कैम्फोर में भी यही लक्षण मिलते हैं। रोग की प्रथम अवस्था में, या पहली बार शीत आ जाने पर तथा वमन या स्राव में बदबू और सड़न .न आने से पहले, कैम्फोर से बहुत लाभ होता है।

सिकेलि में पैर में जलन (सल्फर) तथा पिंडलियों में ऐंठन (सल्फर) होती है।

यदि औषधि चुनने का कार्य केवल एक इसी लक्षण पर निर्भर रह कर किया जाए तो सिकेलि और सल्फर में अन्तर कर पाना बहुत कठिन हो जाता है। लेकिन, सभी लक्षणों को पूरी तरह दृष्टि में रखकर विचार किया जाता है तो दोनों के मध्य विद्यमान अन्तर पूरी तरह स्पष्ट हो जाते हैं। सिकेलि की तरह सल्फर में शरीर बहुत अधिक ठण्डा नहीं रहता। इसी प्रकार भीतरी जलन के साथ रोगी का शरीर ठण्डा ही रहता है। इस प्रकार यह भली प्रकार प्रमाणित होता है कि इसी एक लक्षण पर निर्भर रहकर कभी दवा का चुनाव नहीं करना चाहिए।

यद्यपि, औषधि के प्रमुख लक्षणों को विशेष रूप से ध्यान में रखना चाहिए परन्तु इसके साथ ही रोग के अन्य लक्षणों पर भी ध्यान देना चाहिए। सिकेलि में रोगी के सारे शरीर में इस प्रकार की जलन रहती है जैसे शरीर पर आग की चिंगारियां गिर रही हों। इनमें निम्न अंग पर पक्षाघात, स्पर्शज्ञान हीनता और सुरसुरी महसूस होने के लक्षण शामिल हैं। सुरसुरी में ऐसा महसूस होता है जैसे शरीर के अन्दर चूहे दौड़ रहे हों।

कोलोफाइलम

इसकी गणना स्त्री रोग की श्रेष्ठ औषधि में होती है क्योंकि गर्भाशय पर इसकी विशेष क्रिया होती है। मेरी राय है कि इस औषधि का पुनः सिद्धिकरण किया जाना चाहिए। मैं इस औषधि के प्रयोग के सम्बन्ध में एक रोगिणी का उदाहरण देता हूँ, जिससे इस औषधि के गुणों पर भली प्रकार प्रकाश पड़ता है।

लगभग 40 वर्ष की आयु वाली एक विवाहित स्त्री को सात माह का गर्भ था। वह गर्दन में अकड़न की बीमारी से पीड़ित थी। उसकी सभी उंगुलियों की सन्धियों में बहुत भयंकर दर्द और सूजन भी थी। रोगिणी को इससे इतना कष्ट रहता था कि वह न तो सो सकती थी और न आराम से बैठ सकती थी। मैंने 3 क्रम में कोलोफाइलम का प्रयोग उस पर किया। उससे उंगली का दर्द तो कम हो गया परन्तु प्रसव की पीड़ा बढ़ने लगी। इस भय से कि रोगिणी को कहीं असमय ही प्रसव न हो जाए मैंने उसे उक्त औषधि देना बंद कर दिया। इसके बाद रोगिणी को कूथन की तरह होने वाला दर्द तो नहीं हुआ परन्तु उंगलियों की संधियों में होने वाला दर्द पुनः उभर आया। यह दर्द उस समय तक बना रहा जब तक रोगिणी को प्रसव नहीं हो गया। प्रसव के बाद, रोगिणी दो-तीन दिन तक ठीक रही। तदुपरान्त, प्रसव का स्राव धीरे-धीरे कम होने के स्थान पर बढ़ने लगा और इसने जरायु से होने वाले रक्त-स्राव का रूप ग्रहण कर लिया। इस स्राव के प्रवाह का रूप बहुत ही मैला पतला और धीमा था। रोगिणी बहुत अधिक कमजोरी महसूस करती थी और उसके शरीर के अंदर प्रबल कम्पन महसूस

होता था। इस कम्पन का अहसास बाहर से नहीं होता था। इसके साथ ही रोगिणी को उंगलियों में फिर तेज दर्द होने लगा। पहले कौलोफाइलम का प्रयोग करने पर तेज प्रसव दर्द पैदा हो गया था। इसलिए, लक्षण-सादृश्य होने पर भी मैं पुनः औषधि का प्रयोग करने से डर रहा था। पहली बार जब मैंने रोगिणी को यह दवा दी थी तो उसके देते ही नीचे की तरफ खींचन वाला दर्द पैदा हो गया था। मैंने रोगिणी पर आर्निका, सैबाइन, सिकेलि और सल्फर का प्रयोग किया, परन्तु रागिणी को कोई लाभ नहीं हुआ। तब हार कर मैंने उसे पुनः कोलोफाइलम की 200 पोटेंसी की एक खूराक दे दी। यह देखकर मुझे बहुत आश्चर्य हुआ कि इससे रोगिणी बहुत जल्दी ठीक हो गई। रोगिणी के सभी लक्षण कोलोफाइलम के लक्षणों से मिलते थे और यदि पहले ही उसका उचित ढंग पर प्रयोग किया होता तो रोगिणी बहुत पहले ही ठीक हो गई होती और उसे इतना कष्ट नहीं झेलना पड़ता।

जब रोगिणी को गर्भ-स्राव के बाद भी बहुत दिनों तक स्थायी और धीमा रक्त-स्राव होता रहे तथा कमजोरी और भीतरी कम्पन महसूस हो तो वे कोलोफाइलम के विशिष्ट लक्षण माने जाने चाहिएं। इन्हीं लक्षणों में मैंने इस दवा का प्रयोग किया है। इसके प्रयोग से प्रसव का आक्षेपिक और अनियमित दर्द भी नियमित हो जाता है। मासिक धर्म में भी इस प्रकार का दर्द होने से यह औषधि लाभ करती है। इसीलिए, मेरी यह दृढ़ राय है कि इस दवा की और अधिक व्यापक परीक्षा की जानी चाहिए।

एक्टिया रेसेमोसा

इस रोग के लक्षणों में स्नायविक स्पंदन, ऐंठन, अकड़न, आक्षेप, स्नायुशूल, बिना कंपकंपी के ठंड लगना और मासिक धर्म की अवधि में इन लक्षणों का बढ़ जाना इत्यादि शामिल हैं।

रोगिणी की पेशियों में आमवात की शिकायत हो जाती है, गर्दन अकड़ जाती है, सिर पीछे की ओर खिंच जाता है तथा रोगी मस्तक घुमा नहीं सकता। यदि आमवात रोग में पेशी के ऊपरी भाग में दर्द हो तो यह औषधि बहुत लाभ करती है।

इसके अन्य लक्षण – सिर में दर्द, रोगी के सिर में बाहर की ओर दबाव डालता है अथवा ऊपर की ओर खिंचता है। उसे ऐसा लगता है मानो मस्तक के ऊपरी भाग पर पीड़ा के कारण खोपड़ी उड़ जाएगी। यह दर्द आंखों तक दौड़ जाता है पर फिर नीचे की ओर उतर कर मेरूदण्ड को प्रभावित करता है। रोगी दुख और शोक से ग्रस्त रहता है तथा उसे निद्रा नहीं आती। कभी-कभी उसे ऐसा लगता है जैसे वह पागल हो जाएगी।

रोगिणी मासिक धर्म के अत्यधिक स्राव से ग्रस्त रहती है; दर्द कूल्हों से होकर जंघाओं में और वहाँ से नीचे की ओर फैलता है।

वयःसन्धि काल के समय बाएं स्तन के नीचे लगातार दर्द बना रहता है। मासिक धर्म और रजोनिवृत्ति के समय रोग के लक्षणों में वृद्धि होती है।

एक्टिया रेसेमोसा का बहुत अधिक प्रभाव स्त्रियों के अंगों पर दिखाई पड़ता है। इसकी क्रिया से स्नायुमण्डल में भी बहुत से लक्षण उभरते हैं जिनमें बहुत से हिस्टीरिया से मिलते-जुलते हैं। फड़कना, अकड़न, आक्षेप, स्नायविक पीड़ा तथा मानसिक लक्षण बहुत अधिक परिमाण में उभरते हैं। ठण्डक अनुभव न होने पर भी रोगिणी काँपा करती है, बेहोश हो जाती है, असंगत बातें करती है, शोक से भर जाती है, कष्ट महसूस करने लगती है, लम्बी सांसें भरती है और उदासी के साथ अनिद्रा। वह मन में सोचती है कि कहीं वह पागल न हो जाए।

रोगी के सिर में तेज दर्द हो जाता है। बाहर की ओर मस्तक में दबाव पड़ता है और ऐसा प्रतीत होता है कि खोपड़ी उड़ जाएगी या दर्द आंख की ओर दौड़ जाता है। दर्द सिर के पीछे वाले भाग की ओर ठहरता है और वहाँ से पीछे की ओर चला जाता है। एक्टिया रेसेमोसा की पलकों में जितना भयंकर और तेज स्नायुशूल होता है उतना तेज और किसी दवा में दिखाई नहीं पड़ता।

जरायु प्रदेश में दर्द जब एक हिस्से से दूसरे हिस्से में जाता है तो यह औषधि देने से रोगी को बहुत आराम आता है। इसमें मासिक धर्म अनियमित तौर पर होता है। कभी-कभी तो रजस्राव का रक्त बहुत थोड़ा होता है परन्तु अधिकतर बहुत अधिक मात्रा में जाता है। मासिक धर्म सम्बन्धी उक्त गड़बड़ियों के साथ ऊपर बताए मानसिक और स्नायविक लक्षण बहुत अधिक परिमाण में मौजूद रहते हैं। अतिरजः रोग से पीड़ित रोगिणी को जब नीचे की ओर पुट्ठों के भीतर बहुत तेज दर्द होता है तो एक्टिया रेसेमोसा से बहुत लाभ होता है। वयःसंधिकाल में बाएं स्तर के नीचे दर्द होने पर भी यह दवा बहुत लाभ करती है।

जरायु रोग से पीड़ित महिलाओं को होने वाले पीठ के दर्द तथा रीढ़ में महसूस होने वाली उत्तेजना में भी यह औषधि कारगर सिद्ध होती है। गर्भाशय के रोगों के साथ, रोगिणियों को अक्सर शरीर में अनेक स्थानों पर शस्त्र बेंधने की तरह का तेज दर्द होने पर यह औषधि आजमानी चाहिए। गठिया रोग का सबसे अधिक हमला पेशी के मध्य भाग (उदर) पर होता है। इस अवस्था में एक्टिया देने से रोगी को लाभ होता है। एक्टिया का प्रयोग कई प्रकार के लक्षणों में होता है। अनेक प्रकार के स्नायविक विकारों में भी यह उपयोगी सिद्ध हुआ है।

सैबाइना

इस औषधि का प्रमुख लक्षण यह है कि रोगिणी की जननेन्द्रिय से बहुत अधिक रक्तस्राव होता है; गर्भाशय से रक्त-स्राव के अलावा प्रसव के बाद बहुत अधिक रक्त-स्राव होने पर गर्भपात होना भी इस औषधि का प्रमुख लक्षण है। इस प्रकार के लक्षणों सैबाइना एक बहुत श्रेष्ठ औषधि मानी जाती है।

इसका रक्त-स्राव रूक-रूक कर होता है–अर्थात् रक्त-स्राव की एक लहर आती है और फिर कुछ समय के लिए रक्त-स्राव रूक जाता है। कुछ देर बाद फिर दूसरी लहर आती है। हिलने-डुलने पर इसका रक्त-स्राव बढ़ जाता है (सिकेलि)। रक्त-स्राव का रंग मैला (केलि नाइट्रिक और साइक्लेमेन) तथा थक्के वाला (क्रोकस) अथवा कुछ जमा हुआ पतला और पानी की तरह (फेरम) होता है। रक्त के जमे हुए थक्के दिखाई पड़ते हैं और बच्चेदानी में शक्ति न रहने के कारण (कलोफा) गर्भपात के कारण अथवा प्रसव के बाद इस प्रकार का रक्त-स्राव होता है। यदि इस रक्तस्राव के साथ पीठ से श्रोणि प्रदेश तक दर्द रहे तो इसे सैबाइना का सबसे प्रधान लक्षण मानना चाहिए। आंशिक गर्भपात, प्रसवोत्तर स्राव और मासिक धर्म सम्बन्धी साधारण विकारों में भी यह लक्षण मौजूद रह सकता है। सेबीना में कभी-कभी लक्षणों के गर्म कमरे और गर्म हवा में बढ़ने और खुली तथा ठण्डी और साफ हवा में घटने की प्रवृत्ति भी दिखाई पड़ती है। ये लक्षण पल्सेटिला में भी पाए जाते हैं और विशेषकर बहुत अधिक रक्तस्राव होने पर प्रकट होता है। पल्सेटिला और सैबाइना दोनों में ही, रक्त-स्राव की वृध्दि और ह्रास का लक्षण लगभग एक समान होता है। लेकिन, ऐसी दशा में चिकित्सक को पल्सेटिला का प्रयोग नहीं करना चाहिए क्योंकि इससे रक्त-स्राव घटने के बजाए उलटे बढ़ जाता है। इस प्रकार की दशा में सैबाइना का प्रयोग ही सर्वोत्तम रहता है। दोनों में सबसे बड़ा अन्तर यही है और इसी को ध्यान में रखकर औषधि का चुनाव करना चाहिए।

अगर रोगिणी में तीन महिने बाद गर्भ-स्राव होने की आशंका हो और श्रोणि-देश में दर्द भी हो तो चिकित्सकों को सैबाइना का प्रयोग करना चाहिए।

दर्द—यह दर्द कमर में शुरू होकर वहाँ से चारों तरफ फैलता हुआ अंत में गर्भाशय में पहुंच कर एक प्रकार की ऐंठन पैदा कर दे तो इस के स्थान पर वाइबरनम का प्रयोग होना चाहिए। (अगर इस प्रकार का दर्द वाइबरनम का प्रधान लक्षण है तो दूसरी प्रकार का दर्द सैबाइना का)।

संधिवात रोग के कारण कलाइयों की सन्धियों में तथा पैर के अंगूठों में सूजन रहती है। यदि इस लक्षण के साथ बहुत अधिक रक्तस्राव भी रहे तो सैबाइना और कौलोफाइलम में से चुन कर दवा देनी चाहिए। सैबाइना के जरायु सम्बन्धी विकारों, में विशेषकर गर्भपात के बाद अथवा सूजाक के प्रदर रोग के दब जाने पर डिम्बाशय सम्बन्धी अनेक विकार भी उभर आते हैं।

***

हेलोनियस डायोइका

रक्त की कमी तथा गर्भाशय के अपने स्थान से हट जाने पर मानसिक अथवा बहुत अधिक शारीरिक परिश्रम करने के कारण जिनका स्वास्थ्य नष्ट हो जाता है—ऐसी सभी स्त्रियों के लिए हेलोनियस डायोइका एक श्रेष्ठ औषधि मानी जाती है।

रोगी को वस्ति-प्रदेश में भार मालूम होने के साथ-साथ गर्भाशय पर तनिक सा भी स्पर्श नहीं होता। इसके साथ ही पीठ में जलन और दर्द रहता है।

जब रोगिणी का ध्यान अपनी बीमारी की तरफ से हटा रहता है तो वह कुछ राहत अनुभव करती है।

यह औषधि गर्भाशय की विभिन्न समस्याओं, अत्यधिक भोग-विलास तथा अत्यधिक शारीरिक व मानसिक परिश्रम से उपजी कमजोरी में अत्यंत उपयोगी रहती है।

रोगिणी को ऊपर बताए गए लक्षणों और कमजोरी के साथ खून की कमी भी रहती है। इस रक्तहीनता का कारण बहुत अधिक मात्रा में रक्तस्राव अथवा प्रसवोत्तर रक्त-स्राव भी हो सकता है। कभी-कभी इसका कोई भी कारण स्पष्ट नहीं होता। लेकिन, इन सभी मामलों में मुझे पेशाब में एलब्युमिन मिली है।

कभी-कभी गर्भवती स्त्रियों में इसकी मात्रा बहुत अधिक होती है। यह दवा देने पर मरीज के पेशाब से एलब्युमिन बहुत जल्दी गायब हो जाती है।

रक्तहीनता की यह शिकायत और दुर्बलता गर्भाशय से थोड़ा या अधिक रक्तस्राव होने पर भी दिखाई पड़ती है। इससे यह प्रमाणित होता है कि स्थानिक लक्षण गौण होते हैं अथवा वह खून की कमी के कारण ही प्रकट होते हैं। हेलोनियस इन दोनों प्रकार की अवस्थाओं में गुणकारी होता है।

रक्तहीनता, सारे शरीर में दुर्बलता, आलस, निराशा, गहरी उदासी–ये सभी हेलोनियस के प्रमुख लक्षण माने जाते हैं। इस प्रकार के लक्षण मनोरंजन-साधनों में मन लगाने अथवा रोग की ओर से ध्यान हटा लेने पर घट जाया करते हैं। गर्भाशय में नाना प्रकार की स्थान च्युति, पीठ में दर्द, लंगड़ापन, अकड़न, भार और त्रिकास्थि में खिंचाव की तरह की कमजोरी, गर्भाशय की सतत् अनुभूति के साथ जरायु में टपकन और स्पर्श सहन न होने की शिकायत रहती है (हृदय की स्पष्ट अनुभूति-पाइरोजेन)। इस प्रकार के लक्षण गर्भावस्था, प्रसव के बाद अथवा यौवनावस्था में विशेष रूप से दृष्टिगोचर होते हैं। इन सभी लक्षणों में हेलोनियस रामबाण की तरह काम करती है। मैंने इसकी दूसरी और 30 वीं पोटेंसी को उपयोगी पाया है। मेरी राय में इस औषधि की और भी व्यापक परीक्षा की जानी चाहिए। इस औषधि की एलेट्रिस से तुलना की जा सकती है।

✱✱✱

इरिजिरन, ट्रिलियम, मिल्लिफोलयस

होम्योपैथिक चिकित्सा-प्रणाली में रक्त-स्राव रोकने के लिए तीन दवाएं बहुत विख्यात हैं। सिर में रक्त-संचय और लाल चेहरा (मेलिलोटस) तथा बुखार के साथ नाक से खून जाने पर इरिजिरन का सफलता के साथ प्रयोग किया जाता है। आमाशय में जलन और तेज उबकाई के साथ जब बवासीर के मस्सों में रक्त जाता है, मुख से रक्त मिला बलगम निकलता है, पथरी के कारण खून मिला पेशाब होता है और जरायु से रक्त-स्राव होता है तो भी इरिजिरन बहुत

कारगर सिद्ध होती है। विशेष रूप से, वस्ति-गह्वर के अंगों से रक्त-स्राव के साथ मूत्राशय और गुदा में तेज प्रदाह इरिजिरन का एक प्रमुख लक्षण माना जाता है। यह लक्षण देखकर ही चिकित्सक इरिजिरन का प्रयोग करने का निर्णय लेते हैं। इस प्रकार की अवस्था में रोगी को मूत्राशय और मलांत्र में बहुत अधिक उत्तेजना अनुभव होती है। इस प्रकार की अवस्था में प्रयोग की जाने वाली दवाओं में कैंथरिस, लिलियम टिग और नक्सवोमिका के नाम विशेष उल्लेखनीय हैं।

रक्त-स्राव को रोकने के लिए लिलियम का भी बहुधा प्रयोग किया जाता है। इसके रक्तस्राव में रक्त का रंग चमकीला लाल होता है तथा रक्त कभी धीरे-धीरे और कभी तेजी से निकलता है। यदि मासिक ऋतु-स्राव, पन्द्रह दिनों के अन्तर से होता है और उसका परिमाण बहुत अधिक होता है तथा लगातार एक सप्ताह तक यह स्राव जारी रहता है तो इस औषधि से रोगी को बहुत लाभ पहुंचता है। इस प्रकार की अवस्था में चिकित्सक को इस बारे में सोच-विचार कर निर्णय करना चाहिए कि कल्केरिया, आस्ट्रि, नक्स वोमिका तथा ट्रिलियम में से कौन सी दवा रोगी को दी जाए। यदि रोगिणी को प्रसव के उपरान्त बहुत अधिक रक्त निकल जाने के कारण मूर्च्छा आ जाती है, कुछ स्पष्ट दिखाई नहीं पड़ता और कान में आवाजें सी आती रहती हैं तो चायना के समान यह भी रोगी को लाभ पहुंचाती है। लेकिन, इस प्रकार के रक्तस्राव के जो दुष्परिणाम होते हैं उनको ठीक करने के लिए चायना अधिक उपयुक्त औषधि मानी गई है।

इस प्रकार के रक्त-स्राव में कभी-कभी रोगिणी के पुट्ठे में, त्रिकास्थि से जुड़ी हुई उपस्थि में तथा कमर में एक प्रकार की शिथिलता अनुभव होती है। रोगिणी को ऐसा लगता है कि ये सभी अंग शरीर से टूट कर अलग हो जाएँगे। इस अनुभूति के कारण रोगिणी उन्हें एक साथ बाँध कर रखना चाहता है। इस प्रकार का लक्षण मौजूद होने पर प्रसवोत्तर रक्त-स्राव को रोकने के लिए यह दवा और भी अधिक उपयुक्त सिद्ध होती है। ऊपर दिए गए लक्षण होने पर रजोनिवृत्ति काल में भी यह औषधि विशेष लाभजनक है। इसके अतिरिक्त शरीर के अन्य अंगों से रक्तस्राव होने पर भी इस औषधि का उपयोग किया जा सकता है, यद्यपि इस बारे में मुझे विशेष अनुभव नहीं हो पाया है।

रक्तस्रावों की इन तीनों दवाओं में से मिलिफोलियस ही एक ऐसी औषधि है जिसके विज्ञान में रक्तस्राव शामिल रहता है। हैनिमैन का कहना है कि इसमें

नाक से रक्त बहता है और पेशाब से भी खून आ सकता है। चिकित्सा में भी यही प्रमाणित हुआ है।

एकोनाइट की तरह इसमें भी शरीर के विभिन्न अंगों से लाल चमकीला खून तो निकलता है परन्तु एकोनाइट में जितनी व्यग्रता और उत्कण्ठा पाई जाती है वह मिल्लिफोलियम में नहीं मिलती। मैंने जिन रोगियों पर इस औषधि का प्रयोग किया उनमें भय का लक्षण अधिक उग्र नहीं था। कभी-कभी इसके रक्त मिले हुए पेशाब को बर्तन में रखने पर, नीचे तह में लाल रोटी की तरह का पदार्थ इकट्ठा हो जाता है। युवावस्था में मेरी भी नाक से बहुत समय तक खून निकलता रहता था। डा॰ ब्राउन ने कई बार इसके लिए मुझे औषधि दी थी परन्तु, उससे मुझे कोई लाभ नहीं हुआ। खून गिरने के कारण मैं कमजोर होता गया। अन्त में मेरी दादी ने मुझे मिल्लिफोलियम की जड़ देकर चबाने के लिए कहा। मैंने वही किया और बहुत जल्दी ही मेरी नकसीर बन्द हो गयी। एक बार मैं ब्लू माउण्ट लेक पर हवा खोरी के लिए गया हुआ था। वहां मुझे एक ऐसा मरीज मिल गया जो मरने के बिलकुल निकट पहुंच चुका था। उसे बहुत तेज खाँसी आती थी और खांसी के साथ ही बलगम के साथ काफी खून भी जाता था। न्यूयार्क के चिकित्सक ने उसको सिकेलि दवा दी थी परन्तु उससे रक्त-स्राव नहीं रूका था। एक दिन उसने मुझ से अपना इलाज करने के लिए कहा। रोगी बाहर बैठा हुआ था। मैं नीचे की ओर झुका। उसी स्थान पर उगी हुई मिल्लिफोलियम की जड़ उखाड़ कर उसके हाथ में दे दी और उसे चबाने के लिए कहा। यद्यपि उसे मेरे इस व्यवहार पर बड़ा आश्चर्य हुआ परन्तु उसने वैसा ही किया जैसा मैंने उससे कहा था। उसे उसका स्वाद अच्छा लगा और इसलिए वह उसे चबाता रहा। इससे उसका रक्तस्राव ही नहीं बंद हो गया बल्कि खांसी भी कुछ कम हो गयी। वह अपने साथ एक टोकरी भर मिल्लिफोलियम की जड़ें ले गया। उसी से उसका रक्त-स्राव रूक गया। शीतकाल में वह फ्लोरिडा चला गया परन्तु वसंत ऋतु आने पर उसकी मृत्यु हो गयी। गिर कर चोट लग जाने से बहने वाले खून को रोकने में भी यह दवा उपयोगी रहती है। आर्निका देने के बाद भी यदि इस प्रकार के रोगियों को लाभ न हो तो मैं मिल्लिफोलियम देने की सिफारिश करूँगा।

✻✻✻

डिजिटेलिस परपुरिया

इस औषधि के मरीज की नाड़ी बहुत सुस्त और रूक-रूक कर चलती है। हृदय कमजोर रहता है। नाड़ी कभी-कभी तेज हो जाती है, परन्तु उसकी गति अनियमित हो उठती है। रोगी को सांस लेने में कष्ट होता है, साँस रूक-रूक कर आती है। रोगी को हर बार बहुत गहरी साँस लेनी पड़ती है और सोते हुए कभी-कभी उसकी साँस रूक जाती है।

रोगी को तीव्र पीलिया रोग हो जाता है और इसके साथ ही हृदय की गति धीमी और कमजोर हो जाती है तथा पाखाना भूरे रंग का होता है। रोगी को पेट में खालीपन और कमजोरी अनुभव होती है तथा रोगी को ऐसा महसूस होता है कि जरा सा भी हिलने-डुलने से उसकी मृत्यु हो जाएगी।

रोगी नील रोग का भी शिकार हो जाता है। इस रोग में रोगी के शरीर के सभी अंग-होंठ, त्वचा, जीभ, पलकें, कान, नाक आदि नीले हो जाते हैं तथा होंठों, पलकों कान और जीभ की शिराओं में सूजन आ जाती है।

यह हृदय को बल देने वाली दवा मानी जाती है। लेकिन, होमियोपैथिक में कोई दवा टानिक के रूप में काम नहीं आती। होमियोपैथी के अनुसार तो केवल पौष्टिक भोजन ही मानव शरीर और उसके अंगों को बल और स्फूर्ति प्रदान करने में सक्षम होता है।

नाड़ी की मंद गति, डिजिटेलिस का विशेष लक्षण माना जाता है। इसमें, नाड़ी मंद गति से तो चलती ही है लेकिन कभी-कभी पर्यायक्रम से तीव्र गति भी पकड़ सकती है। तात्पर्य यह कि नाड़ी कभी बहुत मंद तो कभी बहुत तेज चलती है और कभी रूक-रूक कर चलने लगती है।

एक दिन एक वृद्ध मरीज मेरे कमरे में आया। देखने में वह बहुत सबल दिखाई पड़ता था लेकिन बहुत अधिक हिल-डुल रहा था। मैंने तो उसे पहले शराबी समझा, लेकिन निकट आने पर पता चला कि उसका चेहरा तथा उसके होंठ भी नीले पड़े थे। मैं सीढी से नीचे उतर आया और उसको सहारा देकर ऊपर लाया। वह बैठ गया और कईं मिनट तक एक शब्द भी नहीं बोल सका।

मुझे ऐसा लगा जैसे वह साँस लेने के लिए जोर लगा रहा है। उसकी नाड़ी भी अनियमित थी और रूक-रूक कर चल रही थी। कुछ हिम्मत आने पर उसने बताया कि लगभग एक सप्ताह से उसका यही हाल है। उसने बताया कि कईं जगह बैठे बिना वह राह नहीं चल सकता तथा कईं बार चलते-चलते गिर भी पड़ा है। जब मैंने कान लगा कर उसके दिन की आवाज सुनी तो कुछ सों-सों की आवाज आई। उसने यह भी बताया कि जवानी में वह प्रदाहिक वात रोग का शिकार हुआ था। उसकी हालत अब इतनी खराब थी कि वह कोई काम-काज नहीं कर सकता था और उसे भय था कि वह इसी हृदय रोग से मर जाएगा। वह बीमार पड़ने से पहले पुल निर्माण का कार्य करता था। मैंने डिजिटेलिस-2 की कईं बूँदें जल में मिलाकर उसे पिला दी। कुछ ही दिन बाद उसके घर के पास से निकलने पर मैंने देखा कि वह अपने घर के सामने जमी बर्फ कुदाली से हटा रहा है। मुझे देखते ही वह हर्ष विभोर होकर चिल्ला उठा; "मुझे अब कोई हृदय रोग नहीं है।" इसके बाद इस रोगी से कईं बार मेरी मुलाकात हुई और मैंने उसे पूरी तरह स्वस्थ पाया।

इसी प्रकार एक सद् आचरण वाले युवा रोगी को मितली और वमन होने का रोग लग गया था। उसे ऊँघ भी आया करती थी और इसके दो दिन बाद ही उसका सारा शरीर पीला होने लगा। उसकी आंख का सफेद भाग भी बिल्कुल पीला पड़ गया और त्वचा तथा नाखूनों पर भी पीलापन आ गया। उसके मल में तो गाढापन था परन्तु मल बिल्कुल रंगहीन था। पेशाब का रंग विदर की तरह भूरा था। उससे भी कुछ गहरा रहा होगा। पेशाब के बर्तन में किनारों पर पीलापन जम जाता था। उसकी नाड़ी की गति मिनट में तीस थी और कभी-कभी बीच में रूक भी जाती थी। डिजिटेलिस के पाण्डुरोग से उसके लक्षण बहुत मिलते थे और कईं दिनों तक इस औषधि का सेवन करने से वह पूरी तरह रोग मुक्त हो गया था। दवा शुरू करने के थोड़े समय बाद ही उसकी चित्तवृत्ति में अन्तर आ गया तथा त्वचा इत्यादि के रंग में भी परिवर्तन होने लगा। इसमें निर्णायक लक्षण था। नाड़ी का अतिशय मंद गति से चलना। शेष सभी लक्षण तीव्र पीलिए के ही थे।

यदि शोथ हृदय रोग के कारण पैदा होता है तो डिजिटेलिस अक्सर लाभ करती है। गुर्दे के रोग के कारण होने वाले शोथ में रोगियों की त्वचा में वह

नीलापन नहीं आता जो इस रोग के मरीजों में दिखाई पड़ता। इससे रोगियों की त्वचा खासतौर पर नीली पड़ जाती है मानो शिराओं में रक्त का संचालन रूक गया हो।

जब हृदय में दुर्बलता आ जाती है तो नाड़ी भी मंद पड़ जाती है और कईं ऐसी बीमारियां उठ खड़ी होती हैं जो केवल डिजिटेलिस से ठीक होती है। मनुष्यों के सिर में चक्कर आना, वक्ष, मस्तिष्क, उदर और अण्डकोष में सूजन तथा फेफड़े में शोथ भी इन रोगों में शामिल है।

डिजिटेलिस के कुछ और महत्त्वपूर्ण लक्षण निम्न हैंः-

त्वचा, पलकों, होंठ, जीभ और नाखून नीले हो जाते हैं; पेट में खालीपन और कमजोरी महसूस होती है।

रोगिणी को ऐसा मालूम होता है कि हिलने-डुलने से ही कलेजे की धड़कन बंद हो जाएगी। जब रोगी को ऐसा महसूस हो कि हिलने-डुलने पर दिल की धड़कन रूक जाएगी तो जेलिसिमिय का प्रयोग किया जाना चाहिए। यदि रोगी को ऐसा लगे कि हर हालत में उसकी धड़कन रूकने वाली है तो चिकित्सक को लोबेलिया आजमाना चाहिए।

रोगी की साँस लेने की क्रिया अनियमित, कष्टप्रद हो जाती है तथा उसे गहंरी साँस लेनी पड़ती है।

रोगी को बहुत कमजोरी लगती है तथा सारा शरीर सुस्त पड़ जाता है।

सोने के समय रोगी की श्वास-क्रिया कमजोर पड़ जाती है और ऐसा प्रतीत होता है कि वह बंद होने वाली है। इससे रोगी की नींद खुल जाती है और वह मुख खोलकर साँस लेता है। रोगी को इस कष्ट के कारण निद्रा नहीं आती (ग्रिण्डेलिया, लैकेसिस)।

कैक्टस ग्रैण्डिफ्लोरस

हृदय की मांस पेशियों में संकुचन के साथ रोगी को ऐसा महसूस होता है जैसे हृदय को लोहे के तार से कस कर बांध दिया गया है। इसी कारण हृदय अपनी स्वाभाविक गति से नहीं धड़क पाता। बायीं करवट सोने पर रोग के लक्षणों में वृद्धि हो जाती है। समस्त शरीर में संकोचन की क्रिया सक्रिय हो जाती है। वक्षस्थल, मूत्राशय, मलनली, गर्भाशय और योनि में संकुचन अनुभव होता है। हृदय रोग से पीड़ित होने पर रोगी के नाक, फेफड़े पाकाशय और मूत्राशय से रक्त-स्राव होता है। रोगी को दिन में या रात में हृदय में कम्पन की शिकायत होती है तथा बाईं ओर दबाकर सोने पर अथवा चलने पर यह कष्ट और भी अधिक बढ़ जाता है। रोगिणी का मासिक धर्म का समय जैसे-जैसे निकट आता है, उसका हृदय काँपने लगता है। रोगी को मृत्यु भय भी सताने लगता है और वह यह समझता है कि उसकी बीमारी ठीक नहीं हो सकती।

कैक्टस ग्रेण्डिफ्लोरस की गणना भी हृदय रोग की दवाओं में की जाती है लेकिन, इसका प्रधान लक्षण डिजिटेलिस से बिल्कुल भिन्न होता है। हृदय की मांस-पेशियों में संकुचन का अनुभव होता है मानो वह लोहे के तार से बाँध दिया गया हो जिससे उसकी स्वाभाविक गति अवरूद्ध हो जाती है। यह अनुभूति कैक्टस का एक विशेष लक्षण मानी जाती है। जब ऐसा महसूस हो कि हृदय एक साथ चिपक गया है तो इसे आयोडिन का लक्षण मानना चाहिए। रोगी पहले हृदय को कसकर पकड़ लेता है फिर छोड़ देता है। अदल-बदलकर रोगी को जब ऐसा अनुभव होता है तो उसे लिलियम टिग्रिनम का लक्षण मानना चाहिए। जब रोगी को जागने के बाद संकुचन का अनुभव होता है और वह चादर आदि ओढ़ नहीं पाता तो उसे लैकेसिस का लक्षण समझना चाहिए। चलने-फिरने के समय संकुचन की प्रवृत्ति तथा दबाव की अनुभूति में आर्सेनिक अधिक गुणकारी माना जाता है। कैक्टस का यह संकुचन केवल हृदय की मांस-पेशियों में ही परिलक्षित नहीं होता है बल्कि वह वक्ष, मूत्राशय, मलनली, योनि और गर्भाशय में भी दिखाई पड़ता है। जिस प्रकार इस्क्यूलस हिपोकैस्टनम में सारे शरीर में भरापन अथवा

पूर्णता की अनुभूति होती है उसी प्रकार कैक्टस में सारे शरीर में संकुचन की अनुभूति एक विशेष लक्षण माना जाता है।

प्रदाहिक वात रोग से पीड़ित रोगियों में अनेक बार हृदय-विकार के ऐसे लक्षण उभर आते हैं जो कैक्टस से बहुत मिलते-जुलते होते हैं। अतः कैक्टस इन विकारों में भी बहुत लाभप्रद सिद्ध होता है।

हृदय रोग में पाए जाने वाले कैक्टस के प्रमुख लक्षण निम्न हैं:-

सिर के ऊपरी भाग में भार महसूस होता है (ग्लोनोयन तथा वयःसन्धि काल में लैकेसिस); मस्तिष्क में रक्त एकत्र हो जाय, तीव्र नकसीर, खून मिली खांसी या खून मिली पेशाब हो तथा हृदय रोग के प्रभाव के कारण यदि किसी प्रकार का रक्तस्राव हो तो चिकित्सक को कैक्टस का प्रयोग करने के बारे में गम्भीरतापूर्वक सोचना चाहिए।

छाती और हृदय में कैक्टस के कुछ और बहुमूल्य लक्षण होते हैं जिन पर पूरी तरह ध्यान देना चाहिए। छाती पर दबाव अनुभव हो अथवा सांस लेने में कष्ट हो, छाती फैलाना रोगी के लिए मुश्किल हो जाए तथा रोगी को ऐसा महसूस हो मानों उसके दिल को किसी ने लोहे के तारों से जकड़ दिया हो। रोगी को बेहोशी के साथ चेहरे पर ठण्डा पसीना आता है। नाड़ी गायब होने के साथ रोगी की सांस भी रूकने लगती है। हृदय अधिक चंचल होकर तेजी से धड़कने लगता है तथा चलने पर, बाईं ओर करवट लेकर सोने पर, यह कष्ट और भी बढ़ जाता है।

हृदय की धड़कनें अनियमित हो उठती हैं। नाड़ी रूक-रूक कर चलती है तथा हृदय कपाट से मरमर की आवाज सुनाई पड़ती है।

रोगी का कलेजा कांपने लगता है, तथा बाईं करवट सोने पर यह कष्ट और बढ़ जाता है (नेट म्यूर)। रोगी का बायां पैर, जंघा और बायां हाथ सूज या फूल जाता है।

सभी जोड़ों में गठिया की शिकायत उभर आती है; विशेषकर ऊपरी संधियों में। नीचे की संधियों में यह कष्ट होने पर लीडम देना चाहिए।

बायें हाथ में शक्तिहीनता महसूस होती है (एकोनाइट; लगातार दर्द में रसटक्स)। कैक्टस का प्रभाव क्षेत्र यद्यपि विस्तृत है परन्तु अपनी सीमा में इसका असर बढ़ता अच्छा होता है।

स्पाइजिलिया एथेलमिण्टिका

हृदय में तेज धड़कन-इतनी तेज कि उससे सारी छाती हिलती रहती है और कई इंच दूर से उसकी आवाज सुनाई पड़ने लगती है। आंखों, मस्तक और चेहरे के बाएं पक्ष में स्नायविक दर्द रहता है जो सूर्योदय व सूर्यास्त के साथ घटता-बढ़ता है। रोग वाले हिस्से की आंख से पानी भी बहने लगता है।

वृद्धि और ह्रास

रोग, शोरगुल से, हिलने-डुलने से, श्वास लेने पर, आंख को हिलाने पर, बरसात, नम तथा ठण्डे मौसम में तथा सूर्योदय के साथ-साथ बढ़ता है तथा चुपचाप शांत पड़े रहने, सूखी हवा और मौसम में तथा सूर्यास्त के साथ ही घटने लगता है।

यह भी हृदय रोग की एक श्रेष्ठ औषधि मानी जाती है। कैक्टस की तुलना में इस औषधि के रोगी को हृदय में अपेक्षाकृत अधिक तेज दर्द महसूस होता है तथा डिजिटेलिस और कैक्टस की तुलना में इसकी क्रिया बहुत प्रबल होती है। यह क्रिया इतनी तेज रहती है कि वस्त्र पहने रहने पर भी रोगी की छाती की धड़कन साफ-साफ दिखाई पड़ती है और हृदय की आवाज 4 इंच दूर से साफ सुनाई पड़ती है। यह दवा हृदय की बीमारियों में ही गुणकारी नहीं है, बल्कि हृदय कपाट के पुराने रोग में भी यह विशेष लाभदायक रहती है। इस रोग में तेज फुफकार के साथ जोर से कलेजा धड़कने के लक्षण विद्यमान रहते हैं। तेज धड़कन के लक्षण में इस दवा से रोगी को बहुत राहत मिलती है। यही नहीं, हृदय कपाट के रोगों में भी क्रम से और पूर्ण रूप से, इस दवा द्वारा काफी आराम पहुँचता है। इस प्रकार की बीमारियों में रोगी केवल दाहिनी करवट ही लेट सकता है (फॉस, नेट्रम्यू) या फिर उसे मस्तक बहुत ऊंचा रखने पर ही नींद आती है। तनिक सा हिलने-डुलने पर ही रोगी की तकलीफ बढ़ जाती है (नैजा); चेहरा, आंख के स्नायविक रोगों तथा सिर की यह एक सर्वोत्तम औषधि है।

इस औषधि में होने वाले सिर दर्द की विशेषता यह है कि यह या तो एक पार्श्व में होता है और उसी पार्श्व से प्रारम्भ होता है। यह मस्तक के पिछले भाग में रूक कर सामने की ओर आता है और फिर बाईं आंख पर रूक जाता है। यदि दर्द बाईं आंख पर रूके तो सैंग, साइलीसिया का प्रयोग करना चाहिए। जरा सा झटका लगने या जोर की आवाज से दर्द बढ़ जाता है। दर्द सूर्योदय के साथ बढ़ता है और सूर्यास्त के साथ घटता है। (नेट्रम म्यूर टैबेकम)। रोग से ग्रस्त आंख से बहुधा पानी बहा करता है (चेलिडोनियम मैज में पानी दाहिनी आंख से बहता है)।

यदि पलकों में होने वाला दर्द, सिरदर्द से मिलता-जुलता हो तो स्पाइजिलिया बहुत कारगर सिद्ध होती है। इस दर्द में ऐसा महसूस होता है जैसे दर्द की जगह पर कोई छुरियों से प्रहार कर रहा हो। दर्द सिर के पिछले हिस्से तक दौड़ता है या फिर इसमें बाहर की तरफ इस प्रकार का दबाव पड़ता है जैसे आँख के दोनों गोले बहुत बड़े हो गए हों और आँखों के गह्वर में रूक नहीं पा रहे हों। एक्टिया में भी ऐसा ही महसूस होता है।

उक्त रोगों में स्पाइजिलिया बहुत लाभदायक है। हिलने-डुलने शोर-शराबे, नेत्रों की हलचल तथा ठंडे, नम व वर्षा के मौसम में रोगी की स्थिति और खराब हो जाती है। रोग बढ़ने के लक्षण कैल्मिया, ब्रायोनिया, नेट्रम म्यू और एक्टिया में भी मिलते हैं। चायना (हल्का स्पर्श), स्पाइजिलिया तथा बेलेडोना (शोर) से भी इसकी तुलना की जा सकती है। यह एक बहुतमूल्य औषधि है तथा इसकी क्रिया का क्षेत्र अत्यंत व्यापक है।

कैल्मिया लैटिफालिया

प्रथम दृष्टि में कैल्मिया बहुत हद तक स्पाइजिलिया से मिलती-जुलती दिखाई पड़ती है, परन्तु ध्यान से देखने पर दोनों का अन्तर स्पष्ट हो जाता है। हेरिंग के अनुसार कैल्मिया भी हृदय सम्बन्धी विकारों में काफी लाभ करती है। इस दृष्टि से स्पाइजिलिया के बाद कैल्मिया का नम्बर आता है।

इन दोनों ही दवाओं में रोगी चेहरे के स्नायु-शूल से ग्रस्त रहता है। कैल्मिया का स्नायुशूल साधारणतः रोगी के दाहिने पार्श्व को प्रभावित करता है जबकि स्पाइजिलिया में स्नायुशूल का प्रभाव चेहरे के बाईं ओर पड़ता है। इन दोनों ही औषधियों में आँखों में दर्द होता है जो आँख घुमाने पर बढ़ जाता है। लेकिन, कैल्मिया में एक तरह की अकड़न अनुभव होती है (रसटक्स, नेट्रम म्यूर जबकि स्पाइजिलिया में आँख में इस प्रकार की अनुभूति होने लगती है कि आँखों के गोले चक्षु गह्वर से बड़े हो गए हैं और बाहर निकल पड़ेंगे)। हृदय पर इन दोनों ही दवाओं का प्रबल प्रभाव पड़ता है तथा दोनों में ही हृदय की धड़कनें अनियमित हो जाती हैं अर्थात् हृदय कभी तेज चलता है, कभी धीमा और कभी धड़कन रूकती हुई सी मालूम होने लगती है। स्पाइजिलिया की तुलना में कैल्मिया में यह विकार बहुत कम दिखाई पड़ता है। स्पाइजिलिया में रोगी की नब्ज की गति बहुत धीमी रहती है जबकि कैल्मिया में डिजिटेलिस की तरह कभी-कभी नाड़ी की गति धीमी पड़ती है। कैक्टस की तरह कैल्मिया के वात का प्रभाव ऊपर से नीचे की ओर जाता है जबकि लीडम में नीचे से ऊपर की ओर बढ़ता है। कैल्मिया का दर्द एक जगह से एकाएक दूसरी जगह पर चला जाता है। वात के ऐसे आक्रमण में, जिसमें रोग का स्थान बदलता रहता है, हृदय पर भी रोग का हमला हो जाता है। अन्य लक्षणों की समानता रहने पर पल्सेटिला के पहले कैल्मिया का उपयोग हो सकता है। कैल्मिया की पीड़ा हमेशा नीचे बाएँ हाथ तक फैलती है (रसटक्स)।

कैल्मिया के स्नायविक लक्षण स्पाइजिलिया से नहीं मिलते। केवल इतनी समानता अवश्य पाई जाती है कि चेहरे में दोनों का दर्द बहुत तेज रूप में प्रकट होता है। दोनों रोगों के वृद्धि सम्बन्धी लक्षण, प्रभावित होने वाले पार्श्व और वृद्धि-ह्रास के समय भी अलग-अलग है। स्पाइजिलिया में रोग का हमला समूचे मस्तक पर होता है। लेकिन, कैल्मिया में ऐसा नहीं होता। हेरिंग के अनुसार, “कैल्मिया का साधारण लक्षण यह है कि रोगी को स्नायुशूल के साथ बहुत कमजोरी महसूस होती है। कैल्मिया में जो स्नायविक पीड़ा होती है उसमें कभी-कभी रोग वाली जगह संज्ञाहीन भी हो जाया करती है। कैल्मिया का यह लक्षण एकोनाइट, कैमोमिला, नैफेलियम और प्लैटिना से मिलता-जुलता है। शरीर के किसी एक अंग अथवा यांत्रिक-प्रणाली में उत्पन्न विकारों के शमन के लिए जो दवाएँ इस्तेमाल

की जाती हैं, उनमें पाई जाने वाली परस्पर समानताओं और भेदों को हर चिकित्सक को अच्छी तरह समझ लेना चाहिए क्योंकि ऐसा किए बिना होमियोपैथिक औषधियों का प्रभावशाली ढंग से उपयोग नहीं हो सकता।

***

इपिकाकुआन्हा

रोगी को लगातार मितली आती है और वह किसी प्रकार भी बन्द नहीं होती। उसी के साथ सिर में ऐसा दर्द होता है जैसे किसी चीज से कुचल दिया गया हो। दर्द मस्तक की हड्डी सें अंदर की तरफ नीचे उतर कर जीभ तक फैलता है। मितली और उदर शूल के साथ इस प्रकार का पाखाना होता है जैसे उफना हुआ हो या दस्त का रंग घास की तरह हरा होता है।

गर्भाशय से रक्त-स्राव होता है जो बहुत अधिक चमकीला होता है तथा मितली के साथ सांस लेने में एक प्रकार का भार सा अनुभव होता है।

रोगी को इस प्रकार खाँसी आती है जैसे उसे दमा हो गया हो। साथ ही छाती में अकड़न महसूस होती है। रोगी को सुस्ती लगती है तथा साँस लेने में घर-घर की आवाज आती है। शिशु रोगी खांसता-खांसता कड़ा और नीला पड़ जाता है। पीठ में थोड़ी देर तक जाड़ा लगता है और पीठ में दर्द महसूस होता है। ताप की अनुभूति काफी देर तक रहती है और साधारणतः उत्ताप में प्यास भी लगती है। सिर में तेज दर्द होता है। मितली और बुखार रूकने के समय रोगी को पसीना आता है तथा बुखार के रहते मितली महसूस होती है।

पारी देकर आने वाले अथवा सविराम-ज्वर में यह कुनैन की तुलना में अधिक श्रेष्ठ दवा है। कुनैन का दुरूपयोग होने के उपरान्त भी इस औषधि का लक्षणों के अनुसार उपयोग किया जा सकता है।

मितली की सभी दवाओं में इपिकाक सर्वोपरि होती है। यद्यपि किसी बीमारी में रोगी को मितली आती है और वमन होने के बाद भी मितली का आना बन्द नहीं होता तो इपिकाक का प्रयोग करना चाहिए। भोजन के दोष के कारण होने वाली पाकाशय के रोगों में लगभग इसी प्रकार की मितली की शिकायत रहती है तथा भारी

व तले हुए आहार खाने से पाकाशय की जो बीमारियाँ होती हैं उनमें पल्सेटिला और इपिकाक, दोनों ही दवाओं का इस्तेमाल होता है। चिकित्सकों को लक्षण मिला कर इनमें से किसी एक दवा को चुन लेना चाहिए। यदि खाया हुआ पदार्थ पेट में बना रहे तो पल्सेटिला का उपयोग करना चाहिए। भोजन बाहर निकल जाने, मितली के बने रहने की अवस्था में, इपिकाक लाभ पहुँचाती है।

पल्सेटिला की रोगी को जीभ पर भी एण्टिमोनियम क्रूडम की भाँति ही मैल चढ़ता है। लेकिन, इपिकाक में रोगी की जीभ पर बहुत कम मैल दिखाई पड़ता है। जीभ साफ रहने के साथ वमन का लक्षण इपिकाक में ही नहीं पाया जाता। पेट में कृमि रहने पर भी जीभ इसी प्रकार साफ रहती है। जब कृमि के कारण वमन की शिकायत रहे तो सिना का प्रयोग करना अधिक श्रेयस्कर रहता है। हृदय रोग में डिजिटेलिस में भी इसी प्रकार के लक्षण दिखाई पड़ते हैं। इसका प्रभाव रोगी की पूरी आंत-प्रणाली पर पड़ता है। इसका एक विशेष लक्षण यह है कि पाकाशय ढीला पड़ जाता है तथा आंतें ढीली होकर लटकने लगती हैं।

निम्न प्रकार के तीन दस्तों में इस दवा का विशेष रूप से प्रयोग किया जाता है :

1– जब पाखाना खमीर की तरह का होता है।

2– पाखाने का रंग हरी घास की तरह होता है। श्लेष्मा मिला या पानी की तरह होता है।

3– दस्त चिकने होते हैं और उनमें थोड़ा सा खून मिला रहता है। पाखाना थक्का सा होता है।

गर्मी के मौसम में बच्चों को अधिक खाने अथवा अण्ट-सण्ट खाने पर इस तरह के दस्तों की शिकायत हो जाती है। इस प्रकार के लक्षणों में इपिकाक 200 की खूराक का प्रयोग करने पर सभी लक्षण ठीक हो जाते हैं तथा बच्चा हैजा या एण्टरोकोलाइटिस का शिकार होने से बच जाएगा। ये सब भयंकर रोग हैं जिसमें मितली का लक्षण सदैव मौजूद रहता है।

जिस सिर दर्द में इपिकाक का इस्तेमाल होता है, उसमें दर्द के साथ मितली की भी शिकायत रहती है। सिर की हड्डी के भीतर से जीभ की जड़ के बीच तक कुचलने की तरह होने वाला दर्द इपिकाक का विशेष लक्षण है। यह सिर

दर्द वात के कारण भी हो सकता है। यदि उसमें मितली का लक्षण रहे तो इपिकाक देने से निश्चय ही लाभ होगा। पाकाशय में ऐसा दर्द होता है जिसके प्रारम्भ होने के समय मितली आती है और जब तक दर्द रहता है मितली बनी रहती है। मस्तिष्क के जल-संचय रोग में मितली भी रहे तो यह गुणकारी होती है और कुछ ही घण्टों में रोग नष्ट हो जाता है।

यदि सांस रोग में मितली के साथ खांसी उभरे तो इपिकाक का प्रयोग करना चाहिए। ज्वर और रक्त-स्राव में भी यह लक्षण दृष्टिगोचर रहता है। हेरिंग के अनुसार, "यदि किसी भी रोग के साथ रोगी को कष्ट देने वाली मितली महसूस हो और लगातार यह शिकायत बनी रहे; यदि ऐसा लगे कि मितली पाकाशय से उठ रही है और इसके साथ ही खाली डकार आएं, मुँह में लार बहुत अधिक जमा हो, वमन की इच्छा बराबर बनी रहे और किसी प्रकार भी उसमें कमी न हो तो इपिकाक बहुत गुणकारी सिद्ध होती है।"

मितली के समय रोगी का चेहरा पीला पड़ जाता है, आंखें धंस जाती हैं और चारों ओर नीला घेरा पड़ जाता है। मुख और होंठ हमेशा फड़का करते हैं और वमन के बाद नींद सी आने लगती है तो इसे इपिकाक का लक्षण मानना चाहिए। होमियोपैथी में वमनकारी और भी अनेक दवाएं हैं जिनसे वमन आता है, जैसे– ऐण्टिमोनियमटर्टिरिकम, जिंक सल्फेट, लोबेलिया एपोमार्फीन इत्यादि। परन्तु, इनमें से किसी में भी लगातार मितली आने के लक्षण नहीं उभरता। केवल इपिकाक में ही लगातार मितली का लक्षण दिखाई पड़ता है। फिर भी सभी लक्षणों को मिलाए बिना केवल किसी एक लक्षण को देखकर औषधि नहीं दी जानी चाहिए।

उदाहरण के लिए यदि पेट में जलन हो, तेज प्यास हो परन्तु रोगी पानी न पी सकता हो, रोगी बहुत सुस्त और बेचैन हो तो चिकित्सक उसे आर्सेनिक एल्बम देने का विचार करेगा। इपिकाक के बाद आर्सेनिक एल्बम बहुत फायदा करता है–खास तौर से उस समय जब रोगी की दशा बराबर गिरती चली जा रही हो।

इपिकाक का प्रभाव अन्नवाहनी पर ही नहीं बल्कि श्वास-प्रणाली की श्लैष्मिक झिल्ली पर भी दिखाई पड़ता है। श्वास-प्रणाली में बहुत अधिक श्लेष्मा एकत्रित हो जाती है जिसकी वजह से वायुकोष और श्वासनलियां भारी हो उठती है और सांस रूक जाने का खतरा पैदा हो जाता है।

रोगी को सांस लेने में बहुत अधिक कष्ट होता है; सों-सों की आवाज होती है और हृदय के अगले भाग के पास बहुत भार महसूस होता है। (घबराहट की स्थूल आवाज में एण्टिम टार्ट)। श्लेष्मा पैदा हो जाने के कारण श्वास रूक जाने का खतरा पैदा हो जाता है।

वायु-नली में श्लेष्मा इकट्ठा हो कर एक प्रकार का आक्षेप पैदा कर देती है और दम उठना तथा आक्षेपिक खांसी या एक साथ ही दोनों शिकायतें पैदा हो जाती हैं। लेकिन, आक्षेपिक खांसी और दमा–इनका एकमात्र कारण श्लेष्मा का संचय ही नहीं होता। कुकर खाँसी और श्वास-कष्ट की पहली अवस्था में, जब श्लेष्मा मौजूद नहीं रहती, इपिकाक सर्वश्रेष्ठ औषधि मानी जाती है।

कई शिशु रोगियों को ऐसी खांसी आती है, जिसमें सांस रूक जाती है तथा बच्चे का शरीर कड़ा पड़ जाता है और चेहरा नीला हो जाता है। कुकर खांसी में रोगी की नाक से खून बहता है (इण्डियो) अथवा रोगी के मुख से खून बहता है, वमन होता है, श्वास लोप होता है तथा वह पीला-नीला हो जाता है और कड़ा पड़ जाता है।

बच्चों को होने वाले निमोनिया में, जब वक्ष श्लेष्मा से भर जाता है और सांय-सांय की आवाज के साथ तेज सांस चलती है, शरीर का रंग नीला और चेहरा पीला पड़ जाता है, इपिकाक बहुत लाभ करती है। पुराने दमे से पीड़ित वृद्ध व्यक्तियों के फेफड़ों में जब वायु पहुंचनी बंद हो जाती है तो इपिकाक से रोगी को बहुत राहत मिलती है। इस दृष्टि से श्वास-प्रणाली के विकारों से पीड़ित रोगियों को दो श्रेणियों में बांटा जा सकता है। एक रोगी तो वे होते हैं जिनमें बहुत अधिक श्लेष्मा का संचय होता है तथा दूसरे प्रकार के रोगी वे होते हैं जिसमें आक्षेप ही रोग की प्रधान प्रकृति होती है। चिकित्सकों को रोग के सभी लक्षणों पर पूरा ध्यान देना चाहिए ताकि वे यह निर्णय ले सकें कि इपिकाक तथा कुछ अन्य दवाओं में से रोगी के लिए कौन सी दवा सबसे उपयुक्त होगी।

रक्त-स्राव इपिकाक का एक प्रधान लक्षण माना जाता है। इसमें सभी प्रकार के रक्त-स्राव-नाक, पाकाशय, गर्भाशय, मल नली, फेफड़ों मूत्राशय के रक्त-स्राव शामिल हैं। रक्त-स्राव क्रोटेलस का भी एक प्रधान लक्षण माना जाता है। लेकिन इपिकाक रक्त स्राव में में रक्त का रंग चमकीला लाल रहता है जबकि क्रोटेलस में उसका रंग बिगड़ा हुआ होता है। सलफ्युरिक एसिड में भी शरीर

के सभी द्वारों से रक्तस्राव होता है लेकिन इसके आनुषंगिक लक्षण सर्वथा भिन्न हैं। इपिकाक में रक्तस्राव तेज, बहुत अधिक तथा चमकीला लाल रहता है। प्रसवोत्तर रजस्राव में सिकेलि की अपेक्षा इपिकाक बहुत अधिक प्रभावशाली सिद्ध होती है। लेकिन, ऐसे मामलों में बड़ी मात्रा में इपिकाक का इस्तेमाल नहीं होना चाहिए। 200 पोटेंसी की खूराक देने से रक्त बंद हो जाएगा तथा सिकेलि की अपेक्षा इसकी क्रिया बहुत जल्दी होगी। रक्तस्राव की चिकित्सा में जो दवाएं इस्तेमाल की जाती हैं, उनके नाम निम्न हैं :–

इपिकाक–इसमें रक्त का रंग चमकीला लाल होता है तथा रोगी को भय और उत्कण्ठा बहुत महसूस होती है।

आर्निका–इसमें रक्तस्राव चोट लगने के कारण होता है या शारीरिक थकान से होता है अथवा शारीरिक श्रम के कारण होता है।

बेलाडोना–के रक्त-स्राव में रक्त गर्म होता है; ग्रीवा की धमनी में स्पंदन तथा सिर में रक्त एकत्र हो जाता है।

कार्बो वेजिटेबिलिस–रोगी को तीव्र ठंडक महसूस होने लगती है तथा चेहरा पीला पड़ जाता है। साथ ही रोगी यह चाहता है कि कोई उस पर पंखा झले।

चायना–रोगी का बहुत अधिक रक्त निकल जाता है व कान में आवाजें आने लगती हैं तथा मूर्च्छा सी महसूस होने लगती है।

क्रोकस–रक्त का थक्का इस प्रकार जम जाता है जैसे काले रंग का धागा हो।

फेरम–रक्त का रूप पतला होता है। कभी-कभी थोड़ा गाढ़ा खून भी जाता है। चेहरा कभी लाल हो जाता है और कभी बहुत पीला पड़ जाता है।

हायोसायमस–रक्तस्राव में रोगी प्रलाप करता है और उसकी मांसपेशियां फड़कती रहती हैं।

लैकिसिस–रक्त विश्लिष्ट हो जाता है। ऐसा लगता है जैसे जला हुआ पुआल हो।

क्रोटेलस इलैप्स और सलफ्युरिक एसिड–रक्त पतला और काला रहता है तथा पहली और अंतिम दवा में सभी द्वारों से खून बहता है।

नाइट्रिक एसिड–रक्त-स्राव में खून का रंग तेज और चमकीला होता है।

फास्फोरस–रक्त-स्राव लगातार और बहुत परिमाण में होता है, यहां तक

कि छोटी चोटों और अबुर्द से भी।

प्लेटिना–खून कुछ पतला, कुछ जमा हुआ और कुछ काला रहता है।

पल्सेटिला–रह-रह कर रक्त-स्राव होता है।

सिकेलि–दुबली-पतली और विकृत प्रकृतिवाली स्त्रियों को धीमे-धीमे रक्तस्राव होता है।

सल्फर–रोगी सोरा-दोष से दूषित रहता है तथा अन्य दवाओं से लाभ न होने पर ही इसका प्रयोग होता है।

इस स्थान पर अन्य दवाओं के लक्षण और नाम भी लिखे जा सकते हैं, परन्तु रक्तस्राव तो केवल एक लक्षणमात्र है और केवल एक लक्षण के आधार पर विश्वासनीय दवा का चुनाव नहीं किया जा सकता। यदि सभी लक्षणों को दृष्टि में रखते हुए इपिकाक का चुनाव होता है तो यह एक श्रेष्ठ दवा सिद्ध होती है।

इपिकाक का प्रयोग सविराम ज्वर के इलाज के लिए भी होता है। डा० जार के अनुसार जब तक अन्य किसी दवा का लक्षण पूरी तरह उभर कर दृष्टिगोचर न हों तब तक इपिकाक का प्रयोग करना चाहिए। उनका कहना है कि इस ढंग से इपिकाक का प्रयोग कर उन्होंने ज्वर और सविराम-ज्वर के कितने ही रोगियों को आराम पहुंचाया है। यद्यपि दवा का इस प्रकार का प्रयोग किसी भी प्रकार उचित नहीं ठहराया जा सकता, परन्तु ऐलोपैथी और होमियोपैथी में कुछ अपने ढंग के कुनैन के प्रयोग से तो यह फिर भी श्रेष्ठ है क्योंकि कुनैन की अपेक्षा इससे कहीं अधिक रोगियों का आराम पहुंचेगा। कुनैन की तुलना में इपिकाक से कहीं अधिक रोगी आरोग्य लाभ कर सकते हैं। होमियोपैथी में बहुत से रोगों की ऐसी स्पष्ट दवाएं हैं जिनका प्रयोग करने पर रोगी को निश्चय ही लाभ होता है। जबकि एलोपैथी में कुनैन जैसी स्पष्ट दवा के उपयोग से भी बहुत कम रोगी आरोग्य लाभ कर पाते हैं।

सभी रोगी तीन प्रमुख लक्षणों के अन्दर आ जाते हैं जैसे–

इपिकाक–ज्वर की एक अथवा सभी अवस्थाओं में रोगी को मितली आती है।

आर्सेनिक एल्ब–ज्वर का प्रकोप अनियमित रूप से होता है। ताप की अवस्था में रोगी को जोर की प्यास लगती है परन्तु रोगी बहुत थोड़ा-थोड़ा पानी पीता है।

युपोरियम पर्फ–रोगियों की हड्डियों में पीड़ा होती है तथा कंपकंपी या शीत आने के बाद अन्त में पित्त का वमन होता है। प्रातः 7 से 9 के मध्य ज्वर का तेज आक्रमण होता है।

इग्नेशिया–रोगी का चेहरा लाल रहता है। साथ ही ठंडक महसूस होती है। बाहरी गर्म प्रयोग से शीत घटती है और रोगी बार-बार लम्बी साँस लेता है।

कैप्सिकम–कंधे की दोनों हड्डियों के बीच के स्थान में ठंडक महसूस होती है और यहीं से फैलती है।

नक्सवोमिका–ताप की अवस्था में भी शरीर थोड़ा सा भी खुला नहीं रह सकता। शरीर खोलते ही जाड़ा लगने लगता है।

नेट्रम म्यूर–प्रातः 10 से 11 के मध्य ठंड लगना, उत्ताप की हालत में ऐसा दर्द होता है जैसे सिर फटा जा रहा हो और पसीना आने पर दर्द कम हो जाता है। कुनैन के सेवन के बाद रोगी को ज्वर आने लगता है।

रसटक्स–शीत अवस्था में रोगी को बहुत खांसी सी आती है तथा बुखार की हालत में बेचैनी होती है और जीभ सूख जाती है। रोगी इधर-उधर करवट बदलता रहता है।

पोडोफाइलम–रोगी को ठंडक महसूस होती है तथा बुखार की हालत में अधिक बोलता है। रोगी को पाण्डु रोग रहता है।

एण्टिमटार्ट–बुखार और पसीना आने वाली अवस्था में ऊंघ आती है और चेहरा पीला पड़ जाता है।

ये सभी विश्वास योग्य लक्षण हैं। इनका और विस्तृत विवरण एलेन की 'ज्वर-चिकित्सा' में मिल जाता है। इनसे यह पता लगता है कि किस प्रकार की अवस्था में कौन सी दवा का प्रयोग करना चाहिए तथा दवा का चुनाव करने में चिकित्सक को कितनी सावधानी बरतनी चाहिए।

कई बार स्वल्पविराम ज्वर के इलाज में भी इपिकाक का इस्तेमाल होता है।

एण्टिमोनियम टार्टेरिकम

इस औषधि का एक प्रमुख लक्षण यह है कि वायु नली में बहुत अधिक कफ एकत्र हो जाती है जिससे गले में फड़फड़ाहट होती है तथा बलगम कोशिश करने पर भी बाहर नहीं निकल पाता। इस बात की सम्भावना रहती है कि रोगी को फेफड़ों का पक्षाघात हो जाएगा। खून में अम्लजान की कमी के कारण चेहरे का रंग नीला या पीला पड़ जाता है। रोगी को नींद बहुत अधिक आती है और वह अक्सर ऊंघता रहता है। साथ ही वमन की भी शिकायत रहती है या मतली सी महसूस होती रहती है। सारा शरीर ठण्डा मालूम पड़ता है, ठण्डा पसीना आता है और ऊंघ आती है। रोगी को ऐसा एहसास होता है कि मानो उसके मस्तक और हाथों में एक प्रकार का कम्पन हो रहा है। रोगी के शरीर पर चेचक के आकार के दाने उभर आते हैं। ये दाने आकार में गोल रहते हैं, देखने में मटर जैसे लगते हैं। कफ या श्लेष्मा निकल जाने पर रोगी को बहुत राहत महसूस होती है।

यह दवा बच्चों और वृद्धों को समान रूप से लाभ पहुंचाती है। यदि रोगी बच्चा हो तो वह अपने पास के आदमी को पकड़ लेता है और गोदी में चढ़कर घूमना चाहता है। किसी के छूने पर चीखने-चिल्लाने लगता है और अपनी नाड़ी किसी को नहीं देखने देता है।

वमन जिन औषधियों का प्रमुख लक्षण है उनमें यह एक प्रधान औषधि है। ऐलोपैथिक चिकित्सक इसका उपयोग इस प्रकार करते हैं जैसे पेट साफ करने के लिए बहुधा बोटेनिक लोवेलिया इनफ्लाटा का इस्तेमाल किया जाता है। आज कल पेट साफ करने या मल नली साफ करने के लिए एनीमा का प्रयोग बहुत अधिक होने लगा है। ऐलोपैथिक चिकित्सक इसका उपयोग इसलिए करते हैं क्योंकि उन्हें इस बात की जानकारी नहीं रहती कि इस कार्य के लिए कौन सी औषधि कारगर हो सकती है।

वास्तविकता तो यह है कि यदि अन्न-वाहनी नली स्वस्थ अवस्था में रहे और ठीक प्रकार अपना कार्य करती रहे तो एनीमा का प्रयोग करने की कोई जरूरत ही नहीं पड़ सकती। लेकिन, अन्न-नली को स्वच्छ करने के लिए निर्दिष्ट

नियमों का पालन करना बहुत जरूरी रहता है। एनीमा से पेट या मलनली को साफ कर यह समझ लेना कि विकार का पक्का इलाज हो गया है, बहुत बड़ा भ्रम है। वमन के लक्षण में होमियोपैथिक-प्रणाली में वमन कारक दवा के रूप में एण्टिमोनियम टार्ट या किसी अन्य दवा का प्रयोग नहीं किया जा सकता। वस्तुतः होमियोपैथिक प्रणाली में तो 'समः समं शमति' के सिद्धान्त को दृष्टि में रखकर ही प्रत्येक दवा का इस्तेमाल किया जाता है। एण्टिमोनियम टार्ट में भी इपिकाक की तरह प्रबल मितली का लक्षण विद्यमान रहता है। लेकिन, एण्टिमोनियम टार्ट में मितली की इच्छा लगातार नहीं बनी रहती। रोगी को वमन हो जाने के उपरान्त मितली की अनुभूति शाँत हो जाती है। मेरी दृष्टि में यह हैजे की एक उत्तम दवा है (यद्यपि होमियोपैथी में किसी रोग विशेष के लिए किसी दवा का विधान नहीं किया गया है)। मुझे पच्चीस वर्ष के अपने अनुभव काल में हैजे के लिए किसी और दवा का उपयोग करने की जरूरत कभी महसूस नहीं हुई। लेकिन पेट या आंतों में ऐंठन होने पर दूसरी दवा का प्रयोग अवश्य करना पड़ता है। ऐसी अवस्था में रोगी को क्यूप्रम मेटालिकम से आराम मिलता है।

सुस्ती, पतले दस्त, मितली, वमन, ठण्ड पसीना, ऊँघ ये सभी लक्षण इस बीमारी के अधिक बिगड़े हुए रोगियों में अवश्य दिखाई पड़ते हैं। कै होने के बाद, एक-एक खूराक कर यह दवा देने पर (अर्थात् जब-जब कै हो, उसके बाद एक खूराक दवा दे दी जाए) दो या तीन खूराकों में ही रोगी स्वस्थ हो जाता है। यह बात मैं अपने स्वयं के अनुभव के आधार पर कह रहा हूं।

इस दवा का असर श्वास-प्रणाली पर भी पड़ता है। किसी भी रोग में, चाहे वह रोग निमोनिया हो, ब्रोंकाइटिस हो, कुकर खांसी हो या दमा, काफी परिमाण में कफ एकत्र हो जाता है, गला श्लेष्मा से भर जाता है, परन्तु रोगी कोशिश करके भी उसको बाहर नहीं निकाल पाता तो निश्चय ही टार्टर एमेटिक का प्रयोग होना चाहिए। यह दवा सभी आयु व प्रकृति के रोगियों पर समान रूप से अपना प्रभाव दिखाती है, यद्यपि बच्चों और वृद्धों के लिए अधिक गुणकारी होती है।

इसके सभी रोगियों में अत्यधिक निद्राशीलता या तन्द्रालुता का लक्षण भी पाया जाता है। कभी-कभी तो रोगी एकदम बेहोश सा हो जाता है। श्वासयंत्र के रोगों में ही नहीं, अपितु बच्चों के हैजा और सविराम-ज्वर में भी यह लक्षण पाया जाता है। न्यूमोनिया से पीड़ित रोगियों में टार्टर एमेटिक और ओपियम

दोनों में से किसी का भी प्रयोग हो सकता है क्योंकि दोनों में बहुत अधिक तन्द्राशीलता रहती है। ऐसी स्थिति में दवा का चुनाव करते समय केवल कुछ और लक्षणों को ध्यान में रखना पड़ता है। ओपियम के रोगी का चेहरा गहरा लाल और बैंगनी रहता है तथा इसके साथ ही लम्बी साँस लेने या साँस लेते समय घरघराहट का लक्षण भी रह सकता है। लेकिन, टार्टर एमेटिक में रोगी का चेहरा पीला या नीला पड़ जाता है, चेहरे पर लाली नहीं रहती और साँस लेते समय घरघराहट की आवाज भी नहीं होती।

निद्रा या तन्द्रा की बहुत अधिक शिकायत रहने पर टार्टर एमेटिक, नक्समस्केटा और ओपियम का प्रयोग बहुधा होता आया है। निमोनिया के बाद, फेफड़े जब यकृत भाव की दशा को प्राप्त होने लगते हैं, उस समय भी एण्टिमोनियम टार्ट बहुत कारगर होती है। फेफड़े के ऊपर वाले स्थान पर उंगली से आघात करने पर जब भारी आवाज होती है, सांस में मरमर ध्वनि की कमी रहती है, सांस छोटी होती है और रोगी कमजोर, निद्रालु ओर नीला पड़ता नजर आता है तो इस दवा का अवश्य ही प्रयोग करना चाहिए।

इस अवस्था में यदि सल्फर के प्रयोग से रोगी की अवस्था में सुधार न हो तो टार्ट एमेटिक का प्रयोग करना चाहिए। मैंने 200 से लाख पोटेंसी तक में इसके प्रयोग से रोगियों को लाभ होते देखा है।

❋❋❋

आइरिस वर्सिकलर

इसमें रोगी को पाकाशय, कण्ठ, मुख-गह्वर और जीभ तक में जलन होती है तथा दस्त आने पर मल-द्वार में भी जलन महसूस होने लगती है। रोगी को जो वमन होता है उसमें तार सा उठता है और चिकना-चिकना रहता है। कफ थूकने के समय तार सा बंध जाता है जो मुश्किल से टूटता है। यकृत और पेट की बीमारियों की वजह से रोगी को सिर दर्द रहता है, दर्द शुरू होने के समय आंखों के सामने जाल सा नजर आने लगता है तथा वमन का स्वाद बहुत खट्टा और कडुवा होता है।

आइरिस भी मितली और वमन की एक श्रेष्ठ औषधि मानी जाती है तथा बच्चों को हैजा होने पर कभी-कभी यह दवा बहुत असर करती है। उल्टी इतनी खट्टी होती है कि खट्टेपन के कारण गले की त्वचा छील सी जाती है।

पाकाशय के जिन रोगों में इस औषधि का प्रयोग होता है, उनकी एक प्रमुख विशेषता यह है कि कण्ठ, पाकाशय, जीभ और मल-नली में जलन की शिकायत रहती है। रोगी को पतले दस्त लगने की दशा में मल-द्वार में भी जलन होने लगती है। यदि अन्नवाहिनी नली में भी जलन हो तो इसे भी इस औषधि का एक प्रधान लक्षण समझना चाहिए।

कभी-कभी रोगी को सदैव खट्टा वमन नहीं होता; कभी-कभी मीठापन या कडुवापन लिए वमन होता है–रोगी के मुख से बहुत अधिक लार बहती है। एक बार एक ऐसी प्रौढ़ा रोगिणी इलाज के लिए मेरे पास आई जो पाकाशय के विकारों से पीड़ित थी। इस रोगिणी को बार-बार वमन होता था। वमन के साथ तार की तरह लेसदार और चिकनी श्लेष्मा निकलती थी और यह श्लेष्मा सूत के तागे की तरह जमीन तक लटकती चली जाती थी। वमन के बाद वमन हुए पदार्थ का रंग बिल्कुल काला पड़ जाता था–इतना काला जैसे काफी की तली हो। रोगिणी बहुत कमजोर हो गई थी क्योंकि जो कुछ खाती थी वह वमन में निकल जाता था। इसके साथ ही डोरी की तरह लेसदार लार भी रोगिण के मुख से बहती थी। उसे यह शक था कि उसे कैंसर हो गया है, इसलिए उसने अपना अन्तिम वसीयतनामा भी कर दिया था और मृत्यु का इंतजार कर रही थी। मैंने उसे कालीबाइक्रोम की खुराक दी परन्तु उससे रोगिणी को लाभ नहीं हुआ। मगर आइरिस देने से उसे तुरन्त लाभ हुआ और कुछ ही दिनों में वह भली चंगी हो गई।

यदि रोगी को वमन के साथ सिर में दर्द भी हो तो भी आइरिस का प्रयोग किया जा सकता है। इस प्रकार के सभी दर्दों का कारण पाकाशय और जिगर की गड़बड़ियां होती हैं और अक्सर आंख के सामने एक तरह का दाग दिखाई देने लगता है। इस प्रकार के सिर दर्द में पहले तीन पोटेंसी में आइरस का प्रयोग होता था लेकिन 50,000 की पोटैंसी में प्रयोग करने पर यह अधिक लाभकारी सिद्ध होती है। कुछ चिकित्सकों का कहना है कि यह साइटिका के दर्द में लाभ करती है। लेकिन, इसके बारे में मेरा अपना कोई अनुभव नहीं है। मुझे यह

जानकारी अवश्य है कि अन्नवाहिनी-प्रणाली पर इसकी विशेष क्रिया होती है परन्तु मैंने चर्म रोगों में इसका इस्तेमाल नहीं किया है।

सेंगुइनेरिया केनेडेंसिस

इस दवा का एक प्रमुख लक्षण यह है कि रोगी को मस्तिष्क के पिछले भाग-गुद्दी में दर्द शुरू हो जाता है, जो ऊपर तक फैल जाता है और फिर दाहिनी आँख पर जाकर रूक जाता है। इसके साथ ही रोगी को मितली और वमन की भी शिकायत रहती है तथा रोगी को तेज आवाज और रौशनी सहन नहीं हो पाती। रोगी को ढीली खांसी आती है जिसमें बदबूदार बलगम निकलता है। सांस लेने पर रोगी को स्वयं यह बदबू अनुभव होती है।

दाहिने कंधे और भुजा में दर्द महसूस होता है तथा रात में बिस्तर पर लेटने पर वह इतना बढ़ जाता है कि रोगी भुजा तक नहीं उठ सकता। शरीर में उन सभी जगहों पर दर्द महसूस होता है जहां हड्डियों पर नाममात्र का मांस होता है। छाती की हड्डी के पिछले भाग में एक प्रकार का खिंचाव और ताप भी महसूस होता है। रोगी को दिन-रात खांसी आती है और वह निरन्तर कृश होता है। छाती में जलन के साथ दबाव अनुभव होता है और तुरन्त बाद ही पेट में गर्मी अनुभव होती है और दस्त लगते हैं। इस दवा का असर छाती और दाहिने फेफड़े पर विशेष रूप से होता है।

लक्षण—वमन के साथ सिर में दर्द; सिर की गुद्दी से प्रारम्भ होता है तथा सिर में ऊपर की ओर चढ़ता है तथा दाहिनी आंख पर जाकर रूक जाता है। (बाईं आंख पर स्पाइजिलिया)। इसके साथ ही मितली और वमन का लक्षण भी दिखाई पड़ता है। रोगी चुपचाप अंधेरे कमरे में पड़ा रहना चाहता है। इस दवा से ऐसे बहुत से रोगियों को स्वस्थ किया गया है जिनको वमन के साथ सिर दर्द की पुरानी शिकायत थी। मैंने 200 पोटेंसी में इस दवा का प्रयोग किया है। इसके रोगी को बदबूदार बलगम के साथ गीली खांसी आती है तथा रोगी स्वयं सांस और बलगम की बदबू अनुभव करता है। रोगी को कभी-कभी छाती की

हड्डी के पीछे दर्द भी महसूस होता है। (कालीहाइड्रायड)। इस प्रकार का दर्द तभी अनुभव होता है जब रोगी ब्रोंकाइट्स या तेज निमोनिया रोग से पीड़ित होता है। ऐसा मालूम होता है कि रोगी क्षय रोग से पीड़ित होने वाला है। रोगी को हल्का-हल्का बुखार रहता है तथा गालों पर एक गोल स्थान पर लाली दिखाई पड़ती है। इस दवा से इस प्रकार के अनेक रोगियों को लाभ होता है। डा॰ टी॰एल॰ ब्राउन 1 एम॰ विचूर्ण सफलतापूर्वक इस्तेमाल किया करते थे। लेकिन, मैंने 200 पोटेंसी का प्रयोग कर बहुत से रोगियों को निरोग किया है। इनमें अनेक रोगी सन्निपातिक निमोनिया, श्वास-कष्ट और गाल पर लाल चक्कते के निशानों से पीड़ित थे। इस दवा का दाहिने फेफड़े पर विशेष असर होता है–चाहे रोग पुराना हो या नया। इसका विशिष्ट लक्षण है–कंधे और बाहु में वात का दर्द, रात में दर्द का इतना बढ़ जाना कि रोगी अपनी बांह नहीं उठा पाता है। मैंने इन लक्षणों से युक्त कई रोगियों को निरोग किया है। बहुत से रोगी तो इसके प्रथम विचूर्ण क्रम की एक खूराक से ही आरोग्य लाभ कर गए हैं। दवा की सी॰एम॰ पोटेंसी से भी इसी प्रकार का लाभ होता है। सेंगुइनेरिया का एक प्रमुख लक्षण यह है कि इसमें रोगी को वयः संधिकाल में हथेली तथा तलवे में गर्मी के साथ ताप की झलक रहती है। जब सल्फर और लैकेसिस गालों के लाल चक्कतों में लाभ नहीं करती तो सैंगुइनेरिया से अवश्य लाभ होता है।

फासफोरिक एसिड

लक्षणः निद्रालु, बहुत ही उदास, अपने चारों ओर के वातावरण से बेखबर और उदासीन; लेकिन जगाने पर पूरी तरह चैतन्य हो जाता है; शोक जनित पुराने विकारों से पीड़ित; रोगी के बाल असमय में सफेद हो जाते हैं; वह सदैव निराश और दुखित दिखाई पड़ता है। वह बहुत तेजी से बढ़ता है तथा बहुत लम्बा हो जाता है। युवा रोगियों की हड्डियों में दर्द बराबर बढ़ता जाता है। डिम्बाशय सम्बन्धी विकारों अथवा अधिक भोग-विलास के कारण रोगी को बहुत अधिक शारीरिक और मानसिक कमजोरी महसूस होती है।

रोगी अतिसार से पीड़ित हो जाता है तथा उसे सफेद पानी की तरह तथा बिना दर्द के दस्त होते हैं; पेट में दस्त के समय घड़बड़ाहट होती है। वायु भर जाने के कारण पेट फूल जाता है परन्तु रोगी को जितनी अधिक कमजोरी लगनी चाहिए उतनी लगती नहीं।

पेशाब बहुत अधिक होता है तथा उसका रंग पानी की तरह या दूध की तरह होता है। बुरी खबर सुनने, भावुक हो उठने, हस्तमैथुन करने और बहुत अधिक भोग करने से तथा ठंडी हवा में रहने से रोग के लक्षण बढ़ जाते हैं। कुछ समय सो लेने से रोग के लक्षणों में कमी हो जाती है। आंखों पर अधिक जोर पड़ने या बहुत अधिक पढ़ने के कारण रोगी को सिर में दर्द हो जाता है। सिर के पिछले भाग में दर्द होता है तथा बोलने या खांसने पर छाती में दर्द और कमजोरी अनुभव होती है। परीक्षण करने पर बलगम का स्वाद नमकीन मिलता है।

इस औषधि का प्रधान प्रभाव ज्ञान-तन्तुओं पर ही दृष्टिगोचर होता है। इसका रोगी सुषुप्त अवस्था या गहरी नींद में रहता है और अपने आस-पास के वातावरण और घटनाओं से बेखबर और उदासीन रहता है। जगा देने पर वह पूरी तरह चैतन्य हो जाता है। टायफायड सन्निपातिक ज्वर में बहुधा यही लक्षण बहुत मुखर रहता है। इसलिए इसे सन्निपातिक ज्वर की एक श्रेष्ठ औषधि मानते हैं। मानसिक अवसाद की दवा केवल इसी में दिखाई नहीं पड़ती। भावावेश, निराशा, मित्र-वियोग स्वजन-वियोग या पद-त्याग इत्यादि के कारण मन में जो अवसाद पैदा होता है, उसमें भी इस प्रकार की सुस्ती दिखाई पड़ती है। ऐसी दशा में बहुधा इग्नेशिया का भी इस्तेमाल किया जाता है लेकिन इस दशा में मानसिक अवसाद इग्नेशिया की तुलना में कहीं अधिक गहरा रहता है (कृपया लैकेसिस भी देखिए)। इसमें रोगी अवसाद से बिल्कुल स्तब्ध हो जाता है। लेकिन, उसमें नसों में वैसी फड़कन नहीं महसूस होती जैसी इग्नेशिया में होती है। रोगी को केवल निराशा और कमजोरी महसूस होती है। मैंने इससे ऐसे अनेक रोगियों को ठीक किया है जिनको इग्नेशिया से कोई लाभ नहीं हुआ था। इस प्रकार के रोगियों को कपाल शीर्ष पर एक प्रकार के कुचलने की तरह का भार महसूस होता है। कभी-कभी उन्हें सिर के पिछले भाग में भी दर्द रहता है। साथ ही रोगी शारीरिक दुर्बलता या अवसन्नता भी महसूस करता है। वह बिस्तर में लेटा रहना

चाहता है और किसी के सामने आने या बातचीत करने से कतराता है। हस्त-मैथुन अथवा बहुत अधिक मैथुन के फलस्वरूप भी रोगी को इस प्रकार की मानसिक क्लांति और थकान महसूस होती रहती है। रोगी को अपने दुष्कर्म पर पश्चाताप होता है, दुखित होता है तथा निराशा के अंधकार में डूबा रहता है। बहुत जल्दी बढ़ने पर या बहुत अधिक शारीरिक और मानसिक श्रम करने पर उसकी कमजोरी और भी अधिक बढ़ जाती है। कल्केरिया कार्ब का रोगी तो मोटा हो जाता है, परन्तु फास्फोरिक एसिड का रोगी बहुत तेजी से लंबा होता है। बहुत तेजी से लम्बे होने वाले उन छात्र-छात्राओं को जिन्हें साथ ही सिर दर्द की भी शिकायत रहती है, फास्फोरिक एसिड से बहुत लाभ पहुंचता है। इस प्रकार के बच्चों को कठिन पढ़ाई के लिए बाध्य नहीं किया जाना चाहिए क्योंकि बहुत अधिक अध्ययन करने पर उनकी मानसिक शक्ति नष्ट हो जाती है और वे संसार में कुछ भी करने योग्य नहीं रह जाते हैं।

यदि ऐसे रोगियों में फास्फोरिक एसिड के सभी लक्षण मिल जाए तो रोगियों को यह औषधि बहुत लाभ करती है। बहुधा चिकित्सकों को फास्फोरिक एसिड, नैट्रम म्यूरियेटिकम अथवा कल्केरिया फास में से किसी एक औषधि का चुनाव करना पड़ता है। ऐसी स्थिति में सावधानी से लक्षणों का मिलान कर औषधि चुन लेनी चाहिए।

टायफायड ज्वर में जितना अधिक मानसिक अवसाद फास्फोरिक एसिड में दिखाई पड़ता है, उतना अन्य किसी औषधि में दिखाई नहीं पड़ता। आर्निका के रोगी में मोह अथवा उदासीनता का लक्षण दृष्टिगोचर होता है और साथ ही रोगी को बहुत अधिक सुस्ती घेरे रहती है। बहुधा ऐसा देखा गया है कि बैप्टीशिया और आर्निका का रोगी प्रश्नों का उत्तर देते-देते सो जाता है। आर्निका में रोगी की त्वचा पर काली-काली लकीरें और काले-काले चिन्ह से नजर आते हैं। बैप्टीशिया में रोगी के शरीर में विद्यमान तरल द्रवों में विकार उत्पन्न हो जाता है जिससे रोगी के पेशाब और मल में बहुत बदबू पैदा हो जाती है। लेकिन, ओपियम का रोगी इन तीनों दवाओं के रोगियों की तुलना में कहीं अधिक निद्रालु नजर आता है। फिर भी, ओपियम के रोगी का चेहरा, शरीर की आकृति तथा श्वास-क्रिया फास्फोरस के रोगी से सर्वथा भिन्न नजर आती है।

हायोसायमस और रसटक्स में भी रोगी हतबुद्धि की तरह दिखाई पड़ता

है, यद्यपि उसके अन्य लक्षण सर्वथा भिन्न होते हैं। इन दवाओं के लक्षणों का वर्णन भी अलग-अलग ही किया गया है। टायफायड ज्वर में ही इनका प्रयोग करने की सिफारिश की गई है। इस सन्दर्भ में नक्स मस्केटा के बारे में भी गम्भीरता पूर्व विचार कर लेना चाहिए।

फास्फोरिक एसिड का प्रभाव मल पर भी होता है, यद्यपि पाकाशय पर इसकी कोई विशेष क्रिया नहीं दिखाई पड़ती, फिर भी उदर में इस औषधि के कुछ चिकित्सा सिद्ध लक्षण अवश्य दृष्टिगोचर होते हैं। वे इस प्रकार हैं–उदर आध्मान के कारण फूल जाता है। इस प्रकार की गड़गड़ आवाज होती है जैसे उदर में पानी भर गया हो, दस्त सफेद या पीले पानी की तरह होते हैं और मल त्याग के समय दर्द महसूस नहीं होता। रोगी पुराने या नए अतिसार से पीड़ित रहता है परन्तु दस्त आने के समय उसे कोई दुर्बलता या सुस्ती नहीं महसूस होती। यह फास्फोरिक एसिड का एक विशेष लक्षण माना जाता है। बहुत दिनों के पुराने अतिसार में रोगी को कमजोरी अधिक नहीं सताती। इस सन्दर्भ में यह बात भी स्मरण रखने योग्य है कि फास्फोरिक एसिड मस्तिष्क और स्नायुमण्डल में गहरी सुस्ती और दुर्बलता उत्पन्न करती है और अपने व्यापक अनुभव के आधार पर मैं यह कह सकता हूं कि अतिसार अथवा शरीर से बहुत अधिक मात्रा में तरल पदार्थ निकल जाने से जो दुर्बलता पैदा होती है, वह चायना में भी पाई जाती है। फास्फोरिक एसिड की क्रिया मुख्यतः स्नायुमण्डल पर ही होती है परन्तु हस्तमैथुन के कारण वीर्य-क्षय से उत्पन्न रोगों में चायना का उपयोग किया जाता है।

जो बालक रोगी वीर्य बनने से पहले या तुरन्त बाद में, हस्तमैथुन के कारण उसके कुप्रभावों से ग्रस्त हो जाते हैं उनके लिए इन्हीं दो दवाओं में से उपयुक्त दवा का चुनाव करना पड़ता है। पुरुषों में इस प्रकार की अवस्था पाये जाने पर फॉस-एसिड दवा विशेष उपयोगी होती है, ऐसा मेरा अपना अनुभव है। इसका विशेष लक्षण यह है कि रोगी को बोलने के समय कलेजे में कमजोरी महसूस होती है। सल्फर तथा स्टैनम में भी इसी प्रकार का लक्षण उभरता है। परन्तु, इसी एक लक्षण के आधार पर दवा का चुनाव नहीं किया जा सकता। यदि रोगी युवा है (विवाहित या अविवाहित) और उसके चित्त में दुर्बलता है; यदि वह अन्यमनस्क, उदासीन और मौन दिखाई दे; उसका शरीर जल्दी-जल्दी

बढ़ रहा हो तो उसे निश्चय ही फास्फोरिक एसिड देना चाहिए। यदि उचित समय पर रोगी को यह दवा दे दी जाती है तो वह क्षय रोग का शिकार होने से बच जाता है। यदि रोगी को बलगम के साथ-साथ खांसी की शिकायत हो और बलगम बहुत अधिक जाता हो तथा उसमें पीब और बदबू हो तो फास्फोरिक एसिड ही उसकी औषधि होती है। जबकि स्टैनम का बलगम गाढ़ा, स्वाद में कुछ मीठा और भारी रहता है। लेकिन, यदि रोगी अति-मैथुन या हस्त-मैथुन के विकारों से ग्रस्त हो और उसका विकास तीव्र हो तो फास्फोरिक एसिड का ही प्रयोग करना चाहिए। फास्फोरिक एसिड के रोगी के पेशाब में दो विशेष लक्षण पाए जाते हैं। पेशाब अधिक मात्रा में होता है और रंग या तो सफेद पानी की तरह होता है या बिल्कुल दूध की तरह का।

रोगी का स्नायुमण्डल ही अवसाद से ग्रस्त नहीं रहता बल्कि उसे पेशाब भी बहुत मात्रा में होती है। सिर दर्द रहने पर जेलिसिमियम की तरह पेशाब होने पर रोगी राहत महसूस करता है। पेशाब में फास्फोरस की अधिकता रहती है तो पेशाब का रंग दूध की तरह होता है। यह लक्षण यह प्रकट करता है कि रोगी के स्नायुओं का क्षरण हो रहा है। ऐसी अवस्था में भी, चिकित्सक को इग्नेशिया और फास्फोरिक एसिड में से उपयुक्त दवा का चुनाव करना पड़ता है क्योंकि पहले का पेशाब-हिस्टिरिया में होता है। फास्फोरिक एसिड में ऐसा नहीं होता।

म्यूरियेटिक एसिड

इसका रोगी कराहता रहता है या बहुत कमजोरी के कारण बिस्तर में नीचे की ओर सरक जाता है (टायफाइड)।

रोगी की जीभ सूख कर सिकुड़ जाती है तथा अपने स्वाभाविक आकार से छोटी महसूस होने लगती है।

बवासीर की शिकायत हो जाती है तथा बवासीर के मस्से फूलकर नीले पड़ जाते हैं और उनको छूने में इतनी तकलीफ रहती है कि बिस्तर की चादर तक का स्पर्श या रगड़ सहन नहीं होती।

रोगी को बहुत अधिक कमजोरी लगती है तथा बैठते ही उसकी आंखें मूंदने सी लगती हैं। रोगी का निचला जबड़ा ढीला पड़ जाता है तथा रोगी बहुधा सरककर बिस्तर के पैताने की ओर पहुंच जाता है।

रोगी के मुख में जहरीला जख्म या फोड़ा हो जाता है तथा जख्म का रंग नीलापन लिए हुए होता है; जख्म से तथा सांस से बदबू उठती रहती है।

अतिसार से पीड़ित होने पर पेशाब करने के समय हाजत न होने पर भी मल निकल जाता है तथा जब-जब पेशाब जाता है, पाखाना निकल पड़ता है।

म्यूरियेटिक एसिड टाइफायड ज्वर की श्रेष्ठ औषधियों में से एक मानी जाती है। यह ऐसी अवस्था में रोगी को लाभ करती है जब फास्फोरिक एसिड से भी रोगी की दशा में कोई सुधार नजर नहीं आता। कार्बो वेजिटेबिल्स से यह औषधि अन्य औषधियों की तुलना में बहुत मिलती-जुलती है।

हेरिंग की पुस्तक 'गाइडिंग सिम्पटम्स' में इसके निर्णायक लक्षणों का उल्लेख मिलता है जो इस प्रकार हैं:

शरीर में बनने वाले रसों में सड़न पैदा हो जाती है; पेशाब करते समय मल भी अपने आप निकल जाता है; पाखाने का रंग काला-पतला होता है तथा उसमें पतले और काले रंग का खून भी जाता है; मुख में काले-नीले जख्म हो जाते हैं; रोगी बेहोश रहता है; बहुत कमजोरी के कारण कराहता रहता है और बिस्तर में पैताने की ओर सरक जाता है। उसका निचला जबड़ा लटक सा जाता है, जीभ सूख जाती है और सिकुड़ कर आकार में छोटी हो जाती है तथा उस पर पक्षाघात का असर हो जाता है। नाड़ी दुर्बल और रूक-रूक कर चलने लगती है। टायफायड के मरीज की इससे अधिक खराब हालत का चित्रण कर पाना बहुत कठिन है। इस प्रकार की अत्यन्त बिगड़ी हुई दशा में रोगी को कुनैन, ब्राण्डी या अन्य कोई उत्तेजक दवा नहीं देनी चाहिए। इसके बजाय उसे मांस का शोरबा, दूध, जई के आटे का जूस और म्यूरियेटिक एसिड की खूराक ही देना श्रेयस्कर होगा। इससे रोगी शीघ्र स्वस्थ हो जाएगा और रोग भी दुबारा नहीं पलटेगा। इस प्रकार के रोगी का इलाज करने वाले चिकित्सक को रोगी के किसी भी रिश्तेदार या अन्य व्यक्ति के दबाव में नहीं आना चाहिए और तल्लीनता से रोगी का इलाज करते जाना चाहिए। रोगी के रिश्तेदारों को दिलासा देने की लिए पांच-पांच मिनट में सैकलेक (दूध की चीनी) खिलाते रहना चाहिए ताकि लोग समझें कि रोगी

को बराबर दवा दी जा रही है। इस प्रकार की स्थिति में चिकित्सक का मन भी स्थिर रहना चाहिए। यदि वह अपनी स्थिरता खोकर मति भ्रम का शिकार हो जाएगा तो रोगी के लिए बहुत खतरा उत्पन्न हो सकता है। बहुधा ऐसा होता है कि परिवार वालों के कहने- सुनने या दबाव से चिकित्सक भ्रम में पड़ जाता है। फलतः रोगी उचित इलाज के अभाव के कारण मृत्यु को प्राप्त हो जाता है।

म्यूरियेटिक एसिड का प्रयोग बवासीर रोग में भी बहुत लाभकारी सिद्ध होता है। जैसा कि पहले बताया जा चुका है, इसमें मस्सों में सूजन आकर उनका रंग नीला पड़ जाता है और रोगी को उन पर किसी प्रकार का हल्का सा भी स्पर्श सहन नहीं होता।

रोगी की कांच सहज में ही बाहर निकल पड़ती है (इग्नेशिया, रूसा); उसके बिना बाहर निकले रोगी पेशाब नहीं कर पाता तथा अधो वायु के निकलने या मल त्याग के समय भी यह काँच बहुधा बाहर निकल आती है।

रोगी का मूत्राशय कमजोर पड़ जाता है, पेशाब बहुत धीरे-धीरे होता है तथा पेशाब के लिए जोर लगाने पर मल बाहर निकल पड़ता है। रोगियों को जननेन्द्रिय पर भी मामूली सा स्पर्श सहन नहीं होता—यहां तक कि चादर की रगड़ भी सहन नहीं हो पाती (म्यूरेक्स)।

***

नाइट्रिक एसिड

इस औषधि का विशेष सम्बन्ध श्लैष्मिक झिल्लियों द्वारा ढके हुए शरीर के बाहरी द्वारों से है, जहाँ त्वचा झिल्ली से मिलती है। इसका एक प्रमुख लक्षण यह है कि ऐसे सभी स्थानों पर फटे घाव, ददोरे हो जाते हैं या त्वचा छिल सी जाती है। साथ ही रोग ग्रस्त स्थान पर ऐसा दर्द महसूस होता है जैसे कांटा चुभ गया हो। रोगी को घोड़े की तरह दुर्गंध वाला पेशाब होता है। शरीर के सभी बाहरी द्वारों से रक्त बहता है तथा रक्त का रंग चमकीला लाल होता है। जख्मों में ऐसा दर्द होता है जैसे कोई कांटा चुभ रहा हो। शरीर पर गुल्म और अंजीर की तरह के मस्से उभर आते हैं।

रोगी काले रंग का होता है तथा वह बेचैन और चिड़चिड़ा होता है।

वृद्धि-ह्रास

गाड़ी में सवारी करते समय रोग के लक्षण घट जाते हैं।

एलोपैथिक चिकित्सा-प्रणाली में आतशक का उपचार पारे से किया जाता है, जिसके फलस्वरूप शरीर में अन्य कई प्रकार के विकार उत्पन्न हो जाते हैं। इन विकारों को दूर करने के लिए नाइट्रिक एसिड एक अत्यन्त श्रेष्ठ औषधि है। पारे के दुरूपयोग से उत्पन्न अन्य प्रकार के शारीरिक विकारों के निराकरण के लिए हिपर सल्फर और कल्केरिया आदि दवाओं का भी उपयोग किया जाता है। नाइट्रिक एसिड उन स्थानों के विकारों में विशेष गुणकारी सिद्ध होती है, जहाँ त्वचा और श्लेष्मिक झिल्ली परस्पर एक दूसरे से जुड़ती है जैसे मुख (होठों के दोनों ओर के किनारे), नाक और गुदा। मुख सम्बन्धी विकार में इसका मुख्य लक्षण यह है कि किनारे कट-फट जाते हैं और उनमें छाले और जख्म हो जाते हैं। रोगी के मसूड़ों में सूजन आ जाती है। यदि मरक्यूरियस से लाभ न हो तो इसके उपरांत नाइट्रिक एसिड की खूराक से रोगी को अवश्य राहत मिलेगी और वह रोग मुक्त हो जाएगा।

मसूड़ों में सूजन आ जाना, जख्म या छाले पड़ जाना या छेद हो जाना तो प्रारम्भिक लक्षण होते हैं। हालत अधिक बिगड़ने पर यही लक्षण गले में भी पहुंच जाते हैं और ऐसी स्थिति सिफलिस में पारे के उपयोग के कारण उभरती है तो रोगी पर सर्वप्रथम नाइट्रिक एसिड का ही प्रयोग करना चाहिए। अन्न-नली के अन्य निकास स्थलों पर भी यह दवा अपना अच्छा असर दिखाती है।

रोगी की गुदा में दरारें पड़ जाती हैं (रेटेनिया) तथा बवासीर के मस्सें फट कर बाहर की ओर निकल आते हैं; उनसे खून बहने लगता है तथा इसके साथ ही दर्द भी महसूस होता है। गुदा पर इस औषधि का जितना स्पष्ट और कारगर असर होता है उतना अन्य किसी औषधि का नहीं होता। इसका प्रमुख लक्षण है रोगी को मल त्याग के तुरन्त बाद, भले ही मल मुलायम ही क्यों न हो, बहुत दर्द होता है। रोगी मल त्याग के बाद दर्द से विकल होकर एक या दो घन्टे तक इधर-उधर चक्कर काटता रहता है (रेटेनिया)। पेचिश की शिकायत में, इसी लक्षण के आधार पर चिकित्सक निर्णय करता है कि रोगी को नक्स-वाम

के बजाय नाइट्रिक एसिड देनी चाहिए। नक्स वोमिका में रोगी को मल त्याग के पूर्व, मल त्याग के समय और उसके बाद भी, बराबर दर्द और ऐंठन महसूस होती रहती है।

इस औषधि का एक और विशेष गुण यह है कि इस प्रकार के सभी विकारों में, रोगी को शरीर के अंग विशेष में चुभन की तरह का दर्द होता है। नाइट्रिक एसिड में शरीर के सभी द्वारों से बराबर रक्त-स्राव होता रहता है और इस प्रकार निकलने वाले रक्त का रंग अत्यंत लाल और चमकीला होता है। टायफायड और बवासीर में अक्सर ऐसा देखा जाता है। पुराने अतिसार रोग के लिए भी नाइट्रिक एसिड एक अक्सीर दवा मानी जाती है। मस्सों की चिकित्सा के लिए जिन तीन दवाओं का इस्तेमाल होता है, उनमें नाइट्रिक एसिड भी एक है। अन्य दो दवाएं थूजा और स्टैफिसाग्रिया हैं। इसी प्रकार मूत्र में बहुत अधिक बदबू आने पर जिन तीन दवाओं का खास तौर पर उपयोग किया जाता है, उनमें भी नाइट्रिक एसिड एक है। अन्य दो दवाएं हैं-बेनजोइक एसिड और सीपिया। बेनजोइक एसिड का प्रयोग उस अवस्था में होता है जब पेशाब का रंग काला होता है और बहुत अधिक बदबू उठती है। जब पेशाब में घोड़े के पेशाब जैसी बदबू उठती है और उसका रंग काला होता है तो नाइट्रिक एसिड का इस्तेमाल होता है। न सहन होने वाली खट्टी बदबू आने पर सीपिया का प्रयोग किया जाता है।

सलफ्यूरिक एसिड

रोगी को शरीर के भीतर कम्पन के साथ बहुत अधिक कमजोरी अनुभव होती है। शरीर के अन्दर होने वाले कम्पन को कोई और दूसरा व्यक्ति अनुभव नहीं कर सकता। शरीर के सभी बाहरी द्वारों से खून बहता है तथा त्वचा के नीचे नीले रंग के छोटे-छोटे दाग उभर आते हैं। रोगी बच्चे को चाहे कितना ही साफ सुथरा क्यों न रखें, उसके शरीर से खट्टी गंध आती रहती है तथा वमन में भी खटास रहती है।

यह दवा ऐसे व्यक्तियों के लिए विशेष लाभप्रद है जिनके सिर पर कम बाल होते हैं। रजोनिवृत्ति के समीप पहुंची स्त्रियों में उत्ताप की शिकायत रहने पर यह दवा कारगर साबित हुई है।

मुख के अन्दर मसूढ़ों तथा गले में छाले पड़ जाते हैं, मसूढ़ों से खून निकलता रहता है, जख्मों में बहुत दर्द रहता है–ऐसा मानो किसी ने पत्थर या किसी चीज से उन्हें कुचल दिया हो। चमड़ी में नीलापन आ जाता है तथा बहुत अधिक सुस्ती महसूस होती है। रोगी को ऐसा लगता है कि उसका मस्तिष्क कपाल की ओर से शिथिल होकर इधर-उधर लुढक गया है (बेल, ब्रायोनिया, रस, स्पाइज), शराब पीने से पाकस्थली में जो विकार उत्पन्न हो जाते हैं, उनके इलाज में भी इसका कारगर उपयोग किया जाता है।

मुख के अन्दर छाले पड़ जाने पर भी बहुधा सल्फ्यूरिक एसिड का इस्तेमाल होता है। बहुत कमजोर रोगियों अथवा सुखण्डी रोग से पीड़ित ऐसे शिशुओं की चिकित्सा में, जिनका मुख छालों से भर जाता हो, यह दवा बहुत उपयोगी सिद्ध होती है। खट्टी डकार और खट्टे वमन होने पर (इस प्रकार के विकार में आइरिस वर्सिकलर और टोविनिया का भी इस्तेमाल होता है); शिशु रोगी को साफ रखने पर भी उसके शरीर से खट्टी गंध आती है (रियुम, हीपर, मैग्नेशिया)। कमजोर व्यक्तियों में भीतरी कम्पन इस औषधि का एक सबसे महत्त्वपूर्ण लक्षण माना जाता है। यह एक आश्रयनिष्ठ लक्षण है क्योंकि कष्ट होने पर भी रोग का यह लक्षण बाहर से नजर नहीं आता। शराब का निरन्तर सेवन करने से जिनका स्वास्थ्य नष्ट हो जाता है उनमें साधारणतः (रैनानक्युलस बल्ब) यह लक्षण विशेष रूप से दिखाई पड़ता है। इसके अतिरिक्त किसी अन्य कारण से अत्यन्त दुर्बल हो जाने वाले रोगियों में भी यह लक्षण मौजूद रहता है। यदि यह लक्षण रोगी में मौजूद हो, भले ही इसका कारण कुछ भी क्यों न हो, सल्फ्यूरिक एसिड का अवश्य ही प्रयोग करना चाहिए। रक्तचित्तिता नामक रोग में भी इसी औषधि का प्रयोग होता है जिसकी चर्चा पहले ही की जा चुकी है। क्रोटेलेस की तरह शरीर के सभी बाहरी द्वारों से खून बहता है (एसेटिक एसिड, लैस्पि) और त्वचा के नीचे छोटे-छोटे नीले दाग पड़ जाते हैं, जिनके नीचे रक्त जम जाता है। यदि किसी चीज से अंग कुचल जाए और चमड़ी के नीचे नीले काले दाग पड़ जाएं तो सल्फ्यूरिक एसिड फायदा करती है। आर्निका की खूराक देने के बाद इसका

प्रयोग करना विशेष लाभजनक सिद्ध होता है। यदि चोट के कारण शरीर पर नीले दाग उभर आएं तो लीडम पैलस्टर भी एक श्रेष्ठ दवा है। चमड़ी कुचलने के व्रण में सल्फ्यूरिक एसिड और अस्थिवेस्ट कुचलने के व्रण में रूटा लाभ करती है। रजोनिवृत्ति के समय उत्ताप झलक आने पर यदि सल्फर से रोगी को राहत न हो तो सल्फ्यूरिक एसिड का भी प्रयोग हो सकता है क्योंकि इसके उपादानों में सल्फर भी शामिल है।

पिक्रिक एसिड

वैसे तो यह एक नई औषधि है परन्तु इसमें रोगियों को स्वस्थ करने की बहुत अधिक शक्ति है। सबसे पहले इसका हमला जीवनी-शक्ति पर होता है। उदाहरण के तौर पर रोगी को बहुत अधिक आलस रहता है तथा सारे शरीर में क्लांति और थकान अनुभव होती रहती है। इसके साथ ही रोगी मानसिक दुर्बलता, उदासीनता का भी शिकार हो जाता है तथा उसकी इच्छा-शक्ति बिल्कुल मर जाती है। वह अक्सर लेटा रहना चाहता है, पैरों में इतना अधिक भारीपन महसूस करता है कि वह उन्हें भूमि से ऊपर उठा नहीं पाता, तथा कभी-कभी पीठ के निचले हिस्से में थकान, दर्द और थोड़ी-थोड़ी जलन भी अनुभव करता है। तनिक सा भी परिश्रम करने पर रोगी को सिर में दर्द होने लगता है। बहुत परिश्रम करने वाले व्यक्तियों, छात्रों, काम-काजी मनुष्यों तथा शोक और चित्त-विकारों के कारण सुस्त रहने वाले लोगों में यह लक्षण खास तौर पर देखने में आता है।

इस प्रकार का दर्द अक्सर मस्तक के पीछे गुद्दी और गर्दन में रहता है (नैट्रम म्यूर, साइलिसिया) और मानसिक परिश्रम करने पर बढ़ जाता है। तात्पर्य यह है कि स्नायविक दुर्बलता इस औषधि का एक अत्यन्त प्रमुख लक्षण माना जाता है। एक वृद्ध मनुष्य, जिसके मस्तिष्क की शक्ति लगभग नष्ट हो गई थी, मेरे पास चिकित्सा के लिए आया। उसे इस दवा से बहुत फायदा हुआ। उसने बताया कि एक वर्ष पूर्व तक वह बिल्कुल स्वस्थ था। उसके रोग के प्रमुख लक्षण

यह है कि उसे मस्तिष्क के पिछले भाग में बराबर भार महसूस होता रहता था तथा किसी बात में या किसी विषय में सोचने में उसका मन नहीं लगता था। उसे सारे शरीर में थकावट महसूस होती रहती थी। मुझे आशंका थी कि उसका मस्तिष्क कोमल पड़ गया है। लेकिन, मैंने उस पर पिक्रिक एसिड छठा-चूर्ण का प्रयोग किया जिससे वह बहुत जल्दी स्वस्थ हो गया। जननेन्द्रिय, विशेष कर पुरुष जननेन्द्रिय पर, इसका प्रभाव फास्फोरिक एसिड और फास्फोरस की तरह ही पड़ता है। इसमें पुरुष रोगी को पहले बहुत अधिक कामेच्छा रहती है तथा लिंग में भी बहुत अधिक उत्तेजना रहती है। लेकिन, बाद में या तो लिंग में पूरी तरह कड़ापन नहीं आ पाता या एकदम ही ध्वज-भंग पैदा हो जाता है। यदि अत्यधिक भोग-विलास और इन्द्रिय सेवन के कारण रोगी को मानसिक अवसाद और सुस्ती घेर लेती है और इस सुस्ती से उसका मस्तिष्क, मेरुमज्जा और सारा शरीर प्रभावित हो जाता है तो पिक्रिक एसिड अवश्य लाभ करती है। जेलसिमियम, फास्फोरिक एसिड, फास्फोरस आर्जेण्टम नाइट्रिकम, सल्फर, एल्युमिना और साइलीसिया तथा मस्तिष्क और स्नायु-मण्डल को प्रभावित करने वाली अन्य दवाओं के साथ इसकी तुलना भी की जा सकती है।

***

कार्बो एनिमेलिस

बहुत अधिक कमजोरी, शक्ति प्राप्ति की कामना तथा संकुचन इस दवा के प्रमुख लक्षण है। इसके रोगी के शरीर की ग्रंथियां अक्सर सूज कर कड़ी पड़ जाती हैं और उनमें पीब पड़ने के लक्षण दिखाई पड़ने लगते हैं। दूषित न रहने वाली पीब भी दूषित हो जाती है तथा ग्रंथियों की सूजन बड़े कर्कट की तरह का रूप धारण कर लेती है।

इसमें स्तन-प्रदेश, बगल में तथा पुट्ठों में विशेष सूजन दिखाई पड़ती है। यह दवा उस समय विशेष लाभ करती है जब गिल्टियों में पुराना पीब जमा हो जाता है और उसमें नीलापन नजर आने लगता है। जनन क्षेत्र पर भी इसका प्रभाव स्पष्ट नजर आता है। स्त्री रोगिणी को समय से बहुत पहले रज स्राव

हो जाता है और काफी दिनों तक यह जारी रहता है। यह रक्तस्राव गर्भाशय के जीर्ण कड़ेपन के कारण होता है। दुर्बल स्त्रियों की ग्रंथियों में सूजन रहती है।

खून के बहने की वजह से रोगिणी इतनी कमजोर पड़ जाती है कि वह अक्सर बोल नहीं पाती। स्तन के अर्बुद कड़े और गांठ की तरह हो जाते हैं तथा त्वचा पर तांबे के रंग के उद्भेद उभर आते हैं। बच्चों के टखने कमजोर पड़ जाते हैं (नैट्रकार्ब, साइलीसिया) तथा कोई भी चीज उठाते समय रोगी के हाथ में सहज ही मोच आ जाती है (कैल्के आस्ट)।

जेलसिमियम निटिडम

इस औषधि का प्रमुख लक्षण यह है कि रोगी की चलने-फिरने की क्षमता पूरी तरह या आंशिक रूप में समाप्त हो जाती है और उस की ग्रंथियां एकदम शिथिल और सुस्त पड़ जाती है। इस प्रकार की शिकायत को प्रेरक का पूर्ण या आंशिक पक्षाघात भी कहा जा सकता है। ऐसा लगता है कि रोगी की आंखें बंद हुआ चाहती हैं तथा पेशियों की हरकत पर रोगी का कोई काबू नहीं रहता। जब रोगी हिलना-डुलाना चाहता है तो हाथ और नीचे के अंग कांपने लगते हैं । रोगी एक स्थान पर स्थिर होकर पड़ा रहना चाहता है।

रोगी का मस्तिष्क सुस्त पड़ जाता है और उस की सोचने- विचारने की शक्ति क्षीण होती जाती है। रोगी के चेहरे की सारी रौनक जाती रहती है, चेहरा लाल और निद्रालु नजर आने लगता है।

रोगी मानसिक विकारों से तथा आकस्मिक मानसिक उत्तेजना या आवेग से ग्रस्त रहने लगता है और इसी उत्तेजना या आवेग के कारण उसे बहुत पतले दस्त भी लगने लगते हैं। मस्तिष्क के तल में धीमा-धीमा सिर दर्द होता रहता है जिसके कारण उसे थकान और सुस्ती रहने लगती है। इसी कष्ट के कारण रोगी सदैव अपना सिर ऊपर रखना चाहता है। परन्तु, बहुत अधिक पेशाब होने पर रोगी के लक्षणों में कमी आती है।

नेत्रों के धुंधलेपन के साथ चक्कर आते हैं, आंख की पुतली फैल जाती है, हर वस्तु दोहरी नजर आने लगती हैं और मदहोशी सी छा जाती है। रोगी स्नायविक शीत का शिकार रहता है तथा सर्दी न अनुभव होने पर भी तेज कम्पन महसूस करता रहता है। वह चुपचाप पड़ा रहना चाहता है तथा उसे इतनी अधिक कमजोरी महसूस होती है कि हिलने की इच्छा भी उसे नहीं रहती।

बच्चेः विशेष रूप से सविराम-ज्वर से पीड़ित बच्चों को गिर पड़ने का भय सताता रहता है जिसके कारण वह अपनी मां या आया को कस कर पकड़े रहता है और इसी डर के कारण वह खाट की पाटी को कस कर पकड़ रखता है।

वृद्ध रोगियों की नाड़ी बहुत कमजोर चलती है।

पलकों में बहुत अधिक भारीपन रहता है तथा आंखें खोलकर नहीं रखी जा सकतीं।

रोगी को बराबर यह भय सताता रहता है कि यदि वह बराबर हिलता-डुलता नहीं रहा तो उसके हृदय की गति बंद हो जाएगी। उसे भारी सुस्ती के साथ सारे बदन में स्नायविक पीड़ा भी रहती है।

मूलतः इस औषधि की क्रिया रोगी के समस्त स्नायुमण्डल पर होती है। गति शक्ति के पूर्ण या आँशिक पक्षाघात के साथ पेशियों का सुस्त और शिथिल पड़ जाना इस औषधि का प्रधान लक्षण है। स्नायुओं में इस प्रकार की अवसन्नता या सुस्ती स्नायुओं की क्षमता क्षीण हो जाने के कारण उत्पन्न होती है। रोगी का अपनी पेशियों पर काबू नहीं रह जाता और वह उसकी इच्छानुसार काम नहीं करती हैं। यह लक्षण धीरे-धीरे पैदा होता है। प्रारम्भ में शरीर में एक तरह का आलस्य पैदा होता है तथा क्रमशः रोगी इतना कमजोर हो जाता है कि वह लेटा रहना चाहता है (पिक्रिक एसिड)। उसमें तन्द्रा पैदा हो जाती है, नाड़ी कमजोर और धीमी पड़ जाती है तथा थोड़ा सा हिलने-डुलने पर ही उसमें तेजी आ जाती है। चलने की चेष्टा करने पर रोगी के हाथ-पैर कांपने लगते हैं। इसी प्रकार जीभ बाहर निकालने पर जीभ भी कांपने लगती है। इस प्रकार के लक्षण आश्रय निष्ठ और विषयनिष्ठ दुर्बलता के कारण पैदा होते हैं। विशेष लक्षण के रूप में हम यह कह सकते हैं कि यह कम्पन की दवा है। कभी-कभी तो यह कम्पन इतना अधिक बढ़ जाता है कि रोगी इस प्रकार कांपने लगता है जैसे उसको

जूड़ी चढ़ी हो। रोगी की यह कमजोरी बढ़ कर पूर्ण पक्षाघात का रूप भी धारण कर सकती है। इस प्रकार की अवस्था उत्पन्न होने पर रोगी की पलकें गिर जाती हैं (सिपिया-कास्टि) और फिर बिल्कुल ही बंद हो जाती हैं। हाथ की उंगलियों पर रोगी का बिल्कुल नियंत्रण नहीं रहता और वह प्यानो इत्यादि भी नहीं बजा सकता। इसी प्रकार चलने की कोशिश करने पर पैर ठीक जगह पर नहीं पड़ते। लेकिन, इन सभी विकारों के बावजूद मस्तिष्क अप्रभावित रहता है। इन्द्रिय-ज्ञान भी पैदा हो जाता है। रोगी यह जानता है कि उसे क्या करना चाहिए, परन्तु शरीर की पेशियों पर नियंत्रण न रहने के कारण वह कुछ भी नहीं कर पाता।

इसके अतिरिक्त रोगी के शरीर के अनेक भागों में स्नायुशूल भी उभर आता है। यह दर्द सारे बदन में लगातार धीमे-धीमे होता रहता है (माइयेलजिया)। लेकिन, कभी-कभी यह दर्द इतना तेज हो जाता है कि रोगी दर्द की तीव्रता से चौंक पड़ता है। वह आक्षेप और ऐंठन का भी शिकार हो सकता है। लेकिन, इन सभी लक्षणों के साथ रोगी में सुस्ती और अवसन्नता बनी रहती है। चेहरे के स्नायुशूल में कमजोरी के कारण पलकें नीचे की ओर झूल पड़ती हैं। अतः जेलसिमियम मुख्यतः स्नायुमण्डल की एक औषधि है।

जेलसिमयम का रोगी चेष्टा रहित और निद्रालु रहता है और हिलने-डुलने से भी घबराता है। उसकी मानसिक शक्तियों और सोचने-विचारने की क्षमता-कुंद सी हो जाती है। वह न तो भली प्रकार सोच सकता है और न किसी काम में उसका मन लगता है। बस वह चुपचाप पड़ा रहना चाहता है; कुछ भी बोलना नहीं चाहता और यह चाहता है कि उसके पास कोई न रहे। स्नायविक अवसन्नता के साथ मन की अवसन्नता भी इसका एक प्रधान लक्षण है। कभी-कभी कुछ समय के लिए रोगी इस अवसन्नता से मुक्ति भी पा जाता है। परन्तु अब अवसन्नता का स्थान एक प्रकार की उत्तेजना ले लेती है, यद्यपि इसे इस औषधि का परिचायक लक्षण नहीं माना जाता। यह केवल एक प्रतिक्रिया मात्र है। जिस प्रकार औषधि की वैध क्रिया से निद्रा और सुषुप्ति के विशेष लक्षण उभरते हैं और रोगी को निद्रा न आना उसकी प्रतिक्रिया का द्योतक माना जाता है, उसी प्रकार इसमें भी ठीक ऐसा ही होता है। मेरी राय में उत्तेजना को शांत करने अथवा अकड़न और ऐंठन का शमन करने के लिए अधिक मात्रा में इन दवाओं का प्रयोग करने से पक्षाघात की क्रिया प्रारम्भ हो जाती है जो विपरीत चिकित्सा

प्रणाली है और जिससे रोगी कभी आरोग्यलाभ नहीं कर पाता। स्नायुमण्डल के एक अन्य विकार का इलाज करने में भी यह औषधि लाभकारी है। यदि रोगी उत्तेजित हो, बुरे समाचार से शोक पीड़ित हो, डर गया हो अथवा अन्य असाधारण पूर्वाभास प्रवृति, मानसिक विकारों से पीड़ित हो तो इसमें भी यह औषधि लाभ करती है। इस प्रकार के मानसिक विकारों का एक परिणाम यह होता है कि रोगी को पतले दस्त लगने लगते हैं। ऐसी अवस्था में जेलसिमियम से पतले दस्त ही बंद नहीं हो जाते बल्कि अन्य सभी अस्वाभाविक लक्षण भी दूर हो जाते हैं।

इस दवा का असर 30 पोटेंसी से कम में नहीं होता। अतएव, रोगी को इससे ऊंची पोटेंसी की ही खूराक देनी चाहिए।

चूँकि यह दवा स्नायमुण्डल को प्रभावित करती है, अतः ज्ञान-तन्तुओं और मस्तिष्क पर भी उसकी भरपूर क्रिया होती है। इसी क्रिया के कारण रोगी की दृष्टि धुँधली पड़ जाती है, पुतलियां फैल जाती हैं, उसे एक वस्तु दोहरी नजर आती हैं तथा हर समय उसकी दशा ऐसी रहती है जैसे उसने नशा कर लिया हो। इसके साथ ही उसे सिर में चक्कर भी महसूस होते हैं। इसका एक और विशेष लक्षण है, जो केवल एक ही अन्य दवा में दिखाई पड़ता है। शिशु रोगी चौंक-चौंक उठता है; अपनी मां या बाप को जकड़ कर पकड़ लेता है और चीख पड़ता है। ऐसा लगता है कि वह गिर पड़ने के भय से इस प्रकार की हरकतें कर रहा है। केवल बोरेक्स नामक औषधि में ही इस प्रकार का लक्षण नजर आता है। लेकिन, बोरेक्स के लक्षण और इस लक्षण में अन्तर केवल इतना है कि बोरेक्स में बच्चे को पालने में सुलाने के समय अथवा ऊपर से नीचे आने के समय ही इस प्रकार का डर पैदा होता है।

मस्तिष्क के तल में धीमा-धीमा दर्द होता है जो जेलसिमिय का एक प्रधान लक्षण माना जाता है। इसमें रोगी ऊँचा तकिया लगाता है और शांत होकर लेटा रहना चाहता है। तम्बाकू पीने, बहुत अधिक मानसिक परिश्रम करने, सिर नीचा करके सोने और सूर्य की गर्मी से यह लक्षण और बढ़ जाता है (ग्लोनायन, लैकेसिस, लाइसन, नेट्रम कार्ब)। उत्तेजक दवा का प्रयोग करने या दबाने से यह कष्ट कुछ देर के लिए घट जाता है। इस प्रकार का सिर-दर्द बहुधा ऐसे व्यक्तियों को होता है, जो बहुत अधिक शराब पीते हैं या अनाचारपूर्ण जीवन व्यतीत करते हैं। कईं बार धीमे रक्त-संचय के कारण भी इस प्रकार का सिर दर्द पैदा होता

है। दर्द सिर के पिछले भाग से प्रारम्भ होकर सारे मस्तक में फैल जाता है। इसका एक विचित्र लक्षण यह है कि कभी-कभी बहुत अधिक पेशाब होने पर काफी घट जाता है। (लैक, डिफ्लोरेटम में भी वमन के साथ सिर में पीड़ा होती है और बहुत अधिक पेशाब आता है। परन्तु, पेशाब होने से दर्द में कोई कमी नहीं होती) जेलसिमियम में भी वमन के साथ सिर में पीड़ा होती है किंतु उससे पहले नेत्रों से दिखाई देना बंद हो जाता है। लेकिन, जैसे-जैसे दर्द बढ़ता है, दृष्टि वापस लौट आती है। इस दवा में वमन के साथ सिर में पीड़ा रहती है। परन्तु, सैंगुइनेरिया, आइरिस वर्सिकलर और लैकडिफ्लोरेटम की तरह इसमें बहुत अधिक मितली और वमन नहीं हुआ करता। इसमें रोगी को कंपकंपी और कमजोरी अधिक रहती है।

ज्वर के इलाज के लिए भी जेलसीमियम का इस्तेमाल होता है। बच्चों के सविराम-ज्वर में यह दवा विशेष रूप से लाभदायक रहती है। एकोनाइट और बेलेडोना की तरह इसका बुखार बहुत तेज नहीं होता बल्कि बुखार, बहुत धीमा रहता है। बच्चा तन्द्रा में पड़ा रहता है, हिलना-डुलना नहीं चाहता और चाहने पर भी कमजोरी के कारण ऐसा नहीं कर सकता । एक चिकित्सक के अनुसार जेलिसिमियम को एकोनाइट और विरेट्रम विरिडि के बीच की दवा मानना चाहिए। लेकिन मैं इसे बैप्टीशिया और बेलाडोन के बीच की दवा मानना अधिक श्रेयस्कर समझता हूं। इसमें बैप्टीशिया की तरह की अवसन्नता तो रहती है परन्तु टायफायड के जीभ के लक्षण तथा अन्य लक्षण स्पष्ट नहीं होते। दोनों में ही चेहरा लाल रहता है, विचार-शक्ति कम हो जाती है। परन्तु बैप्टीशिया में औषधि का प्रभाव इन्द्रिय ज्ञान के केन्द्र-स्थल पर होता है जिसके कारण रोगी प्रश्न का उत्तर देते-देते अक्सर सो जाया करता है। इसके अलावा जैलसिमियम में पसीने, मल और मूत्र में वैसी बदबू नहीं रहती जैसी बैप्टीशिया में होती है। इसमें बेलेडोना की तरह मस्तिष्क में रक्त का संचय तो होता है और आंखों की पुतलियां भी फैली रहती हैं, फिर भी बेलाडोना में ये लक्षण अपेक्षाकृत अधिक उग्र रूप में विद्यमान रहते हैं। साथ ही तीव्र उन्माद की स्थिति भी रहती है। सविराम-ज्वर की चिकित्सा में भी जेलसिमियम का प्रयोग होता है परन्तु, स्नायविक शीत से पीड़ित रोगी को यह दवा निश्चित ही बहुत लाभ करती है। जेलसिमियम में शीत कमर से माथे के पिछले भाग तक, ऊपर और नीचे लगातार लहर की तरह चढती-उतरती

है। यह शीत कंधों की दोनों हड्डियों के बीच से प्रारम्भ होती है (कैप्सि, सिपिया)। यदि यह शीत कमर से प्रारम्भ हो तो (युफ्टे पर्फ लैके)। यद्यपि जेलसिमियम के रोगी में बाहरी शीत या भीतरी शीत के लक्षण दिखाई नहीं पड़ते परन्तु वह शीत से कांपता रहता है और उसके दांत बजते रहते हैं। कांपना इतना अधिक होता है कि रोगी यह चाहता है कि कोई उसे कस कर पकड़े रहे। हिस्टीरिया और हृदय रोग (यांत्रिक) में भी इसी प्रकार की शीत नजर आती है। शीत और चुपचाप रहने पर जेलसिमियम के रोगी की नाड़ी धीमी रहती है, परन्तु हिलते-डुलते ही उसकी गति बढ़ जाती है। वृद्धावस्था में कमजोर नाड़ी के इलाज के लिए इससे अधिक श्रेष्ठ और लाभदायक अन्य कोई औषधि नहीं है। इसी प्रकार स्नायविक अवसाद और टायफायड ज्वर के पहले उत्पन्न स्नायविक दुर्बलता के लिए जेलसिमियम से अधिक बेहतर और कोई दवा नहीं है। मैने इस दवा से टायफायड ज्वर से पीड़ित कितने ही रोगियों का बुखार बढ़ने से रोका है।

बैप्टीशिया टिंक्टोरिया

रोगी का मस्तिष्क भ्रमित सा रहता है ऐसा लगता है जैसे उसने नशा कर रखा हो। वह स्वयं को स्थिर नहीं रख पाता और उसे ऐसा लगता है जैसे उसके शरीर के अंग-अंग अलग हो गए हों और वे आपस में कभी मिल नहीं सकते।

रोगी का चेहरा काला, मलिन रहता है। उसकी नजर धुंधली पड़ जाती है और उसके चेहरे पर कुछ ऐसा भाव आ जाता है जैसे उसकी बुद्धि न काम कर रही हो।

रोगी का मुख छालों से भर जाता है और उनसे दुर्गन्ध उड़ती रहती है। रोगी की जीभ सूख जाती है तथा जीभ के मध्य में धारी या धब्बे होते हैं।

रोगी को दाहिनी कोख से लगते हुए उदर में स्पर्श भी सहन नहीं होता और पेट से बराबर गड़गड़ाहट की आवाज आती रहती है। रोगी का मल पतला पड़ जाता है तथा मल-मूत्र और शरीर से निकलने वाले अन्य स्रावों में बहुत अधिक बदबू रहती है।

नींद खुलने पर रोगी पूरी तरह ताजगी नहीं महसूस करता तथा खुली और खूब हवा चाहता है। उसे अपने सारे बदन में भारी सुस्ती अनुभव होती है तथा इस प्रकार का दर्द होता है जैसे शरीर किसी चीज से कुचल गया हो। टायफायड ज्वर की भी यह एक श्रेष्ठ औषधि है।

इसका रोगी थोड़ी सी भी कड़ी या ठोस वस्तु नहीं निगल सकता और केवल तरल पदार्थों को ही निगल सकता है।

सोने के समय, रोगी जिस करवट सोता है उधर के सभी अंगों में ऐसा दर्द होता है जैसे किसी चीज से उन्हें कुचल दिया गया हो। ज्वर में जेलसिमियम का प्रयोग करने की अवस्था बीत जाने पर स्वतः ऐसे लक्षण उभर आते हैं जो बेप्टीशिया का प्रयोग करने की दृष्टि से उचित और उपयुक्त होते हैं। होमियोपैथिक चिकित्सा-प्रणाली द्वारा टायफायड ज्वर में जितनी शीघ्रता से आराम होता है उतनी शीघ्रता से एलोपैथिक का कोई भी डाक्टर टायफायड के मरीज को ठीक नहीं कर सकता। अपने लम्बे चिकित्सा-काल में मुझे केवल एक ऐसी रोगिणी जिसे पूरे समय तक टायफायड भुगतना पड़ा था। इस रोगिणी का प्रारम्भिक इलाज स्वयं उसकी माता करती रही और हालत बहुत खराब होने पर ही उसे मेरे पास चिकित्सा के लिए लाया गया था। जब टायफायड ज्वर की प्रथम अवस्था में रोगी को बहुत अधिक जाड़ा लगे, सारे शरीर में और विशेषकर सिर, पीठ और अंग-प्रत्यंग में कुचलने की तरह का दर्द हो, स्पर्श-कातरता हो तो बैप्टीशिया का अवश्य प्रयोग करना चाहिए। इसके उपरान्त रोगी निरन्तर कमजोर होता जाता है। उसमें घबराहट, सुस्ती, निद्रालुता बढ़ती जाती है तथा बुद्धि जड़ हो जाती है। चेहरा भरा-भरा सा रहता है। चेहरे पर कुछ ऐसा भाव आ जाता है जैसे उसकी बुद्धि काम न कर रही हो और आंखें हमेशा छलछलाई रहती है। रोगी के ज्ञान-तन्तु इस प्रकार जड़ हो जाते हैं कि रोगी प्रश्न का उत्तर देते-देते ही सोने लगता है। इसके उपरान्त, रोगी की जीभ के बीच के भाग में नीचे की ओर दाग उभर आते हैं। यह दाग पहले सफेद रंग लिए रहता है फिर भूरा हो जाता है। रोगी पर जैसे-जैसे टायफायड का प्रभाव बढ़ता जाता है, यह दाग अधिकाधिक स्पष्ट होता जाता है। इसके साथ ही रोगी के मस्तिष्क में विकार उत्पन्न हो जाता है और वह मन की मन कुछ बुदबुदाता रहता है। वह बिस्तर में चारों तरफ अपने हाथ फैंकता है, इधर-उधर करवट बदलता है और वह

यह शिकायत करता है कि उसके शरीर के जोड़-जोड़ खुल गए हैं और वह उन्हें जोड़ नहीं पा रहा है। ऐसी अवस्था में उसके पेट में भी गड़गड़ाहट होती है और स्पर्श सहन नहीं होता। बाद में रोगी को पतले दस्त लग जाते हैं तथा मल, मूत्र, पसीने इत्यादि में बहुत बदबू रहती है। टायफायड-ज्वर में बैप्टीशिया के यही प्रमुख लक्षण हैं। मैंने टायफायड ज्वर की पहली ही अवस्था में बैप्टीशिया का प्रयोग कर बहुत से रोगियों के रोग पर काबू पाया है तथा कितनों को ही आठ से दस दिन के अन्दर ठीक कर दिया है। मैंने निम्न तथा उच्च, दोनों ही पोटेंसियों में, इस औषधि का सफलता के साथ प्रयोग किया है। मगर अब 30 वीं शक्ति की औषधि का उपयोग करता हूं।

फेरम फास्फोरिकम

प्रादाहिक रोगों की चिकित्सा के लिए डा॰ सुसलर ने जिन बारह टिशू-औषधियों की व्यवस्था की है, उनमें यह दवा बहुत लाभकारी सिद्ध हुई है। लोहे का तत्व मौजूद रहने के कारण इस औषधि में स्थानिक रक्त-संचय की प्रवृत्ति पाई गई है। साथ ही फास्फोरस मौजूद रहने की वजह से फेफड़े और पाकाशय पर भी इसकी क्रिया होती है।

लेकिन, लोहे और फास्फोरस के पारस्परिक संयोग के कारण यह दवा रक्त-स्राव के लिए बहुत ही लाभदायक सिद्ध हुई। इसके रक्त-स्राव में खून का रंग चमकीला लाल होता है और यह रक्त-स्राव शरीर के किसी भी द्वार से हो सकता है। यदि इस औषधि का अधिक व्यापक परीक्षण किया जाये तो और भी बहुत से नए लक्षणों की जानकारी हासिल हो सकती है, जिससे वैज्ञानिक ढंग से इसका प्रयोग करने में मदद मिल सकती है। जहाँ तक मुझे ज्ञात है, इस औषधि का प्रयोग ऐसे व्यक्तियों पर नहीं होता जिनके शरीर में पर्याप्त रक्त रहता है और रक्त में लाला अंश की अधिकता होती है। इस प्रकार के रोगियों के लिए तो एकोनाइट ही उपयुक्त रहती है। फेरम फास का प्रयोग तो ऐसे रोगियों पर किया जाता है, जिनके शरीर में रक्त की कमी रहती है, चेहरा पीला होता है, कमजोर होने पर भी सहसा जिनका

रक्त किसी स्थान विशेष में एकत्र होने लगता है अथवा जो गठिया जनित विकारों से ग्रस्त रहते हैं। इस प्रकार की अवस्था में रस क्षरण की दशा उत्पन्न होने से पूर्व ही, इस औषधि का प्रयोग किया जाता है। ऐसे व्यक्तियों को, जो रक्त की कमी से उत्पन्न मंदाग्नि के फलस्वरूप उदर विकारों से पीड़ित रहते हैं और उन्हें प्रायः खट्टी डकारें आती रहती हैं, फेरम फास बहुत लाभ करती है और बहुत कम समय में रोगी को ठीक कर देती है।

दुर्बल और खून की कमी से पीड़ित उन व्यक्तियों को, जिन्हें रात में पसीना आने का रोग रहता है, यह औषधि बहुत कम लाभ करती है। मुझे इस बात का खेद है कि इस दवा के प्रयोग से सम्बन्धित सभी लक्षणों पर प्रकाश नहीं डाल सकता। लेकिन, मुझे यह विश्वास है कि यह एक बहुत ही उपयोगी औषधि है और श्री हैनीमैन द्वारा निर्धारित तरीके से इसकी पूरी तरह परीक्षा की जानी चाहिए।

विरेट्रम विरिड

रोगी की जीभ के बीच में लाल रंग की रेखा उभर आती है तथा अकड़न और फड़कन के साथ रोगी को तेज ज्वर रहता है।

यह औषधि रक्त संचय की अवस्था में, जिसे प्रादाहिक रोगी की आरम्भिक अवस्था भी कह सकते हैं, बहुत कारगर मानी जाती थी। खासकर, पाकाशय, हृदय-पिण्ड, गल-कोष, गल नली इत्यादि अंगों के रोगों में यह दवा बहुत लाभकारक मानी जाती थी।

एक समय ऐसा भी था जब कि पत्र-पत्रिकाएं इस औषधि से ठीक किए गए निमोनिया के मामलों की खबरों से भरी रहती थीं तथा उसका सारा श्रेय इस औषधि की हृदय व नाड़ी की क्रिया को नियंत्रित करने वाली शक्ति को दिया जाता था।

ऐसा दावा किया जाता था कि यदि निमोनिया ग्रस्त फेफड़े में, तीव्र रक्त संचार को नियंत्रित कर, रक्त की मात्रा को कम कर दिया जाए तो उससे फेफड़े को अपनी वर्तमान रोग ग्रस्त स्थिति से मुक्त होने का अवसर मिल जाता था।

यह अत्यंत सराहनीय था तथा अनेक मामलों में बहुत कम समय में उपचार भी हुआ था।

मैं भी पहले इसे निमोनिया रोग की एक बहुत कारगर दवा मानता था लेकिन बाद में कई मरीजों पर इसका प्रयोग करने के बाद मैं इस नतीजे पर पहुंचा कि निमोनिया में इस दवा का प्रयोग करने पर जब ऐसा प्रतीत होने लगता है कि रोगी की दशा सुधर रही है तभी वह अचानक मर जाता है। मुझे कई बार इस प्रकार का अनुभव हुआ। अब यह दवा निमोनिया रोग की पहली या आरम्भ अवस्था के लिए अधिक कारगर नहीं मानी जाती। वस्तुतः इस दवा का उपयोग करते समय चिकित्सक इस बात पर ध्यान नहीं देते थे कि रोग की अवस्थाओं को ध्यान में रखे बिना रोगी की नाड़ी की गति नहीं घटानी चाहिए। इस दवा के प्रयोग से नाड़ी की गति घट जाती है तथा हृदय पिण्ड पर गति घटाने वाली औषधि का प्रभाव होते ही रोगी सहसा मृत्यु को प्राप्त हो जाता है। परीक्षा करने पर मैं स्वयं इस नतीजे पर पहुंचा हूं कि डिजिटेलिस की तरह विरेट्रम विरिडि भी नाड़ी की गति को धीमा कर देती है।

मगर अब हमें निमोनिया की प्रथम स्थिति में रामबाण दवा सिद्ध होने वाली इस औषधि के विषय में कुछ सुनने को नहीं मिलता। क्यों? पहले तो इस का बिना सोचे-समझे उपयोग किया गया तथा दूसरे सभी स्थितियों को नजर अंदाज करते हुए भी नाड़ी की गति को नियंत्रित या कम करना वांछनिय नहीं होता और तीसरे कमजोर हृदय वाले रोगियों को शक्तिशाली हृदय अवसादक दवा देने से वे मर जाते हैं। सभी प्रदाहिक रोगों में तीव्र रक्त संचार हितकारी होता है और इस बात का प्रमाण होता है कि रोगों का मुकाबला करने वाली प्राकृतिक शक्ति कार्यरत है। रोग के वास्तविक कारण के हटने पर नाड़ी-गति स्वतः सामान्य हो जाती है। अतः उस पर बल प्रयोग नहीं करना चाहिए। सिद्धिकरण से यह भली प्रकार सिद्ध हो गया है कि डिजीटिलीस के साथ-साथ यह भी नाड़ी-गति को धीमा कर देती है। यदि नाड़ी की तीव्र गति को इसका परिणाम माना जाएगा तो वह इस का वैसा ही प्रतिक्रियात्मक प्रभाव माना जाएगा जैसा कि अफीम का निद्राहीनता का प्रभाव या फिर कैंथरिस का कब्ज। मुझे तो लगता है एक शोथरोधी के रूप में इसे भी कभी की घंमड़ी डिजीटिलीस की भांति अंधकार में लुप्त हो जाना चाहिए।

असलियत यह है विरेट्रम विरिडि के प्रभाव क्षेत्र या अधिकार क्षेत्र के बारे में चिकित्सकों को अभी बहुत कम जानकारी है और जब तक रोगिणी पर इस दवा की बड़े पैमाने पर परीक्षा न कर ली जाए, इस बारे में अधिकारिक तौर पर कुछ भी नहीं कहा जा सकता। अब तक इस औषधि की जितनी परीक्षा हुई है उसके आधार पर केवल इतना कहा जा सकता है कि यह एक उपयोगी और शक्तिशली औषधि अवश्य है। पाकाशय, जल नली का प्रदाह में भी यह दवा लाभ करती है। फेफड़े तथा मस्तिष्क के रक्त संचय का लक्षण भी इसमें मुखर रहता है। कई अन्य दवाओं में भी इस प्रकार के रक्त-संचय और प्रदाह के लक्षण पाए जाते हैं तथा अभी तक यह निश्चित रूप से नहीं कहा जा सकता कि विरेट्रम विरिड के लक्षणों तथा अन्य दवाओं के लक्षणों में किस प्रकार अन्तर किया जा सकता है। तथा विरेट्रम विरिड के लक्षणों की मुख्य विशेषता क्या है? मुझे एक ऐसे अद्‌भुत लक्षण का पता चला है तथा इसी लक्षण को दृष्टि में रखकर मैंने इस दवा से विर्सप रोग से ग्रस्त एक मरीज को ठीक किया है। यह रोगी प्रलाप से ग्रस्त रहता था। इसका अद्‌भुत लक्षण यह है कि जीभ के मध्य भाग में लाल रंग की एक पतली रेखा खिंच जाती है। मेरी राय में यह स्पन्दन, अकड़न और धनुष-टंकार की भी एक श्रेष्ठ औषधि है। इस औषधि से मैंने वमन से पीड़ित एक ऐसे मरीज को भी स्वस्थ किया था, जिसको बहुत जोर की उल्टियां होती थी और जिसका यह रोग बैठने पर बढ़ जाता था। रोगी पहले कई बार इस रोग से पीड़ित हो चुका था, परन्तु विरेट्रम विरिडि की खुराक खाने के बाद बिल्कुल स्वस्थ हो गया।

❋❋❋

विरेट्रम एल्बम

सारे बदन में शीतलता रहती है और ठण्डा पसीना आता है, विशेषकर ललाट में बहुत अधिक ठण्ड, रोगी का चेहरा सिकुड़ा और दबा हुआ महसूस होता है।

रोगी इस प्रकार उन्माद से ग्रस्त हो जाता है कि हर चीज को काटना और फाड़ देना चाहता है, लम्पटतापूर्ण तथा अश्लील बातें बकता रहता है और कभी-कभी इसी उन्माद में धर्म और प्रेम की डींगें भी हांकने लगता है।

रोगी चुपचाप रहना चाहता है, परन्तु एक बार उत्तेजित हो जाने पर बहुत उग्र रूप धारण कर लेता है और गाली-गलौज पर उतर आता है। बात-बात में दूसरों पर कीचड़ उछालने की कोशिश करता है। इसके रोगी को चावल के माँड़ की तरह सफेद, मटमैले दस्त बहुत अधिक सख्या में होते हैं जिससे उसे बहुत सुस्ती घेर लेती है। पिण्डलियों में ऐंठन और ठंडक के साथ हिमांग आ जाती है। नम मौसम में रोगी में वात के लक्षण अधिक मुखर हो जाते हैं तथा रोगी को इतना कष्ट और बेचैनी रहती है कि बिस्तर पर टिक नहीं सकता है।

दर्द इतना तेज होता है कि रोगी पीड़ा से पागल हो उठता है और प्रलाप करने लगता है। रोगी के वमन, मल, मूत्र, लार और पसीने में से बहुत अधिक खट्टी बदबू आती रहती है और रोगी स्फूर्तिदायक पदार्थों के सेवन की इच्छा प्रकट करता है।

कपाल में ठण्डा पसीना आना इस औषधि का विशिष्ट लक्षण है। यदि रोगी में यह लक्षण प्रकट रूप में विद्यमान हो और यदि रोगी बेहोशी या बहुत अधिक सुस्ती की हालत में हो तो हैजा, शिशु विसूचिका, निमोनिया, दमा, टायफायड-ज्वर और कब्जियत की शिकायत में सबसे पहले इस दवा पर गौर करना चाहिए। हैनीमैन ने सांघातिक हैजे की तीन प्रमुख औषधियाँ बताई हैं। इनमें से एक विरेट्रम एल्बम है। शेष दो औषधियाँ हैं–कैम्फर और क्यूप्रम मेटालिकम। इन तीनों औषधियों का प्रयोग करने के बारे में उन्होंने जो लक्षण पहले लिखे थें, आज भी उनकी सत्यता ज्यों की त्यों बनी हुई है। आरोग्य के स्वाभाविक नियमों के अनुसार रहने के कारण आज तक किसी भी परीक्षा में

उनमें कोई गड़बड़ी नहीं हुई है। प्राकृतिक नियमों में कभी कोई परिवर्तन नहीं होता। वे जैसे कल थे, वैसे ही आज हैं और आगे भी उनमें कोई परिवर्तन नहीं होने वाला है।

इस औषधि में कईं प्रबल मानसिक लक्षण भी प्रकट होते हैं। उदाहरणार्थ उन्माद पीड़ित रोगी काटने-फाड़ने की इच्छा (खासकर कपड़े फाड़ने की इच्छा) रखता है और रोगी अश्लीलतापूर्ण और लम्पटता भरी बातें करता है तथा कभी-कभी उन्माद में धर्म और प्रेम की भी दुहाई देने लगता है।

इस प्रकार की अवस्था में चिकित्सक को यह निर्णय करना पड़ता है कि विरेट्रम और स्ट्रेमोनियम में से कौन सी दवा रोगी को दी जाए। उक्त दोनों ही दवाओं में रोगी बहुत प्रलाप करता है और धार्मिकता का लक्षण प्रमुख रहता है। इसके अतिरिक्त इन दोनों ही दवाओं में रोगी कभी-कभी बहुत उग्र रूप धारण कर लेता है। लेकिन, स्ट्रेमोनियम के रोगी का चेहरा साधारणतः बहुत भर्राया हुआ और लाल रहता है जबकि विरेट्रम के रोगी का चेहरा पीलापन लिए सिकुड़ा हुआ या दबा हुआ रहता है। इसके अतिरिक्त विरेट्रम के रोगी को अपने समूचे शरीर में बहुत अधिक कमजोरी महसूस होती है। रोगी कभी बहुत उग्र हो उठता है तो उसके बाद बिल्कुल चुप रहता है अर्थात् यह प्रवृत्ति उसमें पर्याय क्रम से प्रकट होती है। लेकिन, किसी भी प्रकार उत्तेजित हो जाने पर इसका रोगी अपना मानसिक सन्तुलन खो बैठता है और बिल्कुल पागलों की तरह आचरण करने लगता है तथा गाली-गलौज और दूसरों पर कीचड़ उछालने पर उतारू हो जाता है। स्त्रियों में मासिक धर्म को दबा देने या प्रसव के पश्चात् इस प्रकार का उन्माद प्रकट हो सकता है। नये अथवा पुराने, दोनों ही प्रकार के उन्माद में विरेट्रम से रोगी स्वस्थ हो जाता है।

यदि हम एक शब्द में विरेट्रम एल्बम के सभी गुणों और लक्षणों का वर्णन करना चाहें तो यह कहा जा सकता है कि यह मुख्यतः पतनावस्था या शीत आ जाने की दवा है। इसके मुख्य लक्षण हैं–शक्तियों का तेजी से क्षय होते जाना, भारी और गहरी सुस्ती, ठण्डा पसीना और ठण्डी सांस, त्वचा नीली, बैंगनी, सिकुड़ी तथा चिकोटी काटने पर भी त्वचा पर कोई असर न होना; चेहरा सिकुड़ा और दबा हुआ, नाक नुकीली और सारा शरीर बर्फ की तरह ठण्डा, तलवे भी और पैर भी। त्वचा, चेहरा, पीठ, हाथ, पैर और तलवे सभी बर्फ की तरह ठण्डे

महसूस होते हैं। सारा बदन बर्फ की तरह ठण्डा होता हुआ भी पसीने से तर-बतर रहता है (टेबेकम) और साथ ही पिंडलियों में भारी ऐंठन रहती है। ये सभी लक्षण विरेट्रम एल्बम की परीक्षा के दौरान प्रकट हुए हैं और चिकित्सक सिद्ध लक्षण माने जाते हैं। इनसे यह भी मालूम होता है कि रोगी में कितनी अधिक हिमांग अवस्था पैदा हो सकती है। ब्रोंकाइटिस, निमोनिया, टायफायड-ज्वर या सविराम-ज्वर के भोगकाल में इस प्रकार की पतनावस्था दिखाई पड़ सकती है। यदि इस ढंग की पतनावस्था पैदा हो गई है, चाहे रोग कोई भी क्यों न हो और रोगी के कपाल और चेहरे पर ठण्डा पसीना आ रहा है तो पूर्ण विश्वास के साथ रोगी को इस दवा की खूराक दी जा सकती है। एलोपैथिक की अलकोहल मिली ताकत की दवाओं की तुलना में इस दवा का असर रोगी पर बहुत अधिक होगा।

हैजे की बीमारी में समान लक्षणों में केम्फर और विरेट्रम, दोनों का ही प्रयोग होता है। परन्तु, विरेट्रम के रोगी को दस्त बहुत अधिक लगते हैं और दस्तों का रंग चावल के धोवन की तरह होता है। लेकिन, कैम्फर में दस्त या तो होते ही नहीं या होते भी हैं तो उनकी संख्या बहुत कम जोती है। कईं बार विरेट्रम के रोगी को इतना तेज दर्द होता है कि वह पागल हो जाता है और प्रलाप करने लगता है। नम मौसम में रोगी दर्द के कारण बिस्तर पर लेटा नहीं रह सकता और बार-बार उठकर बैठ जाता है (फेरममेट)। इसे वात रोग की भी एक उत्तम औषधि मानते हैं। वस्तुतः विरेट्रम का प्रभाव क्षेत्र काफी विस्तृत है क्योंकि कईं भिन्न-भिन्न रोगों में इस प्रकार के लक्षण पाये जाते हैं।

हेलिबोरस नाइजर

अब तक प्राप्त ज्ञान के आधार पर हम यह कह सकते हैं कि इस औषधि का प्रभाव क्षेत्र अधिक विस्तृत नहीं है। फिर भी; यह एक बहुत उपयोगी दवा मानी जाती है।

मस्तिष्क के अनेक रोगों और उन विकारों में, जैसे मस्तिष्क आवरण का प्रदाह जिनमें या तो रक्त-स्राव होने का भय हो अथवा रस-स्राव हो रहा हो, इस औषधि का सफलतापूर्वक प्रयोग किया जा सकता है। इस औषधि के प्रमुख लक्षण हैं–रोगी चिल्लाता है और चिल्लाने के साथ अपना सिर तकिये पर इधर-उधर पटकता रहता है; रोगी की बुद्धि जड़ हो जाती है, उसे गहरी नींद आ जाती है और जितना पानी मिले सब पी लेना चाहता है। ललाट पर ठण्डा पसीना रहता है और ललाट में सिकुड़न आ जाती है। रोगी का जबड़ा इस प्रकार हिलता-डुलता है जैसे वह कोई चीज चबा रहा हो। उसकी पुतलियाँ फैल जाती हैं और देखने और सुनने की शक्ति का अस्थायी तौर पर लोप होने के साथ इन्द्रिय-ज्ञान में शिथिलता आने लगती है। रोगी की एक जांघ और एक बांह लगातार हिलती ही रहती है परन्तु दूसरी इस तरह निश्चल पड़ी रहती है जैसे उसे लकवा मार गया हो। पेशाब या तो उतरता ही नहीं और यदि उतरता भी है तो उसकी मात्रा बहुत थोड़ी होती है। कभी-कभी पेशाब की तली में कॉफी की तरह काले रंग का चूर्ण जमा हो जाता है। इन लक्षणों पर गौर करने से मालूम होता है कि रोगी के आरोग्य-लाभ करने की आशा बहुत कम है और यदि इस अवस्था में रोगी को ठीक औषधि नहीं प्राप्त होती तो शरीर में अकड़न पैदा होकर तथा बेहोशी आकर रोगी शीघ्र ही मृत्यु को प्राप्त हो जाता है। इस प्रकार की घातक अवस्था वाले कितनी ही रोगी हेलिबोरस नाइजर से पूरी तरह रोगमुक्त हो जाते हैं। यह मेरा अपना अनुभव है। इसका पहला लक्षण यह है कि रोगी की पेशाब की मात्रा बढ़ जाती है और इसके बाद ही सभी बुरे लक्षण धीरे-धीरे घटने लगते हैं। मैंने 1000 (बी॰ एण्ड टी॰) पोटेंसी में तथा 33000 (फिंक) पोटेंसी में इस औषधि का प्रयोग किया है और बहुत जल्दी ही रोगी पर इसका असर होते देखा है।

हेलिबोरस आरक्त ज्वर के बाद पैदा होने वाले शोथ की भी एक श्रेष्ठ दवा है। यह बीमारी बहुत तेजी से उत्पन्न होती है। इसमें पेशाब की तली में कॉफी के चूरे की तरह के कण दिखाई पड़ते हैं। इस प्रकार के रोग में हेलिबोरस और एपिस में से किसी एक को चुनना पड़ता है, जो बहुधा बहुत कठिन सिद्ध होता है।

***

क्यूप्रम मेटालिका

इस औषधि का विशेष लक्षण है–आक्षेप। मैननजाइटिस, हैजा, सांघातिक हैजा, कुकर खांसी, आरक्तज्वर और ऐंठन या आक्षेप जैसे रोगों की चिकित्सा में इसका प्रयोग किया जाता है।

इस औषधि का आक्षेप रोगी के हाथ-पैरों की उंगलियों से शुरू होता है और फिर धीरे-धीरे सारे शरीर में फैल जाता है।

इसमें नींद न आने के कारण या अति मानसिक श्रम करने के कारण बहुत अधिक शारीरिक सुस्ती रोगी को घेर लेती है।

चर्म रोग दब जाने पर स्फोट-ज्वर का रूप धारण कर लेता है।

'अकड़न' इस औषधि का सबसे प्रमुख लक्षण है। यह औषधि कई रोगों में फायदा करती है जैसे मैननजाइटिस या रक्ताघात, रक्त-संचय तथा अन्य प्रकार के मस्तिष्क विकार। परन्तु, शर्त यही है कि इन सभी रोगों में अकड़न या ऐंठन का लक्षण अवश्य विद्यमान हो। यह अकड़न या ऐंठन उंगली या अंगूठे से प्रारम्भ होकर सारे शरीर में फैलती है। यदि अकड़न का लक्षण नहीं होगा तो इस औषधि से रोगी को कोई लाभ नहीं होगा। यदि हृदय के दाह में काटने की तरह दर्द और दबाव का अनुभव हो और उसके बाद रोगी को वमन होने लगे तो क्यूप्रम निश्चय ही लाभ करेगी। हैजे, सांघातिक हैजे इत्यादि में, अकड़न का दर्द बहुत तेज होने पर बहुधा क्यूप्रम का ही इस्तेमाल होता है। डनहम के अनुसार, कैम्फर में जीवन-शक्ति के धराशयी होने के लक्षण बहुत मुखर रहते हैं; विरेट्रम एल्बम में दस्त और कै की प्रधानता रहती है तथा क्यूप्रम में सबसे प्रधान लक्षण ऐंठन

या अकड़न रहती है। कुकर खांसी में भी खांसते-खांसते बच्चे अकड़ जाते हैं, उनकी सांस रूक जाती है और आक्षेपिक स्पन्दन के कारण बच्चे को क्षण भर बाद होश आता है। वमन होने के बाद धीरे-धीरे रोगी ठीक हो जाता है। यह भी देखा गया है कि खांसते-खांसते हर बार खांसी के जोर से रोगी के शरीर में मृगी के तरह की अकड़न पैदा हो जाती है। इन सभी अवस्थाओं में क्यूप्रम का इस्तेमाल होता है। दाने-फुंसियाँ बैठने या दबने से जो अकड़न पैदा होती है, उसमें सबसे पहले क्यूप्रम का ही प्रयोग करना उपयुक्त है। (जिंक के साथ तुलना देखिए)।

क्यूप्रम की यह सब अकड़न प्रसूतावस्था में प्रसव के बाद होने वाले दर्द में तथा दर्द भरे मासिक में दिखाई पड़ती है। यदि किसी स्थानिक रोग से ग्रस्त हुए बिना मृगी हो या नर्तन रोग जैसा विशुद्ध स्नायविक विकार भी हो तो भी क्यूप्रम का प्रयोग चिकित्सकों द्वारा बहुधा किया जाता है। क्यूप्रम के आक्षेप में सबसे बड़ी विचित्रता यह है कि आक्षेप हाथ-पैर की उंगलियों में स्पन्दन से शुरू होता है और फिर सारे शरीर में फैल जाता है। यही इस दवा का एक विशेष लक्षण है जिसे मैंने कई बार ध्यान से देखा है।

फेरिंगटन के अनुसार, इसका एक और भी लक्षण है। यह लक्षण है–मानसिक और शारीरिक अवसाद, जो नींद न आने या अति मानसिक श्रम के कारण उत्पन्न होता है। यह लक्षण नक्सवोमिका और कोकुलस में भी पाया जाता है। अतः अन्य सभी लक्षणों को देख कर ही औषधि का चुनाव करना चाहिए। मैंने हमेशा क्यूप्रम एसिटेट के बदले क्यूप्रम मेटालिकम का ही इस्तेमाल किया है और उसने तुरन्त फायदा किया है।

सिइक्यूटा विरोसा

इस दवा का विशिष्ट लक्षण है—बहुत ही प्रबल अकड़न या आक्षेप। इसके आक्षेप में रोगी के शरीर में तेज खींचन पैदा होती है और उसके नाना प्रकार का टेढ़ा-मेढ़ा आकार बन जाता है। इसमें रोगी पीछे की ओर अकड़ जाता है तथा सिर, गर्दन, मेरूदण्ड पीछे की ओर खिंच कर टेढा हो जाता है। इसी कारण मेरू-मज्जावरण प्रदाह रोग में इसका प्रयोग होता है। मोरेविया के डाक्टर ने एक बार इस भयंकर रोग से ग्रस्त से छः रोगियों का इलाज किया था। उस समय यह रोग एक महामारी के रूप में वहां फैला हुआ था। उनके इलाज से इनमें से कोई भी रोगी नहीं मरा तथा सभी बहुत जल्दी ही ठीक हो गये थे। उनकी नजर में सिक्यूटा इस रोग की प्रधान दवा है।

बच्चों को दांत निकलने के समय अथवा कृमि के कारण बालक के शरीर में अकड़न आ जाने पर भी सिना से लाभ न होने पर इस दवा का बहुत अच्छा असर होता है। मस्तिष्क और मेरूदण्ड सम्बन्धी विकारों के लिए भी इस औषधि का चिकित्सको द्वारा अधिकतर प्रयोग किया जाता है। यदि मेरूदण्ड में रगड़ या पुरानी चोट के कारण आक्षेप की शिकायत रहती हो और आर्निका से रोगी को कोई लाभ न हुआ हो तो बिना हिचक सिक्यूटा विरोसा का प्रयोग करना चाहिए। सिक्यूटा विरोसा का उपयोग उन सभी रोगों में होता है, जिनमें प्रचण्ड आक्षेप मौजूद रहता है और रोगी के अंगों में विकृति दिखाई पड़ती है। वह अपने शरीर के अंगों को टेढ़ा-मेढ़ा करता कातर होकर चिल्लाता है; विचित्र भाव-भंगिमाएं बनाता है और शरीर को बहुत हिलाता है। उसे बहुत अधिक उत्तेजना महसूस होती है।

मृगी रोग, निस्पंद वायुरोग या अन्य किसी रोग में किसी भी तरह का आक्षेप उभरने पर यदि उसका रूप बहुत प्रबल और भयंकर हो तो सिक्यूटा देनी चाहिए।

चर्म रोगों की भी यह एक विलक्षण दवा मानी जाती है। चेहरे, सिर और शरीर के अन्य भागों में, जब मवाद भरे दाने मिलकर पीले रंग के ददोरे या

चिपटे दाने का रूप धारण कर लें तो सिक्यूटा का प्रयोग करने के बारे में विचार करना चाहिए। एक युवती एक्जीमा रोग से पीड़ित थी और उसका यह रोग बहुत पुराना हो गया था। उसका समूचा सिर टोपी की तरह कड़ा हो गया था। मैंने सिक्यूटा की 200 शक्ति की खूराक उसे दी और बहुत थोड़े समय में ही रोगिणी स्वस्थ हो गई। मुझ से उपचार कराने से पूर्व उसने कई प्रकार के मलहमों का इस्तेमाल किया था, परन्तु किसी से कोई लाभ नहीं हुआ था।

कास्टिकम

जब रोगी को बहुत बेहोशी तथा सुस्ती और कमजोरी स्थानिक पक्षाघात में परिणत हो जाए और स्वर-यंत्र, जीभ, निगीरण पेशी, पलक, मुखमण्डल, मूत्राशय और हाथ-पैर तक उससे प्रभावित हो जाए तो कास्टिकम का प्रयोग करना चाहिए।

स्नायुशूल, विशेषकर सोरा-दोष से उत्पन्न में जब रोगी को ऐंठन या खींचन की तरह का दर्द होता हो, कास्टिकम का इस्तेमाल होता है। इसका एक अन्य प्रधान लक्षण है–किसी प्रकार का स्पर्श न सहन होना; ऐसा लगता है जैसे शरीर की खाल उधड़ रही हो। साथ ही खोपड़ी, स्वरयंत्र, कण्ठमाला, छाती, मलद्वार, मूत्रमार्ग, मलनली इत्यादि में जलन भरे दाने उभर आते हैं। रोगी की बंधनियों में संकोचन तथा संधियों में प्रदाह की शिकायत भी रहती है।

रोगी को कूल्हों में दर्द रहता है तथा इच्छा न रहने पर भी अपने आप पेशाब निकल जाता है। इसके साथ ही उसे सूखी खांसी भी तंग करती है। वायुपथों में स्पर्श सहन नहीं होता और कफ निकलने में बहुत कठिनाई और कष्ट होता है। निःश्वास के समय यह कष्ट बढ़ जाता है, परन्तु ठण्डा पानी पीने से रोगी को राहत महसूस होने लगती है। रोगी को किसी प्रकार का स्पर्श सहन नहीं होता तथा खाल उधड़ने के साथ बवासीर की भी शिकायत हो जाती, जो चलने-फिरने पर और भी बढ़ जाती है। रोगी को बार-बार कब्ज की शिकायत रहने लगती है और शौच की इच्छा होने पर भी पाखाना नहीं उतरता। लेकिन खड़े होकर पाखाना करने से मल निकल जाता है।

खुश्क मौसम में तथा बवासीर से ग्रस्त होने पर, चलने-फिरने से रोग के लक्षण बढ़ते हैं। नम मौसम में ठण्डा पानी पीने पर, विशेषकर जब रोगी को खांसी की शिकायत भी हो, रोग के लक्षण घटने लगते हैं।

सोरा-दोष को नष्ट करने के लिए यह एक अद्वितीय दवा है तथा इसके लक्षणों की महात्मा हैनीमैन द्वारा भली प्रकार परीक्षा भी कर ली गई थी। यद्यपि इसका वास्तविक रसायन उपदान नहीं मालूम हुआ, परन्तु ऐसा प्रतीत होता है कि यह पोटास की श्रेणी से है। इस दवा में बहुत से असाधारण लक्षण हैं, जिन पर चिकित्सकगण पूरी तरह भरोसा कर सकते हैं। सबसे पहली महत्त्वपूर्ण बात यह है कि इसमें रोगी को बहुत अधिक कमजोरी लगती है जैसी कि पोटास के नमक में सामान्य तौर पर लगती है। कास्टिकम का एक प्रधान लक्षण है–बेहोशी की तरह की दुर्बलता तथा कम्पन मिली शक्तिहीनता। इसका यह लक्षण जेलसिमियम के लक्षण से भी मिलता है। जेलसिमियम का एक और लक्षण इसमें पाया जाता है। यह है–पलकों का गिर जाना। यह लक्षण सिपिया, कास्टिकम और जेलसिमियम में बहुत मुखर रहता है। लेकिन कास्टिकम की कमजोरी बढ़ते-बढ़ते पक्षाघात में परिणत हो जाती है। पक्षाघात कास्टिकम का साधारण लक्षण माना जाता है और इसमें सदैव रोगी के दाहिने अंगों पर ही पक्षाघात का हमला होता है (लेकेसिस में बाईं ओर)। स्थानिक पक्षाघात को भी–जैसे स्वरयंत्र, निगीरण पेशी, जीभ, पलक, मुख, मूत्राशय और हाथ-पैर का पक्षाघात–कास्टिकम का एक लक्षण मानते हैं। इसके अन्य लक्षणों में सभी प्रकार के स्नायविक-स्पंदन, नर्तन रोग, आक्षेप और मृगी रोग, गति शक्ति का अवरोध शामिल है।

अनेक प्रकार के ऐसे स्नायविक रोगों के इलाज में इस औषधि का प्रयोग होता है जिनका रूप बहुत उग्र होता है। मैंने कई बार कास्टिकम का इस्तेमाल कर ऐसे कई रोगियों को ठीक किया है जब प्रत्यक्ष सादृश्य के आधार पर चुनी गई दवा से रोगी को राहत नहीं पहुंची। हेनिमैन लिखित 'क्रोनिक डिजीजेज' नामक पुस्तक में उल्लिखित इसके लक्षणों का डा॰ हैम्पल ने अपनी 'मेटेरिया मेडिका' में उपहास किया है। परन्तु, रोगियों की शारीरिक परीक्षाओं से यह प्रमाणित हो चुका है कि यह औषधि बहुत अधिक लाभ पहुंचाती है। इस दवा की क्रिया स्नायुमंडल पर ही नहीं बल्कि रोगी के मन पर भी होती है और रोगी बहुत अधिक सुस्ती महसूस करता है। वह उदासी और निराशा में डूबा रहता

है और हर वस्तु में उसे कोई न कोई खराबी या दोष नजर आता है। इस प्रकार की उदासी, शोक और चिंता से भी पैदा हो सकती है। बहुधा ऐसा देखा गया है कि बहुत दिनों से शोक से पीड़ित रहने के कारण मनुष्य इस प्रकार की उदासीनता का शिकार हो जाता है। ऐसी अवस्था में कास्टिकम के लक्षण इग्नेशिया, नेट्रम म्यूरियेटिकम और फास्फोरिक एसिड से मिलते हैं।

कास्टिकम में रोगी का बहुधा यही मनोभाव रहता है। परन्तु कभी-कभी उत्कण्ठा, क्रोध अथवा हिस्टीरिया का भाव भी पर्यायक्रम से नजर आता है। पलकों के पक्षाघात के बारे में पहले ही विस्तार से बताया जा चुका है। अधिकतर इसमें रोगी की दृष्टि प्रभावित हो जाती है। नेत्रों के सामने झिलमिलाहट सी होती रहती है और रोगी को ऐसा एहसास होता है जैसे आँखों के सामने पतले कपड़े का परदा पड़ा हो। मोतियाबिंद की प्रारम्भिक अवस्था में भी इस प्रकार का विकार उभर आता है और कास्टिकम के प्रयोग से रोगी स्वस्थ हो जाता है। रोगी को कानों में अनेक्र प्रकार की आवाजें–ठन-ठन, गुन-गुन, गड़-गड़ सुनाई पड़ती हैं। यदि इस प्रकार की आवाजों के साथ बहरेपन की शिकायत भी हो तो कास्टिकम बहुत अधिक लाभ करती है। यदि रोगी को कानों में शब्द की प्रतिध्वनि–इसमें रोगी की स्वयं की आवाज की प्रतिध्वनि भी शामिल है–सुनाई पड़ती हो, बाहरी कान में जलन रहती हो और वह लाल हो जाता हो तो कास्टिकम ही उसके लिए उपयुक्त औषधि है। यह लक्षण सल्फर में भी बहुत मुखर है और हम यह बात निश्चय के साथ कह सकते हैं कि कास्टिकम और सल्फर के यह लक्षण एक-दूसरे से बहुत कुछ मिलते-जुलते हैं। पुरानी बीमारियों में एक के बाद दूसरी औषधि का प्रयोग करने से रोगी को बहुत राहत होती है। रोगी के चेहरे पर कास्टिकम के चार प्रधान लक्षण नजर आते हैं। ये हैं–चेहरे पर पीलापन, जो पाण्डु रोग के कारण नहीं बल्कि रोग के कारण होता है; वात या सोरा-दोष के कारण उत्पन्न पक्षाघात; वात या सोरा-दोष के कारण उत्पन्न स्नायशुल; मुख के जबड़े में इतना कड़ापन की रोगी मुख भी नहीं खोल पाता।

अन्तिम लक्षण वात जनित होता है और सन्धियों के प्रदाह के कारण उत्पन्न अंगविकृति के साथ उसका गहरा सम्बन्ध दिखाई पड़ता है। जीभ में कास्टिकम के प्रमुख लक्षण इस प्रकार हैं–रोगी साफ नहीं बोल पाता चाहे उसकी जीभ पर पक्षाघात हुआ हो या नहीं; जीभ के चारों ओर सफेद रंग का लेप और

बीच में लाली। विरट्रेम विरिड में जीभ की यह लाली अत्यंत स्पष्ट रहती है।

कास्टिकम का असर कण्ठ पर भी होता है। रोगी को कण्ठ में जलन की तरह का दर्द होता है और कोई भी चीज निगलने पर इस दर्द में वृद्धि नहीं होती।

गले में दोनों ओर दर्द रहता है और रोगी को ऐसा मालूम होता है कि दर्द छाती से उठ रहा है।

रोगी को सूखी खांसी आती है तथा गले के अन्दर ऐसा महसूस होता है जैसे खाल छिल गई हो। बहुत देर तक खांसते रहने पर कभी-कभी थोड़ा सा बलगम निकलता है। यह लक्षण भी सल्फर में पाया जाता है, जिसमें कण्ठ में जलन रहती है–खासकर दाहिनी ओर यह जलन अधिक रहती है। मैंने देखा है कि सल्फर से लाभ न होने पर कास्टिकम का प्रयोग करने पर रोगी को अवश्य लाभ होता है।

आंत-प्रणालीः रोगी को ऐसा मालूम पड़ता है जैसे पाकाशय में चूना जल रहा हो। इसके साथ ही उसे वायु की डकारें आती हैं। गर्नसी इसे एक अत्यन्त निर्भर रहने योग्य लक्षण मानते हैं। मैंने इसकी जांच नहीं की है। मल द्वार के रोगों की भी कास्टिकम एक श्रेष्ठ औषधि मानी जाती है। मलद्वार सम्बन्धी रोगों में कास्टिकम के मुख्य लक्षणों में कब्ज, बार-बार पाखाना लगने पर भी पाखाना न उतरना (नक्स), पाखाने की हाजत बनी रहना तथा पाखाना जाने पर जोर पड़ने से चेहरा लाल हो जाना इत्यादि बातें शामिल हैं। रोगी के खड़े होकर पाखाना करने पर खुल कर पाखाना होता है। बवासीर का मस्सा फूल जाता है, उसमें खुजली, ऐंठन, डंक मारने की तरह की जलन का दर्द, खाल उधड़ना, स्पर्श सहन न होना। चलने पर, रोग के विषय में सोचने पर, धर्मोपदेश करने पर या बहुत अधिक बोलने या भाषण करने पर रोग के लक्षणों में वृद्धि हो जाती है। मलद्वार सम्बन्धी और कितने ही लक्षण कास्टिकम में मिलते हैं लेकिन मैं संपूर्ण मेटेरिया मेडिका नहीं लिख रहा हूं। इतना ही कहना पर्याप्त होगा कि मलद्वार सम्बन्धी विकारों की दवाओं की खोज करते समय कास्टिकम को अवश्य ध्यान में रखा जाए क्योंकि यह नहीं कहा जा सकता कि शरीर के किस अंग में ये विचित्र तथा परिचायक लक्षण प्रकट होंगे, जिन को दृष्टि में रखकर औषधि विशेष का चुनाव किया जा सकता है। यह कार्य तो उन लक्षणों पर सावधानी से नजर रखने पर ही सम्भव हो सकता है।

कास्टिकम की क्रिया मूत्र-प्रणाली पर भी होती है, यह आगे लिखे लक्षणों से पूरी तरह स्पष्ट होता है। रोगी को मूत्र-मार्ग में खुजली रहती है, पेशाब करने की बेकार इच्छा बनी रहती है, बार-बार में कई बूंद पेशाब उतरता है तथा इसके साथ ही मल-नली में अकड़न और कब्ज भी मौजूद रहता है।

नक्सवोमिका और कैन्थरिस में भी ऐसे ही लक्षण पाये जाते हैं। मैंने एक बार एक स्त्री के मूत्राशय का पुराना प्रदाह इसी औषधि से ठीक किया था। इस स्त्री का कष्ट कई वर्षों तक योग्य एलोपैथिक चिकित्सक के इलाज से भी ठीक नहीं हो सका था। इस रोगिणी में स्पर्श-सहन न होने के साथ खाल उधड़ने का लक्षण भी मौजूद था। इसके साथ ही उसे रूक-रूक कर, बूंद-बूंद पेशाब भी होता रहता था।

इस औषधि के अन्य लक्षणों में खांसने, छींकने, नाक साफ करने और रात में निद्रा के दौरान अथवा चलते हुए भी इच्छा न रहने पर भी पेशाब निकल जाना भी शामिल है। रोगी को इतनी सरलता से पेशाब होता है कि उसे उसकी धार तक का एहसास नहीं होता और अन्धेरे में वह बिना देखे यह विश्वास नहीं कर पाता कि उसे वस्तुतः पेशाब उतर रहा है। मूत्राशय की ग्रीवा में इतनी अधिक कमजोरी अन्य किसी दवा में दृष्टिगोचर नहीं होती। मूत्र पर भी कास्टिकम की क्रिया होती है। पेशाब लिथिक एसिड और लिथेट से परिपूर्ण रहता है (ह्युसे) और उसकी तली में विभिन्न गहरे व हल्के रंग वाले कण जमा रहते हैं। ये सभी लक्षण कास्टिकम के रोगी के मूत्र में पाए जाते हैं।

श्वसन अंगों पर इस औषधि की क्रिया होती है। स्वर अधिक फटता है। साथ ही गले के अन्दर उधड़ने का भाव रहता है और अचानक ही स्वर लोप हो जाता है। रोगी की श्वसन अंगों की पेशियां काम करना बंद कर देती हैं तथा रोगी ऊंचे स्वर से बोल नहीं पाता। नये स्वर-यंत्र प्रदाह के बाद पुराने स्वर-भंग के लक्षण उभर आते हैं। कास्टिकम के ये सभी लक्षण बहुत विश्वसनीय माने जाते हैं और इसके अतिरिक्त अन्य कोई दूसरी दवा इसमें बहुत जल्द लाभ नहीं कर सकती। स्वर-भंग की यह शिकायत स्वररज्जु के आंशिक पक्षाघात अथवा सर्दी के कारण पैदा हो सकती है। कण्ठनली में खाल उधड़ने के भाव के साथ उत्तेजना भी मौजूद रहती है तथा सूखी और खोखली खांसी आती है। कूल्हों में दर्द रहता है और खांसी आने पर अपने आप ही पेशाब निकल जाता है। खांसने पर भी रोगिणी भरपूर बलगम नहीं निकाल पाती। निःश्वास के दौरान रोगी की खांसी बढ़ जाती है (एकोन)।

ठंडे पानी का घूंट भरने पर खांसी का वेग घट जाता है और कफ निकाल सकने की शक्ति न रहने के कारण रोगी कफ को निगल जाता है। लेकिन, इस औषधि का विशेष लक्षण स्पर्श कातरता है और खाल उधड़ने की अनुभूति को ठीक प्रकार प्रकट नहीं कर पाते और केवल इतना बताते हैं कि उन्हें गले के अन्दर कुछ जलन सी हो रही है। इस प्रकार की अवस्था में आयोडीन और स्पोंजिया का प्रयोग कर देखिए। इन्फ्लुएंजा के रोग में, जिसे अब लाग्रिफ भी कहने लगे हैं, चिकित्सकों को यह फैसला करना पड़ता है कि यूपोटेरियम पर्फोलियेटम, रसटक्स तथा कास्टिकम में से कौन सी दवा का चुनाव किया जाए। इन तीनों ही दवाओं में रोगी को अपने सारे बदन में थकान अनुभव होती है तथा तनिक सा भी स्पर्श सहन नहीं होता। रोगी को इस प्रकार का दर्द रहता है जैसे उसका बदन किसी चीज से कुचल गया हो। खांसने पर वक्ष में किसी प्रकार का स्पर्श सहन नहीं होता। यदि रोगी को अपने ही आप मूत्र होता है तो इसके लिए कास्टिकम एक श्रेष्ठ औषधि मानी जानी चाहिए। कास्टिकम के श्वसन अंगों के लक्षण प्रत्येक होमियोपैथिक चिकित्सक को ज्ञात होने चाहिए।

कास्टिकम में गर्दन और गले में दर्द तथा कड़ापन रहता है। पेशियों में इतनी अकड़न और जकड़न रहती है कि रोगी कठिनाई से अपना सिर घुमा पाता है। त्रिक-प्रदेश और पीठ में, अपने स्थान से उठने पर रोगी को दर्द भरी अकड़न महसूस होती है। निचले या ऊपरी अंगों का, अथवा सर्वांग का पक्षाघात, दोनों हाथ-पैर, उरू तथा घुटनों और तलवों में फाड़ने की तरह का दर्द होता है। यह दर्द खुली हवा में बढ़ जाता है, परन्तु बिस्तर पर पड़े रहने पर दर्द महसूस नहीं होता। रोगी के अंग-प्रत्यंग कमजोरी से काँपते रहते हैं। संधियों में अकड़न और संकोचन रहता है तथा पेशी संकोचन के साथ वात या संधिवात का प्रदाह पैदा हो जाता है। ये सभी लक्षण इस बात की पुष्टि करते हैं कि पीठ और उससे सम्बन्धित अन्य अंगों पर कास्टिकम की साधारण क्रिया से बहुत लाभ होता है। मेरी राय में पुराने वातरोग और पक्षाघात के इलाज के लिए यदि सभी दवाओं को छोड़कर केवल तीन दवाओं को चुनने का प्रश्न उपस्थित हो तो मैं कास्टिकम, सल्फर और रसटक्स को चुनूंगा। सावधानी से तथा सभी लक्षणों पर ध्यान रखकर यदि दवाओं का चुनाव किया जाए तो कास्टिकम अपेक्षाकृत अधिक बेहतर दवा सिद्ध होगी। कास्टिकम और सल्फर की तुलना इससे पूर्व भी की जा चुकी है। यद्यपि पूरक तथा असमान दवाओं के बारे में अत्यधिक बढ़ा-चढ़ा कर कहना

होमियोपैथिक चिकित्सा-विधान के विरूद्ध है; फिर भी कोई और दो दवाएं ऐसी नहीं हैं, जो आपस में एक दूसरे से इतनी अधिक प्रभावित होती हों और एक का प्रयोग करने के बाद दूसरी को इतनी अधिक सफलता के साथ इस्तेमाल किया जा सकता हो। हेनिमैन ने यदि कास्टिकम के अलावा अन्य किसी दवा का आविष्कार न किया होता तो भी संसार उनका अत्यन्त कृतज्ञ रहता।

फाड़ने की तरह दर्द इस औषधि का विशेष लक्षण है। यह दर्द रह-रह कर पैदा होता है और बहुधा मुख के स्नायुशूल में यह लक्षण मुखर रहता है। रोगी को स्पर्श सहन नहीं होता और ऐसा अनुभव होता है जैसे उसकी खाल उधड़ रही हो। इन लक्षणों पर भी विशेष तौर से ध्यान देना चाहिए। खोपड़ी, गले के भीतरी भाग (कण्ठ), स्वर-यंत्र और कण्ठनली, वक्ष, मलान्त्र, मलद्वार और मूत्र मार्ग तथा उद्भेद में ये लक्षण दिखाई पड़ते हैं। इसमें कुचल जाने की तरह की दर्द की अुनभूति नहीं होती जैसी आर्निका में होती है। इसके लक्षण रसटक्स से भी नहीं मिलते-जुलते क्योंकि रसटक्स में वात कण्टक की तरह लगातार दर्द मिली स्पर्श-कातरता नहीं पायी जाती। रसटक्स की स्पर्श-कातरता कण्डरा और पेशी तन्तु में दिखाई पड़ती है। लेकिन, स्पर्श कातरता की अनुभूति मुख्यतः श्लैष्मिक झिल्लियों में ही केन्द्रित रहती है और रोगी को ऐसा अनुभव होता है कि मानो उसकी खाल उधड़ गयी हो। कास्टिकम की यह बहुत ही आवश्यक और निर्भर की जा सकने वाली अनुभूति है। कास्टिकम का एक और विशेष लक्षण है–बहुत अधिक जलन की अनुभूति। यह जलन सर्वज्ञ दिखाई पड़ती है और सल्फर में भी यह लक्षण पाया जाता है। लेकिन, इस सन्दर्भ में यह स्मरण रखना चाहिए कि सल्फर की जलन के साथ खुजली मिली रहती है। एपिस मेल्लिफिका में डंक मारने की तरह दर्द रहता है और कास्टिकम में स्पर्श-कातरता का भाव अधिक पाया जाता है। अतएव, इन दवाओं के सभी लक्षणों को दृष्टि में रख कर ही औषधि का चुनाव करना चाहिए। बहुत से रोगियों को खिंचाव की तरह जो दर्द होता है, उससे रोगी के शारीरिक अंगों का स्वरूप विकृत हो जाता है और बहुधा शरीर की क्रियाशीलता को नष्ट करने वाला भयंकर संधिवात पैदा हो जाता है। यह लक्षण भी कास्टिकम में अधिक मुखर रहता है और इससे रोगी को आरोग्यलाभ करने में बहुत मदद मिलती है।

हैनीमैन ने कास्टिकम को सोरा निरोधक दवाओं की श्रेणी में शामिल किया

है। जब एक्जीमा जैसे पुराने चर्म रोगों के दब जाने से शरीर में नाना प्रकार के उपद्रव उठ खड़े होते हैं तो इस दवा का निश्चय ही उपयोग होना चाहिए। मुझे एक बार एक ऐसी रोगिणी को देखने के लिए बुलाया गया जो चेहरे के स्नायुशूल से पीड़ित थी। वह बहुत दिनों से यह रोग भोग रही थी। यद्यपि, एक योग्य होमियोपैथिक चिकित्सक उसका इलाज कर रहा था, परन्तु उसका रोग ठीक होने पर नहीं आ रहा था। किसी प्रकार भी उसकी पीड़ा कम नहीं रही थी। जब होमियोपैथिक दवा से कोई लाभ नहीं हुआ तो रोगिणी ने एलोपैथिक इलाज शुरू कर दिया। लेकिन, एलोपैथिक की दर्द नाशक दवाओं से भी उसका रोग ठीक नहीं हो पाया। रोगिणी की हालत दिन पर दिन खराब होती गई। मैंने सावधानी से रोगिणी की शारीरिक परीक्षा की और पाया कि बहुत अधिक दिनों से बीमार रहने के कारण रोगिणी बहुत कमजोर और दुबली हो गई है और उसके चेहरे पर दर्द रह-रह कर हवा के झोकों की तरह आता है। यह दर्द खींचन की तरह का होता था। मैंने यह भी पाया कि वर्षों पहले रोगिणी एक्जीमा रोग से भी पीड़ित रह चुकी थी। वह रोग चेहरे के स्नायुशूल से पहले उसे हुआ था। पहले उसे सल्फर दिया गया था जिससे उसे कोई लाभ नहीं हुआ था। अतः मैंने उसे कास्टिकम की खूराक दी। 200 शक्ति में कास्टिकम की खूराकें देने पर रोगिणी का रोग जड़ से नष्ट हो गया। मैं यह नहीं जानता कि कास्टिकम में सोरा-दोष को नष्ट करने की क्षमता है या नहीं, परन्तु इतना अच्छी तरह कह सकता हूं कि बतौड़ी, मस्सों को नष्ट करने के लिए यह एक श्रेष्ठ औषधि है। यह थूजा के समान हो या न हो परन्तु उसके बाद की दवा अवश्य है। जल जाने से होने वाले पुराने घावों के इलाज की भी यह एक बढ़िया दवा है। मैंने कास्टिकम के बारे में विस्तार से इसलिए लिखा है क्योंकि मैं जानता हूं कि इस महान औषधि पर उचित ध्यान नहीं दिया जा रहा है। ठीक-ठीक लक्षणों के अनुसार इस्तेमाल होने पर, इससे अधिक सुनिश्चित और सन्तोषप्रद परिणाम दिखाने वाली दवाएं बहुत कम हैं। इसके रोग लक्षण सामान्यतः साफ और बढ़िया मौसम में बढ़ते हैं तथा नम मौसम में घटते हैं।

(नक्स-वोम–अस्थमा, शुष्क मौसम में वृद्धि तथा नम मौसम में ह्रास)।

हीपर सलफ्युरिस कल्केरिया

स्पर्श करने पर तथा ठण्डी हवा लगने पर दर्द बहुत अधिक बढ़ जाता है तथा रोगी दर्द की तेजी से बेहोश सा होने लगता है।

दानों और फोड़ों में मवाद पैदा हो जाने का खतरा उत्पन्न हो जाता है। त्वचा पर तनिक सी खरोंच आने पर भी पीब पड़ जाती है। क्रूप रोग की तरह का बलगम पैदा होने लगता है तथा स्वर-यंत्र, मूत्राशय या शरीर की अन्य किसी श्लैष्मिक-झिल्ली से स्राव होने लगता है।

शरीर की पेशियां कमजोर पड़ जाती हैं तथा मल त्याग के समय रोगी को बहुत कष्ट होता है। इस कष्ट में पाखाने के ढीला होने से भी कोई फर्क नहीं पड़ता है। मूत्र की धार धीमी रहती है और रोगी को बहुत देर तक मूत्रालय में बैठना पड़ता है। मूत्र बूंद-बूंद कर देर तक टपकता रहता है।

रोगी को खट्टे-पतले दस्त होते हैं और शिशु रोगी के शरीर से खट्टी गंध उड़ती है।

रोगी काली खांसी, ब्रोंकाइटिस, क्षय का शिकार हो जाता है तथा हवा में मामूली सी सर्दी आने पर भी रोग के सभी लक्षण बढ़ जाते हैं।

वृद्धि-ह्रास

सूखी ठण्डी हवा में रहने पर वृद्धि होती है परन्तु नम हवा में आने पर रोग घटने लगता है।

जिस प्रकार सल्फर, सोरा या कण्ठमाला के विष से दूषित मनुष्यों के लिए उपयोगी है, उसी प्रकार हीपर सल्फर भी इन विषों से प्रभावित रोगों में लाभ करता है।

कल्केरिया कार्ब और सल्फर की गणना सोरा-विष नाशक दवाओं में की जाती है परन्तु हीपर सल्फर का स्थान इन दोनों दवाओं के बीच में आता है। इसमें ऐसे बहुत से लक्षण हैं जिनके अनुसार अनेक रोगों में इसका उपयोग किया जाता है।

छूने पर, दर्द से और ठण्डी हवा में जाने से रोग के लक्षणों में वृद्धि हो जाना इस औषधि का विशेष लक्षण है। इसे तीव्र संवेदनशीलता भी कहते हैं। रोगिणी को इतना अधिक दर्द अनुभव होता है कि थोड़ा सा दर्द होने पर भी रोगिणी बेहोश हो जाती है। यदि किसी स्थान में प्रदाह या सूजन रहती है और त्वचा पर दाने उभर आते हैं तो रोगी उन पर स्पर्श तो क्या! ठण्डी हवा तक का भी स्पर्श नहीं सहन कर पाता और इस हवा से उसे तकलीफ होने लगती है। चायना में भी रोगी को स्पर्श सहन नहीं होता। लेकिन, चायना की स्पर्श अनुभूति में यह अन्तर है कि रोगी को हल्के से छूना सहन नहीं होता परन्तु जोर से दबाना सहन हो जाता है। आर्सेनिकम कल्केरिया, हीपर सल्फर, नक्स वोमिका, सोरिमन, साइलेसिया ट्यूबरक्यूलिन–इन सभी दवाओं के लक्षण ठण्डी हवा में बढ़ जाते हैं तथा सभी अंगों में दर्द की बहुत अधिक अनुभूति रोगी में विद्यमान रहती है। बहुत सामान्य कारण से भी शारीरिक और मानसिक उत्तेजना रोगी में पैदा हो जाती है और रोगी बहुत जोर से बोलने लगता है तथा क्रोध में भर जाता है। स्थानिक प्रदाह में पीब पैदा हो जाने पर भी हीपर सल्फर का प्रभाव रोगी पर दिखाई पड़ता है। फोड़े या फुंसी में भी मवाद पड़ने की सम्भावना होने पर और कभी-कभी पीब पड़ जाने पर भी, इस औषधि का उपयोग किया जाता है। यदि पीब पैदा नहीं होती तो ऊंची पोटेंसी में हीपर सल्फर का प्रयोग किया जाता है। पीब का पड़ना बंद हो जाता है और प्रदाह दब जाता है। यदि फोड़े या फुंसी में पीब पड़ जाती है तो हीपर सल्फर का इस्तेमाल करने पर उसमें जल्दी से मुंह बन जाता है और पीब बह कर निकल जाती है तथा फोड़े के ठीक होने में मदद मिलती है। मैं इस दावे को नहीं मानता कि कम पोटेंसी में हीपर सल्फर देने पर फोड़े में जल्दी पीब पड़ जाती है। मैंने इस औषधि की ऊंची पोटेंसी में यह लक्षण बहुत ही स्पष्ट रूप से देखा है। एक शिशु रोगी के गले की गांठ बहुत फूल गई थी। लक्ष पोटेंसी की दवा का प्रयोग करने पर मैंने पाया कि गांठों में बहुत जल्दी मुंह बन गया, गांठ फट गई तथा बच्चा बहुत जल्दी स्वस्थ हो गया। हीपर का एक प्रमुख लक्षण है–पीब पैदा होना। इसका प्रयोग करने पर त्वचा के ऊपर निकल आने वाले दानों में भी जल्दी ही पीब पड़ जाती है तथा साधारण सी चोट भी पक उठती है (ग्रेफायटिस, मर्क्युरियस, पेट्रोलिमय)। श्वसन अंगों के रोग में भी यह दवा बहुत उपयोगी सिद्ध होती है। कई बार ऐसा होता

है कि पुरानी सर्दी का रोगी जब ठण्डी हवा में बाहर जाता है तो उसकी नाक रूक जाती है। ऐसी अवस्था में मैंने इस औषधि के प्रयोग से रोगी को लाभ होते देखा है। रोगी को यह शक पैदा हो जाता है कि ताजी हवा सांस के साथ अन्दर जाते ही नई सर्दी पैदा कर देती है। (टयुबरक्युलिनम) और गर्म घर में आने पर रोगी को आराम मिलता है। इस प्रकार की अवस्था में हीपर बहुत गुणकारी सिद्ध होता है। हीपर में जो काली खांसी आती है, वह बहुत ढीली होती है, साथ में सांय-सांय और घर-घर की आवाज होती है। खांसने पर ऐसा मालूम होता है कि बलगम निकलेगा। लेकिन, बलगम वस्तुतः निकलता नहीं है। पहले कभी-कभी क्रूप रोग में इसका प्रयोग हुआ करता था। लेकिन, सामान्य तौर पर एकोनाइट और स्पौंजिया देने के बाद, इसकी खूराक देने से ही रोग को लाभ होता है। सूखी और ठण्डी हवा लगने से पैदा होने वाली काली खांसी में हीपर सल्फर भी एकोनाइट की तरह बहुत लाभ करता है। लेकिन एकोनाइट की खांसी और हीपर की खांसी में अन्तर होता है। एकोनाइट की काली खाँसी रात के समय पहली नींद लेने के बाद भड़कती है जबकि हीपर सल्फर की काली खांसी रात के अन्तिम भाग में अथवा प्रातः काल तंग करती है। हीपर सल्फर का एक विशिष्ट लक्षण यह भी है कि इसमें श्लैष्मिक-झिल्ली पर खांसी के स्राव की प्रवृत्ति देखने को मिलती है तथा वह श्वसन अंगों तक ही सीमित नहीं रहती है। काफका आरक्त ज्वर के बाद उत्पन्न होने वाली जलशोथ की स्थिति को नियंत्रित करने की इस की क्षमता को ध्यान में रख कर इसका उपयोग करते हैं। मेरी दृष्टि में हीपर सल्फर ऐसे रोगियों के लिए एक श्रेष्ठ दवा है। क्योंकि शल्कपात की अवस्था के बाद ठण्डी हवा से त्वचा में साधारणतः विशेष अनुभूति पैदा हो जाती है। इस प्रकार की अनुभूति की गणना हीपर सल्फर के एक प्रधान लक्षण में होता है। हीपर सल्फर की खूराकें देने पर रोगी की त्वचा में हवा का प्रभाव सहन करने की शक्ति पैदा हो जाती है। क्रूप में भी, हीपर के लक्षण–खाँसी, सांस की तकलीफ–मामूली सी ठण्डी हवा में भी सांस लेने पर बढ़ जाते हैं। इसलिए, छोटे बच्चों को ठण्डी हवा से बचाकर रखना चाहिए। रोग धीरे-धीरे नीचे की ओर हटता जाता है और स्वरयंत्र को भी प्रभावित कर देता है तथा जल्दी ही वायुनली और फेफड़े तक इसकी पकड़ में आ जाते हैं। यदि हीपर से यह रोग अच्छा नहीं होता तो सांस क्रिया में नकली झिल्ली पैदा हो जाती

है जिसके फलस्वरूप सांस लेने और छोड़ने पर घर-घर की या सांय-सांय की आवाज होती है तथा सांस रूक जाने तक की सम्भावना हो जाती है। इसी कारण इसका रोगी ऐसा दिखता है जैसे उसे दमा हो गया हो। रोगी में यदि सर्दी के कारण ऐसी अवस्था पैदा हो जाती है तो एकोनाइट या अन्य किसी दवा के प्रयोग के बाद, हीपर सल्फर का इस्तेमाल करने से रोगी को राहत मिलती है।

पुराने दमा के रोग में कई बार नेट्रम सल्फ्युरिकम और हीपर के लक्षण आपस में बहुत मिलते-जुलते हैं। परन्तु, इनमें एक बहुत महत्त्वपूर्ण अन्तर भी पाया जाता है। हीपर का दमा सूखी ठण्डी हवा में बहुत बढ़ जाता है और नम हवा में घट जाता है। लेकिन, डुलकामारा की भांति नेट्रमसल्फ में ठीक इसका उल्टा होता है। जहां तक मैं जानता हूं, अन्य शायद ही कोई औषधि हो जिसमें नम मौसम में रोग के लक्षण घटने का भाव इतने प्रबल रूप से मौजूद रहता है। इसका एक और भी लक्षण है जिसे कभी दृष्टि से ओझल नहीं करना चाहिए। शरीर का कोई भी अंग खुला रहने पर रोगी को खांसी आने लगना (बेराइटा, रसटक्स)। यह लक्षण क्रूप खांसी, स्वरयंत्र के प्रदाह, ब्रोंकाइटिस और क्षयरोग में भी मौजूद रहता है तथा केवल खांसी में ही वृद्धि नहीं होती बल्कि अन्य लक्षण भी बढ़ जाते हैं। यह सोरा-विष को नष्ट करने वाली एक बहुत श्रेष्ट दवा है। अतएव, किसी चर्म रोग के दब जाने या दाने इत्यादि बैठ जाने के कारण श्वासयंत्र सम्बन्धी रोग पैदा हो जाते हैं तो इस औषधि का प्रयोग करने के बारे में चिकित्सकों को गम्भीरतापूर्वक सोचना चाहिए।

चूंकि पीब पैदा होने से पूर्व तथा पीब पैदा होने के बाद इस औषधि के प्रयोग से रोगी का बहुत लाभ होता है, अतः फेफड़े के व्रण में भी इसका प्रयोग हो सकता है। लेकिन, सभी लक्षण मिल जाने पर ही इसका प्रयोग होना चाहिए। जब निगलने के समय, यहां तक कि जम्हाई लेने पर, गले के भीतर कान तक दौड़ने वाला कांटे की तरह दर्द होता है और ऐसा लगता है कि जैसे गले के भीतर मछली का कांटा फंस गया हो (आर्जेण्टम नाइट्रिकम, डलिकस और नाइट्रिकम एसिड) तो इसे हीपर का ही लक्षण मानना चाहिए। एक और लक्षण, जिसमें हीपर का अक्सर प्रयोग किया जाता है वह है—तालू मूल का प्रदाह। तालू-मूल प्रदाह में भी क्रूप की भांति ही रोग की पहली अवस्था में भी हीपर का इस्तेमाल नहीं किया जाता। मुझे इस रोग के बारे में तथा इसका उपचार

करने के बारे में बहुत अधिक अनुभव प्राप्त है। इसलिए, मैं इसके इलाज में प्रयुक्त होने वाली कई दवाओं के लक्षण नीचे दे रहा हूं।

बेलाडोना–बहुत सूजन और लाली, तेज ज्वर; धमनियों में टपक तथा सिर में दर्द।

मर्क्यूरियस वाइवस–रोगी को किसी भी पार्श्व में रोग हो तथा सांस में बदबू हो, जीभ थुलथुली और मोटी पड़ जाए, उसमें गड्ढे पड़ जाएं और पसीना आने पर भी रोग में कोई कमी न हो।

मर्क्यूरियस प्रोटोआयोडेट्स–इस लक्षण वाइवस से मिलते-जुलते हैं। रोग की शुरूआत दाहिने पक्ष से होती है और जीभ पर गाढ़ा लेस चढ़ जाता है। उसकी सतह पीले रंग की हो जाती है।

लेकेसिस–रोग बायीं ओर से शुरू होकर दाहिनी ओर को फैलता है। स्पर्श की अनुभूति बहुत अधिक बढ़ जाती है; जीभ फूल जाती है और ऐसा लगता है कि मुख से बाहर निकल आएगी। इसके साथ ही नाक रूकने लगती है।

लैक केनिनम–एक दिन एक पार्श्व पर रोग का असर दीखता है तो दूसरे दिन दूसरा पार्श्व उससे प्रभावित हो जाता है। यह पर्याय क्रम से होता है।

हीपर सल्फर–अन्य दवाओं का इस्तेमाल करने पर भी जब पीब पड़ जाने की सम्भावना बनी रहे और टपकन जोर पकड़ती जाए तो हीपर सल्फर प्रयोग करिये। तालुमूल रोग की पहली अवस्था में, अर्थात् पीब पड़ने से पहले, मैंने इसका प्रयोग कर बहुत से रोगियों को स्वस्थ किया है। इसी औषधि के प्रयोग से उनकी रोग की प्रवृति का भी उन्मूलन हो गया। मैं तो यहां तक कह सकता हूं कि जब तालुमूल रोग के साथ रोगी की श्रवणशक्ति भी क्षीण हो जाए तो हीपर सल्फर का प्रयोग बहुत लाभ करता है। इस रोग को जड़ से नष्ट करने में काफी समय लगता है। इसीलिए ऐसे रोगों में लक्षणों को सावधानी के साथ मिला कर बेराइटा, कार्बोनिका, लाइकोपोडियम, प्लम्बम तथा अन्य औषधियों का भी प्रयोग करना चाहिए।

हीपर सल्फर की स्पष्ट क्रिया अन्नवाहनी नली पर भी होती है। इसके पहले मैं कण्ठ पर इसकी क्रिया के बारे में चर्चा कर चुका हूं। जब रोगी को पाकाशय में गड़बड़ी महसूस हो, खट्टी चीजें खाने की इच्छा जागृत हो (विरेट्रम ऐल्बम) तो यह दवा कारगर होती है। वस्तुतः यह अग्निमंद रोग का लक्षण माना

जाता है और इसमें हीपर अक्सर लाभ करती है। सुखण्डी रोग से पीड़ित शिशुओं में अक्सर इस प्रकार की अवस्था दृष्टिगोचर होती है। रोगी को अचानक ही पतले दस्त लगने लगते हैं और ये दस्त खट्टे होते हैं। यही नहीं, बच्चे के सारे शरीर से खट्टी गंध उड़ती है और नहलाने से भी इस गंध में कोई विशेष फर्क नहीं पड़ता है। खट्टी गंध का यह लक्षण मेग्नीशिया कार्बोनिका और कल्केरिया कार्बोनिका में भी पाया जाता है। इसमें आंतों की पेशियां दुर्बल पड़ जाती हैं जो इसका एक विशेष लक्षण माना जाता है। मल बिलकुल कीचड़ की तरह ढीला रहता है और रोगी को बहुत कष्ट से पाखाना होता है। पेशियों की दुर्बलता का यह लक्षण मूत्राशय में भी विद्यमान रहता है।

रोगी को पेशाब में भी रूकावट पैदा हो जाती है और कुछ देर तक बैठे रहने के बाद ही रोगी को पेशाब उतरता है। पेशाब उतरने के बाद भी रोगी के पेशाब निकलने की गति बहुत धीमी रहती है। रोगी को यह महसूस होता रहता है कि वह पूरी तरह पेशाब नहीं कर पाया है और कुछ न कुछ पेशाब मूत्राशय में रहता है। मूत्राशय इतना कमजोर हो जाता है कि मूत्र बूंद-बूंद कर टपकता है और पेशाब करने के लिए खड़ा होने के कुछ देर बाद ही पेशाब उतरना शुरू होता है। मूत्राशय की इस प्रकार की शक्तिहीनता को देख कर ही बहुधा चिकित्सकों का ध्यान एल्युमिना, विरेट्रम एल्बम और साइलिसिया पर चला जाता है। 'पसीना' रोग की भी हीपर सल्फर एक श्रेष्ठ दवा मानी गई है–चाहे यह पसीना रोगी के किसी एक अंग से निकलता हो या सारे शरीर से निकलता हो। वात रोग में रोगी को दिन-रात पसीना आता है तथा पसीना आने पर भी रोग नहीं घटता है। ऐसी अवस्था में मर्क्यूरियस से रोगी को कोई लाभ नहीं होता तो इसके बाद हीपर सल्फर का प्रयोग करने से रोगी को लाभ पहुंचता है। बड़े फोड़े या सूजन से तथा तालुमूल प्रदाह में भी हीपर से लाभ होता है। मर्क्यूरियस के बाद, विष क्रिया के प्रतिशोधक के रूप में हीपर बहुत लाभ करता है। इसके प्रयोग से आयोडाइड और पोटास का विष नष्ट करने में भी बहुत मदद मिलती है। होमियोपैथिक चिकित्सा-प्रणाली में यह एक अत्यन्त बेमोलऔषधि मानी जाती है।

कल्केरिया सलफ्युरिका

श्री सिसुलर की टीशू-औषधियों में यह श्रेष्ठतम औषधि मानी जाती है। यद्यपि इसकी क्रिया के बारे में अभी पूरी जानकारी प्राप्त नहीं हो सकी है परन्तु ऐसा प्रतीत होता है कि यह बहुत-कुछ सल्फर से मिलती-जुलती है। मेरे पास एक ऐसी रोगिणी आई थी जो गुर्दे के दर्द से पीड़ित थी। यह दर्द उसे दिन-रात हुआ करता था। कई दिनों तक उसे पेशाब के साथ बहुत अधिक मात्रा में पीब भी निकली जिसके कारण रोगिणी बहुत अधिक दुर्बल पड़ गई। शिकागो के एक मूत्र परीक्षक ने उसके मूत्र की परीक्षा कर के यह बताया था कि वह ब्राइटस रोग से पीड़ित हैं। मैंने उस पर 12वें क्रम में कल्केरिया सल्फ्यूरिका का प्रयोग किया और इससे रोगिणी को चमत्कारिक लाभ हुआ। इस समय के बाद अनेक रोगों में, जब-जब रोगी को बहुत पीब जाने की शिकायत सुनी, मैंने इस औषधि का प्रयोग किया है और इससे रोगी को लाभ होते पाया गया है। इस दवा के बारे में मुझे इससे अधिक जानकारी नहीं है।

❋❋❋

कल्केरिया हाइपोफास्फोरिक

मेरे पास एक बार ऐसा रोगी बालक इलाज के लिए लाया गया था, जिसके घुटने के चारों ओर चार या पाँच फोड़े हो गये थे। फोड़ों का जख्म जंघा की हड्डी तक फैल गया था और हड्डी के आधे भाग को खा गया था। जंघा की हड्डी का यह खाया हुआ भाग बाहर से साफ नजर आता था। बालक रोगी बहुत ही कमजोर हो गया था तथा उसे बिलकुल भी भूख नहीं लगती थी। उसका रंग मुर्दे की तरह पीला पड़ गया था। मैंने उस बालक की माता से कह दिया था कि उसे किसी शल्य-चिकित्सक को दिखाए, लेकिन साथ ही मैंने उससे यह भी कहा कि मैं उसे दवा देकर इस अवस्था में ला दूँगा कि उस पर शल्यक्रिया की

जा सके। मैंने कहीं पढ़ रखा था कि एल्बेनी के डा० सारलस ने इस दवा से फोड़े-फुंसियों से पीड़ित कितने ही रोगियों को बिल्कुल स्वस्थ कर दिया था और अब ऐसा अवसर उपस्थित था कि मैं स्वयं इस औषधि की परीक्षा कर के देख लेना चाहता था। इसलिए, मैंने इस बालक रोगी को औषधि की परीक्षा के लिए चुन लिया।

पहले मैंने एक ग्रेन की मात्रा में यह दवा बालक रोगी को खिलाई। एक सप्ताह बाद जब मैं उसे देखने गया तो मैंने पाया कि लड़के की हालत पहले से कहीं बेहतर है। लड़के की माता ने मुझे यह भी बताया कि लड़के को भूख लगनी शुरू हो गई है और वह हर वक्त कुछ न कुछ खाने के लिए माँगता रहता है। लगातार इस दवा का सेवन कर के वह बालक रोगी पूरी तरह रोग मुक्त हो गया था। केवल इतना दोष रह गया कि उसके जांघ की हड्डी कुछ झुक गई थी। इस अनुभव के बाद तो बहुत अधिक सूजन वाले ऐसे रोगियों में, जिनमें थोड़ी सी भी पीब नजर आती, मैं इस दवा का बराबर प्रयोग करता रहा हूं। इसका फल यह हुआ है कि पीब तो बिल्कुल सूख जाती है और फोड़े के फूटने की नौबत ही नहीं आ पाती। कूल्हे की बीमारी का एक रोगी भी मेरे पास आया था जिस का डाक्टरों ने यह कह रखा था कि उसका जख्म जीवन भर अच्छा नहीं हो सकता। किंतु वह रोगी भी इस दवा से स्वस्थ हो गया। मेरी राय है कि कल्केरिया के सम्मिश्रणों की होमियोपैथिक सिद्धिकरण पद्धति द्वारा अनेक प्रकार से व्यापक परीक्षा होनी चाहिए। इससे हमें प्रत्येक औषधि के गुणों और अवगुणों की पूरी जानकारी मिलेगी और हम उनका ठीक-ठीक स्थान पर इस्तेमाल कर सकेंगे। इसी प्रकार, काली, मैग्नीशिया, नेट्रम, और मर्क्युरियस के भी सम्मिश्रणों की परीक्षा की जानी चाहिये।

ग्रेफाइटिस

चमड़ी पर दाने निकल आते हैं और उनसे शहद जैसा गाढ़ा रस निकलता है।

शरीर में श्लैष्मिक द्वारों के रोग उभर आते हैं; पलकें प्रदाह और व्रणों से भर उठती हैं, कान से स्राव होता है, कान के पीछे पानीदार दाने निकल आते हैं, मुंह के कोने फट जाते हैं, गुदा के द्वार में फुंसियाँ निकल आती हैं और घाव फट जाते हैं तथा खुजली होती है।

रोगी के नाखुन मोटे हो जाते हैं और टूट-टूट कर उनकी शक्ल बिगड़ जाती है। रोगी को कब्ज की शिकायत भी रहती है। मल की गाँठें बंध जाती हैं और मल के बड़े-बड़े थक्के श्लेष्मा के सूत्रों से लिपटे रहते हैं।

रोगी को दस्त लगने लगते हैं तथा दस्त पतले होते हैं, उनका रंग भूरा होता है और उनमें बिना पची हुई चीजें दिखाई पड़ती हैं। दस्त में बदबू भी बहुत होती है। रोगी दुखित और निराश रहता है, रोता रहता है और हमेशा मरने की सोचता रहता है।

मोटे व्यक्तियों के लिए, विशेषकर उन स्त्रियों के लिए जिनका मासिक धर्म देर से होता है, यह दवा विशेष उपयोगी है।

रोगी को शोर-शराबे में भी भली प्रकार सुनाई पड़ता है तथा रेलगाड़ी में सवारी करने पर गाड़ी की धड़-धड़ की आवाज भी उसे साफ सुनाई पड़ती है। रोगी को ऐसा लगता है जैसे उसके कपाल में मकड़ी का जाला सा फैल गया है और इस अहसास के कारण वह हमेशा अपना सिर झटका करता है ताकि यह कल्पित जाला निकल जाए।

अनेक चर्म रोगों में भी इस दवा के लक्षण नजर आते हैं। होयने ने लिखा हैः दानों से शहद की तरह गाढ़ा रस बहता है और ये दाने शरीर के किसी भी भाग में निकल सकते हैं। कान का पिछला भाग, सिर, चेहरा, जननेन्द्रिय तथा पलकें इस प्रकार के दानों से विशेष रूप से प्रभावित होती हैं। मैंने एक बार एक ऐसे रोगी का इलाज किया था जिसे बीस वर्षों से टांगों पर एक्जीमा

था। वह एक वृद्ध स्थूलकाय महिला थी और स्थूल काय व्यक्तियों के लिए यह दवा विशेष उपयुक्त रहती है।

उक्त वृद्धा रोगिणी के पैर के तलवों में जलन हुआ करती थी। इस लक्षण के आधार पर मैंने उसे सल्फर सी-एम की एक खूराक दी। दो सप्ताह के अन्दर ही उसका सारा शरीर दानों से भर गया जिनसे गोंद की तरह तरल पदार्थ बहता था। इसके लिए मैंने उसे सी०एम० क्रम में ग्रेफाइटिस की एक मात्रा दी जिससे रोगी को आराम होना प्रारम्भ हो गया। उसके घावों के साथ ही पुराना एक्जीमा रोग भी दूर हो गया तथा उसकी त्वचा बालकों की तरह चिकनी निकल आई। कई बार विसर्प भी ऐसा ही रूप धारण कर लेता है और बार-बार ऐसा होता है। बार-बार होने के इस लक्षण के आधार पर ही चिकित्सक आसानी से यह अनुमान लगा लेता है कि रोगी निश्चय ही किसी न सीमा तक सोरा दोष से ग्रस्त है तथा इस सोरा दोष को सल्फर ही बाहर निकाल सकता है। लेकिन, यहीं पर वह भूल कर बैठता है। ऐसी भूल जो होशियार चिकित्सक को नहीं करनी चाहिए। सल्फर ही एकमात्र सोरा दोष नष्ट करने वाली दवा नहीं है। चुनी हुई दवा से लाभ न होने पर चिकित्सक को तुरन्त सल्फर का प्रयोग नहीं करना चाहिए क्योंकि सल्फर ही एकमात्र ऐसी औषधि नहीं जो सोरा दोष को नष्ट करने में समर्थ हो। ऐसी अवस्था में जहाँ ग्रेफाइटिस के लक्षण मौजूद हों, वहां सल्फर का प्रयोग होना ही नहीं चाहिए। तात्पर्य यह है स्कार्लेटिना और डिफ्थीरिया की तरह सोरा दोष में भी उस समय तक सल्फर का प्रयोग नहीं होना चाहिए। जब तक शेष सभी लक्षण न मिल जायें। सोरा-दोष नष्ट करने वाली प्रमुख दवाओं में ग्रेफाइटिस की भी गणना होती है। लाइकोपोडियम, सोरिनम और कास्टिकम में भी यही गुण पाया जाता है। अन्य दवाओं की भांति इन दवाओं के प्रयोग के बारे में अन्तिम निर्णय औषधि के अन्य लक्षणों को दृष्टि में रखकर किया जाना चाहिए। ग्रेफाइटिस में सोरा दोष को नष्ट करने की कितनी अधिक क्षमता है, इसका एक उदाहरण नीचे प्रस्तुत है।

तीन वर्ष का एक शिशु एक्जीमा से ग्रस्त था। एलोपैथिक चिकित्सकों ने मलहमों का प्रयोग कर ऊपर से उसका एक्जीमा ठीक कर दिया लेकिन ठीक होने के बाद ही उसे एक प्रकार की और भयंकर बीमारी–छोटी-बड़ी आंतों का प्रदाह हो गया। इस रोग में एलोपैथिक दवाओं ने कोई असर नहीं दिखाया और

डाक्टरों ने बालक को आंतों का क्षय रोग बताकर यह कह दिया कि वह ठीक नहीं हो सकता। अन्त में उसके मां-बाप ने यह समझ कर मुझे बुला भेजा कि यदि मेरी दवा से लाभ नहीं हुआ तो नुकसान भी नहीं होगा।

मैंने बालक की शारीरिक परीक्षा की और पाया कि वह बहुत दुबला और कमजोर हो गया है, उसे भूख भी बिल्कुल नहीं लगती तथा वह बहुत बेचैन रहता है। अपच पदार्थ मिला बदबूदार भूरे रंग का पतला पाखाना भी उसे होता था। यह मालूम होने पर कि बालक को एक्जीमा भी हुआ था, मैंने ग्रेफाइटस 6-एम (जेनि) का प्रयोग किया और थोड़े ही दिनों में बालक निरोग हो गया। इस प्रकार के दस्त सोरिनम में भी आते हैं, परन्तु शरीर पर उभरने वाले दानों के स्वरूप में और सोरिनम में बहुत अन्तर पाया जाता है। चूँकि, बालक के शरीर पर उभरे दाने ग्रेफाइटिस से मिलते-जुलते थे, अतः मैंने सोरिनम न देकर ग्रेफाइटिस का प्रयोग किया था। बहुत दिनों के पुराने रोग में दाने मौजूद न रहने पर, शरीर के अन्दर मौजूद तरल पदार्थों के क्षय के लक्षण को आधार मान कर मैं रोगी को चायना की खुराक देता क्योंकि चायना में भी रोगी को बहुधा भूरे रंग का पाखाना होता है और उसमें बहुत बदबू रहती है। इसलिए मैं इस बात पर बहुत बल देता हूं कि सोरा दोष के विकार के साथ अन्य विकारों और समस्त लक्षणों को दृष्टि में रख कर ही औषधि का चुनाव करना चाहिए। ऐसे रोगियों को, जिनके लिए ग्रेफाइटिस उपयुक्त औषधि होती है, पलकों की बीमारी भी रह सकती है। इस बीमारी में कान के पीछे सिर पर तथा अन्य स्थानों में एक्जीमा की तरह के दाने उभर सकते हैं।

टिप्पणी–पलकों पर एक्जीमा लेसदार दाने निकलना, पलकों के किनारे फट जाते हैं और दरारों से ढक जाते हैं। सल्फर में पलक तथा उसके किनारों पर बहुत अधिक लाली आ जाती है तथा शरीर के सभी द्वारों में यह लाली नजर आती हैं। ऐसे रोगियों के लिए ग्रेफाइटिस एक श्रेष्ठ औषधि है जिन्हें पलकों का एक्जीमा हो रहा हो। इसके बाद, स्टैफिसेग्रिया की बारी आती है। फिर भी, दवा का अन्तिम चुनाव स्थानिक और सारे शरीर के लक्षणों को दृष्टि में रखकर करना चाहिए।

ग्रेफाइटिस का प्रयोग मल द्वार सम्बन्धी विकारों में भी होता है। दस्त आने के जिस लक्षण का ऊपर उल्लेख किया गया है वह बहुत कम प्रकट होता

है क्योंकि इसके रोगी को बहुधा कब्ज की शिकायत रहती है। मल गांठों में निकलता है और कभी ये गांठें श्लेष्मा के सूत्र में लिपटी हुई रहती हैं। रोगी को पाखाना होने के बाद सदैव श्लेष्मा निकलता है। कई बार मल द्वार के चारों ओर एक्जीमा भी दिखाई पड़ता है। मल द्वार के फटने पर भी यह दवा बहुत लाभ करती है। ऐसी अवस्था में रोगी को पाखाना हो जाने के बाद बहुत दर्द होता है तथा गुदा साफ करते समय किसी प्रकार का स्पर्श सहन नहीं होता। इन लक्षणों के साथ यदि रोगी के शरीर पर लेसदार दाने उभरे हों तो चिकित्सक को बिना किसी हिचक के ग्रेफाइटिस का इस्तेमाल करना चाहिए।

नखों में इस दवा का एक और विशेष लक्षण दिखाई पड़ता है। यह है–नाखूनों का मोटा हो जाना। पैरों और हाथों के नाखून मोटे और बदशक्ल हो जाते हैं तथा बेढंगे होकर ही बढ़ते हैं। नाखूनों की ऐसी अवस्था में ग्रेफाइटिस का प्रयोग करना कभी नहीं भूलना चाहिए। इसके अतिरिक्त इसका एक लक्षण यह भी है कि अंगुलियों के अगले भाग में (सार्सापैरिला), स्तन की घुंडी, होंठों के जोड़, मलद्वार के किनारों और पैर की अंगलियों के बीच (पैट्रोलियम) ददोरे या फटे घाव बन जाते हैं। हरपीज दोष से पीड़ित उन व्यक्तियों के लिए जो वसा र्बुद से ग्रस्त हो जाते हैं, ग्रेफाइटिस एक बहुत श्रेष्ठ औषधि है। इस दवा के असर से पुराने और कड़े जख्म का चिन्ह, विशेषकर स्तन का व्रण शोथ के बाद बन जाने वाला जख्म तरल होकर साफ हो जाता है। स्तन में पड़ जाने वाली गांठ भी इससे ठीक हो जाती है। मासिक धर्म से सम्बन्धित रोगों में इसकी तुलना पल्सेटिला से की जा सकती है। फिर भी इन दोनों दवाओं के लक्षणों में बहुत अन्तर है। स्वभाव से यह कल्केरिया आस्ट्रिया से मिलती है लेकिन ग्रेफाइटिस में मासिक धर्म देरी से व कम मात्रा में होता है जबकि कल्केरिया में मासिक धर्म जल्दी-जल्दी होता है तथा उसका परिणाम भी अधिक रहता है। दो लक्षण मौजूद होने पर ग्रेफाइटिस से बहुत से रोगी रोगमुक्त हो जाते हैं। ये दो लक्षण हैं–मोटा होने की प्रवृत्ति तथा शरीर पर ऐसे दाने, जिनसे गोंद की तरह स्राव निकलता हो।

सोरिनम

रोगी बहुत ही उदास, दुखी और निराश रहता है। उसे बहुत कमजोरी रहती है; थोड़ा सा भी हिलने-डुलने पर उसे पसीना आ जाता है; वह बिना हिले-डुले चुपचाप लेटा रहता है।

रोगी के शरीर पर खुश्क या तर दाने उभर आते हैं तथा त्वचा बिल्कुल खुश्क और गंदी दिखाई देती है। साफ करने पर भी त्वचा साफ नहीं हो पाती।

रोगी अपनी त्वचा पर बहुत खुजली महसूस करता है। बिस्तर में लेटने पर उसकी गर्मी से यह खुजली और भी बढ़ जाती है। स्राव तथा सांस में रोगी को बहुत अधिक बदबू आती है।

वृद्धि-ह्रास

बिस्तर की गर्मी से (खुजली), ठण्डी हवा में आने पर तथा उठने-बैठने और हिलने-डुलने पर रोग बढ़ता है। भुजाओं को शरीर के निचले भागों के निकट लाने, सीने पर गर्म कपड़ा डाल लेने पर (सांस की तकलीफ में भी) तथा सोरा-दोष के बाहर निकल आने पर रोग घटने लगता है।

रोगी को बहुत अधिक सुस्ती और कमजोरी लगती है। यह कमजोरी शरीर का रस क्षय होने या नई बीमारियों के बाद शरीर के यंत्र में और किसी प्रकार की गड़बड़ी होने पर पैदा होती है।

जाड़े के दिनों में सूखी खाँसी तथा सूखी रूसी और उद्भेद की शिकायत हो जती है। तालू-मूल प्रदाह में भी यह औषधि उपयोगी है।

सोरिनम की गणना रोगज औषधियों में होती है। रोगज दवा उन दवाओं को कहते हैं जो रोग बीज से बनती हैं तथा बहुत अधिक शक्तिशालिनी होती हैं। शक्तिकृत रूप में प्रयोग करने पर ये आश्चर्यजनक प्रभाव दिखाती हैं। होमियोपैथिक पद्धति से शक्तिकृत करने पर उनमें एक ऐसा परिवर्तन हो जाता है कि जिन रोगों से उनका निर्माण किया जाता है, उन सभी रोगों में वह होमियोपैथिक विधान के अनुसार ही अपना प्रभाव दिखाती है। लेकिन, इस औषधि

की क्रिया उस मनुष्य की तुलना में, जिसके रोग बीज से इस औषधि का निर्माण होता है, उसी प्रकार का लक्षण प्रकट करने वाले अन्य मनुष्यों पर अधिक स्पष्ट रूप में होता है।

इन दवाओं का अविष्कार और प्रचार डा॰ स्वान ने किया तथा इसके आविष्कार के बाद से ही मैंने इन दवाओं की कईं बार परीक्षा की है। यद्यपि मैंने इनको इन सब स्थानों में बहुत गुणकारी नहीं पाया परन्तु सिफलिस, गनोरिया या सोरा दोष जैसी बीमारियों का कोई पूर्व इतिहास न मिलने पर भी रोगी के शरीर में उनसे मिलते-जुलते लक्षण दिखाई देने पर यह दवा बहुत लाभ करती है। मैंने इन दवाओं द्वारा कईं रोगों का सफल उपचार किया है–उदाहरणार्थ, सोरिनम द्वारा एक्जिमा से मिलते-जुलते दानों का इलाज। मेडोरिनम द्वारा वात रोगों का उपचार तथा सिफिलिनम द्वारा मेरूदण्ड के अस्थिक्षय का उपचार। इन मामलों में जिन रोगियों का भी मैंने उपचार किया उनमें से किसी को भी पहले एक्जीमा, सिफलिस और गनोरिया नहीं हुआ था। यहां पर मैं केवल अपने अनुभव की बात कह रहा हूं। हो सकता है कि अन्य चिकित्सकों का अनुभव इससे भिन्न हो। रोगज पदार्थ खाने पर लगभग उसी प्रकार के लक्षण प्रकट होते हैं जैसे लक्षण रोगज पदार्थ-का टीका लगाने से उभरते हैं। यह बात सोरिनम का प्रयोग करने से भली प्रकार प्रमाणित हो चुकी है। कैंथेरिस का छाला, मधुमक्खी का डंक मारना तथा रसटक्स की स्थानिक क्रिया में रोगी के शरीर में उभरने वाले लक्षणों को दवा के परीक्षा–लक्षण माना जा सकता है।

रोगज पदार्थों का टीका देने पर शरीर में उभरने वाले लक्षणों को औषधि का परीक्षा-लक्षण मानने में किसी को क्या एतराज हो सकता है। यदि बहुत ऊंची पोटेंसी में रसटक्स का इस्तेमाल करने से रसटक्स के विष प्रभाव को नष्ट किया जा सकता है तो सिफिलिनम से सिफिलस का सफलतापूर्वक इलाज क्यों नहीं किया जा सकता? इन सभी प्रश्नों का संतोषजनक उत्तर किस के पास है?

रोगज दवाएं जिस प्रकार की विष क्रिया उत्पन्न करती हैं उस प्रकार की विष क्रिया को वे उसी प्रकार ठीक भी कर सकती हैं। यदि ऐसा नहीं होता तो हमें उसका कारण मालूम होना चाहिए। होमियोपैथिक सिद्धान्त के अनुसार शक्तिकृत औषधियां जिस रोग को उत्पन्न करती हैं, उसे अच्छा भी कर सकती हैं, इस सिद्धान्त के अनुसार रोगज दवाएं जिस तरह की विष क्रिया प्रकट करती

हैं, उनको दूर करने की भी क्षमता भी उनमें होनी चाहिए। सोरिनम की परीक्षा से पता चलता है कि इस विष की मुख्य क्रिया और आरोग्य करने की क्षमता रोगी की त्वचा पर प्रकट होती है। इस बात को दृष्टि में रखते हुए यह कहा जा सकता है कि यह खुजली की दवा सल्फर से बहुत-कुछ मिलती जुलती है तथा दोनों ही चर्म रोगों पर बहुत अच्छा असर करती हैं। उनका प्रयोग चर्म रोगों की चिकित्सा में अनुपूरक दवाओं के तौर पर भी हो सकता है।

त्वचा के लक्षण–शरीर में गर्मी आते ही खुजली शुरू हो जाना, बिस्तर की गर्मी से बहुत अधिक खुजली (मर्कसोल);

–रोगी उस समय तक खुजलाता रहता है जब तक त्वचा पर खून नहीं छलक आता;

–रूखे दाने जिन पर पपड़ी सी जम जाती है; गर्मी में दब जाते हैं और जाड़ों में उभर आते हैं;

–उंगुलियों के मध्य और घुटनों के मोड़ों में खुजली (सिपिया);

–शरीर पर बार-बार दाने उभर आते हैं।

रोगी की त्वचा मैली और गंदी दीखती है तथा ऐसा लगता है जैसे रोगी कभी नहाया न हो। नहा लेने के बाद भी रोगी की त्वचा से दुर्गन्ध आती रहती है।

अन्य बहुत से लक्षणों पर, जिनका स्थान के अभाव के कारण यहाँ चर्चा करना सम्भव नहीं हो पाया है, गौर करने पर पता चलता है कि यह दवा चर्म रोगों के लिए बहुत लाभप्रद सिद्ध होनी चाहिए। यह भी प्रमाणित हो चुका है कि रोगज दवाएं भी उतनी ही अधिक कारगर और प्रभावी सिद्ध होती हैं जितनी प्रभावी उद्भिज से बनी, खनिज पदार्थों से बनी और जीवन पदार्थों से बनी दवाएं (होमियोपैथिक विधि द्वारा) होती हैं।

सोरिनम दाने (उद्भेद) दब जाने के कारण शरीर में पैदा होने वाले सभी रोगों की भी एक श्रेष्ठ औषधि है। इस प्रकार के रोगों में अल्प सोरा नाशक दवाओं के प्रभावहीन साबित होने पर इसका प्रयोग अवश्य करना चाहिए। सिराक्यूज, न्यूयार्क के डा० विलियम ए० होली ने एक ऐसी रोगिणी को ठीक कर दिया था जो शोथ रोग से बहुत समय से पीड़ित थी। उन्होंने रोगिणी की त्वचा के लक्षण देखकर ही उस पर सोरिनम का प्रयोग किया था। उन्होंने दवा की

42 हजार पोटेंसी की एक खूराक रोगिणी को खिलाई थी (सूखे रूप में उसकी जीभ पर रख दी थी) और रोगिणी बहुत जल्दी ही रोग से मुक्त हो गई थी। उसका यह रोग बहुत पुराना हो गया था। यदि सावधानी से परीक्षा की जाए तो यह भी पता चलेगा कि इसके बहुत से लक्षण ग्रेफाइटिस से मिलते हैं। अतः ग्रेफाइटिस और इसके लक्षणों के अन्तर को भली प्रकार से समझने के लिए चिकित्सकों को मेटेरिया मेडिका को बहुत ध्यान से पढ़ना होगा। सोरिनम का एक मुख्य लक्षण चित्त में बहुत अधिक सुस्ती का रहना भी है। रोगी अत्यन्त निराश रहता है तथा अपना तथा अपने परिवार वालों के जीवन को असहनीय बना देता है। टाइफस ज्वर के बाद उत्पन्न होने वाले नए रोगों के बाद मन की इस प्रकार की अवस्था में यह दवा बहुत फायदा करती है। ग्रेफाइटिस के बारे में लिखते हुए मैंने यह बताया था कि ग्रेफाइटिस और सोरिनम में रोगी का मल लगभग एक जैसा दिखता है—अर्थात् उसका रंग भूरा होता है; दस्त पतला और बदबू भरा होता है। इस प्रकार की अवस्था शिशु विसूचिका या बहुत बिगड़े हुए अतिसार में ही प्रकट होती है। इन दोनों दवाओं में निदान सम्बन्धी एक प्रमुख अन्तर यह है कि ग्रेफाइटिस के उद्भेदों से निकला हुआ स्राव गोंद की तरह लेसदार होता है जबकि सोरिनम में यह लक्षण इतना अधिक मुखर नहीं रहता है।

तीव्र नई बीमारियों में, जब रोगी रोग से मुक्त होकर स्वास्थ्य-लाभ की अवस्था में अग्रसर होते हुए कमजोर और दुर्बलता से ग्रस्त रहता है तो यह औषधि (सोरिनम) बहुत लाभ करती है। मामूली सा परिश्रम करने से ही रोगी बहुत अधिक थक जाता है और पसीना-पसीना हो जाता है। यदि परिश्रम न करे तो उसकी त्वचा बिल्कुल खुश्क रहती है और शरीर निष्क्रिय हो उठता है। तब, शायद ही कभी उसे पसीना आता हो। ऐसी अवस्था में भी, चायना और सोरिनम में से किसी एक दवा का चुनाव चिकित्सक को करना पड़ेगा। रक्त, पीब और रस के बहुत अधिक निकलने के बाद रोगी को जो कमजोरी घेरती है उसमें चायना का इस्तेमाल होता है। यदि रोग के पूर्व या रोग के समय शरीर में ऐसे दाने हों, जिनमें खुजली हो अथवा इस प्रकार के दाने उत्पन्न होने की सम्भावना नजर आए तो सोरिनम का प्रयोग करना चाहिए। बदबूदार मल के बारे में मैं एक बात और बताना चाहता हूं। सभी प्रकार के स्रावों, अतिसार,

श्वेत प्रदर, मासिक धर्म और पसीनों में सड़े मांस की तरह बदबू आती है तथा बार-बार नहाने पर भी शरीर की बदबू नहीं जाती है। सोरिनम का रोगी ठण्डी हवा का स्पर्श या मौसम परिवर्तन को सहन कर पाने की क्षमता नहीं रखता (हीपर) तथा गर्मी के दिनों में ओवरकोट, शाल और रोंयेदार टोपी का प्रयोग करना पसंद करता है। बहुत दिन पूर्व यदि कोई नई बीमारी हो गई हो और वह पूरी तरह अच्छी न हुई हो या दब गई हो और उसके परिणामस्वरूप शरीर में अनेक प्रकार के उपद्रव या विकार उठ खड़े हुए हों तो इनमें सोरिनम बहुत कारगर सिद्ध होती है। अतएव, सोरिनम की अच्छी तरह परीक्षा करने पर हम इस नतीजे पर पहुंचते हैं कि रोग की भयंकर अवस्था के लिए यह एक श्रेष्ठ औषधि है। मेरी राय में यदि चिकित्सक सभी रोगज औषधियों के बारे में भली प्रकार जानकारी प्राप्त कर लें तो उनका उचित रूप से इस्तेमाल कर सकता है।

ओरम मेटालिकम

रोगी में आत्महत्या की प्रवृत्ति मुखर रहती है तथा वह यह समझता है कि इस संसार में उसका रहना बिल्कुल व्यर्थ है। रोगी अर्बुद, अस्थियों के दर्द, अस्थियों के जख्म और अस्थि-क्षय से पीड़ित रहता है तथा उसे बहुत अधिक मानसिक निराशा घेरे रहती है।

सोरा-दोष, सिफलिस के उपचार हेतु अत्यधिक मात्रा की खुराकें।

ओरम मेटालिकम की रोगिणी का सम्पूर्ण दृष्टिकोण ही निराशाजनक और अन्धकारपूर्ण हो जाता है। वह अपने चारों ओर निराशा और अंधकार ही देखती है। वह रोती है, भगवान से प्रार्थना करती है। अपने को संसार में रहने योग्य नहीं समझती, सदैव उन्मुख रहती है। यह बहुत आश्चर्य की बात है कि जिस सोने को प्राप्त करने के लिए लोग कोई कोर-कसर बाकी नहीं रखते, वही शरीर के अन्दर प्रवेश करने पर नाना प्रकार के कष्टकारी लक्षण उत्पन्न कर देता है।

ओरम की रोगिणी हमेशा गहरी निराशा और विषाद से घिरी रहती है और उसे अपना जीवन भार लगता है। भगवान से वह निरन्तर अपनी मृत्यु की कामना

करती है और हर समय आत्महत्या की बात उसके मन में घूमा करती है। मैंने यह लक्षण उन पुरुषों में भी देखा है जो यकृत रोग से पीड़ित रहते हैं।

महिला रोगियों में यह लक्षण उस समय प्रकट होता है जब उन्हें गर्भाशय सम्बन्धी विकार सताते हैं। जब गर्भाशय कड़ा पड़ जाता है और बाहर की ओर घूम जाता है या अपने स्थान से हट जाता है। इन दोनों ही तरह की रोगिणियों में शरीर के इन सभी अंगों में खून एकत्र होना और उनका अस्वाभाविक तौर पर बढ़ जाना इसी प्रकार की व्यवस्था का स्वाभाविक परिणाम होता है। यकृत बढ़ जाता है, जरायु बढ़ जाता है और इन सब के अतिरिक्त भार के कारण जरायु अपने स्थान से भी च्युत हो जाता है। रक्त-संचय इस औषधि का इतना प्राकृतिक लक्षण है कि वक्ष-स्थल, हृदय, मस्तिष्क, गुर्दा में भी रक्त एकत्र होने लगता है। खून एकत्र होना शुरू होने पर ही स्वर्ण के सभी विशेष मानसिक लक्षण रोगी में उभरने लगते हैं। इन सभी मानसिक लक्षणों को पूरी तरह ध्यान में रख कर ही स्वर्ण को प्रयोग किया जाता है। स्वर्ण के रोगियों का मिजाज कभी-कभी बहुत तेज और चिड़चिड़ा हो जाता है तथा उसका तनिक सा भी प्रतिवाद करने पर उसे प्रचण्ड क्रोध आ जाता है–यहां तक कि सुस्ती और विषाद के प्रबल लक्षण रहने पर भी बीच-बीच में रोगी इस ढंग की उत्तेजना या क्रोध का शिकार हो जाता है। इसी प्रकार की सुस्ती और आत्महत्या की यही प्रवृत्ति नेजा और नक्स वोमिका दवाओं में भी पाई जाती है। लेकिन ओरम में यह प्रवृत्ति बहुत अधिक मुखर रहती है। मैंने एक बार एक ऐसी रोगिणी को ठीक किया था जो पानी में कूद कर आत्महत्या कर लेने पर उतारू थी। स्वास्थ्य-लाभ कर लेने पर उसे अपनी इस इच्छा पर हंसी आती थी और वह यही कहती थी कि उस समय अपने आप पर मेरा वश नहीं रह गया था, ऐसा मालूम होता था कि मेरा जीवन व्यर्थ है। वस्तुतः उसे यही अनुभव होता था।

यदि उपदंश के कारण रोगी को कोई अस्थि-रोग हो जाए तो उसमें भी ओरम लाभ करता है, विशेषकर उन रोगियों को जिन्हें उपदंश के विष से मुक्त करने के लिए भारी मात्रा में पारा खिलाया गया हो। यदि एलोपैथिक चिकित्सक रोगों का इलाज करने के सिलसिले में रोगी के शरीर में और प्रकार का विष न उत्पन्न कर उनके रोग को दूर करने में समर्थ होते तो अन्य चिकित्सा-प्रणाली के चिकित्सकों के पास रोगी इतनी अधिक संख्या में नहीं आते। उपदंश रोग

की चिकित्सा में बहुत अधिक मात्रा में पारे का इस्तेमाल करने से भी ऐसे लक्षण उभर आते हैं।

उपदंश और पारे के मिले-जुले दोष से कईं बीमारियां उठ खड़ी होती हैं जिनमें नाक और तालु की हड्डियों का क्षय, स्तन-वृत्त के आकार में वृद्धि, हड्डी का बढ़ना रोग में सबसे अधिक लाभ नजर आता है। नाक के इन सभी रोगों में हड्डी गलना शुरू होने से पहले जो जुकाम या नकसीर पैदा हो जाती है उनमें कभी-कभी ओरम से बहुत लाभ होता है। नाक के छेद का बंद होना, जख्म और नाक की रूकावट, पपड़ी भरी रहना, बहुत बदबूदार स्राव होना, रोगी का हमेशा दुखी रहना, आत्महत्या की प्रवृत्ति इस दवा के प्रमुख लक्षण हैं। ऐसी अवस्था में, जब रोगी को हर चीज आधी दिखाई दे, इस दवा का इस्तेमाल करने से विकार दूर हो जाता है। इस रोग में बहुधा 200 पोटेंसी में इसका इस्तेमाल होता है। चीजों का आधा दिखाई पड़ने का लक्षण लाइकोपोडियम, लीथियम कार्बोनिकम में भी मिलता है। परन्तु ओरम का लक्षण यह है कि उसमें वस्तु का केवल निचला आधा भाग ही दिखाई पड़ता है जब कि लाइको तथा लीथियम में पदार्थों का केवल बायां आधा अंश ही दिखाई पड़ता है।

ओरम से केवल जरायु में कड़ापन ही पैदा नहीं होता बल्कि अण्डकोष में भी यह कड़ापन पैदा करता है और ठीक भी कर देता है। लेकिन, इन दोनों ही अवस्थाओं में इसके मानसिक लक्षण को तथा उपदंश और पारे के व्यवहार की बात को ध्यान में रख कर औषधि का प्रयोग होना चाहिए। मोटे, लाल शरीर वाले ऐसे पुरुषों की चिकित्सा के लिए, जिनके हृदय पर चर्बी चढ़ जाती है, यह सर्वश्रेष्ठ होमियापैथिक दवा है। इस प्रकार के रोगी रक्त-संचालन सम्बन्धी विकारों से अक्सर पीड़ित रहते हैं। साथ ही कलेजे की धड़कन, छाती में रक्त-संचय धमनी और कनपटी की धमनी में स्पन्दन भी स्पष्ट दिखाई पड़ता है।

रोग के हमले के समय बेलाडोना से राहत मिल सकती है लेकिन उसकी तुलना से ओरम की क्रिया अधिक गहरी और स्थायी होती है। हड्डियों के दर्द में भी ओरम बहुत लाभ करती है। ओरम की गणना कालीआयोडाइड ऐसाफिटिडा और मर्क्यूरियस (अस्थि बैष्ट रोग) की श्रेणी में की जानी चाहिए।

आर्जेण्टम नाइट्रिकम

गति या वेग का भाव इस औषधि का एक मुख्य लक्षण है। इसमें रोगी को ऐसा एहसास होता है कि समय की गति बहुत धीमी है। रोगी जल्दी-जल्दी चलने की कोशिश करता है। धार्मिक स्थानों, नाटकघरों इत्यादि में जाने के समय शंका पैदा हो जाती है तथा रोगी को पतले दस्त आने लगते हैं। रोगी के सिर में चक्कर आते हैं और इसके साथ ही कंपकंपी, कमजोरी और कानों में एक प्रकार की गुनगुनाहट महसूस होती है। रोगी की आंख का कोना खून जैसा लाल हो, फूल जाता है और लाल मांस के टुकड़े की तरह बढ़ जाता है।

रोगी को चीनी खाने की इच्छा बार-बार होती है, जोर की आवाज के साथ उसे डकार आती है तथा पेट में भी कुछ गड़बड़ी उत्पन्न हो जाती है। मल का रंग हरा रहता है जैसे किसी ने साग काट कर मिला दिया हो। साथ ही उसमें थक्के की शक्ल में आंव भी मौजूद रहती है। कपड़े में हरे रंग का दाग लग जाता है तथा मलत्याग के समय जोर की आवाज होती है। श्लैष्मिक झिल्ली से बहुत अधिक और कभी-कभी बदबूदार स्राव भी निकलता है। रोगी का शरीर रोग के कारण सूख जाता है और वह बहुत दुर्बल होता जाता है। रोगी हर समय ताजी हवा पाने की इच्छा करता है।

गर्नसी के अनुसार, रोग से पीड़ित सूखे और दुबले शरीर वाले व्यक्तियों को देखते ही चिकित्सकों को इस दवा की याद आ जाती है। बच्चों में यह अवस्था खास तौर पर दिखाई पड़ती है (फ्लोरिक एसिड–जवान आदमी वृद्ध दिखाई पड़ते हैं।) आर्जेण्टम भी स्वर्ण की तरह ही रोगी के मन पर अपना असर दिखाती है। स्वर्ण के समान ही यह औषधि भी व्याधि शंका रोग की एक बहुत बेहतर दवा मानी जाती है। इस औषधि में इतने अधिक लक्षण हैं कि “गाइडिंग सिम्पटम्स” नामक ग्रन्थ में इसके बारे में विस्तार से पढ़ने की जरूरत पड़ती है। मैं यहाँ पर केवल उन स्पष्ट और खास लक्षणों का ही उल्लेख करूंगा जिनकी मैंने बार-बार परीक्षा की है। इस रोग के रोगी ऊंचे भवन देख कर की चौंधिया जाते हैं और इस प्रकार डगमगाने लगते हैं जैसे अब गिरे और तब गिरे। उसे ऐसा अहसास

होने लगता है कि गली के दोनों ओर खड़े मकान उसके ऊपर आ गिरेंगे और वह उनके नीचे कुचला जाएगा।

रास्ता चलते समय, गली के कोने से गुजरते हुए रोगी को भय लगता है क्योंकि कोने पर स्थित मकान उसे ऐसा लगता है जैसे उसे कुचलने के लिए आगे बढ़ा आ रहा हो। वेग का भाव प्रबल रहता है, रोगी बहुत तेजी से चलता है, हमेशा जल्दबाजी में रहता है (लिलियम टिग्रिनम), धार्मिक स्थलों और नाटकघरों में जाने के समय अकारण भय से पीड़ित हो उठता है और उसे पतले दस्त आने लगते हैं (जेलसिमियम)।

जल्दबाजी का यह लक्षण आर्जेण्टम नाइट्रिकम और लिलियम टिग्रिनम में समान रूप से पाया जाता है तथा अधिकतर गर्भाशय की बीमारी में उभरता है। उत्तेजना होने पर रोगी को पतले दस्त आने लगते हैं। यदि लक्षणों की विशेष समानता के अनुसार एक औषधि का प्रयोग दूसरे की तुलना में उपयुक्त न लगे तो उद्भिज से बनी दवा का ही पहले इस्तेमाल करना चाहिए। खनिज औषधियों की क्रिया दीर्घकाल तक रहती है, गहरी होती तथा बीमारी अधिक पुरानी होने पर ही उसका प्रयोग किया जाना चाहिए।

इस औषधि में तथा कुछ अन्य औषधियों में अनेक ऐसे विचित्र लक्षण दिखाई पड़ते हैं जो दैनिक चिकित्सा-कार्य में प्रायः देखने में नहीं आते हैं। यदि इस प्रकार के लक्षण देखने को मिलें तो उन्हें बहुत ही मूल्यवान लक्षण समझना चाहिए क्योंकि इस प्रकार के लक्षण प्रकट करने वाले रोगी बहुत कम मिलते हैं। उन की बीमारी जल्दी समझ में नहीं आती तथा साधारण दवाओं से उनको लाभ नहीं होता है। इन रोगियों को होमियापैथिक दवा से जादू की तरह लाभ होता है।

अधकपारी के दर्द में भी आर्जेण्टम नाइट्रिकम कभी-कभी चमत्कारिक रूप से लाभ करती है। इस दर्द में रोगी को बहुत कष्ट होता है और बहुत मुश्किल से उसे आराम आता है। सिर की पीड़ा में आर्जेण्टम नाइट्रिकम का एक विशेष लक्षण यह है कि रोगी को ऐसा अनुभव होता है मानों उसका सिर फैलता जा रहा है तथा अत्यंत बड़ा हो गया है। एपिस और पल्सेटिला की तरह इसमें भी सिर को कस कर बांध देने से रोगी को आराम महसूस होता है। फैलने का यह भाव एक ऐसा लक्षण है जो रोगी के सारे शरीर में महसूस होता है। रोगी

को ऐसा लगता है कि जैसे उसका सारा शरीर या कोई अंग विशेष फैल रहा हो (इस्क्युलस हिप्पोकैस्टेनम)। यह लक्षण अन्य दवाओं में भी होता है परन्तु इतना मुखर और स्पष्ट केवल आर्जेण्टम नाइट्रिकम में ही है।

सिर में चक्कर आने का लक्षण भी आर्जेण्टम नाइट्रिकम में पाया जाता है और इसके साथ ही कान में एक प्रकार की सनसनाहट या भनभनाहट की आवाज भी होती है तथा कम्पन के साथ भारी दुर्बलता भी अनुभव होती रहती है। रोगी आंख बंद कर एक दम भी नहीं चल सकता और ऊंचे भवन देखते ही उसे चकाचौंध और भय सा अनुभव होने लगता है। इन लक्षणों को देखकर बहुधा जेलसिमियम की याद आ जाती है। इन दोनों ही औषधियों में सिर में चक्कर आने का लक्षण मुखर रहता है। सारा शरीर दुर्बल हो जाता है तथा रोगी को कम्पन के साथ कमजोरी महसूस होती है। गति शक्ति के अभाव से ग्रस्त रोगी को इन दोनों ही दवाओं से लाभ होता है। नए रोगियों को अथवा प्रारम्भ में अन्य लक्षणों में समानता होने पर मैं जेलसिमियम का ही विशेष रूप से प्रयोग करता हूं। इसके बाद ही आर्जेण्टम नाइट्रिक प्रयोग करता हूं। लेकिन, रोग के निदान के सम्बन्ध में कुछ ऐसे भी लक्षण सामने आते हैं जिनके आधार पर दोनों औषधियों में अन्तर किया जा सकता है और दोनों में से अधिक श्रेष्ठ औषधि का उपयोग किया जा सकता है। आंख के अनेक रोगों के लिए भी यह एक श्रेष्ठ औषधि है परन्तु अन्य औषधियों की तरह इस औषधि का भी एलोपैथिक चिकित्सकों द्वारा बहुत अधिक दुरूपयोग किया जाता है। यह कितने खेद का विषय है कि वे ऐसी उपयोगी औषधियों का उचित ढंग से उपयोग करने का निर्णय नहीं कर पाते और कितनी ही बार बहुत अधिक दुरूपयोग करने से औषधि के बारे में इतना भ्रम उत्पन्न हो जाता है कि अन्य लोग उसका प्रयोग करने से घबराने लगते हैं। इसी कारण प्राचीनकाल के उद्भिज तत्ववेत्ताओं ने सब प्रकार की खनिज दवाओं का पूरी तरह परित्याग कर दिया था। पारा इसी प्रकार की एक दवा है जिसके बारे में उनकी राय बहुत ही खराब बन गई थी। वस्तुतः होमियोपैथिक चिकित्सा-प्रणाली ही लोगों के समक्ष यह बात भली प्रकार सिद्ध कर सकती है कि सभी वस्तुओं से सुफल प्राप्ति करने और दुष्परिणामों से बचने के लिए उनका किस प्रकार उपयोग किया जाता है। एलेन और नार्टन ने नेत्र रोगों के सम्बन्ध में लिखा हैः आंखों के ऐसे प्रदाह जिनमें पीब आ जाता है,

यह दवा सबसे अधिक लाभ करती है। अस्पताल में तथा बहुत से अन्य रोगियों का इलाज करते हुए एक भी नेत्र-रोगी ऐसा नहीं मिला जिसकी आंख को इस औषधि से फायदा न हुआ हो। ऐसे प्रत्येक रोगी का इलाज दवा खिलाकर ही किया गया। इनमें से अधिकांश रोगियों को आर्जेण्टम नाइट्रिकम की 30 या 200 पोटेंसी की खुराकें दी गई। नेत्रों की श्लैष्मिक झिल्ली की प्रदाहिक सूजन से पीड़ित बहुत अधिक रोगियों का इलाज हमने किया है। इस रोग में रक्तवाहनियां सिकुड़ गई थीं, पीव बहने लगा था तथा कनीनिका भी रंग बदलने लगी थी। ऐसा मालूम होता था कि वह ढीली पड़ती जा रही है। लेकिन, आर्जेण्टम के प्रयोग से यह विकार भी ठीक हो गया। इसमें कोई आश्रय निष्ठ लक्षण नहीं नजर आता, पीव भरा स्राव बहुत अधिक मात्रा में होता है तथा आंखों में पीव भरी रहने के कारण पलकें भारी मालूम होती हैं। यदि पलकों के सफेद मण्डल के नीचे वाले विधान-तन्तुओं में सूजन पैदा हो जाए तो ऐसी अवस्था में भी इसका प्रयोग किया जाता है (एपिस, रस)। इसके उपरान्त नार्टन ने फिर लिखा है:

"मुझे इस बात का पूरा विश्वास है कि आंखों के ऐसे प्रदाह रोग में जिसमें पीब पड़ने और बहने का कारण गनोरिया रोग होता है, कहीं भी इसकी क्षार क्रिया की जरूरत नहीं दिखाई पड़ती।" इन सभी कथनों को दृष्टि में रख कर एलोपैथिक चिकित्सकों तथा अनाड़ी होमियोपैथ-चिकित्सकों को बहुत सोच-समझकर इसका इस्तेमाल करना चाहिए। नवजात शिशुओं को यदि आंखों का प्रदाह हो जाए और आंख खोलने पर उसमें पीब भरा पदार्थ बाहर निकले तो चिकित्सकों को मक्युरियस सोल्युबिलिस से विशेष लाभ होता है। पलकों के प्रदाह रोग में, आर्जेण्टम नाइट्रिकम की अपेक्षा ग्रेफाइटिस और स्टैफिसेग्रिया अधिक कारगर रहती है। हो सकता है कि दूसरों को इस प्रकार का अनुभव न हुआ हो। पलकों के प्रदाह में बोरेक्स को भी स्मरण रखना चाहिए। हो सकता है कि विशेषज्ञ लोग इसकी उपेक्षा कर जाएं और स्थानिक चिकित्सा करने लगें। फिर भी, ऐसी चिकित्सा अधिक बेहतर रहती है, जिसमें शरीर के सभी लक्षणों को दृष्टि में रख कर औषधि का चुनाव किया जाता है।

जीभ का अगला भाग लाल रहता है, उसमें दर्द होता है और जीभ में कांटे से उठते हैं–इन लक्षणों को आधार मान कर या इनसे मार्गदर्शन लेकर भिन्न-भिन्न रोगों से पीड़ित कितने ही रोगियों को ठीक किया जा चुका है।

पाकाशय-प्रणाली में भी इसके कई बहुमूल्य लक्षण प्रकट होते हैं। उदाहरण के लिए रोगी चीनी खाने की बहुत अधिक इच्छा करता है; उसे तरल पदार्थ सहन नहीं होते, पाकाशय में अधिकांश गड़बड़ियों के साथ डकार आने के लक्षण मौजूद रहते हैं, विशेषकर खाना खाने के बाद पेट में ऐसा अनुभव होता है जैसे वायु भरने से वह फट पड़ेगा। रोगी को डकार लेने के लिए जोर लगाना पड़ता है तथा अन्त में बहुत आवाज और प्रबल वेग के साथ डकार आती है। ये सभी इसके विशेष लक्षण हैं और इसमें तनिक भी सन्देह नहीं कि इस दवा से उस समय कभी-कभी लाभ हो जाता है, जब प्रचलित दवाएं जैसे कार्बोवेज, चायना और लाइकोपोडियम का प्रयोग हो चुका होता है। आमाशय-शूल, मंदाग्नि और पाकाशय के जख्मों की भी आर्जेण्टम नाट्रिकम एक प्रमुख दवा है तथा नाना प्रकार के रोग–अतिसार या संग्रहणी रोग भी–इससे ठीक हो जाते हैं। इस के लक्षण हैं–इस तरह का मल निकलना जैसे किसे ने साग काटकर उसमें मिला दिया हो। इसमें आंव भी मिली होती है; कपड़ों पर भी हरे रंग का दाग लग जाते हैं तथा मल त्याग के समय मल बहुत वेग से छिटक कर निकलता है। वह सूत की तरह होता है, और उसमें लाल-हरी आंव और लसिका मिली रहती है। मल त्याग के समय हवा बहुत जोर की आवाज करते हुए निकलती है। अन्य कई दवाओं में भी मल के इसी तरह के लक्षण पाए जाते हैं। इनमें एक है–कल्केरिया फास। इसमें भी आवाज के साथ वायु निकलना और मल का छिटकना मौजूद रहता है। बच्चों के कठिन शिशु विसूचिका रोग और मस्तिष्कोदय रोग में भी ये दोनों औषधियां लाभ करती हैं। यदि ब्रह्मरंध्र खुला रहे और उसके साथ ही हड्डी बढ़ने का लक्षण मौजूद रहे और सिर पर पसीना आता हो तो कल्केरिया फास का प्रयोग होता है। कल्केरिया फास के रोगी बच्चे को धुंए में पके मांस, सुअर का मांस आदि खाने की इच्छा होती है। परन्तु, आर्जेण्टम नाइट्रिकम का रोगी चीनी और मिठाई खाना चाहता है। दोनों ही रोगी बहुत दुबले रहते हैं। रोगी बालक की त्वचा बिल्कुल सिकुड़ी रहती है और वह बिल्कुल बूढ़ों की तरह दिखाई पड़ता है। इसलिए कभी-कभी, बहुत बारीकी से इसके अन्तर पर विचार कर दवा का चुनाव करना पड़ता है। कण्ठ के रोग या गल-गह्वर में आर्जेण्टम नाइट्रिकम लाभ करता है। गले में गाढ़ा कड़ा श्लेष्मा रहता है जिसके कारण रोगी को खांस-खांस कर कफ निकालना पड़ता है। साथ ही थोड़ा-थोड़ा स्वर-भंग

भी हो जाता है और रोगी को ऐसा अहसास होता है जैसे उसके गले के अन्दर कोई कांटा गड़ रहा हो (नाइट्रिक एसिड, हीपर सल्फर, डोलिकोस), मस्से की तरह दाने भी गले में निकल आते हैं; जो कोई भी वस्तु निगलने के समय नोकदार पदार्थ जैसे महसूस होते हैं। इस औषधि के यही कण्ठ सम्बन्धी प्रमुख लक्षण हैं। गले में इस प्रकार की अवस्था पैदा होकर नीचे की तरफ फैल कर स्वर-यंत्र पर भी हमला कर सकती है। प्रचारक, गवैया या वकील तथा ऐसे सभी लोग जिनको अपने स्वरयंत्र का अधिक प्रयोग करना पड़ता है, इस बीमारी से अधिक पीड़ित होते हैं।

पीठ और बाहरी अंगों पर भी इस दवा का विशेष असर होता है। जब कमर में दर्द हो, खड़े होने या चलने पर यह दर्द घट जाए परन्तु अपनी जगह से उठने पर दर्द बहुत अधिक बढ़ जाता हो तो मेरी राय में सल्फर या कास्टिकम से रोगी को आरोग्य लाभ कराया जा सकता है। फिर भी, ऐसे लक्षणों में आर्जेण्टम को भी नहीं भूलना चाहिए। यदि पीठ की बीमारी के साथ रोगी को बहुत अधिक आलस हो (कालीकार्बोनिकम) और इसके साथ ही अग्रबाहु और पैर के निचले भाग में, खास तौर पर तलुवों में, थकान का अहसास हो, सिर में चक्कर आएं, हाथ-पैर कांपने का लक्षण उभरे तो आर्जेण्टम नाइट्रिकम से निश्चय ही रोगी को लाभ होगा। कमजोरी या दुर्बलता के कारण जब रोगी पक्षाघात से पीड़ित हो जाता है या डिप्थीरिया के उपरान्त पक्षाघात का शिकार हो जाता है तो उसमें भी यह औषधि लाभ करती है। धनुष टंकार और मृगी रोग की चिकित्सा में भी इसका प्रयोग होता है। मृगी रोग में इसका विशेष लक्षण है कि दौरे होने के कईं घण्टे पूर्व ही आंखों की पुतलियां फैल जाती हैं। लेकिन टंकार रोग में रोगी को बहुत बेचैनी अनुभव होती है और साथ ही कुछ देर, पहले से शरीर में अकड़न पैदा हो जाती है।

रोग के दो आक्रमणों के संधिकाल में बहुत अधिक बेचैनी का होना क्यूप्रम मेटालिकम का लक्षण माना जाता है। यदि आर्जेण्टम नाइट्रिकम का बहुत अधिक दुरूपयोग किया गया हो तो उसके विष की काट करने के लिए नेट्रम्यूरियेटिकम एक बहुत उत्तम प्रतिविष माना जाता है–खास तौर से जब श्लैष्मिक झिल्ली इस रोग से प्रभावित हो जाती है।

फेरम मेटालिकम या एसेटिकम

रोगी की सभी श्लैष्मिक-झिल्लियों में पीलापन आ जाता है तथा चेहरा अचानक ही आग की तरह लाल हो तमतमा उठता है। साथ ही रोगी में रक्त की कमी भी रहती है।

रोगी के शरीर के किसी भी अंग से रक्त-स्राव होता है। रोगी की प्रकृति ही रक्त स्रावी हो जाती है तथा रक्त-स्राव में खून हल्के रंग का होता है तथा उस में काले रंग के रक्त के थक्के रहते हैं। खून बहुत जल्दी थक्के का रूप ग्रहण कर लेता है।

रोगी के सिर में इस प्रकार टपक भरा दर्द होता है जैसे कोई हथौड़ी मार रहा हो। इसके साथ ही स्थानिक रक्त-संचय और प्रदाह भी रहता है। नाड़ी भरी रहती है, चेहरा तमतमाया रहता है। एक बार चेहरा सफेद हो जाता है और फिर तमतमा उठता है। यह अवस्था पर्यायक्रम से प्रकट होती रहती है। रोगी को बहुत भूख लगती है तथा वह भोजन पर इस प्रकार झपटता है जैसे कुत्ता झपटता है। फिर, उसकी भूख एकदम ही मर जाती है। यह लक्षण भी पर्यायक्रम से उत्पन्न होता है।

रोगी को वमन होता है या डकारें आती हैं। रात में वह पदार्थ वमन के साथ निकलते हैं जो वह दिन में खाता है। रोगी को दस्त लग जाते हैं। दस्त के समय दर्द नहीं होता परन्तु उसमें अपचे पदार्थ मिले रहते हैं।

शीतावस्था में भी रोगी का चेहरा बिल्कुल लाल हो जाता है।

वृद्धि-ह्रास

खाने-पीने पर आराम करने के समय तथा विशेष रूप से चुप बैठने पर रोग के लक्षण बढ़ जाते हैं। धीरे-धीरे चलने पर उनमें कमी होने लगती है।

इस दवा का भी चिकित्सकों द्वारा बहुत अधिक दुरूपयोग किया गया है। एलोपैथिक चिकित्सक रक्तहीनता के रोग में इस औषधि का उसी प्रकार गलत उपयोग करते हैं जिस प्रकार मलेरिया रोग में कुनैन का। ये दोनों ही दवाएं

अपने-अपने प्रभाव के अनुसार रक्त हीनता और मलेरिया की श्रेष्ठ दवाएं मानी जाती हैं। परन्तु सभी लक्षण न मिलने पर इन से रोग दूर नहीं किया जा सकता। इसके साथ ही इनका असली असर शक्तिकृत होने पर प्रकट होता है। डा॰ ह्यूजेस के अनुसार, "रक्तहीनता का इलाज करने के लिए आजकल जिन औषधियों का सामान्य तौर पर इस्तेमाल किया जाता है उनमें लोहा भी एक है। रक्तहीनता का विकार चाहे किसी कारण या किसी रोग का परिणाम क्यों न हो–इसमें मासिक धर्म की गड़बड़ी, हरित पाण्डुरोग और मासिक स्राव, हवा, रोशनी और उपयुक्त पौष्टिक आहार का अभाव शामिल है। लौह इसकी एक प्रधान औषधि मानी जाती है।"

मैं समझता हूं कि इस प्रकार की टिप्पणी करने वाला लेखक यदि आजकल की औषधियों के बारे में इस प्रकार के विचार प्रकट करता है तो उसे हम दोष नहीं दे सकते। वस्तुतः जिस प्रकार कुनैन मलेरिया रोग की और फास्फेट व लाइम अस्थि के अपोषण की एकमात्र दवा नहीं है उसी प्रकार लौह (आयरन) को भी रक्तहीनता रोग की एकमात्र औषधि नहीं माना जा सकता। मुझे अपने अनुभव से यह ज्ञात हुआ है कि इस प्रकार की अवस्थाओं अथवा लक्षणों में और भी कई दवाएं बहुत लाभ करती हैं। परन्तु, इनका लाभ तभी होता है जब लक्षणों को नजर में रख कर इनका इस्तेमाल किया जाता है। लक्षणों के अनुसार प्रयुक्त न होने पर नुकसान भी होते हैं, विशेष रूप से उस समय जब उनका प्रयोग अधिक मात्रा में किया जाता है। बहुत से रोगियों की चिकित्सा से प्राप्त अनुभव के आधार पर मैं अधिकारपूर्वक यह कह सकता हूं कि इस प्रकार औषधियों का प्रयोग करना हैनीमैन के सिद्धान्तों के सर्वथा विपरीत है तथा मैं सभी छात्रों को सावधान कर देना चाहता हूं कि इस प्रकार के अवैज्ञानिक और नियम विरूद्ध तरीके से वह औषधियों का प्रयोग कभी न करें। चूंकि, उक्त उद्धरण ह्यूजेस की रचना से दिया गया है अतः उसके सन्दर्भ में प्रकट किए गए उनके अन्य बुद्धिमत्तापूर्ण विचारों का उल्लेख करना भी आवश्यक है। उनका यह कथन इस प्रकार हैः भोजन के पदार्थों में लोहे का जो अंश मौजूद रहता है, केवल उसी के अभाव के कारण यह रोग पैदा नहीं होता। यदि खून में लौह तत्व की कमी है तो इस विकार के लिए शरीर की समीकरण क्रिया (assimilation) जिम्मेदार है। लेकिन, रेवील ने यह स्पष्ट कह दिया है कि रक्तहीनता के विकार में रक्त

में लौह तत्व के अनुपात में किसी प्रकार का परिवर्तन नहीं होता है। मनुष्य के शरीर में रक्त के कण चाहे कितनी भी अल्प मात्रा में क्यों न हों, उनमें लौह तत्व स्वाभाविक अनुपात में अवश्य मौजूद होगा। यद्यपि लोहे के प्रभाव से इनकी संख्या दुगनी-तिगुनी बढ़ जाती है परन्तु यह लौह-उत्पादन नहीं करते।

इसी प्रकार, काउपर्थायेट का कहना है—इस विचार को दृष्टि में रख कर कि लौह रक्त में लौह-तत्व की कमी को पूरा कर देगा, जब बहुत अधिक मात्रा में लोहा शरीर में पहुंचा दिया जाता है तो वस्तुतः वह खून में जज्ब नहीं हो पाता बल्कि आंतों के रास्ते मल के साथ बाहर निकल जाता है। इससे यह स्पष्ट पता चलता है कि रक्त के उपादान के रूप में अशोषित होकर लौह रोग में आराम नहीं करता बल्कि तन्तु और यंत्रों पर अपने शरीर तत्व के प्रभाव के कारण, उसी अवस्था में यह लाभ करता है जब उसे शक्तिकृत कर दिया जाता है क्योंकि शक्तिकृत होने पर ही इसकी आरोग्यकारी शक्ति उभरती है। अतः यह स्पष्ट हो जाता है कि रक्तहीनता के रोग अथवा किसी भी अन्य रोग में आयरन अथवा किसी भी अन्य दवा का प्रयोग उस समय तक नहीं करना चाहिए जब तक आरोग्य नीति के अनुसार सभी लक्षण न प्रकट हो जाएं। मैंने रक्तहीनता के बिगड़े हुए रोग में रोगियों पर शक्तिकृत रूप में नेट्र म्यूर का प्रयोग कर रोगियों को राहत पहुंचाई है। लेकिन, आयरन को अन्य किसी भी रूप में प्रयोग कर उस से रोगी को स्वस्थ होते नहीं देखा है। रक्त हीनता के रोगों में पल्सेटिला, साइक्लामैन, कल्केरिया फास, कार्बो वेज, चायना तथा अन्य कई दवाओं का भी इस्तेमाल किया जाता है। अब मैं संक्षेप में उन लक्षणों का उल्लेख करूंगा जिन के आधार पर रक्तहीनता रोग में आयरन का प्रयोग किया जाता है। इसके साथ ही मैं उन अवस्थाओं का भी उल्लेख करूंगा जिनकी विशेष औषधि आयरन मानी जाती है।

रक्त हीनता में आयरन का प्रयोग करने के लक्षण इस प्रकार हैं :

झांई के रंग का हरी या पीली आभा वाला चेहरा; दर्द के साथ अन्य लक्षण, चेहरा चमकीला और लाल; तनिक से भावोद्रेक या परिश्रम से रोगी का चेहरा लाल होकर तमतमा उठता है (गर्नसी); सिर में खून बढ़ जाता है तथा नसें फूल उठती हैं; रोगी के चेहरे से गर्मी का आभास मिलने लगता है; सिर में हथौड़ी की तरह चोट या धड़कन के साथ दर्द (बेल, चायना, नेट्र म्युर ग्लोन)।

श्लैष्मिक झिल्ली, विशेषकर मुखगह्वर की श्लैष्मिक-झिल्ली पीली पड़ जाती है (Raue)।

रोगी इतनी कमजोरी महसूस करता है कि बिस्तर पर लेटे रहने के लिए विवश हो जाता है। रोगिणी को या तो बहुत जल्दी-जल्दी मासिक धर्म होने लगता है अथवा जब भी मासिक धर्म होता है बहुत दिनों तक जारी रहता है। इस विकार के साथ ही रोगिणी का मुख लाल हो जाता है तथा कान में घंटियां सी बजने लगती हैं (चायना)। रोगिणी के मासिक धर्म का रंग बिल्कुल पीला और पानी जैसा दिखता है तथा इससे रोगिणी की कमजोरी बढ़ जाती है।

यदि उपरोक्त लक्षणों के साथ रोगी के सारे शरीर में रक्त की कमी नजर आती है और इसके साथ छाती, चेहरे और सिर पर बार-बार रक्त का दौरा पड़ता है अथवा रक्त-संचय के अन्य लक्षण उभरते हैं तो यह मान लेना चाहिए कि उसके लिए आयरन सबसे उपयुक्त औषधि है। इस प्रकार की अवस्था में, उचित समय के अन्तर से शक्तिकृत आयरन का प्रयोग करने से रोगी अवश्य ही रोग मुक्त हो जाएगा। लेकिन, यदि इस मान्यता या सिद्धान्त को दृष्टि में रख कर कि हर हालत में 'रक्त को उसके आवश्यक तत्व मिलने चाहिए' रोगी को जरूरत से बहुत अधिक आयरन दे दिया गया हो तो वैसी अवस्था में रोग के लक्षणों को दृष्टि में रखते हुए ऐसी दवा देनी चाहिए जो श्रेष्ठ प्रतिविष का काम करे। रोगी के प्रकट हुए लक्षणों के आधार पर इस दवा से रोग तो नष्ट हो जाएगा और साथ ही अकारण बहुत अधिक परिमाण में खाई हुई दवा से उत्पन्न अन्य विकार भी दूर हो जाएंगे।

यह सौभाग्य का विषय है कि होमियोपैथिक चिकित्सा-प्रणाली में ऐसी औषधियां या प्रतिविष मौजूद हैं जो कुनैन और आयरन जैसी औषधियों के दुरूपयोग के कारण उत्पन्न दुष्परिणामों या विकारों को दूर करने में समर्थ हैं। यदि ऐसा न होता तो होमियोपैथिक चिकित्सा-प्रणाली को कोई पूछता ही नहीं और हानिकारक होते हुए भी एलोपैथिक चिकित्सा-प्रणाली अपनी दोष पूर्ण चिकित्सा पर चलती रहती। परिणामतः बहुत अधिक लोगों को औषधियों के दुरूपयोग से उत्पन्न दोषों और विकारों को जीवन भर ढोना पड़ता। चूंकि यहाँ रक्त के सम्बन्ध में बताया जा रहा है, अतएव अब मैं इसकी रक्त स्रावी प्रवृत्ति के बारे में बताऊँगा।

आयरन में स्थानिक रक्त-संचय का विशेष लक्षण यह है कि फेफड़ा, गर्भाशय, नाक और गुर्दों से रक्त का स्राव होता है। अतएव, रक्तस्राव से पीड़ित रक्तहीन और कमजोर रोगियों में यदि ऊपर बताये हुए लक्षण विद्यमान हैं, आयरन बहुत लाभ करता है और उसकी गणना रक्त-स्राव की एक बहुत श्रेष्ठ दवा के रूप में होती है। इस प्रकार की अवस्था में फेरम फास भी उपयोगी होती है क्योंकि इसमें फेरम और फास दोनों के ही तत्व विद्यमान रहने के कारण रक्त-स्राव को नियंत्रित करने या ठीक करने की क्षमता रहती है।

लेकिन, केवल रक्त के रोगो में ही आयरन लाभ नहीं करता। इसकी और भी कितनी ही आरोग्यदायक शक्तियाँ हैं। पाकाशय और आंतों के रोगों में भी इससे बहुत लाभ होता है। इन रोगों में इसका प्रयोग कुछ विशेष लक्षण उभरने पर ही किया जाता है।

इसमें रोगी को बहुत तेज भूख लगती है और वह भोजन पर इस तरह झपटता है जैसे कुत्ता झपटता है; फिर उसकी एकदम भूख मर जाती है। खाने के बाद वमन में खाई हुई वस्तु निकल जाती है या रोगी को उसकी डकार आती रहती है। रोगी को रोटी और मक्खन खाने की इच्छा रहती है और मांस अच्छा नहीं लगता (विपरीत नेट्र म्यू)। बियर और चाय भी रोगी को नहीं भाती। दिन मे खाई हुई चीजें हजम नहीं होती और पाकाशय में ही पड़ी रहती हैं और रात में वमन हो जाता है। आंतों को छूने से इतना दर्द होता है मानो वह भीतर से छिल गई हों। रोगी को रात में या खाने-पीने के समय पतला दस्त होता है जिसमें अनपचे पदार्थ निकले हैं। दस्तों में रोगी को कोई पीड़ा नहीं होती। (क्रोटोन, टिग चायना)। ये लक्षण तथा कितने ही अन्य लक्षण यहां अपना महत्व दर्शा देते हैं तथा साथ ही चायना से अपनी साम्यता भी। इन अवस्थाओं में चायना और आयरन में बहुत समानता नजर आती है और कभी-कभी चिकित्सक को यह तय कर पाना बहुत कठिन हो जाता है कि इनमें से कौन सी दवा रोगी को दी जाए।

लेकिन, चायना में रोगी को आध्मान वायु का विकार अधिक मुखर होता है। इन दोनों ही दवाओं में रोगी के मल के साथ अपची हुई भोजन-सामग्री निकलती है और दस्त के समय पेट या आंतों में किसी प्रकार का दर्द नहीं होता है। इन दोनों ही दवाओं में कभी-कभी एक दूसरे से विषम गुण और कभी-कभी अनुपूरक

गुण (एक के बाद दूसरे को देने से लाभ होता है) भी प्रकट होते हैं। जब चिकित्सक को रोगी की दुर्बलता का इलाज करना हो तो दोनों ही दवाओं के लक्षणों की परस्पर तुलना कर के ही यह निश्चय करना चाहिए कि दोनों में से कौन सी दवा रोगी को दी जाये।

जब रोगी का चेहरा तमतमाकर लाल हो उठने के बाद धीरे-धीरे चलने पर राहत महसूस होने लगे तो आयरन का ही लक्षण समझना चाहिये। पल्सेटिला में भी यह लक्षण विद्यमान रहता है परन्तु, वह इतना मुखर नहीं रहता जितना आयरन में रहता है। रोगी के पूरे शरीर में बहुत अधिक बेचैनी और अत्यधिक कमजोरी रहने पर भी यह लक्षण दिखाई देता है और धीरे-धीरे चलने पर रोगी को आराम मिलता है, यद्यपि कमजोरी के कारण चलते समय उसे बीच-बीच में बैठ कर सुस्ताना भी पड़ता है। जब रोगी के कूल्हे की संधि में दर्द उठता है तो वह धीरे-धीरे चलता है। एक बार एक ऐसी महिला मेरे पास इलाज के लिए आई जिसकी बाहु के अगले हिस्से में बहुत पीड़ा रहती थी। एक सप्ताह तक मेरी दवा खाने के बाद उसने बताया कि रात में जब दर्द जोर पकड़ता है तो खाट से उतर कर कमरे में धीरे-धीरे चलने पर उसे बहुत राहत मिलती है। मैंने 1000 क्रम में फेरम मेटालिकम की खूराक दी और वह पूरी तरह स्वस्थ हो गई। इसके बाद फिर कभी उस पर इस रोग का हमला नहीं हुआ। कुछ लोग की यह मान्यता है कि धातुओं को शक्तिकृत नहीं किया जा सकता। लेकिन, मैं इस मत से सहमत नहीं हूं क्योंकि मैंने खुद आयरन, स्टैनम, जिंक और प्लैटिना से बहुत से रोगियों को रोग मुक्त किया है। रक्त मिली खाँसी, दिल की धड़कन, दमा में भी जब आयरन के लक्षण प्रकट होते हैं तो धीरे-धीरे टहलने पर रोगी को आराम महसूस होता है। अतः औषधि का प्रयोग करने के समय इसे परिचायक लक्षण मान कर चिकित्सक को इस पर भरोसा करना चाहिए।

जब रोगी को खाये हुए पदार्थ की वमन होने के साथ-साथ खांसी भी उभरे तो फेरम फॉस बहुत कारगर सिद्ध होती है। ऐसी दवाएं बहुत कम हैं, जिनमें ज्वर की शीतावस्था में रोगी का चेहरा लाल हो जाता है। जिन थोड़ी सी दवाओं में यह लक्षण पाया जाता है, उनमें फेरम फॉस भी एक है। केवल इसी एक लक्षण को मार्गदर्शक लक्षण मान कर मैंने सविराम ज्वर के कितने ही रोगियों को ठीक किया है। इसके अतिरिक्त कुनैन के दुरूपयोग या बहुत अधिक प्रयोग

के कारण जब सविराम ज्वर रोगी के शरीर में ठहर जाता है तो यह दवा बहुत उपयोगी सिद्ध होती है। इस लक्षण या अवस्था वाले रोगी के प्लीहा प्रदेश में बहुत सूजन रहती है और किसी प्रकार का स्पर्श सहन नहीं होता।

प्लम्बम मेटालिकम एसेटिकम

रोगी को ऐसा एहसास होता है जैसे किसी ने उसके उदर को डोरी से बाँध कर मेरूदण्ड से चिपका दिया है। यह लक्षण आश्रय निष्ठ और विषय निष्ठ, दोनों ही रूपों में विद्यमान रहता है। तात्पर्य यह है कि केवल रोगी ही इस लक्षण को अनुभव नहीं करता बल्कि चिकित्सक को भी यह बिल्कुल प्रकट नजर आता है। रोगी के मसूढ़ों के किनारे पर नीले रंग की लकीर साफ नजर आती है। रोगी की कलाई फूल जाती है और प्रसारणी पेशी पर पक्षाघात का हमला हो जाता है।

इस औषधि की यद्यपि काफी व्यापक परीक्षा की जा चुकी है परन्तु जितनी उपयोगी इसे सिद्ध होना चाहिए उतनी यह सिद्ध नहीं हुई है। इस औषधि का एक विशेष लक्षण है जिसको देख कर अथवा जिससे मार्गदर्शन लेकर औषधि का प्रयोग करने पर अनेक बीमारियों का सफलतापूर्वक इलाज किया गया है। यह विशेष लक्षण है–उदर का इस प्रकार मेरूदण्ड से चिपक जाना जैसे किसी ने डोरी से उसे मेरूदण्ड के साथ बांध दिया हो। इस लक्षण में दो बातें रहती हैं। रोगी के उदर में या तो वस्तुतः बहुत अधिक खिंचाव रहता है अथवा उसे ऐसा महसूस होता है कि उसके उदर में खिंचाव है। उदर में तेज दर्द भी होता है जो धीरे-धीरे सारे शरीर में फैल जाता है (डायस्कोरिया)। शरीर के अधिकांश स्थानों में यह दर्द इस प्रकार होता है जैसे शूल का दर्द हो। जरायु रोगों तथा कब्ज रोग में भी यह लक्षण प्रकट होता है। डा॰ एच॰ एन॰ गर्नसी के अनुसार, “पाण्डु रोग में भी यह औषधि बहुत कारगर होती है। इसमें आंख का सफेद हिस्सा, चमड़ी, मूत्र-मल इत्यादि का रंग बहुत पीला पड़ जाता है।” मैंने इस

रोग के इलाज में प्लम्बम का सफलतापूर्वक प्रयोग भी किया है। पक्षाघात पैदा करने की इसकी शक्ति से भी लगभग सभी चिकित्सक पूरी तरह परिचित हैं। वस्तुतः सीसक शूल का मुख्य कारण इसकी यही शक्ति होती है। डिप्थीरिया के उपरान्त पक्षाघात से पीड़ित एक रोगी को मैंने इसी औषधि से स्वस्थ किया था। एक प्रौढ व्यक्ति इस रोग से पीड़ित था और उसका रोग बहुत भयंकर रूप धारण कर चुका था। उसके शरीर के नीचे के अंग लकवे से ग्रस्त हो चुके थे। रोगी में एक ऐसा भी लक्षण मौजूद था जो मैंने उससे पूर्व कभी नहीं देखा था। उसकी त्वचा में स्पर्श की अनुभूति इतनी तेज हो गई थी कि वह त्वचा पर तनिक से स्पर्श को भी सहन नहीं कर पाता था। इस लक्षण के कारण उसे बहुत कष्ट था। बहुत अधिक खोज-बीन करने के बाद एलेन की इनसाइक्लोपीडिया में मुझे उक्त लक्षण मिल गया। दोनों लक्षणों—पक्षाघात और स्पर्श-ज्ञान की अधिकता को एक साथ पा कर मैंने फिन्के की 40 हजार शक्ति के प्लम्बम की एक मात्रा रोगी को दी। इससे रोगी धीरे-धीरे पूरी तरह रोगमुक्त हो गया। फिर उसे दूसरी खूराक देने की जरूरत नहीं पड़ी।

डा० टी० एल० ब्राउन के श्वसुर को सत्तर वर्ष की पक्की उम्र में, तलपेट में, भयंकर दर्द उठ खड़ा हुआ था तथा इस तकलीफ के बाद कुक्षि-प्रदेश में कहीं सूजन उभर आई जिसको तनिक सा भी छूने पर अथवा हिलने-डुलने पर रोगी को भयंकर पीड़ा होती थी। धीरे-धीरे उसका रंग नीला होता गया और बुढ़ापे तथा बहुत अधिक दुर्बलता के कारण लोगों ने उनके जीवन की आशा ही त्याग दी थी। उनकी लड़की ने उनके रोग का बहुत बारीक से अध्ययन किया और यह पाया कि उनके रोग के लक्षण रॉ की पैथोलाजी में दिए गए अन्धान्त्र प्रदाह के लक्षणों से बहुत मिलते-जुलते थे। इसी आधार पर उसने अपने पिता को 200 शक्ति में प्लम्बम की खूराकें दीं और रोगी को तुरन्त राहत मिलने लगी। कुछ ही दिनों में उनका रोग पूरी तरह ठीक हो गया।

प्लम्बम का एक लक्षण यह है कि इसका रोगी बहुत तेजी के साथ बहुत अधिक दुर्बल होता जाता है। उसके शरीर पर या शरीर के कुछ हिस्से पर पक्षाघात हो जाता है और कलाई गिर जाती है। इसके साथ उसके मसूढ़ों के किनारों पर नीले रंग की रेखा साफ उभर आती है।

चेलिडोनियम मेजस

दाहिने कंधे की हड्डी के नीचे वाले भीतरी कोने के निम्न भाग में लगातार धीमा या तेज दर्द होता है। रोगी की आंखें पीली रहती हैं; हाथ, त्वचा, चेहरा और मल का रंग भी मटमैला या हल्का पीला (सुनहरा) होता है तथा पेशाब का रंग भी पीला ही होता है; जीभ पर मोटी-पीली परत चढ़ी रहती है तथा उसके किनारे लाल हो जाते हैं।

इस दवा का प्रयोग शरीर के दाहिने भाग के रोगों में होता है। इसके अलावा कोख की बीमारियों, फेफड़ों और कमर के रोगों, आंखों के गह्वर के ऊपरी भाग की बीमारियों तथा पैर बर्फ की तरह ठण्डे रहने की शिकायत में भी इस दवा का प्रयोग होता है।

इस दवा का मुख्य असर यकृत पर पड़ता है और इसका सबसे प्रमुख लक्षण है–दाहिने कंधे की हड्डी के नीचे वाले भीतरी कोने के निचले भाग में तेज या धीमा दर्द होना। यह विशेष लक्षण खांसी, कामला, अतिसार, न्यूमोनिया, मासिक धर्म की गड़बड़ी, स्तनों में दूध न उतरना, कमजोरी, थकान इत्यादि रोगों में प्रकट होता है। किसी भी रोग में इस प्रकार लक्षण प्रकट होने की दशा में चेलिडोनियम को अवश्य स्मरण रखना चाहिए। रोगी के लक्षणों का बारीकी से अध्ययन करने पर यह पता चलेगा कि इस प्रकार का लक्षण यकृत में कोई विकार पैदा होने पर ही प्रकट हो सकता है। चेलिडोनियम की तरह लाइकोपोडियम का प्रयोग भी दाहिनी ओर की शारीरिक बीमारियों में होता है। दाहिनी आंख के गह्वर के ऊपरी भाग के स्नायुशूल, दाहिनी कोख, पाकाशय-गह्वर के दाहिनी भाग में दबाव की तरह दर्द और कसावट, दाहिने फेफड़े का प्रदाह तथा दाहिनी ओर का निमोनिया; दाहिने कंधे का दर्द, दाहिने पुट्ठे में चिलक मारने की तरह का दर्द होना और बढ़ कर उदर तक फैल जाना और पुट्ठों-घुटनों और दोनों पैरों में खींचन की तरह का दर्द, जो दाहिने भाग में अधिक महसूस होता है; दाहिना पैर बर्फ की तरह ठण्डा रहता है तथा बायां पैर स्वाभाविक अवस्था में रहता है–ये सब चेलिडोनियम के लक्षण हैं। लाइकोपोडियम की तरह चेलिडोनियम की

क्रिया दाहिनी ओर ही नहीं होती है बल्कि और बहुत सी बातों में भी दोनों का निकट सम्बन्ध रहता है। मेरा अनुभव है कि एक के बाद दूसरे का लक्षण उभरता है। यद्यपि कन्धे की हड्डी में होने वाले दर्द का लक्षण मेटिरिया मेडिका में वर्णित अन्य किसी लक्षण जितना ही विश्वसनीय और प्रमाणिक है परन्तु ऐसे भी रोगी मिल सकते हैं जिनमें ये लक्षण कतई प्रकट नहीं होते हैं परन्तु, जो केवल चेलिडोनियम से ही अच्छे होते हैं विशेषकर यकृत और फेफड़े सम्बन्धित विकार। यदि यकृत प्रदेश में दबाव जैसी पीड़ा महसूस हो, चाहे यकृत का आकार बढ़ा हुआ हो और उसमें स्पर्श सहन न होता हो, मुख का स्वाद कड़ुआ हो, जीभ पर पीले रंग की मोटी तह जमी हो, जीभ के किनारे लाल हों ओर उन पर दांतों के निशान साफ उभर रहे हों, आंखों के सफेद भाग में पीलेपन दिखाई पड़े, चेहरे, हाथ और त्वचा पर भी पीलापन हो, मल का रंग भूरा, मटमैला या पीला हो, पेशाब भी पीली हो या नीबू के रंग की हो, अथवा गहरे भूरे रंग की हो तथा पेशाब करने पर पात्र में पीला रंग नजर आता हो, भूख मर गई हो, मिचली के साथ निराशा का भाव मौजूद हो, पित्त पदार्थ का वमन हो और रोगी गर्म तरल पदार्थ के अलावा और कोई चीज हजम न कर पा रहा हो तो यह मान लेना चाहिए कि रोगी को चेलिडोनियम से ही अच्छा किया जा सकता है। ऐसी अवस्था में यदि रोगी के कंधे की हड्डी में दर्द न हो तो भी चिकित्सक को चेलिडोनियम का ही प्रयोग करना चाहिए। नई तथा पुरानी, दोनों ही प्रकार की बीमारियों में ये लक्षण उभर सकते हैं। यदि यह लक्षण पुराने रोग वाले रोगी में नजर आएं तो रोगी के लिए लाइकोपोडियम की तरह की सोरा विषनाशक औषधि की जरूरत पड़ सकती है। फिर भी, रोग को जड़ से नष्ट करने के लिए चेलिडोनियम का ही इस्तेमाल करना पड़ेगा।

यकृत के साधारण विकारों, रक्त-संचय, प्रदाह से लेकर भयंकर मारात्मक विकारों पित्त-पथरी इत्यादि में चेलिडोनियम बहुत लाभ करती है। यकृत दोषयुक्त निमोनिया के लिए चेलिडोनियम एक श्रेष्ठ औषधि मानी जाती है। यदि तेज खांसी के साथ रोगी की छाती के दाहिने हिस्से में भीतर से लेकर कंधे तक दर्द फैलता है तो भी चेलिडोनियम का प्रयोग किया जा सकता है। इससे खांसी को ही आराम नहीं मिलता बल्कि रोगी यक्ष्मा के सम्भावित हमले से भी बच जाता है।

ओरम म्यूरियेटिकम नेट्रोनेटम

ओरम मेटालिकम के बारे में चर्चा करते हुए इस सम्मिश्रण की चर्चा भी की जा चुकी है और यह भी बताया जा चुका है कि यह पीलिया और यकृत के अन्य रोगों की चिकित्सा के लिए प्रयुक्त होती है। कईं वर्ष पहले मैं ज्यादातर यकृत के विकारों से बार-बार पीड़ित हो जाता था। मुझे कईं दिनों तक लगातार सफेद रंग का मल निकलता था और इसके साथ ही सिर में एक प्रकार की जड़ता भी महसूस होती थी। मुंह का स्वाद बिल्कुल खराब हो जाता था, जीभ पर लेप चढ़ जाता था, दाहिनी ओर के कंधे में पीड़ा और भरापन महसूस होने लगता था तथा त्वचा पीली पड़ जाती थी। यह लक्षण प्रकट होने के बाद लगातार कईं दिनों तक पित्त की कै और दस्त या अलकतरे के रंग का काला पाखाना हुआ करता था। इस प्रकार की अवस्था उत्पन्न होने पर पित्त के लक्षण दबने लगते थे। मैंने मर्क्युरियस, लेप्टेण्ड्रा, पोडोफाइलम, लाइकोपोडियम इत्यादि अनेक दवाओं का प्रयोग किया परन्तु बीमारी केवल कुछ दिनों के लिए घट कर फिर उभर आती थी। कईं बार तो दवाओं से बिल्कुल ही लाभ नहीं होता। एक बार मैं न्यूयार्क में एक रोगी को देखने गया तो वहां डाक्टर एम॰ वारूक से मिलकर मैंने अपने रोग और इलाज के बारे में सलाह की। मुझे बताया गया था कि वह दवाओं के चुनने में बहुत दक्ष और चतुर हैं। मेरे रोग और उसके लक्षणों के बारे मे सुन कर उन्होंने मुझे ओरम म्यूरियेटिकम नेट्रोनेटम 1000 शक्ति की खुराक लेने का परामर्श दिया। इसके बाद उन्होंने मुझे वेरोनिका आफिसिनैलिस 500, 200, 30वीं क्रम की एक-एक खुराक लेने की सलाह दी और कहा कि साठ-साठ घण्टों पर क्रम के अनुसार खूराक लेने के बाद मैं बिल्कुल स्वस्थ हो जाऊंगा। मैंने वह विचूर्ण उनके परामर्श के अनुसार ही लिया और फिर कभी मुझ पर इस रोग का आक्रमण नहीं हुआ। मैंने इस अनुभव के बाद पीलिए के कईं पुराने रोगियों को ओरम म्यूरियेटिकम नेट्रोनेट्रम से ठीक किया है। जिन रोगियों को पर्यायक्रम से सफेद और काला मल गिरता था उनको भी इस औषधि ने ठीक कर दिखाया।

***

लेप्टेण्ड्रा वर्जिनिका

ओरम म्यूरियेटिकम नेट्रोनेटम के लक्षणों और उसके प्रयोग के बारे में विस्तार से चर्चा करते हुए मैंने वेरोनिका का जिक्र करते वक्त यह बताया था कि डा॰ बारूक ने ओरम की खूराक देने के बाद मुझ वेरोनिका की खूराक बताई थी और उसी का इस्तेमाल करने से मैं पूरी तरह रोग मुक्त हो पाया था। घर वापस लौट कर मैंने इन दोनों दवाओं के बारे में विस्तार से खोज शुरू कर दी। हेरिंग की पुस्तक 'गाइडिंग सिमटम्स' में मुझे ओरम म्यूरियेटिकम नेट्रोनेटम तो मिल गया परन्तु इस बारे में अधिक जानकारी न मिल पाई कि विभिन्न रोगों से पीड़ित रोगियों पर इसका सफलतापूर्वक प्रयोग कैसे किया जाए। वेरोनिका के परीक्षा-लक्षणों के बारे में मुझे उक्त पुस्तक से भी कोई जानकारी प्राप्त नहीं हो सकी। मैं इस बारे में कुछ भी निश्चयपूर्वक नहीं कह सकता कि क्या लेप्टेण्ड्रा को ही वेरोनिका कहते हैं, यद्यपि मुझे यह ज्ञान अवश्य था कि यह वेरोनिका की श्रेणी में आती है। अतएव, जब मैं दूसरी बार डा॰ बारूक से मिला तो मैंने उनसे पूछा कि क्या उन्होंने मुझे लेप्टेण्ड्रा दिया था। उन्होंने नकारात्मक उत्तर देते हुए बताया कि वह वेरोनिका आफिसिनेलिस था (साधारण– speedwell)। इस दवा का उल्लेख अब तक किसी भी मेटेरिया मेडिका में नहीं मिलता। यद्यपि वेरोनिका और विशेषकर लेप्टेण्ड्रा की गणना यकृत रोग की श्रेष्ठ औषधियों में होती है परन्तु इसका एकमात्र परिचायक लक्षण है–पर्यायक्रम से रोगी को मटमैला और काला पाखाना होना। इसके अतिरिक्त इसमें और कोई भी परिचायक लक्षण नहीं मिलता। उस समय तक इस औषधि की केवल दो परीक्षाएं हुई थीं–यवक्षार (alkaloid) द्वारा और वह भी बहुत निम्न क्रम में। मेरे पास एक महिला रोगिणी इलाज के लिए आई। वह टाइफायड ज्वर से पीड़ित थी और (उसके पूर्व चिकित्सक के अनुसार) मैंने लेप्टेण्ड्रा की खुराक देकर उसे ठीक कर दिया। मैंने इस दवा का प्रयोग जार (jahr) क्लिनिकल गाइड (लिलियेन्थल लिखित प्रथम संस्करण) में वर्णित लक्षणों के आधार पर ही इस दवा का प्रयोग किया था। ये लक्षण थे–बहुत अधिक निद्रालु, सुस्ती, त्वचा गर्म और सूखी, हाथ-पैरों में तेज उत्ताप या ठण्डापन,

बदबूदार, मैला अलकतरा की तरह काला दस्त या खून और पेचिश मिला पानी की तरह दस्त और शरीर की त्वचा पीली। अन्य किसी भी रोग में मैंने इस औषधि को लाभ करते नहीं देखा है। फिर भी, मुझे विश्वास है कि यदि मैं अधिक ऊंची पोटेंसी में इसकी परीक्षा करता तो इसके और भी लक्षण प्रकट होते। मैं चाहूंगा कि नवयुवक चिकित्सक इसकी और परीक्षा करें।

बर्बेरिस वल्गेरिस

रोगी के गुर्दे का स्थान संज्ञाहीन पड़ जाता है; कड़ापन और कमजोरी के साथ ऐसा दर्द होता है जैसे किसी चीज से कुचल दिया गया हो। प्रातः काल बिस्तर पर लेटे हुए ही इसके लक्षणों में वृद्धि होने लगती है। रोगी गुर्दों पर किसी प्रकार का स्पर्श नहीं सहन कर पाता। उसे ऐसा लगता है कि शरीर के अन्दर बुलबुले से उठ रहे हैं तथा सीढ़ी पर उतरने या झटका लगने पर उनमें वृद्धि होती है। संधियों में इस प्रकार का दर्द होता है जैसे गठिया वात या आमवात हो गया हो। यह दर्द किसी एक खास स्थान से चारों ओर फैलता है।

रोगी की पीठ संज्ञाहीन सी पड़ जाती है, पैरों में लंगड़ापन सा आ जाता है और ऐसा लगता है जैसे किसी ने कुचल दिया हो। कमर के आस-पास और गुर्दे की जगह दबाव के साथ दर्द, सुन्नपन और अकड़न महसूस होती है तथा रोगी लंगड़ा कर चलता है। यह भाव कभी सारे उरू-प्रदेश में फैल जाता है। डा॰ गर्नसी के अनुसार इसके लक्षणों में पीठ की बहुत सी बीमारियों को शामिल किया जा सकता है जिनमें थकावट से पीठ का दर्द बढ़ जाता है। इसे लोग बहुधा रसटक्स का लक्षण मानते हैं। यद्यपि यह बात सही है परन्तु दोनों में बड़ा अन्तर यह है कि बर्बेरिस के रोगियों में ये सभी लक्षण गुर्दे या पेशाब की बीमारियों के साथ उभरते हैं जबकि रसटक्स में ऐसा नहीं होता। यह दर्द कभी-कभी मूत्राशय और मूत्रमार्ग तक फैल जाता है तथा पेशाब करने का ढंग भी बदल जाता है। पेशाब में एक तरह की मैली रेशे की तरह की मिट्टी जैसी श्लेष्मा निकलती है। कभी-कभी यह लाल आभा भी लिए रहती है तथा मैदे की तरह दिखती है। पीठ

में लगातार दर्द रहना इसका एक परिचायक लक्षण माना जाता है। आमवात और संधि-वात से उत्पन्न रोगों में पेशाब की गड़बड़ी के साथ जब ये लक्षण मौजूद रहते हैं, उस समय यह औषधि विशेष लाभदायक सिद्ध हो सकती है। गुर्दे के क्षेत्रों में रोगी को बुलबुले उठते महसूस होते हैं। दूसरा महत्वपूर्ण लक्षण यह है कि गाड़ी से कूद कर उतरने या सीढ़ी से तेजी के साथ नीचे उतरते समय अथवा कम्पन की गति होने पर गुर्दे के स्थान पर दर्द होने लगता है। बर्बेरिस से सम्बन्धित पीठ के रोग में प्रायः हमेशा ही सारी पीठ में एक तरह की सुस्ती और कमजोरी महसूस होती है और रोगी का चेहरा पीला मिट्टी के रंग का हो जाता है। चेहरा और गाल दब जाते हैं, आंखें गड्ढों में फंस जाती हैं और उनके चारों ओर पीला घेरा दिखाई देने लगता है। किसी भी रोग में गुर्दों में ऊपर बताए गए लक्षणों के अनुसार यदि दर्द मौजूद रहे तो बर्बेरिस का इस्तेमाल करना नहीं भूलना चाहिए।

❊❊❊

टेरिबिन्थिना

रोगी को मूत्र त्याग करते समय अकड़न व जलन महसूस होती है पेशाब लाल, भूरा कालिमा लिए अथवा धुमैले रंग का होता है।

वायु के कारण पेट फूल जाता है तथा जीभ चिकनी, चमकदार और लाल हो जाती है (टायफायड ज्वर)।

शरीर के सभी द्वारों से, खास तौर पर मूत्र और गुर्दे सम्बन्धी बीमारियों में, खून बहने लगता है।

टेरिबिन्थिना में भी बर्बेरिस की भाँति पीठ में दर्द का लक्षण पाया जाता है और साथ ही पेशाब और मसाने की बीमारी भी मौजूद रहती है। तारपीन के तेल की गंध में काम करने वाले चित्रकारों तथा अन्य लोगों को यह बीमारी प्रायः हो जाया करती है। बर्बेरिस की अपेक्षा टर्पेण्टाइन में मसाने की बीमारी अधिक उग्र होती है तथा पेशाब में भी खून आता है। पेशाब का रंग भूरा, काला अथवा धुंए के रंग का धुमैला रहता है। पेशाब करने के समय यदि अकड़न, दर्द और जलन महसूस हो तो टर्पेण्टाइन के लक्षण बर्बेरिस से न मिल कर कैंथरिस

और कैनाबिस सैटाइवा से अधिक मिलते-जुलते हैं। पेशाब में अलब्युमिन निकलने पर रोग की पहली अवस्था में इन चारों दवाओं में से ही उपयुक्त दवा का चुनाव करना चाहिए। इन चारों में टर्पेण्टाइन श्रेष्ठतम है। रोगी की अन्तिम अवस्था में ही मर्क्यूरियस कोरोसाइवस का प्रयोग होता है। रक्त-स्राव को रोकने के लिए भी टेरिबिन्थिना का प्रयोग होता है। खून मिला पेशाब, खून मिली खांसी, आंखों से रक्त-स्राव (खासतौर से सान्निपातिक ज्वर में) और रक्तचित्तिता के रक्तस्राव में इस औषधि से बहुत लाभ होता है। इसका एक प्रमुख लक्षण है—चिकनी-चमकदार और लाल जीभ (क्रोटेलस, पाइरोजेन)। वायु के कारण पेट का बहुत अधिक फूल जाना भी इसका एक विशेष लक्षण माना जाता है। सान्निपातिक ज्वर में ही बहुधा ये दोनों लक्षण दिखाई पड़ते हैं और इस अवस्था में टेरिबिन्थिना ही लाभ करती है। आरक्त-ज्वर के बाद शोथ हो जाने तथा पेशाब धुंए के रंग का हो जाने पर भी चिकित्सक इस दवा का सफलतापूर्वक प्रयोग करते हैं। फिर भी, चिकित्सक को लैकेसिस, एपिस हेल्लिबोरस, नाइजर या कोलचिकम दवाओं में से उपयुक्त दवा का चुनाव करने में कठिनाई महसूस होती है। एलोपैथिक चिकित्सक मलहम या बाहरी लेप के रूप में इस दवा का बहुत अधिक प्रयोग करते हैं। मैंने कई बार यह देखा है कि निमोनिया होने पर छाती पर इसका लेप करने से रोगी को ज्यादातर नुकसान ही होता है। मैं इस औषधि के इस प्रकार के प्रयोग को बिल्कुल पसंद नहीं करता।

❋❋❋

कैनाबिस सेटिवा

इस दवा की स्पष्ट और शक्तिशाली क्रिया मूत्र-संस्थान और विशेषकर मूत्र-नली या मूत्राशय पर होती है। गनोरिया की प्रारम्भिक अवस्था में भी इसका प्रयोग किया जाता है बशर्ते कोई अन्य दवा बताने वाला लक्षण शरीर में मौजूद न हो। चिकित्सा की शुरूआत बहुधा इसी दवा से की जाती है। मूत्र-नली को बाहरी दबाव और स्पर्श सहन न होना इस रोग का विशेष लक्षण है। रोगी पैर सटा कर नहीं चल पाता क्योंकि उसे यह डर लगता है कि तनिक सी रगड़ लगने

पर उसे बहुत दर्द होने लगेगा। यदि रोग मूत्राशय या मूत्र मार्ग तक पहुंच गया है तो पीठ में रह-रह कर तेज दर्द होता है और पेशाब में खून भी आ सकता है। जब मैंने चिकित्सा कार्य प्रारम्भ किया था तो मैं अक्सर चार आउंस की शीशी में पानी भर उस उसमें इस दवा की मदर टिंचर की पांच बूंदें छोड़ दिया करता था तथा रोगी को दिन में तीन बार, एक-एक चाय का चम्मच भर, लेने के लिए कह दिया करता था। चार दिन इस प्रकार औषधि लेने के बाद रोग के प्रादाहिक लक्षण घट जाते थे, पतला स्राव गाढ़ा तथा हरे रंग का हो जाता था और इसके बाद मर्क्यूरियस सोल्यूबिलिस 3-रा विचूर्ण दिन में तीन बार लेने पर रोग ठीक हो जाया करता था। यदि कोई कसर रह जाती थी, जैसे पतला लार की तरह का स्राव होना, तो सल्फर, कैप्सिकम और कालीआयोड के प्रयोग से शेष विकार भी दूर हो जाते थे। इस प्रकार बहुधा दो सप्ताह के अन्दर ही मैंने बहुत से रोगियों को रोग मुक्त किया है। लेकिन, बाद में मैं पहली या प्रारम्भिक अवस्था में ही इस दवा की सी॰ एम॰ पोटेंसी को इस्तेमाल करने लगा। रोग को जड़ से नष्ट कर देने के लिए कभी कभी पल्सेटिला, सल्फर या सिपिया भी देना पड़ता है। सामान्य तौर पर इस प्रकार के इलाज से रोगी अपेक्षाकृत जल्दी स्वस्थ हो जाते हैं। यदि कैनाबिस सेटाइवा का प्रयोग करने के बाद स्राव हरा और गाढ़ा हो तथा उसमें जलन का लक्षण मौजूद हो तो मर्क्युरियस कोरोसाइवस का प्रयोग करना चाहिए। यदि मवाद गाढ़ा हो और उसमें जलन न हो तो पल्सेटिला और सिपिया का इस्तेमाल होना चाहिए। लार की तरह का स्राव होने पर (लीट) सल्फर का इस्तेमाल होता है। यहां पर मैंने इस रोग में काम आने वाली सभी दवाओं का उल्लेख नहीं किया है परन्तु मैं इन सभी दवाओं का प्रयोग सी॰ एम॰ पोटेंसी में ही करता हूँ। चूँकि, मैं कम और अधिक शक्ति वाली दवाओं का प्रयोग कर चुका हूँ, अतः मुझे यह मालूम है कि उच्च शक्ति की दवाएँ अपेक्षाकृत अधिक लाभ करती हैं। इस दवा से एक और विचित्र लक्षण में रोगी को आराम मिलता है। यह लक्षण है—हृदय प्रदेश में या उसके चारों ओर एक बूंद जल गिरने का भाव। इसका कारण या निदान न खोज सकने पर भी मैंने इस दवा से यह लक्षण दूर कर दिया है और रोगी की कृतज्ञता अर्जित की है।

***

बेंजोइक एसिड

इस रोग के लक्षण प्रमुखतः रोगी के पेशाब में प्रकट होते हैं। रोगी को बहुत कम मात्रा में पेशाब उतरता है और उसका रंग गहरा भूरा होता है (फ्रैंच ब्रांड की भांति)। उसमें तेज गंध भी रहती है। यह गंध मूत्र त्याग करते समय निकलती है और पेशाब हो जाने के बाद भी काफी देर तक बनी रहती है। इसके पूरे लक्षण जानने की प्रतीक्षा नहीं करनी चाहिए। तालु-मूल प्रदाह, शोथ, आमवात, अतिसार, सिर-दर्द तथा अन्य कई बीमारियों के साथ भी यह लक्षण शामिल रहता है। कुछ और दवाओं में भी ये लक्षण विद्यमान रहते हैं। इन में नाइट्रिक, एसिड, बेरबेरिस और कल्केरिया मुख्य हैं। लेकिन, नाइट्रिक एसिड के पेशाब में घोड़े के पेशाब जैसी बदबू रहती है जब कि बेरबेरिस का पेशाब गंधला रहता है तथा उससे तलछट जम जाती है। कल्केरिया के पेशाब में जमने वाली तलछट का रंग सफेद होता है। बेंजोइक एसिड के पेशाब में बदबू तो ज्यादा रहती है परन्तु तलछट नहीं जमती है। पेशाब के लक्षणों के साथ में संधिवात का रोग रहने पर बेंजोइक एसिड बेरबेरिस दोनों से ही बहुत लाभ होता है। और लाइकोपोडियम और लिलियम कार्बोनिकम भी इस रोग में लाभ करते हैं। लेकिन सभी लक्षणों को देख कर इनमें से उचित दवा का चुनाव करना चाहिए। यदि गुर्दों के शूल रोग में पेशाब में तेज बदबू भी रहे तो इस औषधि से विलक्षण लाभ होता है। जब वृद्ध पुरुषों की पुरःस्थ ग्रंथि बढ़ जताी है और उसके कारण रोगी को बूंद-बूंद पेशाब उतरती है तो यह दवा बहुत लाभ करती है। इस प्रकार के सभी रोगियों के कपड़ों से पेशाब की बदबू आने लगती है और सारा घर इस बदबू से भर जाता है। गर्भाशय के अपने स्थान से हट जाने, मासिक धर्म में गड़बड़ी उत्पन्न हो जाने तथा आमवात रोग के कारण उत्पन्न हृदय विकार में यदि मूत्र का उक्त लक्षण मौजूद रहे तो बेंजोइक एसिड से रोगी को राहत मिलती है। इससे वातमूलक हृदय रोग भी ठीक हो जाते हैं। इसलिए, नाना प्रकार के विभिन्न रोगों में भी इस औषधि का प्रयोग किया जाता है। लेकिन, इस सभी से पेशाब में तेज गंध मौजूद रहने का लक्षण बहुत जरूरी है।

सार्सापेरिला

पेशाब लेसदार और रेशे की तरह होता है तथा उस में सफेद बालू जैसी चीज मिली नजर आती है। पेशाब करने के बाद रोगी को असह्यय पीड़ा हाती है। सुखण्डी रोग से पीड़ित शिशु की गर्दन पतली पड़ जाती है और शरीर की त्वचा की परतें जम जाती हैं। गुर्दों के कष्टदायक शूल रोग में जिन औषधियों का प्रयोग होता है उनमें सार्सापैरिला भी एक है। गुर्दे के दर्द, पथरी निकलने, मूत्राशय में पथरी हो जाने इत्यादि रोगों में भी यह दवा उपयोग सिद्ध हुई है। डा॰ हेरिंग के अनुसार पथरी रोग में, यदि उसके साथ आमवात के भी लक्षण मौजूद हों, यह औषधि विलक्षण असर दिखाती है। लाइकोपोडियम में पेशाब साफ होने के साथ ही उसमें लाल बालू की तली जमी रहती है। लेकिन, सार्सापैरिला में पेशाब थोड़ा चिकना और रेशों की तरह होता है और इसकी तलछट में सफेद बालू जैसी वस्तु नजर आती है। पेशाब में यह लक्षण मौजूद रहने पर आमवात की बीमारी में इन दोनों ही औषधियों से रोगी को आराम आता है। पेशाब कर चुकने के साथ ही रोगी को सहन न हो सकने वाला तेज दर्द सार्सापैरिला का विशेष लक्षण माना जाता है। (बेरबेरिस एक्विसेटम, मेडोरिनम, थूजा)। दर्द के साथ ही मूत्राशय में कूथन का भी भाव मौजूद रहता है। अन्य किसी दवा में सार्सापैरिला की भांति यह लक्षण इतना मुखर नहीं रहता। पल्सेटिला में भी कुछ इसी प्रकार की कूथन होती है परन्तु पल्सेटिला की यह कूथन पुरःस्थ ग्रंथि बढ़ने के साथ होती है। नेट्रम म्यूरियेटिकम में भी पेशाब हो जाने के बाद मूत्र मार्ग में जलन और काटने की तरह दर्द; उदर में आक्षेपिक संकोचन के लक्षण प्रकट होते हैं। इसलिए, औषधि का चुनाव करने में बहुत अधिक सावधानी बरतनी चाहिए। सुखण्डी रोग में सार्सापैरिला, आयोडिन, नेट्रम म्यूरेकम और एब्रोटेनम की गणना समान श्रेणी की दवाओं से होती है। सार्सापैरिला के रोगी की गर्दन पतली पड़ जाती है और त्वचा पर परतें जमा हो जाती हैं। सैनिक्यूला, नेट्रम म्यूर और लाइकोपोडियम में ऊपर से नीचे की ओर तथा एब्रोटेनम में नीचे से ऊपर की ओर दुबलापन बढ़ता है। आयोडिन में सारा ही शरीर दुबला पड़ जाता

है और रोगी दिन भर कुछ न कुछ खाता रहना चाहता है। नेट्र म्यूर का रोगी भी दिन भर खाता है फिर भी बराबर दुबला होता जाता है। उसका गला विशेष रूप से दुबला पड़ जाता है। एब्रोटेनम में सारा शरीर ही दुबला हो जाता है और इस दुबलेपन का असर पैरों में विशेष रूप से प्रकट होता है। आर्जेण्टम नाइट्रिकम का रोगी बच्चा भी बूढ़े की तरह दिखाई पड़ता है और उसका शरीर इस प्रकार सूख जाता है जैसे कंकाल हो। जब रोगी को सूजाक दब जाने के कारण सिर में अथवा अस्थि-बेस्ट में अक्सर दर्द रहने लगता है तो सार्सापैरिला बहुत लाभ करता है। मैंने इसकी 200 पोटेंसी को बहुत कारगर पाया है। सिफलिस के दानों के इलाज के लिए भी इस दवा का प्रयोग किया जाता है तथा दानों में उस समय यह दवा बहुत फायदा करती है जब अंगुलियों और अँगूठों के अगले भाग भी फट जाते हैं। स्तन-वृत्त में संकोचन का लक्षण उत्पन्न हो जाने पर भी इस औषधि से बहुत लाभ होता है। (सिलीशिया)

पोडोफाइलम पेलटेटम

रोगी अतिसार से पीड़ित रहता है तथा उसे बहुत अधिक मात्रा में बदबूदार मल निकलता है। रोगी का शरीर बिल्कुल सूख जाता है। सवेरे और दांत निकलने के समय शिशु रोगी को दस्त आने लगते हैं।

कै की अनुभूति होने पर भी रोगी को वमन नहीं होता। रोगी कभी इधर, कभी उधर सिर हिलाया करता है और आधी आंखें बंद कर कराहता रहता है। ज्वर चढ़ने के समय रोगी की त्वचा पीली पड़ जाती है और वह बहुत अधिक बकवास करने लगता है।

गर्भाशय का अपने स्थान से हट जाना, मलद्वार का भी अपने स्थान से च्युत हो जाना जिसे कांच निकलना भी कहते हैं, इस औषधि के विशेष लक्षण माने जाते हैं।

इसकी गणना तेज दस्तावर दवाओं में होती है। होमियोपैथिक चिकित्सा प्रणाली का पूरा ज्ञान रखने वाला व्यक्ति शीघ्र ही इस निर्णय पर पहुंच जाएगा कि इस औषधि से पतले दस्त आने लगते हैं और इसीलिए यह अतिसार रोग

को ठीक करने में समक्ष हो सकती है। लेकिन, इस आधार पर पोडोफाइलम का प्रयोग करने पर उन्हें बहुधा असफलता ही हाथ लगती है क्योंकि प्रत्येक दस्तावर दवा के अपने अलग-अलग लक्षण और गुण होते हैं। खास तरह के दस्तों में खास प्रकार की दवाएं ही कारगर होती हैं। पोडोफाइलम के दस्त भी एक विशेष प्रकार के होते हैं और केवल इन्हीं दस्तों में पोडोफाइलम का प्रयोग हो सकता है। इसके दस्तों के लक्षण इस प्रकार हैंः-

मल बहुत अधिक निकलता और उसमें बहुत अधिक बदबू रहती है। सुबह के समय, गर्म मौसम में तथा दाँत निकलने के समय बहुत अधिक दस्त आते हैं। आनुषंगिक लक्षण भी कुछ विशेष प्रकार के होते हैं। इसमें दस्त आने के साथ बहुधा कांच बाहर निकल आती है, सोते समय रोगी की आंखें अधखुली रहती हैं तथा रोगी कहराता हुआ सिर इधर-उधर पटकता है। बार-बार तबियत मिचलती है लेकिन कै नहीं होती। यदि वमन होता भी है तो उसमें कुछ भी नहीं निकलता है। इन लक्षणों के अनुसार इस दवा का प्रयोग होने पर रोगी को बहुत राहत मिलती है। इसमें पाखाना इतने अधिक परिमाण में होता है कि हर बार रोगी को ऐसा लगता है वह सूखता जा रहा है। मल का रंग या तो पीला रहता है अथवा उसमें कुछ हरापन भी रहता है। साथ ही पानी की तरह पतला होता है। पानी की तरह होने पर ही वह परिमाण में बहुत अधिक रहता है। कभी-कभी दस्त बिल्कुल लेई की तरह नरम और परिमाण में बहुत अधिक होता है (गैम्बोजिया) या फिर उसमें आँव मिली होती है। आँव मिली होने पर मल का परिमाण बहुत अधिक नहीं होता। लेकिन, पोडोफाइलम में पाखाने में सदैव बहुत बदबू रहती है। मैंने इन सभी लक्षणों वाले रोगियों को स्वस्थ किया है। रोगी की प्रारम्भिक अवस्था, बढ़ी हुई अवस्था, यहाँ तक कि शिशु विसूचिका में भी 1000 शक्ति की (वी॰टी॰) खूराक ने रोगी को बहुत लाभ पहुंचाया है। ऐसा उल्लेख पाया जाता है कि यकृत की बीमारियों में दस्त लगने या कब्ज होने की दशा में भी इसका प्रयोग होता है। लेकिन, ऐसे यकृत रोगों में, जिनमें रोगी को कब्ज भी रहती है, मैंने इस औषधि को बहुत उपयोगी नहीं पाया है। जिगर सम्बन्धी रोगों में यदि रोगी को पतले दस्त लगने के बाद कब्जियत होती है तो पोडोफाइलम कारगर हो सकती है। यह कुछ इसी प्रकार है जैसे निद्रालुता के बाद निद्राहीनता का रोग होने पर ओपियम तथा उत्तेजना के बाद निद्रालुता के ग्रस्त होने पर काफिया

रोगी को लाभ करती है। इसी ढंग पर यदि दस्त लगने के बाद यकृत रोग में रोगी को कब्ज हो जाता है तो पोडोफाइलम निश्चय ही लाभ करेगी। सभी औषधियों में दो-प्रकार की क्रियाएँ सक्रिय रहती हैं। इनमें से एक क्रिया मुख्य होती है तथा दूसरी गौण। जो लक्षण मुख्य क्रिया में प्रकट होते हैं उन लक्षणों का रोगी के रोग के लक्षणों से पूरी तरह मिलान हो जाने पर ही औषधि से रोग स्थायी रूप से खत्म होता है। गौण क्रिया को वस्तुतः औषधि की मुख्य क्रिया को हम औषधि की प्रकृत क्रिया नहीं कह सकते। वस्तुतः औषधि की मुख्य क्रिया के विरूद्ध शरीर की शक्ति की स्वाभाविक प्रतिक्रिया या चेष्टा को ही गौण क्रिया कहते हैं। इसलिए रोग में अतिसार और कब्जियत के पर्यायक्रम से जो लक्षण उभरते हैं वह रोग और उसके विरूद्ध संघर्ष करने वाली शारीरिक शक्ति की लड़ाई के फल मात्र होते हैं। इस सम्बन्ध में यह समझ लेना बहुत जरूरी है कि वास्तविक रोग कब्जियत है अथवा अतिसार, कौन-कौन से लक्षण मुख्य क्रिया के फलस्वरूप उत्पन्न हुए हैं तथा कौन गौण क्रिया के कारण प्रकट हुए हैं। यह जानकारी प्राप्त कर लेने पर भी होमियोपैथिक चिकित्सा-प्रणाली में ठीक औषधि का प्रयोग बहुधा नहीं होता। दोनों में ही पर्याप्त आनुषांगिक लक्षण मौजूद रहते हैं और इन्हीं के आधार पर चिकित्सक उपयुक्त औषधि का चुनाव करता है। भिन्न-भिन्न रोगियों के विशिष्ट लक्षणों अथवा सभी लक्षणों को दृष्टि में रख कर ही दवा का चुनाव करना पड़ता है। दवा का इस प्राकर का का चुनाव केवल अनुभवी होम्योपैथ ही करता है। इस प्रकार की स्थितियां उत्पन्न होने पर भी अनेक बार निदान तत्व के अनुसार दवा को चुनने का प्रयोस सफल नहीं हो पाता क्योंकि दवा का चुनाव उन लक्षणों पर भी निर्भर कर सकता है जो रोग के निदान का मार्ग-दर्शन करने वाले सामूहिक लक्षणों से सर्वथा अलग भी हो सकते हैं।

पोडोफाइलम में शिशु रोगी दाँत निकलने के समय मसूढ़ों को आपस में दबाने की कोशिश करता है। इस प्रकार का लक्षण रहने पर चिकित्सक को फाइटोलैका और पोडोफाइलम में से ही किसी एक दवा का चुनाव करना पड़ता है। शिशु विसूचिका में भी इन दवाओं को बहुत कारगर पाया गया है। पोडोफाइलम में मितली का लक्षण तो रहता है परन्तु यह मितली इपिकाक की मितली से सर्वथा भिन्न प्रकार की होती है। इसमें वमन नहीं होता परन्तु मितली की अनुभूति बराबर तेज करती रहती है।

यह लक्षण सिकेल कार्नुटम में पाया जाता है। पेट में गुड़गुड़ाहट तथा बड़ी आँतों में गुड़गुड़ाहट का लक्षण यदि पेट की पुरानी बीमारी में प्रकट हो, तो यह औषधि बहुत लाभ करती है। कांच का अपने स्थान से च्युत हो जाना भी इसका एक मुख्य लक्षण माना जाता है। इसमें गर्भाशय भी अपने स्थान से हट जाता है–यह विकार उस समय खास तौर पर उत्पन्न होता है जब रोगिणी या तो बहुत अधिक परिश्रम कर लेती है या कोई भारी चीज उठा लेती है। इस विकार में तीन औषधियों–पोडोफाइलम, रसटक्स तथा नक्स वोमिका का प्रयोग हो सकता है। इन्हीं तीन में से लक्षणों को मिलाकर चिकित्सक को उपयुक्त दवा का चुनाव करना पड़ता है।

पोडोफाइलम का घनिष्ट सम्बन्ध डिम्बाशय से भी है क्योंकि निम्न लक्षणों वाली कईं रोगिणियों को इससे विलक्षण लाभ हुआ है।

दाहिने डिम्बाशय से दर्द उठता है ओर उसी तरफ से ऊपर की ओर दौड़ जाता है (लिलिटिग्रिनम)। इसके साथ ही रोगिणी को होश नहीं रहता तथा उसका बदन भी सुस्त पड़ जाता है। इस प्रकार के लक्षणों में डिंबाशय का अर्बुद भी इस औषधि के प्रयोग से बिल्कुल ठीक हो गया है। मैंने सविराम ज्वर के एक बिगड़े हुए रोगी को भी इस दवा से चमत्कारिक ढंग से ठीक किया है। इस रोगी को बहुत तेज ठंडक लगती थी तथा इसके बाद ही उसे तेज बुखार भी चढ़ जाता था। बुखार की अवस्था में वह बहुत प्रलाप करता था। कुछ हद तक वह पाण्डु रोग से भी ग्रस्त था। बुखार कम होने पर रोगी को निद्रा आ जाती थी और जागने पर उसे इस बात का थोड़ा भी स्मरण नहीं रहता था कि प्रलाप की अवस्था में वह क्या कुछ बक गया था। इस औषधि का प्रभाव-क्षेत्र बहुत विस्तृत नहीं है। फिर भी, अपने सीमित प्रभाव-क्षेत्र में यह रोग दूर करने की अच्छी क्षमता रखती है।

ऐलो सोकोट्रिना

मल-नली बहुत असुरक्षित हो जाती है और ऐसा महसूस होता है मानो उसमें अत्यधिक तरल पदार्थ भरा हो। पाखाने की हाजत होने पर रोगी एक क्षण के लिए भी अपना पाखाना नहीं रोक सकता है। कभी-कभी रोगी को दस्त भी आने लगते हैं। मल कड़ा और बड़ा गोले की तरह हो जाता है और अनजाने ही अपने आप बाहर निकल पड़ता है। रोगी को मलांत्र में भार अनुभव होता है तथा बवासीर के मस्से अंगूर के गुच्छे की तरह बाहर निकल पड़ते हैं। इसके साथ ही सारे तलपेट में बहुत भरापन सा महसूस होता है तथा ठण्डे पानी के इस्तेमाल से रोगी को राहत मिलती है।

पोडोफाइलम के साथ ही इस दवा पर भी विचार करना चाहिए क्योंकि इसकी गणना भी दस्तावर दवाओं में होती है। फिर भी, दोनों दवाओं में काफी अन्तर भी पाया जाता है। दोनों दवाओं की बीमारी गर्म मौसम में बढ़ती है तथा सवेरे के समय लक्षण अधिक मुखर हो उठते हैं। इन दोनों ही दवाओं को साधारण तौर पर सल्फर के बाद, अनुपूरक दवाओं के रूप में इस्तेमाल किया जाता है।

लेकिन, इस औषधि में कुछ अद्‌भुत लक्षण पाए जाते हैं। इसमें रोगी के मल का रंग पीला रहता है, उसमें खून मिला रहता है या चीनी की चाशनी की तरह आंव मिली रहती है। कभी-कभी यह आंव थक्कों के रूप में मल के साथ निकलती है (कालीबाइक्रोम)। ऐसा भी होता है कि यह मल द्वार से अनजाने बाहर निकल पड़ती है और रोगी को उसका अहसास भी नहीं हो पाता। वायु निकलने के समय या पेशाब करते समय भी अनजाने पाखाना निकल जाता है। इस प्रकार का लक्षण मल-द्वार की पेशी में कमजोरी आने के कारण ही पैदा नहीं होता बल्कि इसमें एक प्रकार की कष्टदायक कमजोरी भी अनुभव होती है। ओलियेण्डर में भी वायु निकलने के साथ मल निकलने का लक्षण पाया जाता है और कोई दवा ऐसी नहीं जिसमें इतना अधिक लक्षण सादृश्य हो। केवल म्यूरियेटिक एसिड में यह लक्षण कुछ-कुछ पाया जाता है। पाखाना होने से पहले रोगी की आँतों में गड़गड़ाहट होती है तो उसे एलो के अतिसार का ही एक

लक्षण मानना चाहिए। मलांत्र में भार की अनुभूति का ऊपर जो उल्लेख किया गया है, वह मलांत्र तक सीमित न रह कर कमर और सम्पूर्ण तलपेट तक फैल जाती है। एलो में मल द्वार के बाहर बवासीर के मस्से गुच्छों की तरह बाहर लटक पड़ते हैं जिन्हें ठण्डे जल से धोने पर आराम मिलता है। परंतु, म्यूरियेटिक एसिड में गर्म पानी से धोने पर रोगी को राहत मिलती है। इन दोनों ही औषधियों में बवासीर का मस्सा नीला हो जाता है। एलो के मस्से में खुजली बहुत अधिक रहती है, लेकिन म्यूरियेटिक एसिड के मस्से छूने से बहुत अधिक दर्द होता है–यहाँ तक कि बिस्तर की चादर इत्यादि तक का स्पर्श भी मस्से में सहन नहीं होता है। एलो के दस्त भी चलने-फिरने, खड़े होने और खाने-पीने के बाद बढ़ जाते हैं। रक्तामशय रोग में कूथन बहुत रहती है, मल नली के अन्दर ताप अनुभव होता है तथा बेहोशी बढ़कर सुस्ती का रूप ले लेती है। रोगी के पसीने में एक प्रकार का लेस पैदा हो जाता है। कब्जियत की तकलीफ पैदा होने पर मल द्वार की आवरण-पेशी में भी कमजोरी आ जाती है। इस विचित्र लक्षण को स्वयं अपनी आँख से देखने के कारण ही मैं इस पर विश्वास कर पाया हूँ। कड़ा पाखाना भी रोगी से अनजाने में ही निकल पड़ता है। मेरे पास पाँच वर्ष का एक बालक इलाज के लिए लाया गया था। इस बच्चे को जन्म से ही कब्ज की शिकायत रहती थी। पाखाना करने के लिए उसे जबरदस्ती पकड़ कर बैठाना पड़ता था। शौच के समय बच्चा जोर-जोर से रोता-चीखता था तथा अनिमिया देने पर भी उसे जरा भी पाखाना नहीं उतरता था। मैंने उस पर कई दवाओं का प्रयोग किया, परन्तु कोई लाभ नहीं हुआ। तब मैंने उसकी माता से बालक को पेट के बल सुला देने के लिए कहा और इस अवस्था में मैंने उसके मल द्वार और मलांत्र की परीक्षा की। ज्यों ही लड़के की माता ने बच्चे को औंधा लिटाने के लिए बिस्तर के कपड़े इधर किए वैसे ही मल का एक टुकड़ा बिस्तर पर दिखाई दे गया। माता ने मुझे बताया कि अक्सर उस बच्चे को इसी प्रकार अनजाने ही मल निकल जाया करता है जब कि कोशिश करने पर भी इसे पाखाना नहीं उतरता। बिस्तर पर लेटे-लेटे उसे मल निकल जाता है, यह न तो उसे पता चलता और न हमें मालूम हो पाता। यह लक्षण देख कर मैंने एलो-200 की कई खूराकें रोगी को दीं और रोगी बहुत तेजी के साथ पूरी तरह रोग से मुक्त हो गया। एलो में भी पोडोफाइलम की भाँति ही गर्भाशय के स्थान से हट जाने का लक्षण पाया जाता

है। वस्ति गह्वर, तलपेट और मलांत्र में भार की अनुभूति भी इसका एक परिचायक लक्षण है। यद्यपि पोडोफाइलम का बहुत अधिक इस्तेमाल तो नहीं किया जाता परन्तु जितना भी होता है, वह निश्चय ही सन्तोषजनक और विश्वसनीय है।

****

क्रोटोन टिग्लियम

रोगी को पानी की तरह पीले रंग का मल निकलता है। यह मल बहुत तेजी के साथ एक बार में ही बाहर आ जाता है। थोड़ा सा भी खा-पी लेने पर यह शिकायत और बढ़ जाती है।

बच्चा जब दूध पीता है तो माता को चूचुक से लेकर कंधे की हड्डी तक (जिधर का स्तन पीता है) फैलने वाला तेज दर्द होता है।

रोगी को एक्जीमा हो जाता है (खास तौर पर अण्डकोष का एक्जीमा) जिसमें तेज खुजली चलती है परन्तु छूने से इतनी तकलीफ होती है कि दर्द के कारण रोगी उसे खुजला भी नहीं सकता।

यदि रोगी किसी ऐसे रोग से पीड़ित हो जाता है, जिसमें मल बाहर निकाले बिना रोगी की प्राण रक्षा नहीं हो सकती और इसके लिए किए गए सारे प्रयास बेकार हो जाए तब केवल यही तरीका बाकी रह जाता है कि रोगी के पेट में चीरा लगा कर मल बाहर निकाला जाये तो चीरा लगाने से पहले अन्तिम औषधि के रूप में वह क्रोटोन का इस्तेमाल करते हैं। दूसरे शब्दों में, क्रोटोन टिग्लियम की गणना एक बहुत तेज दस्तावर दवा के रूप में होती है। यदि लक्षणों को ठीक प्रकार मिला कर औषधि नहीं दी गई है तो क्रोटोन टिग्लियम से अतिसार रोग अच्छा नहीं हो सकता। यद्यपि अतिसार रोग पर इसका प्रभाव बहुत ही स्पष्ट और निर्णायक रूप से प्रमाणित हो चुका है। परन्तु एलोपैथिक चिकित्सक अभी भी इसके इस गुण को स्वीकार नहीं करते हैं। एलो और पोडोफाइलम की तरह ही क्रोटोन के अतिसार के भी अपने विशेष लक्षण हैं और ये लक्षण मौजूद रहने पर ही अतिसार रोग में इससे आराम हो सकता है।

लक्षण—पानी की तरह पीले दस्त आना; दस्त एकाएक होने लगना और गोली की तरह तेजी के साथ मल का एक ही बार में बाहर निकलना; थोड़ा सा भी कुछ खा-पी लेने पर रोग का बढ़ जाना।

उपरोक्त लक्षण मौजूद रहने पर अन्य औषधियों की तुलना में क्रोटोन टिग्लियम अधिक शीघ्रता से अपना असर दिखाता है। पहला लक्षण तो कल्केरिया ऑस्ट्र, चायना, ग्रैटियोला, हायोसायमस, एपिस मेल, नेट्रम सल्फ और थूजा में भी पाया जाता है। ग्रैटियोला, पोडोफाइलम, जैट्रोफा और थूजा में दूसरा लक्षण भी उपस्थित रहता है। तीसरा लक्षण आर्जेण्टम, आर्सेनिक एल्बम और नाइट्रिकम में मौजूद रहता है। कल्केरिया बताने वाली प्रकृति में कल्केरिया आस्ट्र लाभ करती है जबकि तरल रस-रक्त के क्षय के फलस्वरूप कमजोर हो गए रोगी को चायना लाभ करती है और अन्य सभी के बहुत ही स्पष्ट और मुखर लक्षण हैं जो उन्हें क्रोटोन टिग्लियम से अलग करते हैं। स्थान के अभाव के कारण हम इन लक्षणों की चर्चा यहां विस्तार से नहीं कर सकते। एलो में पाखाना होने से पहले पेट में बहुत गड़गड़ाहट होती है जबकि क्रोटोन में आंतों में ऐसी आवाज होती है जैसे पानी हिल रहा हो। दोनों ही दवाओं में खाने-पीने पर रोग बढ़ जाता है। इसलिए इस्तेमाल करने से पूर्व चिकित्सकों को उनके अन्य लक्षणों पर पूरी तरह गौर कर लेना चाहिए। बच्चे के दूध पीने के समय जब माता के चूचुक से उसी ओर के कंधे की हड्डी तक तेज दर्द फैलता है तो यह क्रोटोन का ही लक्षण माना जाता है। क्रोटोन के इस लक्षण की कई बार परीक्षा हो चुकी है। इसी एक परिचायक लक्षण को मार्ग निर्देशक लक्षण मान कर मैंने कितनी ही स्त्रियों को स्तन-प्रदाह रोग से मुक्त किया है। एक्जीमा, खासकर अण्डकोष के एक्जीमा की भी क्रोटोन एक श्रेष्ठ औषधि है। इस प्रकार के एक्जीमा में अण्डकोष में बहुत अधिक खुजली होती है। लेकिन उसमें इतना दर्द रहता है कि रोगी खुजलाने में भी डरता है। इस अमूल्य दवा के यही मुख्य उपयोग हैं।

❋❋❋

नेट्रम सल्फ्युरिकम

पुराना या नया अतिसार, प्रातःकाल हिलना-डुलना प्रारम्भ करते ही रोग बढ़ने लगता है (ब्रायो)। रोगी को पतले दस्त आने लगते हैं और साथ ही पेट में वायु भी बढ़ने लगती है (एलो, कल्क, फॉस) और उदर में गड़गड़ाहट–विशेषकर शेषांत्र व अंधांत्र प्रदेश में गड़गड़ाहट होती है।

छाती में तेज दर्द होने के साथ ढीली खांसी आती है। बायीं छाती के निचले हिस्से में अधिक दर्द रहता है (दाहिनी छाती में चेलिड़ो)।

वृद्धि–ह्रास

ठंडी और नम हवा में तथा नम घर में अतिसार, आमवात और दमा बढ़ जाता है। सिर में चोट लगने के कारण रोगी मानसिक रोग का शिकार हो जाता है। इस प्रकार की चोट कहीं गिर जाने या घूंसा लगने से भी लग सकती है।

दांत की पीड़ा ठण्डे पानी और ठण्डी हवा में कम होती है (काफिया, पल्स)। गनोरिया से पीड़ित रोगियों में हरी आभा लिए पीला और बिना दर्द के गाढ़ा स्राव निकलता है (पल्स)।

पुराने और नए दोनों ही प्रकार के अतिसारों में नेट्रम सलफ्युरिकम का प्रयोग सफलता के साथ होता है। इसका भी अतिसार, पोडोफाइलम, सल्फर, नूफर व रूमेक्स की तरह सुबह ही अधिक बढ़ा करता है। सल्फर के रोगी को तड़के ही बिस्तर छोड़ कर पाखाने जाना पड़ता है, लेकिन नेट्रम सल्फ के रोगी को तो ब्रायोनिया के रोगी की तरह उसी समय पाखाना लगता है जब वह चलना-फिरना शुरू कर देता है। इसके अतिरिक्त नेट्रम सल्फ में भी एलो की भांति आंतों में वायु की गड़गड़ाहट में वृद्धि हो जाती है। नेट्रम सलफ्युरिकम में नम मौसम में केवल अतिसार का ही लक्षण और मुखर नहीं हो उठता बल्कि पुराने दमे के रोगियों में भी यही बात देखने को मिलती है। पुराने दमे रोग से पीड़ित कई ऐसे रोगियों को, जिनके रोग के लक्षण नम मौसम में बढ़ जाते थे, मैंने इस औषधि का प्रयोग कर उन को राहत पहुंचाई है। चूंकि दमा रोग नम

मौसम में ही अधिक जोर पकड़ता है, इसलिए इस दवा से रोगी को बहुत फायदा होता है। गलका (run-arounds) रोग के लिए भी एक श्रेष्ठ औषधि है, परन्तु मैंने इसे उक्त रोग में लाभ करते नहीं पाया है। लेकिन, कठिन गनोरिया में, जब रोगी को हरी आभा लिए गाढ़ा स्राव होता है और दर्द कम रहता है, मैंने इस दवा को अवश्य उपयोगी पाया है। बायीं छाती के भीतर होकर, जब रोगी को पीड़ा और स्पर्श बर्दाश्त नहीं होता और इसके साथ ही ढीली खांसी भी आती हो तो इसे ब्रायोनिया व नेट्रम सल्फ के मध्य के अन्तर का एक प्रमुख लक्षण मानना चाहिए। वैसे इन दोनों में खांसी के साथ छाती में दर्द रहता है। किंतु ब्रायो की खांसी शुष्क होती है तो नेट्रम सल्फ की ढीली। इसे नेट्रम सल्फ का एक विशेष लक्षण मानना चाहिए। ब्रायोनिया में भी रोगी को छाती में दर्द होता है।

(नेट्रम सलफ्युरिकम का मल आर्जेण्टम नाइट्रिकम, चायना कल्केरिया फॉस, एगारिकस और एलो के मल से बहुत कुछ मिलता-जुलता होता है और उसमें वायु भी बहुत अधिक मात्रा में निकलती है। वायु की यह अधिकता सदैव नहीं दिखाई पड़ती लेकिन बहुधा रोगी इससे ग्रस्त हो उठता है। पुराने अतिसार के रोग से पीड़ित रोगी को यकृत का भी कोई न कोई विकार घेर लेता है। इसका अन्दाजा इस बात से लगता है कि रोगी की दाहिनी कोख में कोई भी स्पर्श सहन नहीं होता तथा चलने में या झटका लगने पर उसे तकलीफ महसूस हुआ करती है। इसका एक महत्वपूर्ण लक्षण यह है कि इसकी पीड़ा तथा अतिसार नम मौसम में बढ़ जाते हैं। इस प्रकार के लक्षण में यह दवा बहुत हद तक डुलकामारा और रोडोडेण्ड्रन से मिलती-जुलती है। डुलकामारा में, गर्मी से ठण्डी ऋतु में चाहे वह नम हो या खुश्क, रोग के लक्षणों में वृद्धि होती है।) लेकिन, ब्रायोनिया की खांसी सूखी होती है जबकि नेट्रम सल्फ की खांसी ढीली होती है। इन दोनों दवाओं में यही सबसे बड़ा अन्तर है। नेट्रम सल्फ की खांसी में रोगी को तकलीफ रहती है। वह खांसता-खांसता बिस्तर पर लोट-पोट हो जाता है।

ब्रायोनिया की तरह इसमें भी बहुत दर्द रहता है। रोगी जब खांसना शुरू करता है तब बिस्तर पर उठ कर बैठ जाता है और तकलीफ कम करने के लिए अपने हाथ से दर्द वाली जगह को दबा कर रखता है। दमा, यक्ष्मा तथा श्वास के पुराने रोगों में भी यह लक्षण बहुधा दिखाई पड़ता है। इस लक्षण को

देख कर मैंने कई बार निमोनिया में भी इसका प्रयोग कर रोगियों को ठीक कर दिया है। दाहिनी छाती के निचले भाग से दर्द उठ कर फैलना कालीकार्बोनिकम का एक विशेष लक्षण है। परन्तु जब बाईं छाती के नीचे वाले भाग से होकर दर्द फैले तो उसे नेट्रम सल्फ का विशेष लक्षण मानना चाहिए।

****

नेट्रम म्यूरियेटिकम

रोगी बहुत हताश होकर रोता रहता है। सांत्त्वना देने पर उसका रोना और दुख घटने के बजाय और बढ़ जाता है।

भोजन और रहने का आराम होने पर भी रोगी बराबर दुबला होता जाता है और उसका गला खास तौर पर बहुत दुबला हो जाता है।

रोगी को सिर में फाड़ने की तरह दर्द होता है। मासिक धर्म के समय यह दर्द औरतों को विशेष तौर पर सताता है। इसके साथ ही रोगिणी रक्त हीनता से पीड़ित रहती है। स्कूल में पढ़ने वाली बालिकाओं को इस प्रकार का दर्द विशेष रूप से होता है।

होंठ से लेकर गुदा तक श्लैष्मिक झिल्ली में सूखापन आ जाता है; होंठ सूख कर बीच में फट जाते हैं तथा मल द्वार सूखा फटा और ददोरे भरा रहता है। रोगी कब्ज का भी शिकार हो जाता है।

रोगी का कलेजा धड़कने और फड़फड़ाने लगता है; धड़कनें अनियमित हो जाती है; कभी-कभी दिल में इतने जोर से धड़कन होती है कि रोगी का सारा शरीर हिलने लगता है। बाईं करवट सोने पर रोग के लक्षणें में और वृद्धि हो जाती है।

रोगी के शरीर पर सूखे या तर दाने हो जाते हैं जिनमें खुजली होती है। बालों की जड़ों में ये दाने विशेष रूप से उभरते हैं।

वृद्धि-ह्रास

रोग के बहुत से लक्षणों और विकारों में सुबह 10 से 11 बजे के बीच

विशेष रूप से वृद्धि होती है। मलेरिया रोग में यह बात खास तौर पर लागू होती है। बायीं करवट सोने, सूरज की गर्मी या साधारण गर्मी से तथा कुनैन का बहुत अधिक और अनावश्यक उपयोग करने पर रोग बढ़ता है। पसीना आने पर रोग के लक्षण घटने लगते हैं। जीभ पर लाल चकत्ते हो जाते हैं और बहुत से दाग उभार आते हैं। ऐसा लगता है जैसे किसी ने जीभ पर नक्शा सा बना दिया हो। यह स्थिति क्रोध करने, नाइट्रेट सिल्वर तथा बहुत अधिक नमक खाने से भी पैदा हो सकती है। रोगी में नमक या नमकीन पदार्थ खाने की प्रवृत्ति मुखर रहती है।

नख के चारों ओर की त्वचा सूखी फटी हो जाती है तथा मल द्वार और बालों के किनारे हार्पिज उभर आती हैं। हथेलियों में गट्ठें उभर आते हैं जिनमें स्पर्श सहन नहीं होता (नेट्रम)

नेट्रम एक साधारण नमक है। एक बार जब मैंने एक रोगी के लिए सल्फर-30 की खूराक लिखी तो रोगी ने कहा था, "महाशय, इससे अधिक सल्फर तो मैं दैनिक भोजन में रहने वाले अण्डों में ही खा जाता हूँ; फिर मुझे इस छोटी सी खूराक से क्या लाभ होगा?" मैंने उनसे ठहर कर उसके असर को देखने का परामर्श दिया। उस खूराक से उस रोगी का रोग भी जाता रहा और उसका सन्देह भी मिट गया। मेटेरिया मेडिका में और कोई भी दवा ऐसी नहीं है जो कम या निम्न पोटेंसी में देने से इतना असर या प्रभाव दिखाती हो। इस दवा की 200 पोटेंसी की खूराक से बहुत पुराना और कठिन ज्वर भी ठीक हो जाता है तथा ऊँचे क्रम में इसके विलक्षण प्रभाव को देख कर उन लोगों को भी अपनी राय बदलने के लिए मजबूर होना पड़ा है जो कम या निम्न पोटेंसी में दवा देने की वकालत करते हैं। नमक तो दैनिक भोजन का एक अनिवार्य अंग है और लोग रोज भरपूर मात्रा में नमक खाते हैं। लेकिन इस नमक से रोग तो ठीक नहीं हो सकता। इस नमक से रोग उसी समय दूर हो सकता है जब शक्तिकृत रूप में उसके आश्चर्यजनक गुण का विकास हो जाता है। यदि हम अणुवीक्षण यंत्र के द्वारा निरीक्षण करें, परमाणु सिद्धान्त का सहारे लें या वर्णच्छटा विश्लेषण (spectrum analysis) करें, तो दवा की मात्रा में किसी तरह के जड़ अणु नहीं दिखाई पड़ेंगे। लेकिन जिस प्रकार हम इस कथा में विश्वास करते है कि क्राइस्ट ने एक अंधे व्यक्ति को नेत्र दे दिए उसी तरह यह भी सही है कि औषधि

की शक्तिकृत खूराक से रोग भी नष्ट हो जाते हैं। एक बार एक सन्देहशील व्यक्ति ने कहा था कि कभी-कभी लोग बिना दवा लिए ही रोग से मुक्त हो जाते हैं। मैंने इस व्यक्ति को उत्तर दिया था कि वह दवा खाकर ही अच्छे होते हैं। कितने आश्चर्य और विडम्बना की बात है कि ऐसे ही लोग शक्तिकृत दवा पर तो विश्वास नहीं करते परन्तु आंख से न दिखने वाले सूक्ष्मतम रोगाणुओं से उतने भयभीत रहते हैं कि उनका खाना-पीना सब कुछ भूल जाता है।

नेट्रम म्यूर की गणना रक्तहीनता की श्रेष्ठ औषधियों में होती है। जब शरीर के रक्त-रस इत्यादि तरल उपादानों का क्षय होने लगता है (चायना, कालीकार्ब) या मासिक धर्म की गड़बड़ी से (पल्स), शुक्र के क्षय के कारण (फास, एसि, चायना), शोक तथा अन्य मानसिक रोगों के कारण जब रक्तहीनता उत्पन्न होती है तो यह दवा बहुत लाभ करती है। रक्तहीनता से पीड़ित इस प्रकार के रोगियों के सारे शरीर में एक तरह की सफेदी आ जाती है तथा रोगी दुबला होने लगता है, भले ही उसे अच्छी खुराक क्यों न मिलती हो। रोगी के सिर में टपक के साथ तेज दर्द होता है, सीढ़ी चढ़ने और अन्य प्रकार का शारीरिक परिश्रम करने पर सांस फूलने लगती है, मासिक धर्म की मात्रा बहुत कम रहती है, थोड़ी-बहुत कब्जियत के साथ चित्त की सुस्ती बनी रहती है। वस्तुतः चित्त की यह सुस्ती या अवसाद इस दवा का एक विशेष लक्षण है। नेट्रम म्यूर में चित्त का अवसाद एक प्रमुख लक्षण है। इसका रोगी भी पल्सेटिला के रोगी की तरह रोता है लेकिन दोनों औषधियों में सबसे बड़ा अन्तर यह है कि पल्सेटिला का रोगी ढाढस या दिलासा देने पर चुप हो जाता है जबकि नेट्रम का रोगी समझाने-बुझाने पर और अधिक रोना शुरू कर देता है। पुराने सिर दर्द में भी यह दवा बहुत कारगर रहती है। एक प्रकार के आवेश के रूप में इस दर्द की शुरूआत होती है तथा रोगी के सिर में तेज टपकन होती है। इस टपकन को देख कर चिकित्सकों का ध्यान अधिकतर बेलाडोना पर चला जाता है क्योंकि बेलाडोना में भी यह एक प्रधान लक्षण रहता है। परन्तु नेट्रम म्यूर के सिर दर्द में रोगी को रक्तहीनता की शिकायत रहती है, उसका चेहरा पीला रहता है अथवा कुछ तमतमाया हुआ सा नजर आता है। यदि रोगी का चेहरा लाल हो जाये, उसमें कुछ जलन महसूस हो, नाड़ियों में रक्त का संचय हो और हल्की सी टीस मारने पर टपकन होने लगे तो मेलिलोटस, बेलाडोना और नक्सवोमिका में से

ही उपयुक्त दवा का चुनाव करना पड़ता है। मासिक धर्म के साधारण स्राव के बाद जो सिर दर्द होता है उसमें भी नेट्रम म्यूर का प्रयोग किया जाता है। रोगी को ऐसा अहसास होता है कि रक्त निकल जाने की वजह से ही उसे सिर दर्द हुआ है। इसी प्रकार का लक्षण अर्थात् रक्तस्राव के उपरान्त टपकन के साथ सिर में पीड़ा चायना का भी एक लक्षण है।

इस प्रकार के सभी रोगियों को कलेजे में अक्सर बहुत तेज धड़कड़न होती है और हृदय की गति भी रूक-रूक कर चलती है। ऊँची पोटेंसी में इस औषधि का प्रयोग कर मैंने कितने ही रोगियों को स्वास्थ्य लाभ कराया है। मैं इस दवा की दूसरी मात्रा का प्रयोग तभी करता था जब रोगी के स्वास्थ्य लाभ करने की गति लगभग बंद हो जाती थी। मेरे पास एक बार ऐसा रोगी आया था जिसका वजन 108 पौण्ड था। अच्छी भरपेट खूराक लेने के बावजूद उसका वजन 40 पौण्ड घट गया था। मैंने उसे नेट्रम म्यूर की एक मात्रा दी और तीन माह के अन्दर ही उसका वजन 200 पौण्ड तक पहुँच गया। इलाज प्रारम्भ करने समय के वह व्याधि-शंका से भी ग्रस्त था। पुराने सिर-दर्द में भी यह दवा बहुत कारगर रहती है। एक प्रकार के आवेश के रूप में इस दर्द की शुरूआत होती है तथा रोगी के सिर में तेज टपकन होती है। इस प्रकार के सभी रोगियों को नेट्रम म्यूर लाभ करता है। मासिक धर्म के बाद चाहे रजस्राव की मात्रा कम हो या अधिक, इस प्रकार का टपकन भरा दर्द तंग करता है। स्कूलों में पढ़ने वाली लड़कियों को होने वाले सिर दर्द में भी नेट्रम म्यूर बहुत अधिक लाभ करता है। इसमें चिकित्सक को नेट्रम म्यूर और कल्केरिया फास में से उपयुक्त दवा का चुनाव करना पड़ता है। यह वस्तुतः एक कठिन काम होता है क्योंकि इन दोनों ही दवाओं का इस्तेमाल रक्तहीनता की अवस्था में होता है। स्वयं मुझ से इन दवाओं का चुनाव करने में कईं बार भूल हो चुकी है और नेट्रम म्यूर से लाभ न होते देख कर मुझे रोगी को कल्केरिया फास देना पड़ा है। इसी प्रकार कल्केरिया फास के काम न करने पर मैंने नेट्रम म्यूर का प्रयोग किया है। वस्तुतः सिर में जो दर्द होता है उसका प्रमुख कारण आँखों पर बहुत अधिक दबाव पड़का होता है। यह दबाव बहुत देर तक पुस्तकें पढ़ने या सिलाई इत्यादि करने से भी पैदा हो सकता है। इस प्रकार के सिर दर्द में दृष्टि भी दुर्बल पड़ जाती है और इस प्रकार की अवस्था में आर्जेण्टम नाइट्रेट और रूटा भी उपयोगी हो सकती

है। रोगियों का इलाज करने के कार्य में अक्सर ऐसा देखा गया है कि रोग के लक्षण पूरी तरह उभरे न होने के कारण समान लक्षणों वाली दो दवाओं में से उपयुक्त औषधि का चुनाव करना सम्भव नहीं हो पाता। इसलिए पहली बार दवा का ठीक चुनाव न होने पर चिकित्सक को अधिक दोष नहीं देना चाहिए । मुझ से भी स्वयं इस प्रकार की भूल कईं बार हुई हैं जिनके लिए मैं भी क्षमा चाहता हूं। दूसरे शब्दों में, औषधि के चुनाव में गलती होने पर दोष चिकित्सा-प्रणाली का नहीं बल्कि चिकित्सक का रहता है। तीव्र सिरदर्द व नेट्रम म्यूर के लक्षणों में समानता रहती है तथा स्थान की कमी के कारण यहां सभी लक्षणा नहीं दिए जा सकते हैं।

मुख से लेकर मल द्वार अर्थात् समस्त आंत्र-पथ पर नेट्रम म्यूर की क्रिया दिखई देती है। इस स्थान पर इसके कईं विशेष लक्षण प्रकट होते हैं। होंठ और मुख का कोना सूखा रहता है, जख्म बन कर फट जाता है (काण्डरैंगो)। यह लक्षण नेट्रम म्यूर और नाइट्रिक एसिड में समान रूप से पाया जाता है। नाइट्रिक एसिड की क्रिया भी समस्त आंत्र-पथ पर होती है। इन दोनों ही दवाओं में, रोगी के मल द्वार में घाव हो जाता है और यह घाव फट जाता है, किसी प्रकार का स्पर्श सहन नहीं होता, दर्द रहता है और कभी-कभी खून भी बहने लगता है। इस सम्बन्ध में एण्टीमोनियम क्रूडम और ग्रेफाइटिस को भी पूरी तरह ध्यान में रखना चाहिए। किंतु मल-द्वार और मुख-विवर सम्बन्धी रोगों में तो ग्रेफाइटिस का प्रयोग होता ही है, परन्तु ऐसे रोगों में, जिनमें रोगी के शरीर में दाने उभर आते हैं, यह विशेष रूप से गुणकारी सिद्ध होता है। नेट्रम म्यूर में मुख में वास्तविक सूखापन रहते हुए भी रोगी को ऐसा महसूस होता है जैसे उसका मुख सूख गया हो। मर्करी में रोगी का मुख तर रहता है परन्तु प्यास बहुत अधिक रहती है। रोगी की जीभ फूल जाती है या मोटी और थुलथुली हो जाती है। जीभ पर दाँत के दाग साफ नजर आते हैं तथा साँस में बहुत अधिक बदबू रहती है। ये लक्षण नेट्रम म्यूर में नहीं मिलते हैं। अतएव इन दोनों में अंतर करने में चिकित्सक को विशेष कठिनाई नहीं होनी चाहिए, यद्यपि इसके मानसिक लक्षण पल्सेटिला के मानसिक लक्षणों से मिलते हैं परन्तु उक्त लक्षण पल्सेटिला में बिल्कुल विपरीत रूप में प्रकट होता है। तात्पर्य यह है कि पल्सेटिला में रोगी का मुख सूखा रहने पर भी उसे प्यास नहीं लगती। इस लक्षण को दृष्टि में रख कर चिकित्सक को

औषधि का चुनाव करने में बहुत सहायता मिलती है। नेट्रम का एक और लक्षण भी पल्सेटिला से मिलता है। यह है मुंह का स्वाद कड़ुवा रहना या फिर बिल्कुल ही स्वाद न महसूस होना। नेट्रम का एक लक्षण साइलीसिया के लक्षण से भी मिलता है। साइलीसिया की तरह इसमें भी रोगी को ऐसा भ्रम होता है जैसे उसकी जीभ पर बाल उग आए हों (कालीबाइक्रोम)। हेरिंग कृत ग्रंथ 'गाइडिंग सिम्पटम्स' में यह भी बताया गया है कि होंठ के मध्य भाग में गहरा और फटा घाव बन जाता है। किंतु मुझे तो यह लक्षण रोगी के निचले होंठ में दिखाई पड़ा है और मैं समझता हूं कि यह इस औषधि का एक सही और विशेष लक्षण है। इस लक्षण के आधार पर मैंने नेट्रम का प्रयोग कर कितने ही रोगियों को ठीक किया है। नेट्रम म्यूर के सविराम-ज्वर में मुख के चारों तरफ मोतियों की तरह के दाने निकल आते हैं। ये दाने एक्जीमा की तरह के नहीं होते। लेकिन, यदि दाने निकलने के साथ-साथ ऊपरी होंठ मोटा और फूला हुआ नजर आए तो बेलाडोना, नेट्रम म्यूर और कल्केरिया आस्ट्र में से ही दवा का चुनाव करना पड़ता है। परन्तु केवल इसी एक लक्षण को ही दृष्टि में रखकर औषधि का चुनाव नहीं किया जा सकता। परन्तु यदि अन्य लक्षणों के साथ यह लक्षण भी मौजूद रहे तो दवा को चुनने का काम आसान हो जाता है और इन तीनों में से उपयुक्त दवा का चुनाव किया जा सकता है। नेट्रम म्यूर में मसूढ़े कुछ इस प्रकार के हो जाते हैं जैसे स्कर्वी रोग में होते हैं। इस प्रकार की अवस्था उत्पन्न होने पर चिकित्सक को मर्क्युरियस, कार्बोवेज और म्यूरियेटिक एसिड में से दवा का चुनाव करना पड़ता है।

नेट्रम म्यूर के एक और लक्षण को समझने में डा॰ लिपि ने मुझे मदद की थी। एक रोगी के बारे में परमर्श करने पर उन्होंने मुझे नेट्रम म्यूर का प्रयोग करने की सलाह दी थी। इस रोगी के रोग पर मैं काबू नहीं पा रहा था। रोगी की मुख्य शिकायत यह रहती थी कि उसकी नाक, होंठ, जीभ संज्ञाहीन हो जाते थे और वह सुड़सुड़ाने लगता था। इन्हीं के साथ रोगी को जिगर पर कोई स्पर्श सहन नहीं हो पाता था तथा पाचन-क्रिया में गड़बड़ी पैदा होने के कारण उसका पित्त बिगड़ गया था। लिपि की राय पर मैंने रोगी को नेट्रम म्यूर, की सी॰एम॰ क्रम की एक खूराक दी जिस से रोगी रोग मुक्त हो गया। नेट्रम म्यूर, लैकेसिस, आर्सेनिक एल्ब, नाइट्रिक एसिड और टेराक्सेकम में जीभ पर दाग भर जाते

हैं और ऐसा लगता है जैसे किसी ने नक्शा बना दिया हो। परन्तु अन्य दवाओं की तुलना में इसमें नेट्रम म्यूर ही अधिक लाभ करता है। गलकोष प्रदाह को छोड़कर गले के अन्य रोगों में मैंने इस दवा को अधिक लाभ करते नहीं पाया है। उक्त रोग में यदि रोगी को सिल्वर नाइट्रेट की खूराक दी जा चुकी हो और उससे रोगी को कोई राहत न हुई हो तो नेट्रम म्यूर के प्रयोग से निश्चय ही लाभ होगा। डिप्थीरिया के हमले के बाद जब निगारण पेशी पक्षाघात से पीड़ित हो जाती है तो लैकेसिस अथवा कास्टिकम नेट्रम म्यूर की तुलना में अधिक लाभ करता है। नेट्रम की गौण क्रिया के फलस्वरूप पानी की तरह और नमकीन लार बहुत अधिक परिमाण में निकलती है। अतः इस तरह की लार निकलने पर इस दवा का प्रयोग किया जा सकता है। मुंह सूखने का लक्षण इस दवा में अधिकांश समय दिखाई पड़ता है। नेट्र म्यूर के प्रबल और विशेष लक्षणों में भूख, प्यास, रूचि और अरूचि भी शामिल हैं। रोगी को बहुत अधिक भूख लगती है–इतनी भूख और किसी दवा में नहीं पाई जाती। लेकिन भूख लगने और अच्छा भोजन करने के बावजूद रोगी निरन्तर दुबला होता जाता है (एसेटिक, एसिड, एब्रोरिटनम, आयोडिन, सैनिक्यूला और ट्युबरक्यूलिनम)। बहुत अधिक भूख का यह लक्षण आयोडिन में भी मुखर होता है तथा साथ ही रोगी दुबला भी होता जाता है। लेकिन नेट्रम म्यूर में भोजन के उपरान्त रोगी को आलस्य और निद्रा घेर लेती है। आयोडिन में ऐसा नहीं होता। उसमें रोगी भोजन करने के बाद अच्छा महसूस करता है। नेट्रम का रोगी भोजन के बाद सुस्त पड़ जाता है तथा कभी-कभी उसके पेट और जिगर में भी दर्द उठने लगता है। रोगी को एक प्रकार का भारीपन और बेचैनी सी लगती है। पाचन क्रिया पूर्णता की दिशा में जितनी ही अग्रसर होती जाती है, रोगी को उतनी अधिक राहत होती जाती है (चायना देखिए)। पर आयोडिन का रोगी सदैव कुछ न कुछ खाते रहने की इच्छा रखता है तथा पाकाशय भरा रहने पर या भरते रहने पर ही उसे केवल आराम मिलता है और भी कई ऐसी दवाएँ हैं जिनमें रोगी को बहुत भूख सताती है या जिनके रोगियों को भोजन करने से राहत महसूस होती है। आयोडिन और नेट्रम म्यूर के अलावा एनाकार्डियम, मेलिडोनियम पेट्रोलियम, चायना और लाइकोपोडियम में भी यह लक्षण दृष्टिगोचर होते हैं। एनाकार्डियम में रोगी को अपने पाकाशय में दर्द महसूस होता है जो पाकाशय से प्रारम्भ होकर मेरूदण्ड तक फैल जाता है। पाकाशय

में एक प्रकार के खालीपन का भाव भी रहता है जो भोजन कर लेने पर दूर हो जाता है। लेकिन, दो या तीन घण्टे बाद यह भाव फिर वापस लौट आता है तथा उसको दूर करने के लिए रोगी को पुनः कुछ न कुछ खाना पड़ता है। चेलिडोनियम में रोगी को भूख लगने के साथ यकृत विकार के लक्षण भी मौजूद रहते हैं (चेलिडोनियम देखिए)। नेट्रम म्यूर, चायना और लाइकोपोडियम के रोगी की भूख ऐसी होती है कि वह जल्दी से जल्दी अपना पेट भर लेना चाहता है और ऐसा करने के बाद ही उसके पेट में वायु और दर्द पैदा हो जाता है। यह कष्ट उस समय तक रहता है जब तक रोगी का भोजन अच्छी तरह पच नहीं जाता। यदि रोगी को नमक खाने की बहुत अधिक इच्छा रहती हो तो नेट्रम म्यूर एक श्रेष्ठ औषधि साबित होती है। रोगी जितनी ही चीजें खाता है उनमें ऊपर से और नमक मिला लेता है। ऐसी अवस्था में नेट्रम म्यूर की एक लाख पोटेंसी की खूराक से यह लक्षण पूरी तरह दूर हो जाता है। यही लक्षण कास्टिकम में भी रहता है। यदि इसके साथ दवा के अन्य लक्षण पूरी तरह मिल जाए तो कास्टिकम ही रोगी को अधिक लाभ करता है। नमक खाने से रोगी को ज्यादा प्यास और ज्यादा भूख भी लगती है। बहुमूत्र रोग में भी यह अवस्था पैदा हो जाती है। अतएव, यदि इस लक्षण के साथ-साथ और लक्षण भी मिल जाएँ तो बहुमूत्र रोग भी नेट्रम म्यूर से ठीक हो जाता है। लेकिन, इन सभी अवस्थाओं या लक्षणों में नेट्रम म्यूर के ऊँचे क्रम या ऊँची पोटेंसी का ही इस्तेमाल करना चाहिए। नीचे क्रम का इस्तेमाल तो एक प्रकार से भोजन में नमक मिलाकर इस्तेमाल करने के समान है।

मलाँत्र पर और मल पर भी इस दवा की प्रबल क्रिया या प्रबल लक्षण दिखाई पड़ते हैं। 'गाइडिंग सिम्पटम्स' नामक पुस्तक में दिए गए कुछ स्पष्ट और विशेष लक्षण नीचे दिए जाते हैं:

कब्ज की शिकायत, मल-रोध रहने की पुरानी तथा गम्भीर बीमारी; मल अनियमित, कड़ा तथा पाखाना खुल कर न होना; मासिक धर्म के समय मल सम्बन्धी शिकायत विशेष रूप से उठ खड़ी होना; मल बड़े-बड़े थक्कों के रूप में निकलना; मल द्वार का बहुत अधिक संकुचित हो जाना या फट जाना; रक्तस्राव, अकड़न भरा दर्द; मल त्याग के बाद जलन; मलांत्र में सुईं चुभने जैसा दर्द और उसके कारण उत्पन्न चिड़चिड़ापन; दर्द न रहते हुए भी रोगी का निश्चेष्ट दिखना,

रोगी का दिल हमेशा बुझा सा रहता है तथा उसमें जिंदादिली नजर नहीं आती; श्लैष्मिक झिल्लियों में सूखापन और दूसरे भागों में जल जैसा स्राव; मल निकलते समय बहुत कष्ट; मलःद्वार फट जाता है; खून निकलने लगता है और इसके बाद रोगी को उस स्थान पर कोई स्पर्श सहन नहीं हाता; गर्भाशय का अपने स्थान से हट जाना, बवासीर के मस्सों से खून बहना और एडिसन रोग या सांघातिक रक्ताल्पता। इन सभी भिन्न-भिन्न लक्षण वाले कब्ज रोग में नेट्रम म्यूर फायदा पहुंचाती है। इन में से प्रत्येक लक्षण के पहले कब्ज शब्द को जोड़ कर पढ़ना चाहिए और यह नहीं समझ लेना चाहिए कि उपरोक्त लक्षण एक ही रोगी की कब्जियत में मौजूद रहते हैं।

जब चिकित्सक 'मेटिरिया मेडिका' का अध्ययन करें तो उन्हें इन लक्षणों की भिन्न-भिन्न रूप में तुलना करते रहना चाहिए। एमोनियम म्यूरियेटिकम, मैग्नेशिया म्यूरियेटिकम में भी सूखा हुआ और टुकड़े-टुकड़े होकर मल निकलता है। एल्यूमिना, विरेट्रम एल्बम और साइलसिया में भी कब्ज का लक्षण पाया जाता है परन्तु यह मलांत्र की निष्क्रियता के कारण पैदा होता है। मलद्वार सिकुड़ कर फट जाता है, उससे खून बहने लगता है, पाखाना होने के बाद टपकन भरा दर्द होने लगता है–यदि ये सब लक्षण मौजूद हों तो चिकित्सक को नाइट्रिक एसिड का प्रयोग करना चाहिए। श्लैष्मिक झिल्ली का सूखापन ब्रायोनिया और ओपियम में भी पाया जाता है। पाखाना हो जाने के बाद रोगी को मलद्वार में स्पर्श न सहन हो पाना इग्नेसिया, एसिड तथा एल्यूमेन में भी पाया जाता है। यदि शिशु-विसूचिका और पुराने अतिसार रोग से ग्रस्त रोगी को दस्त अधिक आते हों तो नेट्रम म्यूर लाभ कर सकता है। शिशु विसूचिका में रोगी शिशु-दुबला तो रहता है परन्तु भूख और प्यास बनी रहती है। इसमें शिशु रोगी का गला खास तौर पर दुबला दीखने लगता है (पैर में एब्रोटेनम और एमोनो-म्यूर, आर्जे-निट लाभ करता है) दुबलापन सार्सापेरिला, नेट्र और आयोडिन का लक्षण माना जाता है। पेशाब सम्बन्धी विकारों में अधिक पेशाब होने का लक्षण मुखर हो उठता है तथा इच्छा न रहने पर भी अपने आप निकल जाता है। पेशाब होने के बाद पेशाब की जगह पर काटने की तरह का दर्द और जलन होती है। ऐसी अवस्था में तथा दुबलेपन के लक्षण वाली शिशू विसूचिका में नेट्रम म्यूर और सार्सापेरिला में बहुत अधिक समानता पाई जाती है। पुराने ग्लोट रोग में भी रोगी को मूत्र-मार्ग

में ऊपर बताया गया काटने की तरह का दर्द हो सकता है तथा पेशाब बिलकुल साफ पानी की तरह उतरता है। नेट्रम म्यूर में श्लैष्मिक झिल्लियों से इसी प्रकार का स्राव होता है। नेट्रम म्यूर का प्रयोग स्त्रियों के दर्द में भी होता है। यह दर्द सवेरे बढ़ता है तथा इसमें नीचे की ओर खिंचन पड़ती है। रोगिणी को ऐसा लगता है कि यदि वह बैठ न गई तो जरायु आदि भीतरी अंग बाहर निकल पड़ेंगे। ऐसा ही दर्द सीपिया की रोगिणी को भी होता है तथा वह उपरोक्त उद्देश्य के लिए टांग पर टांग रख कर बैठती है। यदि रोगी में नेट्रम म्यूर के मल और मल-द्वार संबंधी लक्षण मौजूद रहें, विशेष रूप से यदि रोगिणी व्याधि-शंका रोग से पीड़ित हो, तो उसके लिए नेट्रम म्यूर सबसे अधिक उपयोगी सिद्ध होगी। नेट्रम में जरायु के ऊपर वर्णित लक्षणों के साथ पीठ में पीड़ा भी रहती है और चित्त होकर सोने पर इस दर्द में कमी होती है। रसटक्स में भी ऐसा ही होता है। मासिक धर्म के समय और विशेषकर उसके बाद, सिर में दर्द इस दवा का विशेष लक्षण है। यह सिर दर्द टपक की तरह होता है और साथ ही आंख में विशेषकर आंख घुमाने-फिराने पर रोगी को बहुत कष्ट होता है। मेरे पास एक ऐसी रोगिणी है जिसके सिर में अक्सर इसी प्रकार की पीड़ा होती है। वह रक्तहीनता से भी पीड़ित है। उसे यह रोग बहुत छोटी आयु से हो गया था। उसे 250 एम शक्ति की खूराक से आराम महसूस होता है और धीरे-धीरे उसका खोया स्वास्थ्य भी वापस लौट आता है।

नेट्रम म्यूर का रक्त संचार-प्रणाली और हृदय पर भी प्रबल प्रभाव होता है। उसकी इस क्रिया में निम्न लक्षण प्रकट होते हैं। थकान और दुर्बलता अनुभव करने के साथ-साथ हृदय बहुत धड़कता है और निद्रा के समय यह कष्ट बढ़ जाता है। हृदय की गति और नाड़ी अनियमित हो जाती है और रूक-रूक कर चलती है। बाईं करवट लेटने पर यह तकलीफ और बढ़ जाती है। हृदय बहुत तेजी से हिलने लगता है और इसके असर से सारा शरीर हिल उठता है (स्पाइजिलिया)। शोक, बहुत अधिक भोग-विलास, रक्तक्षय तथा शरीर को दुर्बल बनाने वाले कई अन्य कारणों से यह लक्षण उभरते हैं। ये लक्षण विशेष तौर पर रक्तहीन रोगियों में ही दृष्टिगोचर होते हैं। उन रोगियों के लिए भी यह दवा लाभकारी रहती है, जिन्होंने कुनैन का बहुत अधिक दुरूपयोग किया होता है। हैनिमैन के मत का अनुगमन करने वाले चिकित्सक यह भली प्रकार जानते हैं

कि नेट्रम म्यूर ज्वर में कितनी लाभ करती है। ऐसे सविराम-ज्वर में, जो कुनैन के उपयोग के कारण ठीक होने के बजाय दब जाता है, यह औषधि विशेषरूप से लाभजनक है। बुखार में शीत का लक्षण उभरने पर भी इसका उपयोग किया जाता है।

नेट्रम का शीत प्रातःकाल 10 से लेकर 11 बजे के बीच उभरता है। यूपेटोरियम फर्फोलियेटम का शीत सुबह 7 बजे उभरता है। एपिस मेलिफिकाक का शीत तीसरे पहर 3 बजे उभरता है; लाइकोपोडियम के ज्वर तीसरे पहर लगभग 4 बजे तथा आर्सेनिक एल्बम का शीत दोपहर या रात को 1 से 2 बजे के भीतर उभरता है।

बहुत सी ऐसी दवाएं भी हैं जिनका ज्वर सुबह या संध्या के समय आता है। सविराम-ज्वर को छोड़कर अन्य प्रकार के ज्वरों में भी ज्वर बंधे हुए समय पर ही बढ़ता है। उदाहरण के लिए नेट्रम का ज्वर सुबह 10 बजे तथा आर्सेनिक का ज्वर तीसरे पहर-एक बजे अथवा रात को एक बजे बढ़ता है।

पसीना आने पर नेट्रम का ज्वर, सिर दर्द और अन्य लक्षण घटने लगते हैं। आर्सेनिकम में भी ऐसा ही होता है। इसमें हाथ-पैरों में भी कुछ जबरदस्त लक्षण प्रकट होते हैं। नेट्रम के रोगी के नाखूनों की जड़ में नख रोग हो जाता है। इसके अतिरिक्त उंगलियाँ, अंगूठे, होंठ और जीभ में सुन्नपन का भाव उत्पन्न होने के साथ सुडसुड़ाहट भी नेट्रम म्यूर में मौजूद रहती है। घुटने कमजोर पड़ जाते हैं और चलने के समय आसानी से मुड़ जाते हैं। देर से चलना सीखने वाले बच्चों में यह लक्षण खासतौर पर दिखाई पड़ता है। पैरों में झुकने के स्थानों पर रोगी को दर्द भरा खिंचाव महसूस होता है। इनमें वास्तविक विकृति भी पैदा हो सकती है जैसी कास्टिकम, गुयेकम और साइमेक्स में देखने में आती है। मेरूदण्ड में भी बहुत उत्तेजना पैदा हो जाती है और रोगी तनिक सा स्पर्श तक सहन नहीं करने पाता। दबाने पर रोगी को राहत मिलती है। लेकिन, इसके साथ ही दुर्बलता, हृदय की धड़कन और हाथ-पैरों में आंशिक पक्षाघात तक की शिकायत बनी रह सकती है। मेरूदण्ड की दुर्बलता बढ़कर सारे शरीर की दुर्बलता का रूप ग्रहण कर लेती है। इसमें भी नेट्रम म्यूर से अधिक उपयोगी दवा अन्य नहीं है। रोगी की शारीरिक और मानसिक शक्तियों का बहुत अधिक क्षय हो जाता है तथा मानसिक और शारीरिक परिश्रम करने से रोगी एकदम लस्त पड़ जाता

है। यह अवस्था बिगड़कर पक्षाघात तक का रूप धारण कर सकती है। गलत चिकित्सा, सविराम ज्वर, इन्द्रिय सेवन की अधिकता, डिप्थीरिया और क्रोध-शोक इत्यादि से भी इस प्रकार के लक्षण उभर सकते हैं। त्वचा पर भी नेट्रम म्यूर की क्रिया होती है। कच्चे प्रदाहित एक्जीमा में और खासतौर से बालों के किनारे पैदा होने वाले एक्जीमा में नेट्रम म्यूर बहुत लाभ करता है। संधि-स्थान में भी एक प्रकार का दाद हो जाता है। इस दाद के दाने बड़े होकर फट जाते हैं; उन पर पपड़ी सी जम जाती है तथा उनसे जलन करने वाला स्राव होने लगता है। एक प्रकार की आर्टिकेरिया भी इस औषधि का लक्षण मानी जाती है। इस रोग में इसकी तुलना एपिस, हीपर सल्फर और कल्केरिया आस्ट्रियम से की जाती है। मैंने इस दवा के गुणों और लक्षणों का वर्णन करने के लिए बहुत स्थान लिया है–शायद उतना ही जितना लैकेसिस ओर कास्टिकम के लिए लिया है। अन्य दवाओं का वर्णन मैंने इतने विस्तार से नहीं किया है क्योंकि एक तो सभी दवाएं उच्च क्रम में फायदा करती हैं, दूसरे सभी चिकित्सक उन्हें स्वीकार भी नहीं करते हैं। तीसरा कारण यह है कि मैं उन लोगों को इस दवा के गुण बताना चाहता था जो इसका इस्तेमाल अब तक नहीं कर रहे हैं। मैं इस नतीजे पर पहुंच चुका हूं कि इन तीनों दवाओं के गुणों और लक्षणों से परिचित चिकित्सक होमियोपैथिक दवाओं का प्रयोग अच्छी तरह कर सकते हैं।

नैट्रम कार्बोनिकम

इस औषधि का एक सबसे महत्वपूर्ण लक्षण यह है कि मानसिक परिश्रम करने से रोग बढ़ जाता है। थोड़ा सा भी मानसिक श्रम करने से रोगी के सिर में या तो पीड़ा उठ खड़ी होती है (आर्जेण्टम नाइट्रिकम, सैबाडिला) या रोगी का दिमाग काम करना बंद कर देता है और उसकी समझ में कुछ नहीं आता। मैं बहुधा 30 पोटेंसी में इस औषधि का इस्तेमाल करता आया हूं। इस प्रकार के रोगियों के सिर का दर्द धूप में जाने से या गैस के प्रकाश में निकलने से और भी बढ़ जाता है। सूरज की अधिक गर्मी के कारण उत्पन्न विकारों के इलाज

में नेट्रम कार्ब से बहुत फायदा होता है। इसके अलावा इसमें ग्लोनाइन, लैकेसिस और लाइसिन भी फायदा करती है। नाक में होने वाले ऐसे जख्म के इलाज के लिए, जो गले तक फैल जाता है, यह एक बहुत कारगर औषधि मानी जाती है। जिन बच्चों के घुटने बचपन से ही कमजोर पड़ जाते हैं उनके इलाज के लिए भी यह एक श्रेष्ठ औषधि है। अपने अनुभव के आधार पर मैं नेट्रम कार्ब के इन्हीं उपयोगों के बारे में निश्चित रूप से कह सकता हूँ।

****

मैग्नेशिया कार्बोनिका

मल हरा, तालाब के झाग जैसा तथा मल त्याग के बाद उदर शूल और भी अधिक उग्र रूप धारण कर लेता है।

कीड़ा लगे दांतों में दर्द, जो रात को अधिक बढ़ जाता है तथा उठकर चलने से दर्द में राहत मिलती है (विशेष तौर पर गर्भावस्था में)। कमजोर महिलाओं की थकी हुई नाड़ियों को राहत पहुंचाने में यह दवा उतनी ही कारगर होती है जितनी कारगर रक्तक्षय से ग्रस्त रोगी को राहत पहुंचाने में चायना होती है।

मासिक स्राव केवल रात्रि में या लेटने पर, गर्भाशय के दर्द से रहित।

औषधि के रूप में मैग्नीशिया के लवणों का उपयोग चिकित्सा-जगत के लिए कोई नई चीज नहीं है। कब्ज को दूर करने और उदर विकारों के इलाज के लिए इसका प्रयोग काफी समय से होता रहा है। होमियोपैथी में दस्त के इलाज के लिए इसका विशेषरूप से इस्तेमाल होता है। यह उन दस्तों में बहुत अधिक लाभ करती है, जिनमें मल झागदार व हरे रंग का होता है। सभी मैग्नेशिया लवणों में बहुत अधिक पीड़ा के लक्षण पाए जाते हैं और इसीलिए उनसे पीड़ा को नष्ट करने में मदद मिलती है। अतः मैग्नीशिया कार्ब में मल त्याग के उपरान्त रोगी का उदर शूल भयंकर रूप धारण कर लेता है। जहाँ तक शूल का सम्बन्ध है, कभी-कभी मैग्नीशिया कार्ब और कोलोसिंथ में से दवा का चुनाव करना मुश्किल हो जाता है, किंतु दोनों

के मलों में अंतर रहता है। रियुम मैग्नीशिया कार्ब से काफी मिलती है क्योंकि इन दोनों में, मल त्याग के पहले ही दर्द शुरू होने के लक्षण पाए जाते हैं तथा मल से तथा शरीर से एक प्रकार की खटास उठती है। लेकिन मैग्नीसिया की प्रमुख विशेषता मल का हरा रंग होना है जबकि रियुम की प्रमुख विशेषता जलन मिश्रित पीड़ा होती है। रियुम में मल का रंग हरा न रह कर गहरा भूरा हो जाता है। कैमोमिला में मल का रंग हरा होता है लेकिन इसके साथ ही पेट में बहुत दर्द रहता है तथा मल पानी जैसा निकलता है। मैग्नीशिया कार्ब का मल ज्यादा चिपचिपा होता है। मरकरी में भी मल चिपचिपा होने के साथ हरे रंग का रहता है, लेकिन इसमें पसीना निकलने से भी राहत न मिलने तथा कूथन सम्बन्धी जो लक्षण पाए जाते हैं वे अन्य दवाओं में नहीं रहते। मैग्नीशिया कार्ब का दंत शूल भी पहली नजर में मरकरी के दंत शूल से मिलता है। यह दर्द भी क्षय हो जाने वाले दांतों में होता है तथा रात को विशेष तंग करता है। फिर भी, दोनों के दर्द में बहुत सूक्ष्म अन्तर रहता है। मरकरी का दर्द बिस्तर की गर्मी पाकर और भी बढ़ जाता है जबकि मैग्नीशिया का दर्द शांत रहने पर अधिक कष्टकारी होता है। इस दर्द से राहत पाने के लिए रोगी को इधर-उधर टहलने के लिए विवश होना पड़ता है। गर्भिणी स्त्रियों को इस प्रकार का दांत दर्द खासतौर पर सताता है और मैंने इसको अनेक बार ठीक किया है (स्टेन्हिया)। मैंने 200 पोटेंसी में इसका उपयोग किया है। दस्तों में इसकी कम पोटेंसी भी कारगर रहती है। मैंने एक बार गुदास्थि-पीड़ा के काफी पुराने व गंभीर रोग को ठीक किया था। उसके दर्द अचानक उठने वाले, बेंधने वाले होते थे जिनसे रोगी मूर्च्छित हो जाता था। इसकी 200 शक्ति की खुराक ने उसका पूर्ण उपचार कर दिया। लोबेलिया में तीव्र संवेदनशीलता रहती है तथा उसका मरीज आगे झुक कर बैठता है ताकि नर्म तकिए के स्पर्श से भी बच सके।

मैग्नेशिया म्यूरियेटिका

रोगी को कब्ज की शिकायत रहती है तथा उसे गोटियों की शक्ल में भेड़ की मिंगनी जैसा या बड़े गोले की शक्ल में मल निकलता है। कभी-कभी इस मल का आकार भेड़-बकरियों के मल जैसा होता है। गुदा के मुहाने पर भुरभुरा जाता है।

दबाव के कारण नाड़ी जनित पीड़ा (पल्स); सिर पर कपड़ा लपेट लेने पर (साइलिसिया)। शांत रहने पर रोगी को दिल की धड़कन शुरू हो जाती है। परन्तु चलने-फिरने पर यह धड़कन घट जाती है।

पेशाब का रंग पीला; पेट की मांस-पेशियों पर जोर पड़ने पर ही पेशाब उतरता है; मूत्राशय की कमजोरी।

हिस्टीरिया रोग से पीड़ित तथा डरपोक और आक्षेप की प्रवृत्ति वाली औरतों के लिए बेहतर औषधि है।

मैग्नीशिया म्यूरियेटिका मैग्नीशिया कार्ब से भिन्न ढंग से असर करती है। मैग्नीशिया कार्ब का एक प्रमुख लक्षण दस्त लाना माना जाता है परन्तु मैग्नीशिया म्यूरियेटिका का एक प्रमुख लक्षण कब्ज पैदा करना माना जाता है। इसमें मल बहुत कड़ा और ठोस होता है तथा बहुत धीरे-धीरे उतरता है। कईं बार तो पेट की मांस-पेशियों पर जोर डालने पर ही मल बाहर निकलता है। इस प्रकार के कब्ज की दूसरी मिलती-जुलती दवा नेट्रम म्यूर और एमोनियम म्यूर मानी जाती है। मैग्नीशिया कार्ब और एमोनियम म्यूर में एक और समानता पाई जाती है, जो बहुत उल्लेखनीय है। मासिक धर्म का प्रवाह रात को बहुत बढ़ जाता है। मैग्नीशिया म्यूर में मासिक धर्म बहुत पीड़ा के साथ होता है तथा बीच-बीच में रोगिणी को दर्द की मरोड़ें उठती हैं। ये मरोड़ें उग्र रूप धारण कर हिस्टीरिया का रूप भी ले सकती है। इस प्रकार की मानसिक दशा के साथ ऊपर बताए गए ढंग की कब्जियत भी हो तो इस औषधि का प्रयोग करना बहुत ही उपयुक्त होगा। इसमें सिर दर्द का रूप भी अपने ढंग का होता है जो दबाव डालने पर (पल्सेटिला) या सिर पर कपड़ा लपेट लेने पर घट जाता है। (साइलिसिया)। यह

दर्द कभी-कभी हिस्टीरिया का रूप भी ग्रहण कर लेता है। कुछ लक्षणों में मैग्नीशिया म्यूर मर्क्यूरियस से भी मिलती है। खास तौर पर, जब जीभ पर दांत के निशान उभर आते हैं तथा दाहिनी करवट लेटने पर रोग बढ़ जाता है। लेकिन, इन औषधियों में मल का रूप सर्वथा भिन्न होता है। जबकि मरक्यूरियस इस ढंग के नये रोगों या विकारों के इलाज के लिए श्रेष्ठतम औषधि है, मैग्नीशिया का उपयोग इस ढंग के पुराने रोगों के इलाज में होता है। मैग्नीसिया म्यूर का एक प्रमुख और प्रमाणित लक्षण यह है कि शांत रहने पर रोगी में दिल की धड़कन उभर आती है परन्तु चलने-फिरने पर यह धड़कन शांत हो जाती है।

दांत निकलने की अवधि में बच्चों को दूध नहीं हजम होता (सीपिया)।

❋❋❋

मैग्नेशिया फास्फोरिका

शरीर के सभी अंगों में ऐंठन वाला दर्द होता है। यह दर्द बिजली की तरह बहुत तेजी से उठता है और फिर सहसा ही बन्द भी हो जाता है।

आक्षेप रोग, जिसमें रोगी को ज्वर नहीं रहता; शूल की पीड़ा, कुकर खांसी तथा तलुवों में ऐंठन।

रोग शीतल वायु के स्पर्श से, ठण्डा जल पीने से तथा छूने से बढ़ता है तथा गर्मी, ताप, दबाने और सामने की ओर झुक जाने से घट जाता है।

मैग्नेशिया के सभी मिश्रणों में मैग्नेशिया फास सबसे श्रेष्ठ माना जाता है। यह एक नई औषधि है तथा गुणों और उपयोगियता को देखते हुए इसे मेटेरिया मेडिका में उचित स्थान नहीं मिला है। स्नायु सम्बन्धी पीड़ाओं के लिए यह एक श्रेष्ठ औषधि मानी जाती है। बहुत तेज, काटने, छेदने, छुरा मारने, सुईं चुभने, बिजली की तरह तेजी से महसूस और लोप होने वाला दर्द इसकी विशेषता है (बेलाडोना)। मरोड़ की तरह दर्द को मैं इसका विशेष लक्षण मानता हूं। इस प्रकार का दर्द अक्सर पाकाशय, उदर और कमर में हुआ करता है। छोटे बालकों को

होने वाले उदरशूल में इसकी तुलना कैमोमिला और कोलोसिंथ से की जा सकती है। मासिक धर्म के दौरान जब रोगिणी को स्नायविक पीड़ा अधिक सताती है और यदि उसे ऐंठन की तरह का दर्द होता है तो यह दवा रामबाण की तरह का असर करती है। इस प्रकार की अवस्था में मैं खुद तैयार की हुई 55 एम शक्ति की खूराक ही देना पसंद करता हूं। इस प्रकार की पीड़ा का विशेष लक्षण यह है कि रोगी को सेंकने तथा गर्म प्रयोग से राहत अनुभव होती है। इतने प्रबल लक्षण आर्सेनिक एल्बम को छोड़ कर अन्य किसी दवा में नहीं मिलते। लेकिन, आर्सेनिक में जलन का लक्षण रहता है जो मैग्नेशिया फास में नहीं रहता। यदि जलन की तरह का दर्द गर्म वस्तु का प्रयोग करने से घटता है तो आर्सेनिक एल्ब का ही प्रयोग करना उचित होगा। लेकिन, यदि इस दर्द में जलन नहीं है, परन्तु फिर भी गर्म वस्तु के प्रयोग से आराम मिलता है तो मैग्नेशिया फास देना उचित होगा। यह इन दोनों औषधियों में अंतर करने वाला महत्वपूर्ण लक्षण है। मासिक धर्म के समय पीड़ा महसूस करने वाली रोगिणियों के लिए पल्सेटिला, कोलोफाइलम, सिमिसिफ्यूगा या किसी अन्य औषधि की तुलना में मैग्नीशिया फास अधिक लाभ करती है। सिमिसिफ्यूगा वात प्रधान दर्द में अथवा आमवात से पीड़ित रोगिणियों को मासिक धर्म की पीड़ा से छुटकारा दिलाने में सहायक होती है। लेकिन स्नायविक प्रकृति वाले दर्द में (मासिक धर्म के दौरान) मैग्नेशिया फास अधिक लाभ करती है। इसका एक महत्वपूर्ण लक्षण यह है कि मासिक धर्म का प्रभाव शुरू होकर तुरन्त बंद हो जाता है। चेहरे के स्नायुशूल में भी यह दवा बहुत लाभ करती है। आक्षेप या ऐंठन का नियंत्रण करने वाली इस की शक्ति के बारे में मुझे कोई अनुभव नहीं है। साथ ही मेरा सुशिर के सिद्धांत में भी विश्वास नहीं है। साम्यता का सिद्धांत सभी औषधियों पर खरा उतरा है, सिद्धांतों को अनदेखा कर ऊतकिय दवाओं पर भी।

ऐंठन की तरह का दर्द मैग्नेशिया फास का एक विशेष लक्षण माना जाता है। यदि यह लक्षण मुखर हो तो इसे ही पथदर्शक लक्षण मान कर रोगिणी का इलाज करना चाहिए। दर्द के सम्बन्ध में नीचे कुछ दवाओं के महत्व पूर्ण लक्षण प्रस्तुत हैं।

क्यूप्रम, कोलोसिंथ, मैग्नेशिया फास	–	ऐंठन की तरह का दर्द।
आर्सेनिक, कैन्थर, केप्सिकम, फास्फोरस, सल्फर,	–	जलन के साथ दर्द।
एसि, कैल्केआस्ट, आर्सेनिक-एल्ब, सिस्टस, हेलोड	–	दर्द के साथ शीतलता का अहसास।
कैम्फोर, सिकेलि, विरेट्रम एल्ब, हेलोडर्मा	–	दर्द के साथ शीतलता।
इस्क्यूलस, हिप, चायना, लाइकोपोडियम	–	पूर्णता की अनुभूति।
काकुलस, फास, सिपिया	–	दर्द के साथ खालीपन का भाव।
बेलाडोना, लिलियम, टिग्रि, सिपिया	–	दर्द के साथ नीचे की ओर खिंचन का भाव।
आर्निका, बैप्टीशिया, युपेटोरियम पर्फ, पाई रोजेन, रूटा	–	दर्द के साथ कुचल जाने का भाव तथा स्पर्श सहन न होना।
कैक्टस ग्रैण्ड, कोलोसिंथ, एनाकार्ड	–	दर्द के साथ संकोचन का भाव।
जेलिसिमियम, पिक्रिक एसिड, फास एसि	–	दर्द के साथ थकान और सुस्ती।
एकोनाइट, कैमोमिला, प्लैटिना, रसटक्स	–	दर्द के साथ सुन्नता की अनुभूति।
लैक कैनाइन, पल्सेटिला, टयुबरक्यूलिनम	–	दर्द किसी एक स्थान पर नहीं ठहरता।
एकोनाइट, कैमोमिला, काफिया	–	बहुत अधिक दर्द की अनुभूति।
चायना, हीपर सल्फर, लैकसिस	–	दर्द में स्पर्श तनिक भी सहन नहीं होता।
ओरम, एसाफिटिडा, युपेपर्फ मर्क्यूरियस	–	हड्डियों में दर्द की अनुभूति।
ब्रायोनिया, कालीकार्ब, स्कुइला	–	सुईं गड़ने या छेदन के साथ दर्द।
बेलाडोना, ग्लोनोयन, मेलिलोटस	–	स्पन्दन या टपक के साथ दर्द।

हैमोमेलिस, सिकेलि, क्रोटेलख, इलैप्स	–	दर्द के साथ शिरा से रक्तस्राव।
फेरमफास, इपिकाक, फास्फोरस	–	दर्द के साथ धमनी से रक्तस्राव।
आयोडिन, नेट्रमम्यूर, लाइको, सार्सापैरिला	–	दर्द से पीड़ित रोगी शरीर से दुबला हो।
कैल्केआस्ट्र, ग्रैफाइटस, कैप्सिकम	–	दर्द से पीड़ित रोगी की प्रकृति श्लैष्मा या कफ प्रधान हो।
सल्फर, सोरिनम	–	दर्द से पीड़ित रोगी सोरा- दोष से ग्रस्त हो।
थूजा, नाइट्रिक एसिड, मेडोरिनम	–	दर्द से ग्रस्त रोगी साइकोसिस दोष से पीड़ित हो।
मर्क्यूरिस, आयोडाइड, पोटेसियम, सिफिलिनम	–	दर्द से पीड़ित रोगी उपदंश-विष से ग्रस्त हो।
लेकेसिस, पल्सेटिला, टैरेण्टुला, क्यूब	–	दर्द के साथ रोगी के अंग में नीलापन लिए सूजन हो;

संक्षेप में, एक ही लक्षण की एक से लेकर तीन या चार तक दवाएं हैं जिन में से लक्षण भेद को पूरी तरह नजर में रखकर ही उपयुक्त दवा को चुनना चाहिए। इसके भेद को भली प्रकार समझकर कोई भी होम्योपैथिक चिकित्सक किसी भी आकस्मिक दुर्घटना के समय क्षण भर में सटीक औषधि का चयन कर रोगी के साथ-साथ अन्य व्यक्तियों को भी चमत्कृत सा कर देगा।

****

ओपियम

दर्द रहते हुए भी दर्द महसूस न होना; रोगी में दर्द को अनुभव करने की शक्ति नहीं रहती। वह कांपता रहता है; जीवनी शक्ति की प्रतिक्रिया नहीं होती। रोगी नीति के विरूद्ध आचरण करता है और बात-बात में झूठ बोलता है। आंतों की क्रिया विपरीत होने लगती है जिसका फल यह होता है कि मल वमन के रास्ते निकलना शुरू हो जाता है।

रोगी हर समय भयभीत रहता है तथा किसी भी उपाय द्वारा उसका यह भय पूरी तरह दूर नहीं हो पाता। ऊंघ लगने पर भी उसे निन्द्रा नहीं आती तथा उसकी सुनने को शक्ति तेज हो जाती है। साधारण तौर पर सामान्य मनुष्य जो शब्द नहीं सुन सकता, वह उन्हें भी सुन लेता है।

रोगी की त्वचा बहुत गर्म रहती है तथा बहुत अधिक पसीना आता है। चेहरे का रंग गहरा लाल हो जाता है तथा सांस लेने और छोड़ने के समय घर-घर की आवाज निकलती है। रोगी को अपना बिस्तर इतना गर्म मालूम पड़ता है कि वह उस पर लेट नहीं पाता तथा ठण्डे स्थन की खोज में इधर-उधर भटकता रहता है। रोगी कोई भी कपड़ा बदन पर ओढ़ कर नहीं रह सकता।

इस का सभी चिकित्सा-प्रणालियों में बहुत दुरूपयोग होता आया है। होमियोपैथिक चिकित्सक को 'मेटेरिया मेडिका' ध्यान से पढ़नी चाहिए और हैनिमैन के सिद्धान्तों के अनुसार ही ओपियम का प्रयोग जानना-समझना चाहिए। सबसे पहली और महत्वपूर्ण बात यह है कि मादक मात्रा में ओपियम का उपयोग करने पर निद्रा नहीं आती है बल्कि रोगी एक प्रकार की तन्द्रा की अवस्था को प्राप्त हो जाता है और इसी तन्द्रा के कारण रोगी को ऐसा महसूस होने लगता है कि उसे दर्द में आराम आ गया है। इस प्रकार की चिकित्सा का यह फल होता है कि रोग इतना बढ़ जाता है कि रोग के दूर होने का मौका ही हाथ से निकल जाता है। अतएव, दर्द कम करने के लिए यदि ओपियम के बजाय लक्षणों के आधार पर चुनी गई उपयुक्त औषधि का प्रयोग किया जाए तो वह दर्द को शीघ्रता से दूर कर देती है और इसके साथ ही वह विकार और कारण भी नष्ट

हो जाता है जिसकी वजह से दर्द पैदा होता है। दूसरी ओर दर्द कम करने के लिए अफीम या मार्फिया का नियमित सेवन करने से बहुत से लोगों को अफीम खाने की आदत ही पड़ जाती है।

अन्य किसी भी दवा में इतनी सुस्ती और तन्द्रा नहीं आती है। यह तन्द्रा या सुस्ती ओपियम का विशेष लक्षण है। तन्द्रा की भांति निद्रा और गले में घरघराहट, सांस अंदर जाने और बाहर आने के समय होती रहती है। चेहरा लाल और तमतमाया रहता है तथा आंखें बिल्कुल लाल हो जाती हैं और आधी खुली रहती हैं। शरीर पसीने से तर हो जाता है। मस्तिष्क में खून भर जाने के कारण मस्तिष्क के स्नायुओं पर दबाव बढ़ जाता है और इस कारण वह पक्षाघात से ग्रस्त हो सकते हैं। टायफायड-ज्वर तथा अन्य कई प्रकार के रोगों में भी यह अवस्था प्रकट हो सकती है। रोगी संज्ञाहीन हो जाता है और आवाज का अनुभव नहीं कर पाता। इसी प्रकार की अवस्था में होमियोपैथी में ओपियम का इस्तेमाल करने का विधान है। निमोनिया में भी होमियोपैथिक पद्धति पर ओपियम का प्रयोग आश्चर्यजनक रूप से लाभप्रद होता है। अन्य कई रोगों में भी, जिनमें उक्त लक्षण मौजूद हों, ओपियम का प्रयोग हो सकता है। इस प्रकार के अनेक रोगों में पहले ओपियम देने के बाद अन्य दवाओं का प्रयोग करने से रोग नष्ट हो जाता है। टायफायड-निमोनिया और टायफायड-ज्वर में ओपियम के साथ लैकेसिस अथवा हायोसायमस का भी प्रयोग किया जा सकता है। लक्षणों को पूरी तरह ध्यान में रखकर ही चिकित्सक को यह फैसला करना चाहिए कि इनमें से कौन सी दवा उपयुक्त सिद्ध हो सकती है। रक्ताघात में कई बार ओपियम कारगर सिद्ध होती है।

हमें बताया गया है कि जब चुनी हुई दवा का असर न हो तो रोगी को सल्फर की खूराक देनी चाहिए। लेकिन, यदि चिकित्सक यह समझे कि रोगी की जीवनी-शक्ति समुचित प्रतिक्रिया प्रकट नहीं कर रही है तो ओपियम का प्रयोग बेहतर होगा। जीवनी शक्ति क्षीण दिखने पर लोरोसिरेसस भी बहुत असरदार साबित होती है। यदि सोरा-दोष में सल्फर काम न करे तो सोरिनम का प्रयोग करिए।

आंतों पर भी ओपियम का प्रयोग होता है और इसके प्रयोग से उत्तेजना दूर हो जाती है। आंतों की विपरीत क्रिया एकदम रूक जाती है तथा पाखाने की हाजत नहीं होती। मल आंतों में काले रंग के कड़े गोलों या गांठों के रूप में जमा हो जाता

है जिसको बाहर निकालने के लिए एनीमा या दस्त की दवा का इस्तेमाल करना पड़ता है। मूत्र-अंग पर भी इसकी लगभग ऐसी ही क्रिया होती है। मूत्राशय में पक्षाघात के कारण पेशाब का उतरना बंद हो जाता है तथा पेशाब की हाजत न महसूस होने के कारण पेशाब नहीं उतरता। लेकिन यदि यही पक्षाघात गुदा को बंद करने वाली पेशाब को प्रभावित कर दे तो इच्छा न रहने पर भी अपने आप पाखाना-पेशाब होता रहता है। इस प्रकार की अवस्था उत्पन्न होनें पर तथा अन्य लक्षण मिलने पर ओपियम का इस्तेमाल हो सकता है।

ओपियम में कुछ विपरीत लक्षण भी प्रकट होते हैं जो निम्न हैं–

रोगी प्रलाप करता है, उसकी आंखें चौड़ी होकर खुल जाती हैं, टकटकी लगा कर देखता है, चेहरा लाल, तमतमाया रहता है। मन में नाना प्रकार के विचार जोर मारते हैं; माथा फड़कता है; हाथ और बाहु कांपने लगते हैं; पेशियों में झटका लगता है और रोगी आक्षेप तक का शिकार हो सकता है। रोगी को निद्रा नहीं आती तथा उसकी श्रवण शक्ति बहुत बढ़ जाती है।

उक्त सभी ओपियम के गौण लक्षण माने जाते हैं। यह स्मरण रखना आवश्यक है कि प्रथम श्रेणी के लक्षण औषधि के लक्षण कहलाते हैं जबकि दूसरी श्रेणी के लक्षण वस्तुतः वे लक्षण होते हैं जो औषधि की क्रिया के प्रतिकूल प्रकृति की स्वाभाविक चेष्टा के फल होते हैं। ओपियम में तन्द्रा, सुप्ति और संवेदनहीनता के लक्षण उभरने के बाद ही उत्तेजना, क्रोध या आक्षेप के इलाज के लिए ओपियम का प्रयोग करना चाहिए। इसके बिना यह होमियोपैथिक औषधि नहीं कहला सकती।

❋❋❋

नक्स मस्केटा

बेहोशी-तन्द्रा या इतनी गहरी निद्रा कि रोगी को जगाना मुश्किल हो जाए। निद्रा का यह लक्षण सभी रोगों के साथ मौजूद हो; जीभ, मुख, ओंठ व गले में अत्यधिक शुष्कता, प्यास नहीं। चित्त परिवर्तनशील, कभी हंसना कभी रोना। रोग ठण्डी हवा में निकलने, पानी में भीगने पर तथा भोजन के उपरान्त बढ़ता हो तथा घर के भीतर रहने तथा खुश्क मौसम में घटता हो।

मसाले के रूप में अल्प मात्रा में इस्तेमाल होने वाला जायफल एक शक्तिशाली

विष भी होता है और इसीलिए यह एक बहुमूल्य औषधि का भी काम करता है। इस का मन और मस्तिष्क पर बहुत असर होता है। इसके प्रमुख लक्षण हैं:

तन्द्रा बेहोशी, वार्तालाप करते समय, कुछ लिखते-पढ़ते समय विचारों का गायब हो जाना, याददश्त की कमजोरी, परिवर्तनशील प्रकृति, गहरा शोक, एकाएक आनन्द में बदल जाना, अभी हंसना और कुछ देर बाद ही रोने लगता; साधारण से प्रश्न का भी उत्तर सोच कर देना इत्यादि लक्षण परीक्षा के दौरान प्रकट हुए हैं। इन लक्षणों के आधार पर ही यह कहा जा सकता है कि इसकी प्रमुख क्रिया मुनष्य के मस्तिष्क पर होती है। फिर भी, ओपियम तथा इसके लक्षणों में अन्तर है। ओपियम में रक्तवाहिनी नाड़ियों में पूर्णता और दबाव के कारण उक्त लक्षण उभरते हैं जबकि नक्स मस्केटा में यही लक्षण स्नायुओं के अवश हो जाने कारण प्रकट होते हैं। ऊंघ या नींद आने के लक्षण नक्स मस, टार्टर एमेटिक और ओपियम में रहते हैं परन्तु दोनों का आनुषंगिक लक्षण अलग-अलग है। इसी प्रकार टायफायड-ज्वर में ओपियम और नक्स वोमिका का प्रयोग होता है। लेकिन, यदि दोनों में तन्द्रा या सुप्ति का लक्षण भी मौजूद रहे तो औषधि का चुनाव आसानी से हो सकता है। जिन बालकों में अतिसार रोग में निद्रा के लक्षण रहते हैं उन पर उक्त तीनों ही दवाओं का प्रयोग हो सकता है। परन्तु, इन तीनों में से अन्य लक्षणों को दृष्टि में रखकर ही उपयुक्त औषधि का चुनाव करना आसान होता है।

मुख का सूखापन इस दवा का एक विशेष लक्षण माना जाता है। मुख इतना शुष्क रहता है कि जीभ तालु से चिपक जाती है। केवल जिव्हा ही नहीं बल्कि ओंठ व गला भी सूखा रहता है। बिना प्यास मुख के सूखने का लक्षण एपिस, लैकेसिस और पल्सेटिला में भी रहता है, परन्तु नक्स-मस्केटा में यह लक्षण सबसे अधिक मुखर रहता है। नक्स मस्केटा का रोगी वायु के ऊपर चढ़ने की शिकायत से बहुत परेशान रहता है और भोजन करने के बाद उसका पेट बहुत फूल उठता है। साथ ही भोजन समाप्त होते-होते ही उसे पेट में एक प्रकार का कष्ट और पीड़ा महसूस होने लगती है। इस प्रकार का लक्षण, नक्स मस्केटा के अलावा कालीबाइक्रोम में भी पाया जाता है जबकि नक्स वोमिका और एनाकार्डियम में भोजन करने के एक या दो घण्टे बाद, इस प्रकार के दर्द की अनुभूति होती है। नक्स मस्केटा का रोगी जो कुछ भी खाता-पीता है वह सब

वायु में बदलता रहता है (कालीकार्ब, आयोडिन) और उदर तथा पाकाशय में इतनी वायु एकत्र हो जाती है कि छाती पर भी उसका दबाव अनुभव होने लगता है। अतिसार के लक्षण भी इस दवा में मौजूद रहते हैं। यदि विसूचिका रोग से पीड़ित बच्चों में मस्तिष्क के ऊपर वर्णित लक्षण मौजूद रहें तो यह दवा बहुत लाभ करती है। एक बार मेरे पास टायफायड का एक ऐसा मरीज इलाज के लिए लाया गया जो स्नायविक विकार से भी पीड़ित था। उसके बुद्धिहीनता, पीले-पतले दस्तों तथा उदर में होने वाली आवाजों के लक्षणों के आधार पर मैंने उसे फास्फोरिक एसिड का रोगी माना, परन्तु इस दवा से उसे कोई लाभ नहीं हुआ। फिर, मैंने पाया कि रोगी का मुख बहुत सूखा है। इस लक्षण को नजर में रखकर मैंने उसे नक्स मस्केटा-200 की खुराक दी और रोगी बहुत जल्दी स्वस्थ हो गया। जब चुनी हुई और लक्षणों से मेल खाने वाली औषधि देने से भी रोगी को लाभ न हो तो सल्फर, ओपियम, लारोसिरेसस अथवा सोरिनम को आजमाना चाहिए। कभी-कभी ऐसा भी होता है कि उन स्थानों पर कोई ऐसा लक्षण मुखर हो उठता है जिसके आधार पर किसी अन्य दवा का भी प्रयोग किया जा सकता है।

एपिस की निद्रा बेहोशी के समान होती है, परन्तु इसमें मस्तिष्क की बीमारी के दौरान नींद के बीच रोगी जोर से चिल्ला उठता है। किसी भी अन्य दवा में चीख उठने का लक्षण इतना मुखर नहीं होता है। बोलने, लिखने-पढ़ने के समय रोगी के मस्तिष्क से विचारों का लुप्त हो जाने का लक्षण कैम्फर, कैनाबिस, इण्डिका और लैकेसिस में भी मौजूद रहता है। याददाश्त के कमजोर या क्षीण पड़ने का लक्षण भी अनेक दवाओं में रहता है, परन्तु यह लक्षण एनाकार्डियम, लाइकोपोडियम ब्रायोनिया, एल्ब, सल्फर और नेट्रम म्यूरियेटिकम में बहुत मुखर रहता है। रोगी की प्रकृति की चंचलता और परिवर्तनशीलता का लक्षण एकोनाइट, इग्नेशिया, क्रोकस और प्लैटिना में रहता है जबकि उदासीनता का लक्षण एनाकार्डियम, क्रियोजोट, लैकेसिस, नेट्रम म्यूर और मर्क्यूरियस में प्रकट होता है। जिन दवाओं में नक्स मस्केटा के मन और मस्तिष्क सम्बन्धी लक्षण है, उनको हिस्टीरिया रोग की औषधियों की सूची में शामिल किया जा सकता है। बहुत से मस्तिष्क रोगों की नक्स मस्केटा श्रेष्ठ औषधि मानी जाती है।

बैराइटा कार्बोनिका

रोगी शारीरिक तथा मानसिक दुर्बलता से पीड़ित रहता है। विशेषकर बच्चों और वृद्धों में इस प्रकार की दुर्बलता अधिक दिखाई पड़ती है। बालक का विकास रूक जाता है, वह दुर्बल दिखता है तथा उसका मस्तिष्क ठीक प्रकार कार्य नहीं करता। वृद्ध व्यक्ति बालक की तरह आचरण करता है तथा उसमें सोच-विचार कर काम करने की शक्ति नहीं रहती। उसकी याददाश्त लुप्त हो जाती है। हर बार सर्दी लगने पर उसके तालु मूल सूज जाते हैं। प्रदाह और पीब से ग्रस्त हो जाते हैं।

ग्रंथियां फूल जाती हैं, उनमें तरल पदार्थ प्रवेश कर जाता है; उनका आकार बढ़ने लगता है। गले की ग्रंथि, कर्णमूल की ग्रंथि, हनु के नीचे स्थित ग्रंथि पुट्ठे तथा ऊपर की लसिका ग्रंथियां भी बढ़ जाती हैं और उनमें पीब पड़ जाता है। पैरों से बदबूदार पसीना निकलता है तथा पैर की उंगली और तलवों में जख्म हो जाते हैं। पैरों का पसीना रूकने के कारण गलरोग शुरू हो जाता है। रोगी को सर्दी बिल्कुल सहन नहीं होती।

बेराइटा कार्बोनिका की गणना कण्ठमाला रोग की प्रमुख औषधियों में होती है। रोग की धातु और प्रकृति को दृष्टि में रखकर ही बैराइटा कार्बोनिका का इस्तेमाल किया जाता है (कल्केरिया कास्ट का भी प्रयोग इसी प्रकार होता है)। बौने बालकों की बीमारियों—मन और शरीर की दुर्बलता, विकास रूक जाना, ग्रथियों का फूल उठना, मानसिक और शारीरिक विकार इत्यादि के इलाज तथा वृद्धावस्था के रोगों के इलाज के लिए भी इसका प्रयोग होता है। वृद्ध व्यक्ति बहुत कमजोर और क्षीण हो जाता है तथा बच्चों की तरह व्यवहार करता है। उसका दिमाग काम नहीं करता। सन्यास रोग हो जाने की सम्भावना उत्पन्न हो जाने पर भी इस औषधि क प्रयोग किया जा सकता है। स्मरण शक्ति के लुप्त हो जाने के विकार से पीड़ित रोगियों के इलाज के सिलसिले में इसकी तुलना एनाकार्डियम से की जा सकती है। सुखण्डी रोग से ग्रस्त बच्चों और बालकों को भी यह दवा बहुत लाभ करती है। सुखण्डी रोग के इलाज में चिकित्सक को

साइलिसिया, ऐब्रोटेनम, नेट्रम म्यूरियेटिकम, सल्फर, कल्केरिया और आयोडिन में से किसी एक दवा को चुनना पड़ता है। इन सभी दवाओं एक प्रमुख लक्षण यह है कि रोगी का पेट बहुत बढ़ा रहता है परन्तु, शरीर बहुत कृश हो जाता है। बच्चों को भूख बहुत अधिक लगती है; बहुत खाने पर भी वह दिन पर दिन दुबला ही होता जाता है। ऐसा इसलिए होता है क्योंकि उसकी पाचन-क्रिया दोषपूर्ण हो जाती है। बैराइटा कार्ब साइलिसिया से भी बहुत कुछ मिलती-जुलती है। पैरों में बदबूदार पसीना, शरीर की अपेक्षा सिर का बड़ा रहना, नम मौसम में मासिक धर्म की अधिकता, मस्तक में सर्दी का अनुभव होना इत्यादि लक्षण दोनों में ही पाये जाते हैं। परन्तु, साइलिसिया में, कल्केरिया आस्ट्रियम की तरह मस्तक पर बहुत अधिक पसीना आता है। यह लक्षण बैराइटा कार्ब में नहीं रहता। साइलिसिया में ब्रायोनिया जैसी मानसिक दुर्बलता भी नहीं रहती। रोगी स्वेच्छाचारी हो जाता है।

उपरोक्त वर्णित दवाओं के अतिरिक्त बेराइटा की अन्य औषधियों से भी साम्यता पाई जाती है मगर हम यह उन पर विचार न कर केवल बेराइटा के प्रमुख लक्षणों पर विचार करेंगे।

तालू-मूल पर भी बैराइटा की प्रबल प्रतिक्रिया होती है। थोड़ी सी भी ठण्डक लगने से उनमें प्रदाह और पीब उत्पन्न हो जाती है। पुराने तालु-मूल प्रदाह की यह एक श्रेष्ठ औषधि मानी जाती है। परन्तु लैकेसिस, लाइको पोडियम, फाइटोलैका इत्यादि औषधियों में से लक्षणों को पूरी तरह ध्यान रख कर ही इसका चुनाव करना चाहिए। बढ़े हुए तालु-मूल पर इस औषधि का जो असर पड़ता है उससे खांसी भी अच्छी हो जाया करती है। यदि पैरों का पसीना दबने के कारण सर्दी या पुरानी खांसी हो तो साइलिसिया के बजाय बैराइटा का प्रयोग करने के बारे में विचार करना चाहिए। साइलिसिया की कंठ पर उतनी प्रतिक्रिया नहीं होती जितनी बैराइटा की होती है।

***

आयोडियम

रोगी भर पेट भोजन करने के बाद भी हर समय अपने को भूखा महसूस करता है और खाने की इच्छा बनी रहती है। बहुत अधिक भोजन करने के बावजूद वह दुबला होता जाता है। स्तन-ग्रंथि को छोड़कर रोगिणी की सभी ग्रंथियां बढ़ने लगती है; वह पतली होने लगती है तथा बदन सूखता जाता है। शरीर सूखने के बावजूद ग्रंथियों में विस्तार हो जाता है।

रोगी मानसिक उत्तेजना और असहनीय कष्ट से ग्रस्त रहता है तथा बराबर हिलता-डुलता रहता है या कुछ न कुछ करते रहना चाहता है। वह जल्दी-जल्दी चलता है और कभी-कभी उसके मन में यह इच्छा प्रबल हो उठती है कि किसी न किसी की हत्या कर डाले (आर्सेनिक)।

दुबला रहने पर भी रक्त में गर्मी रहती है तथा रोगी ठण्डे स्थान पर घूमना-फिरना या वहां बैठकर काम करना अधिक पसंद करता है। पेट, पीठ, बाहु, हाथ की उंगलियों और पैर के पोरों और उंगलियों में एक प्रकार की धड़कन होती रहती है (बेल)।

इस प्रकार के रोगियों के सिर के बाल काले होते हैं, पुतलियां काली होती हैं, शरीर की त्वचा का रंग काला होता है। काले रंग के तथा कण्ठमाला रोग से पीड़ित रोगियों के लिए यह दवा खासतौर पर उपयोगी है।

उपवास करने, गरम कमरे में रहने, गर्म हवा लगने से रोग में तीव्रता तथा भोजन के समय और हिलने-डुलने पर तथा ठण्डी हवा में जाने पर रोग घटता है। सीढ़ी पर चढ़ने से रोगी को बहुत कमजोरी लगती है तथा साँस फूलने लगती है।

उन व्यक्तियों के लिए यह लाभदायक है, जिनके केश काले होते हैं और जो कठिन गल गण्ड रोग से ग्रस्त रहते हैं। स्तन के ट्यूमर (अर्बुद) में भी यह गुणकारी है।

रोगी कभी-कभी ऐसा अनुभव करता है जैसे किसी ने उसके हृदय को जकड़ रखा हो तथा बहुत सख्त हाथों से उसे बराबर भींचता जा रहा हो (सल्फ)।

कण्ठमाला रोग से पीड़ित बालक-बालिकाओं के लिए जो क्रूप रोग से भी पीड़ित रहते हैं। काली खांसी में, गला फाड़ कर खांसने वाले रोगियों के लिए भी यह औषधि कारगर होती है। जब स्वस्थ बाल-बालिकाएँ क्रूप रोग से ग्रस्त हो जाएँ उस समय भी इस औषधि को अवश्य आजमाना चाहिए।

यह औषधि भी कण्ठमाला रोग के विष को नष्ट करने वाली है। इसके कुछ महत्वपूर्ण लक्षण हैं जिनका उल्लेख नीचे किया जा रहा है:

सीढ़ी चढ़ते समय रोगी बहुत कमजोरी महसूस करता है और उसकी साँस फूल जाती है।

गण्ठमाला संबंधी धातु दोष, कमजोरी, बहुत अधिक दुबलापन तथा निस्तेज धातु।

बहुत अधिक भूखा; रोगी बार-बार खाता है; फिर भी भूख बनी रहती है। रोगी बराबर दुबला होता जाता है।

भोजन कर लेने पर तथा भोजन करते समय रोगी आराम महसूस करता है।

स्तन दुबले और क्षीण हो जाते हैं तथा रोगिणी उनमें स्पर्श नहीं सहन कर पाती।

रोगिणी को जरायु से बहुत अधिक रक्त बहता है तथा गर्भाशय के कैंसर से पीड़ित हो जाती है।

रोगिणी पुराने श्वेत-प्रदर से ग्रस्त रहती है। श्वेत-प्रदर का परिणाम बहुत अधिक होता है तथा उससे खाल उधड़ती है। उसमें इतनी तीक्ष्णता होती है कि कपड़े तक में छेद हो जाता है।

मध्यांत्र-ग्रंथि और गल-ग्रंथि में सूजन आ जाती है तथा वह फूल जाती हैं।

रोगी क्रूप रोग से ग्रस्त रहता है; सांस में साँय-साँय की आवाज, आरी चलने जैसी आवाज, सूखी खाँसी खांसते समय कुत्ता भौंकने जैसी आवाज, काले केश और काली पुतलियों वाले बच्चों की खांसी, बच्चा खांसते समय अपने हाथ से अपना कंठ पकड़ लेता है।

गर्म कमरे में रहने से रोग के लक्षण बढ़ जाते हैं। रोगी बहुत भूखा रहता है तथा भोजन के बाद आराम महसूस करता है। बहुत अधिक भोजन करने

के बावजूद वह निरन्तर दुबला होता जाता है। प्रधान लक्षण मिल जाने पर मैंने सी॰एम॰ क्रम में आयोडिन का प्रयोग कर गल गण्ड (goitre) रोग से ग्रस्त कितने ही रोगियों को ठीक किया है। पूर्णिमा के बाद, चन्द्रमा की कलाएँ घटना शुरू होने पर मैं चार रातों में हर रात रोगी को दवा की एक खूराक देता था। केवल एक रोगी को न तो मैं ठीक कर पाया और न उसके रोग को बढ़ने से रोक पाया।

***

ब्रोमाइन

हेरिंग ने इस औषधि की स्वयं परीक्षा की थी। यह स्वर-यन्त्र के विकारों से पीड़ित रोगियों के लिए एक श्रेष्ठ औषधि है। कंठमाला दोष तथा यक्ष्मा दोष जनित ग्रंथियों के इलाज के लिए इस औषधि का प्रयोग किया जाता है। कंठमाला रोग की चिकित्सा में आयोडिन का प्रयोग होता है, परन्तु धातु और प्रकृति की दृष्टि से आयोडिन ब्रोमाइन से सर्वथा विपरीत औषधि मानी जाती है। ब्रोमाइन उन रोगियों के लिए उपयुक्त दवा है जिनकी आंखें हल्की नीली रहती हैं, केश छिरे-छिरे होते हैं, भवें पतली होती हैं तथा त्वचा कोमल और सुन्दर होती है। गाल लाल होते हैं तथा लड़कियों को कंठमाला रोग होता है।

ग्रंथियों के विकारों में कार्बो एनिमेलिस, कोनायम और ब्रोमाइन का प्रयोग होता है। इन तीनों ही दवाओं की विशेषता यह है कि इनमें ग्रंथियाँ पत्थर की तरह कड़ी पड़ जाती हैं और ऐसा लगने लगता है कि रोगी कैंसर का शिकार होने वाला है। ब्रोमाइन की पीड़ा में कोई खास बात नजर नहीं आती परन्तु कोनायम और कार्बो एनिमेलिस की पीड़ा बहुत हद तक कैंसर की पीड़ा से मिलती-जुलती है। रोगी को ऐसा महसूस होता है जैसे उसे कोई धारदार हथियार से काट रहा हो।

डिप्थीरिया रोग में ब्रोमाइन कभी-कभी चमत्कारिक रूप से फायदा करती है। वायु-नली, कण्ठ-नली या स्वर यन्त्र में नकली झिल्ली उत्पन्न होना और ऊपर की ओर बढ़ना, इस औषधि का एक प्रमुख लक्षण है। लाइकोपोडियम का लक्षण

ठीक इसका उलटा है। उसमें नकली झिल्ली पहले नाक में पैदा होती है फिर नीचे की ओर दौड़ती है।

उस क्रूप रोग में, जिसमें नकली झिल्ली पैदा हो जाती है, ब्रोमाइन में श्लेष्मा की घरघराहट बढ़ जाती है। हीपर सल्फर में भी ऐसा ही लक्षण पाया जाता है। स्वर-यन्त्र में श्लेष्मा इकट्ठा हो जाने के कारण सांस रूक जाने की आशंका उत्पन्न हो जाती है (वायु नली में श्लेष्मा इकट्ठा हो जाने पर एण्टिम टार्ट भी उपयोगी सिद्ध होती है)।

रोगी को ऐसा अहसास होता है जैसे उसके चेहरे पर मकड़े का जाल फैल गया हो (बैरा, ग्रैफ और बोरेक्स)।

नाक के नथुने पंखे की तरह हिलते हैं (एण्टिम टार्ट, लाइको)

कसरत करने कारण हृदय पिण्ड बढ़ जाता है (कास्टि)।

दर्द मुक्त मासिक धर्म, जिसमें झिल्ली मौजूद रहती है (लैक कैन)।

ब्रोमाइन के यही महत्त्वपूर्ण और प्रधान लक्षण हैं।

❋❋❋

सिना

बच्चे का स्वभाव बहुत चिड़चिड़ा हो जाता है; वह लोगों को लात मारता है; गोद में चढ़कर घूमता या पालने में झूलना पसंद करता है। वह न तो किसी का छूना सहन कर पाता और न यह चाहता कि कोई उसकी ओर देखे। वह तरह-तरह की चीजों की फरमाइशें करता है परन्तु देने पर उन्हें फेंक देता है। वह अपनी नाक में बार-बार उंगली भी घुसेड़ता रहता है।

रोगी की आंखों के चारों तरफ का स्थान बदरंग हो जाता है तथा मुख के चारों ओर नीले या सफेद चकत्ते से दिखाई पड़ने लगते हैं। रोगी को यह महसूस होता है कि उसके गले के अन्दर कोई वस्तु ऊपर की तरफ चढ़ रही हो और इस अनुभूति से छुटकारा लेने के लिए वह बार-बार घूँट भरता रहता है। कभी उसे बहुत भूख सताती है तो कभी तनिक भी भूख नहीं महसूस होती। यह अवस्था पयार्यक्रम में उत्पन्न होती है। पेशाब, करने के कुछ देर बाद, दूधिया हो जाता है।

चेहरा कभी चमकीला, लाल और गर्म हो जाता है तथा मुख-द्वार के चारों ओर सफेदी या आंखों के चारों ओर काली या नीली आभा दिखाई पड़ती है। इन लक्षणों के साथ रोगी पर बार-बार या एकाएक ज्वर का आक्रमण होता है।

सिना एक बहुत बढ़िया औषधि है परन्तु इसका व्यवहार केवल होम्योपैथी में ही होता है। एलोपैथ दवाओं का उपयोग सूक्ष्म मात्रा में नहीं करते। अतः बड़ी मात्रा में अनाड़ी की तरह दवा का इस्तेमाल कर रोगी को लाभ की अपेक्षा हानि ही अधिक पहुंचाते हैं। एलोपैथ चिकित्सक यह भी नहीं मानते कि बच्चों को कृमि से कईं प्रकार के रोग पैदा हो सकते हैं।

सिना यद्यपि कृमि से उत्पन्न रोगों में लाभ करती है परन्तु अन्य कईं बीमारियों में भी इससे लाभ होता है। बड़े कृमियों से उत्पन्न रोगों में तथा कृमि से पीड़ित बालक-बालिकाओं के लिए तो सिना बहुत ही चमत्कारिक औषधि मानी जाती है। परीक्षाओं और प्रयोग से यह भी सिद्ध हुआ है कि इस औषधि का उपक्षार या ऊंची पोटेंसी की खूराक बहुत लाभ करती है।

अब हम इस औषधि के महत्वपूर्ण परिचायक लक्षणों का उल्लेख करते हैं:

इसमें, कृमि जनित रोग से ग्रस्त शिशु रात्रि में बहुत बेचैन रहता है। नींद में वह जोर-जोर से चिल्ला उठता है। यह लक्षण एपिस में भी पाया जाता है परन्तु, कुछ और ऐसे लक्षण मुखर हो उठते हैं जिनको देखकर एपिस का प्रयोग करने का सवाल ही नहीं उठता। इसमें रोगी बालक का स्वभाव कैमोमिला के रोगी की तरह क्रोधी हो जाता है तथा उसका व्यवहार भी बहुत बेहूदा लगता है। वह अपनी माता, धाय तक हो लाते मारता है, गोदी में चढ़ कर घूमना पसंद करता है तथा किसी का अपनी ओर निहारना सहन नहीं कर पाता। वह अनेक वस्तुओं की फरमाइश करता है परन्तु देने पर लेने से इनकार कर देता है (ब्रायो, स्टैफ)। यदि कोई उसे पकड़ने की कोशिश करता है या गोद में लेकर घुमाना चाहता है तो वह रोने लगता है (कैमो का उलटा)। इस प्रकार के लक्षण मुखर होने पर यह तय कर पाना कठिन हो जाता है कि रोगी शिशु को कैमोमिला की खूराक दी जाए अथवा सिना का इस्तेमाल किया जाए। सिना के रोगी शिशु का मुख एक बार लाल, गर्म और तमतमाया हुआ हो जाता है, फिर उसका चेहरा बिलकुल पीला पड़ जाता है तथा आंख के चारों ओर काला या नीला घेरा उभर

आता है। ये दोनों अवस्थाएं पयार्यक्रम से आती-जाती है। मुखद्वार और नाक के चारों तरफ बहुत पीलापन रहता है परन्तु चेहरा लाल हो जाता है। सिना के यही महत्वपूर्ण लक्षण हैं। लेकिन, यदि रोगी का चेहरा एक ओर लाल और गर्म हो तथा दूसरी ओर पीला और ठण्डा हो तो सिना के बजाय कैमोमिला का प्रयोग करना चाहिए। सिना का एक प्रमुख लक्षण यह है कि रोगी बार-बार अपनी नाक में उंगली डालता है, नाक खुजलाता है, नींद के समय दांत किटकिटाता है; नींद में शरीर हिलाता है, उछलता है तथा बार-बार घूंट भरता है जैसे ऊपर उठ रही किसी वस्तु को निगलना चाहता है। इस अहसास से कभी-कभी उसका गला रूक जाता है या उसे खांसी पैदा हो जाती है। ये लक्षण और किसी दवा में दिखाई नहीं पड़ते हैं। सिना और कैमोमिला, दोनों में ही रोगी को बहुत अधिक और पीला मूत्र होता है परन्तु सिना के पेशाब का रंग कुछ देर बाद बदल कर दूध की तरह सफेद हो जाता है। सिना के रोगी का पयार्यक्रम से बहुत अधिक और बहुत कम भूख लगती है। यह स्पन्दन, धड़कन, कम्पन, क्रूप खांसी और आक्षेप की भी एक उत्तम औषधि मानी जाती है। लेकिन, इन रोगों में कृमि का लक्षण रहने पर यह अधिक कारगर होती है। एक बार मैंने एक ही परिवार में टायफायड ज्वर से पीड़ित पांच व्यक्तियों का इलाज किया। इनमें सबसे अन्तिम रोगी पांच वर्ष की बालिका थी। यद्यपि यह कहा जाता है कि 6 वर्ष के पहले टायफायड ज्वर नहीं होता परन्तु इस शिशु रोगी में टायफायड ज्वर के सभी लक्षण–नियमित रूप से बुखार बढ़ना और कम होना, पेट फूलना, पतले दस्त आना इत्यादि–मौजूद थे। उस समय टायफायड ज्वर के इलाज के लिए सिना के प्रयोग की मुझे कोई जानकारी नहीं थी। टायफायड की चुनी हुई दवाओं से बालिका को लाभ नहीं हुआ। इस बालिका में ज्वर के लक्षणों के साथ कृमि के लक्षण भी मौजूद पाकर मैंने अन्त में सिना का प्रयोग किया और रोगिणी को उससे तुरंत लाभ हुआ।

***

डुलकामारा

खुश्क और गर्म हवा के अचानक नम और सर्द हवा में बदल जाने के कारण शरीर में उत्पन्न होने वाले रोगों के इलाज में बहुधा इस दवा का प्रयोग होता है। ये रोग अचानक सर्दी लग जाने से पैदा होते हैं।

शीतल हवा या ठण्डे पानी का प्रयोग करने के फलस्वरूप जीभ और जबड़े का खंज हो जाना, गर्दन अकड़ जाती है, पीठ में दर्द हो जाता है तथा सर्दी लगने के कारण कमर में खंजता उत्पन्न हो जाती है।

रोगी को सर्दी लगने के फलस्वरूप पेट में इस प्रकार का शूल उठता है जैसे पतले दस्त लगने वाले हों। रोगी जब-जब पाखाने के लिए बैठता है, तब-तब पेट में काटने की तरह का दर्द होता है तथा इसके साथ ही पानी की तरह दस्त होता है जिसका रंग पीला होता है। कभी-कभी सर्दी लगने के कारण पेचिश भी हो जाती है।

सभी अवस्थाओं में रोगी के शरीर से बहुत अधिक श्लेष्मा निकलती है। यह सर्दी नम मौसम के कारण ही होती है। पसीना आना बंद हो जाता है तथा रोगी के शरीर में शोथ के तरह की सूजन आ जाती है तथा दाने पूरी तरह न उभर पाकर बैठ जाते हैं। इसके कारण पक्षाघात तथा अन्य प्रकार के उपद्रव उठ खड़े होते हैं। इस प्रकार के लक्षणों में यह दवा बहुत लाभ करती है। रोग नम मौसम में, रात को और आराम के समय बढ़ता है तथा अपने स्थान से उठ कर इधर-उधर जाने से, गर्मी में तथा खुश्क मौसम में घटता है।

सर्दी बार-बार लगने के कारण, ग्रंथियां सूज जाती हैं और बढ़ जाती हैं। नए और पुराने तालु-मूल प्रदाह (tonsiltis) में यह उपयोगी है।

इस औषधि का निर्णायक लक्षण रोग की प्रवृत्तियों में होता है। खुश्क मौसम जब नम और ठण्डे मौसम में बदल जाता है तथा इस परिवर्तन के फलस्वरूप जो रोग या विकार उत्पन्न होते हैं, उनके लिए डुलकामारा एक उपयुक्त दवा है। डुलकामारा और बैराइटा कार्बोनिका कई मामलों में एक दूसरे की पूरक औषधि के रूप में भी इस्तेमाल होते हैं। लेकिन, गले में दर्द के साथ यदि जीभ

या जबड़े में सुन्नता या स्तब्धता हो और खंजता या लंगड़ेपन का लक्षण मुखर हो तो डुलकामारा अधिक उपयुक्त औषधि होगी। जब गले की सर्दी नीचे की ओर उतर कर वायुनली और फेफड़े को प्रभावित करने लगे तथा खांसी के साथ रक्त मिला बलगम भी पैदा होने लगे और यह बलगम सहज ही गले से न निकले तो ऐसी अवस्थाओं में डुलकामारा और बैराइटा दोनों में से ही किसी एक उपयुक्त दवा का चुनाव करना चाहिए। ऐसे दमा रोग में, जिसमें रोगी को काफी बलगम जाता हो तथा श्लेष्मा की घरघराहट की आवाज आती हो, डुलकामारा निश्चय ही लाभ करती है। इस प्रकार की अवस्था में, डुलकामारा और नेट्रम सल्फ की परस्पर तुलना की जाती है क्योंकि नम और ठण्डे मौसम में उत्पन्न रोगों के इलाज के लिए नेट्रम सल्फ का भी इस्तेमाल होता है। यदि ठण्डक लगकर पेट में दर्द उत्पन्न हो और पतले दस्त शुरू हो जाएं (खासतौर से गर्मी के मौसम में यदि ऐसा हो) तो डुलकामारा अवश्य कारगर होती है। सर्दी लगने के कारण पीठ में जो रोग उभरते हैं, उन सभी में इस दवा के प्रयोग से बहुत राहत मिलती है। डुलकामारा की क्रिया का प्रभाव तुरन्त नहीं समाप्त होता। त्वचा, शरीर के अन्य अंगों, विशेषकर मूत्राशय पर, इसके लक्षण मौजूद हों तो डुलकामारा का प्रयोग करने में संकोच मत करिये। खुश्क ठण्डक से उत्पन्न रोगों के इलाज के लिए जिस प्रकार एकोनाइट उपयोगी है, उसी प्रकार नम शीतल मौसम जनित रोगों में डुलकामारा लाभ करती है।

❋❋❋

रोडोडेण्ड्रन

इस औषधि का सबसे महत्वपूर्ण लक्षण, डुलकामारा की भाँति ही रोग की प्रवृत्तियों में पाया जाता है। इसका रोग नम मौसम और आंधी-तूफान वाले मौसम में बढ़ता है। रोडोडेण्ड्रन के रोगी की रोग वृद्धि की सबसे बड़ी विशेषता यह है कि रोग तूफान के पहले, अर्थात् बिजली चमकने और अन्धड़ प्रारम्भ होने के पूर्व ही बढ़ने लगता है तथा आंधी-पानी आने के तुरन्त बाद ही रोग घटना भी शुरू हो जाता है। तूफान प्रारम्भ हो जाने के बाद ही रोगी राहत महसूस

करने लगता है। आंधी-तूफान से पूर्व रोग की वृद्धि सर्दी या नमी पर आधारित नहीं होती है बल्कि वायुमंडल में उपस्थित विद्युतिय तरंगों के कारण होती है। इस प्रकार के लक्षणों की दृष्टि से यह औषधि फास्फोरस, नेट्रम कार्ब और साइलिसिया के साथ बहुत मिलती है। रसटक्स, कोडेण्ड्रन तथा रोडोडेण्ड्रन औषधियों में रोग आराम करने पर बढ़ता है तथा चलते-फिरते रहने पर रोग घटने लगता है। नम मौसम में, रोडोडेण्ड्रन में जो दर्द होता है वह रसटक्स की पीड़ा से भिन्न होता है। दांत, अग्रबाहु और दीर्घास्थि में जिस प्रकार का दर्द होता है, वैसा ही अस्थि वेष्ट में भी महसूस होता है। यह दर्द अस्थिवेष्ट की झिल्ली को ही प्रभावित नहीं करता बल्कि स्नायु तथा बन्धनों में भी प्रतीत होता है। इसीलिए, यह निश्चय कर पाना चिकित्सक के लिए कठिन हो जाता है कि इन दोनों में से कौन सी दवा रोगी को दी जाए।

रोडोडेण्ड्रन, डुलकामारा, रसटक्स, कोडेण्ड्रन तथा नेट्रम सल्फ–ये सभी नम मौसम में होने वाले रोगों की दवाएं हैं (कल्केरिया फास्फोरिक बर्फ पिघलने के कारण होने वाली गलन और ठण्डक जनित रोगों के इलाज के लिए इस्तेमाल की जाती है)।

रोडोडेण्ड्रन का उपयोग अण्डकोष के विकारों का इलाज करने के लिए भी होता है। इसके रोगी के अण्डकोषों में सूजन या फूलन आ जाती है तथा उनमें इस प्रकार की पीड़ा होती है जैसे उन्हें कोई पकड़ कर खींच रहा हो अथवा कुचल रहा हो। यह दर्द कभी-कभी बढ़ कर पेट और उरू-प्रदेश तक फैल जाता है। रोगी अपने अण्डकोषों में तनिक सा भी स्पर्श बर्दास्त नहीं कर पाता। अण्डकोष से सम्बन्धित उक्त लक्षणों में ओरम मेटालिकम, क्लिमेटिस, पल्सेटिला, आर्जेण्टम मेटालिकम और स्पोंजिया का भी इस्तेमाल किया जाता है। अण्डकोष के ऐसे रोग, जिनका मूल कारण सिफलिस का विष होता है और जिनके इलाज में पारे का बहुत अधिक दुरूपयोग हो चुका होता है, उनमें ओरम बहुत लाभ करती है। लेकिन, यदि रोग का कारण गनोरिया का दब जाना हो तो क्लिमेटिस और पल्सेटिला का प्रयोग होना चाहिए। वात के कारण रोग उत्पन्न होने की अवस्था में, रोडोडेण्ड्रन उपयुक्त औषधि होती है। वस्तुतः रोग के सभी मुखर और अमुखर लक्षणों को दृष्टि में रखकर ही औषधि का चुनाव किया जाना चाहिए।

रूटा

इस औषधि की सबसे अधिक क्रिया अस्थि-वेष्ट पर होती है, विशेष रूप से उस समय जब चोट लगने से अस्थि-वेष्ट में कष्ट या पीड़ा पैदा हो जाए। इस औषधि के रोगी में भी, आर्निका के रोगी की तरह, 'गिरने के उपरांँत कुचल जाने की तरह की पीड़ा और खंजता' पूरे शरीर में महसूस होती है। लेकिन, इस औषधि में एक महत्वपूर्ण अन्तर यह है कि इसके रोगी में संन्धियों, विभिन्न अंगों तथा उस करवट में, जिस पर वह लेटता है, दर्द और कुचलने की अधिक अनुभूति होती है। रूटा का रोगी भी रसटक्स के रोगी की तरह एक मुद्रा में अधिक देर नहीं बैठ सकता और बार-बार अपनी मुद्रा बदलना चाहता है। कलाई में दर्द और खंजता के लक्षण भी रूटा में पाए जाते हैं। इन लक्षणों की दृष्टि से रूटा यूपेटोरियम के समान गुण वाली औषधि है।

रूटा में रोगी की कलाई में जो पीड़ा उठती है, वह शीतकाल और नम मौसम में रसटक्स के रोगी की कलाइयों में उठने वाले दर्द के समान ही होती है और कलाई हिलाने-डुलाने पर रोगी को दर्द में राहत मिलती है। अधिक पढ़ने-लिखने, महीन सिलाई का काम करने तथा आंखों पर बहुत अधिक जोर पड़ने के फलस्वरूप उत्पन्न होने वाले रोगों के इलाज के लिए रूटा एक श्रेष्ठतम औषधि मानी गई है। जब आँखें थकी-थकी लगें, उनमें दर्द हो रहा हो, या उनमें ऐसी जलन हो जैसे आग का गोला उठ रहा हो तो इसके प्रयोग से रोगी को आराम मिलता है। नेट्रम म्यूर और सेनेगा का भी उन रोगियों पर प्रयोग किया जाता है जो बहुत अधिक जोर पड़ने के कारण आंखों पर बहुत दबाव अनुभव करने लगते हैं। यदि चिकित्सक इन तीनों दवाओं का ठीक प्रकार उपयोग करने में कुशलता हासिल कर लें तो चश्मा लगाने के कारण उत्पन्न नेत्र विकारों का परिहार हो सकता है तथा नजर की कमजोरी दूर की जा सकती है।

यदि रोगी की कांच अपने स्थान से हट जाए तो रूटा उसके लिए एक बहुत ही श्रेष्ठ दवा है। मलद्वार की इस प्रकार की बीमारी के सन्दर्भ में रूटा के लक्षण इग्नेशिया से मिलते-जुलते हैं। सिर झुकाने, किसी वजनी वस्तु को ऊपर की ओर उठाने और मलत्याग के समय उक्त दोनों ही औषधियों के लक्षण अधिक

मुखर हो उठते हैं। इस प्रकार के लक्षणों में चिकित्सकों द्वारा एसिड म्यूरियेटिकम और पोडोफाइलम का भी व्यवहार होता है। लेकिन, म्यूरियेटिकम एसिड में कांच के बाहर निकल आने की अवस्था में बहुत दर्द भी महसूस होता है तथा रोगी उसमें किसी प्रकार का स्पर्श सहन नहीं कर पाता। बिछावन की चादर की भी तनिक सी रगड़ से रोगी तड़प उठता है। रोगी की कांच पेशाब करते समय भी बाहर निकल आती है (एलो)। यदि मलद्वार के बाहर निकलने के साथ अतिसार की शिकायत भी हो तो इसे पोडोफाइलम का लक्षण मानना चाहिए। लेकिन, यदि कोई भारी वस्तु उठाने के कारण कांच बाहर निकल आती है—और यदि ऐसी अवस्था मे रोगिणी का गर्भाशय भी अपने स्थान से च्युत होकर बाहर आ जाए—तो रूटा का प्रयोग ही लाभकारक सिद्ध होता है।

***

लीडम पैलस्टर

इस औषधि का एक लक्षण यह है कि वात पैर से शुरू होकर ऊपर की ओर बढ़ती जाती है (कैलमिया में इससे विपरीत लक्षण है)। इसमें रोगी के बदन में पीले रंग की सूजन दौड़ जाती है और कई बार यह सूजन शोथ का रूप ग्रहण कर लेती है। सूजन बिस्तर की गर्मी से रात के समय बढ़ जाती है, परन्तु बदन खुला रखने पर तथा ठण्डी हवा लगने पर उस में कमी आती है। यदि घूँसा या चोट लगने के फलस्वरूप आंखों में काला दाग पड़ जाए तो आर्निका के बजाए लीडम अधिक उपयुक्त औषधि होती है।

गठिया और वात में, जब संधियों में चूने की तरह का पदार्थ एकत्र हो जाता है, उनमें कड़ी गाँठें भर जाती हैं तथा संधियों में दर्द होने लगता है, उस अवस्था में भी यह औषधि कारगर है।

कुछ व्यक्ति ऐसे होते हैं जिनका शरीर हमेशा ठण्डा रहता है। यदि कोई अन्य व्यक्ति उनके शरीर के किसी अंग को छूता है तो उसे अंग ठण्डा लगता है। परन्तु, वह व्यक्ति स्वयं अपने अंग की शीतलता को अनुभव नहीं कर पाता। स्वाभाविक शारीरिक गर्मी की कमी वाले ऐसे व्यक्तियों की बीमारियों के इलाज में यह औषधि इस्तेमाल की जाती है क्योंकि उक्त लक्षण इस औषधि में पाए जाते हैं।

यदि शरीर का कोई अंग किसी नुकीले शस्त्र से बिंध जाए, चूहा काट ले, कीड़े-मकोड़े डंक मार दें या मच्छर काट ले तो लीडम पैलस्टर लाभदायक सिद्ध होती है।

लीडम वात रोग की भी बहुत ही कारगर औषधि है। एलोपैथिक चिकित्सा में वात रोग आसानी से ठीक नहीं होता तथा प्रदाहिक वात रोग का तो कोई भी प्रभावशाली इलाज इस चिकित्सा-प्रणाली में नहीं है। परिणाम यह होता है कि नया वात पुराना रूप धारण कर शरीर में बराबर मौजूद रहता है और इसके फलस्वरूप या तो रोगी के शरीर में विकृत्तियां पैदा हो जाती हैं या हृदय रोग उसे घेर लेते हैं। होमियोपैथिक चिकित्सा से वात रोगों को समूल नष्ट किया जा सकता है। वात रोग सदैव संधि-स्थानों, पीठ तथा शाखाओं से, शुरू होता है और बाहरी दवाओं के प्रयोग से बाहर न निकल अन्दर ही अन्दर हृदय तक पहुंच जाता है और वहीं जम कर बैठ जाता है क्योंकि कोई भी बाहरी औषधि वहां तक नहीं पहुंच पाती। इस प्रकार, हृदय के निकट रह कर वह रस-स्राव प्रारम्भ कर देता है तथा हृदय कपाटों में गांठें और कड़ापन पैदा कर देता है।

जैसा कि मैं प्रारम्भ में ही कह चुका हूं, लीडम का वात रोग पैरों से शुरू होकर ऊपर की ओर बढ़ता है। कैल्मिया में इससे बिल्कुल विपरीत लक्षण मिलता है और उसका वात रोग ऊपर से नीचे की ओर उतरता है। नये और पुराने, दोनों ही प्रकार के वात-रोगों में लक्षणों को पूरी तरह ध्यान में रख कर इस औषधि का प्रयोग किया जाता है। नये वात रोग में संधियाँ फूल जाती हैं और उनमें एक प्रकार की गर्मी रहती है परन्तु उनमें लाली नहीं रहती। सुजन का रंग पीला सा होता है तथा रात के समय और बिस्तर की गर्मी मिलने पर दर्द में वृद्धि हो जाती है। रोगी की यह इच्छा रहती है कि वह रोग ग्रस्त अंग को खुला रखें। मर्क्यूरियस में भी कुछ इसी प्रकार का लक्षण रहता है परन्तु मर्क्यूरियस में इसके साथ ही रोगी को बहुत अधिक पसीना आता है और पसीना आने पर भी रोग में कोई कमी नहीं होती। इसके साथ ही उसमें मुख द्वार और जीभ के विपरीत लक्षण भी रहते हैं। यह लक्षण लीडम में नहीं रहते। इस अवस्था वाले रोगियों को लीडम से बहुत लाभ होता है। इस रोग की पुरानी अवस्था में भी यह औषधि समान रूप से कारगर रहती है। वात रोग से पीड़ित रोगियों में जिन रोगियों का बदन अस्वाभाविक रूप से ठण्डा रहे, उसके लिए लीडम एक उपयुक्त दवा है। उसमें स्वाभाविक गर्मी की बहुत कमी रहती है। साइलिसिया

में भी इसी प्रकार के लक्षण मिलते हैं। साइलिसिया का रोगी गर्म वस्त्र से स्वयं को ढक कर रखना चाहता है जबकि लीडम के रोगी को ठण्डक से राहत महसूस होती है। कभी-कभी शीतल जल में पैर डुबा कर रखने से उसे बड़ा आराम मिलता है। यदि रोगी पैरों के वात रोग से ग्रस्त है तो लीडम का प्रयोग करने के बारे में चिकित्सक को गम्भीरता से सोचना चाहिए।

कुचल जाने और उसके फलस्वरूप होने वाले कष्ट का इलाज करने के लिए चिकित्सकों का ध्यान साधारण तौर पर आर्निका की ओर चला जाता है और वे यह भली भांति जानते हैं कि किसी और दवा का प्रयोग भी उक्त लक्षणों में सफलता के साथ हो सकता है। आर्निका की क्रिया को सम्पूर्णता प्रदान करने अथवा उसका पूरा असर कराने के लिए बहुधा लीडम का प्रयोग किया जाता है। जब आर्निका का प्रयोग करने पर रोगी पूरी तरह ठीक नहीं हो पाता तो लीडम का प्रयोग तुरन्त असर दिखाता है और चोट का काला दाग या चोट लगे स्थान का रंग तुरन्त ठीक होना शुरू हो जाता है। यदि चोट के कारण काले-नीले रंग का दाग पड़ जाएँ तो इसके लिए लीडम से बेहतर और कोई दवा नहीं है। इस प्रकार के दागों के इलाज में सल्फयुरिक एसिड भी लाभ करता है, खास तौर से उस समय जबकि इस प्रकार के दाग वाले रोगी दुबले-पतले और कमजोर हों अथवा उनके पंगु होने का खतरा पैदा हो गया हो। यदि आँख के सफेद हिस्से में काला दाग पड़ जाए तो उसके लिए नक्स वाम भी एक उत्तम दवा मानी जाती है लेकिन, यदि ऐसा दाग घूँसे की चोट के कारण आंख में पड़ गया हो तो लीडम से अधिक फायदा और कोई दवा नहीं कर सकती। पैरों में काँटा गड़ जाने या हाथ में सुईं चुभ जाने पर लीडम बहुत लाभकारी सिद्ध होती है। मच्छर, कीड़ा इत्यादि के काटने से उत्पन्न विकारों की भी यह एक बढ़िया दवा मानी जाती है। यदि शरीर के किसी स्नायु पर चोट लग गई है तो हाइपेरिकम अधिक उपयुक्त औषधि होगी। इसी प्रकार, अस्थि-वेष्ट के चोट ग्रस्त होने की दशा में रूटा उपयोगी होगी। हड्डी की चोट में कल्केरिया फास और सिम्फाइटम तथा आंख की चोट में लीडम। यदि आंख में चोट लगने के कारण आंख के गोलक में दर्द है तो सिम्फाइटम को भी आजमाया जा सकता है। मेरा विश्वास है कि यह सभी औषधि उच्च क्रम में (200 की पोटेंसी में) अधिक लाभकारी सिद्ध होंगी।

बिस्मथ

दस्त; पानी की तरह का मल; मात्रा में मल बहुत अधिक; दस्त होते समय दर्द नहीं होता परन्तु मल में बहुत बदबू रहती है, कभी-कभी यह बदबू ऐसी लगती है जैसे मुर्दे से उठ रही हो।

रोगी को बहुत अधिक मात्रा में उल्टियाँ आती हैं तथा बहुत तेज प्यास लगती है। जल पीने पर पानी पेट में पहुंचने से पहले ही उल्टी होकर बाहर निकल जाता है। पानी की तुलना में भोजन-पदार्थ पेट में कुछ देर तक टिक जाता है लेकिन कुछ समय बाद उल्टी में निकल जाते हैं।

रोगी को बहुत अधिक सुस्ती, बेचैनी और मानसिक उद्वेग रहता है। उसकी आंखों के चारों ओर नीचे घेरे उभर आते हैं; चेहरा पीला पड़ जाता है तथा शरीर से गर्म पसीना निकलता है।

बिस्मथ बच्चों के हैजा रोग की एक बहुत ही श्रेष्ठ औषधि है। बच्चे पर हैजा रोग का अचानक ही आक्रमण होता है और रोग बहुत तेजी के साथ बढ़ता है। इस प्रकार के शिशु रोगी अक्सर एक रात में ही मर जाते हैं। बिस्मथ, विरेट्रम और क्रियोजोट जैसी औषधियां ही इस भयंकर अवस्था में शिशु की प्राण रक्षा कर सकती है।

बिस्मथ में शिशु रोगी को बहुत अधिक पाखाना होता है। उसमें दर्द नहीं होता पर बदबू बहुत रहती है तथा बदबू मुर्दे की बदबू से मिलती जुलती होती है। उल्टी की मात्रा भी बहुत अधिक होती है। रोगी को बहुत तेज प्यास सताती है, परन्तु पीते ही उल्टी हो जाती है। भोजन कुछ अधिक देर तक ठहर जाता है। आर्सेनिक में भोजन और पानी दोनों ही तुरन्त वमन में निकल जाते हैं। बिस्मथ में भी विरेट्रम एल्बम तथा आर्सेनिक की भांति ही रोगी को बहुत अधिक सुस्ती महसूस होती है। उसका शरीर गर्म रहता है तथा बहुधा गर्म पसीना ही शरीर से निकलता है। रोगी का चेहरा मुर्दे की तरह पीला पड़ जाता है तथा आंखों के चारों ओर नीले घेरे उभर आते हैं। यही बिस्मथ के प्रमुख लक्षण माने जाते हैं।

आमाशय के स्नायविक-शूल में भी बिस्मथ काफी लाभ करता है। इसकी पीड़ा में रोगी को ऐसा महसूस होता है जैसे किसी चीज का दबाव उस के कंधों के मध्य में पड़ रहा हो। कभी-कभी उसके पेट में जलन भी महसूस होती है (आर्सेनिकम)। यह औषधि पेट के कैंसर रोग में भी गुणकारी है। भोजन किया हुआ पदार्थ बहुत अधिक मात्रा में उल्टी में निकलता है और ऐसा प्रतीत होता है कि यह पदार्थ पेट में कईं दिनों से इकट्ठा हो रहा था। रोगी को बहुत अधिक जलन और दर्द होता है तथा उसी प्रकार की घबराहट और बेचैनी रहती है जैसे आर्सेनिक के मरीज को रहती है। इसका रोगी एक स्थान पर अधिक देर नहीं टिक सकता और इधर-उधर टहलता रहता है। पेट के स्नायविक शूल में मैंने इसके निम्न क्रम का चूर्ण और हैजे में 200 पोटेंसी का सफलता के साथ प्रयोग किया है। इस प्रकार का शिशु रोगी यदि अकेला न रहना चाहे और धाय या मां का हाथ पकड़ कर अपने पास बैठा रखना चाहे तो स्ट्रैमोनियम का प्रयोग करना चाहिए।

***

क्रियोजोटम

शिशु–विसूचिका में जब रोगी शिशु को बहुत अधिक मात्रा में उल्टियां हों तथा पाखाने में मुर्दे की तरह की बदबू हो तो यह दवा इस्तेमाल की जाती है।

रोगी की प्रकृति रक्त स्रावी हो तथा मामूली सी चोट या घाव लग जाने पर भी घाव से बहुत अधिक खून बहे (फास्फोरस)।

श्लेष्मा का ऐसा क्षयकारी स्राव होता है जिसमें बदबू रहती है तथा जिसके शरीर के किसी अंग पर लग जाने से वहां जख्म बन जाता है। रोगी के मसूढ़ों में कालापन या लाली अथवा नीलापन सा आ जाता है तथा उनमें दर्द भी होता है। शिशु रोगी के दांत निकलने के साथ ही उनकी सड़ने की प्रक्रिया भी शुरू हो जाती है।

रोगी को अचनाक ही बहुत तेज पेशाब महसूस होने लगता है तथा वह ज्यादातर पहली गहरी नींद में बिस्तर पर ही पेशाब कर देता है।

इस औषधि की मुख्य क्रिया श्लैष्मिक झिल्लियों पर ही प्रकट होती है। श्लैष्मिक झिल्ली से बदबूदार स्राव ही नहीं निकलता है बल्कि झिल्ली में जख्म भी हो जाते हैं। रोगी की जीवनी शक्ति भी काफी क्षीण और कमजोर पड़ जाती है। स्त्रियों की जननेन्द्रियों में भी यही लक्षण मुखर रहते हैं। प्रदर का स्राव ही नहीं बढ़ जाता बल्कि इस स्राव में काफी बदबू रहती है तथा उसके स्पर्श से त्वचा या खाल तक उधड़ने लगती है। रोगिणी के अधो वस्त्र में पीला दाग पड़ जाता है। जिस स्थान पर प्रदर का स्राव लग जाता है, वहां एक प्रकार की खुजली दौड़ने लगती है। इस खुजली में खुजलाने पर रोगी को राहत नहीं मिलती, उल्टे जलन शुरू हो जाती है।

रक्तस्राव का लक्षण भी इस औषधि में पाया जाता है तथा इस रक्तस्राव को आसानी से रोक पाना सम्भव नहीं हो पाता। श्वेत प्रदर के रोग से पीड़ित रोगिणी को इस प्रकार का रक्तस्राव रूक-रूक कर होता है। तात्पर्य यह कि कभी यह स्राव रूक जाता है तो कभी पुनः प्रारम्भ हो जाता है। इस प्रकार की अवस्था में क्रियोजोट, रसटक्स और सल्फर में से किसी एक दवा का चुनाव करना चाहिए। क्रियोजोट गर्भाशय के कैंसर रोग में भी लाभ करती है। गरन्सी के कथनानुसार स्तन के कैंसर में, जब कैंसर में नीलापन लिए लाली मौजूद हो, इस औषधि का प्रयोग होना चाहिए। परन्तु, मैंने स्तन के कैंसर में इसका प्रयोग कभी नहीं किया है। क्षयकारी प्रदर रोग तथा जरायु में जख्म होने पर इसका प्रयोग कर मैंने रोगियों को बहुत जल्दी स्वस्थ कर दिया है। मैं 200 पोटेंसी (शक्ति) में इसका प्रयोग करता रहा हूं।

जहां तक मसूढ़ों का सम्बन्ध है, मर्क्युरी का भी उन पर इतना प्रभाव नहीं होता जितना इस औषधि का होता है। जब मसूढ़ों में पीड़ा के साथ-साथ सूजन, नीलापन या गहरी लाली हो और निकलने के साथ दांत के क्षय होने का लक्षण मुखर हो तो इसे क्रियोजोट का ही लक्षण मानना चाहिए। ऐसे बच्चों को जिनके दांत क्षयग्रस्त दिखाई पड़ें, या दांतों में अनेक छेद हों, दर्द वाले दांतों की जड़ें दिखाई पड़ती हों, क्रियोजोट बहुत लाभ करता है। इन लक्षणों वाले शिशु अक्सर विसूचिका रोग से भी ग्रस्त हो जाते हैं। दांत निकलने के साथ यदि बालक को हैजा भी हो जाए तो क्रियोजोट का इस्तेमाल होना ही चाहिए।

में ऐसे रोगियों को 200 पोटेंसी में यह दवा देता हूं। अन्य प्रकार के वमन विकारों में भी क्रियोजोट एक श्रेष्ठ औषधि मानी जाती है। गर्भकाल में जब गर्भवती स्त्री को वमन की शिकायत हो अथवा जब रोगी पाकाशय की कोमलता के विकार से पीड़ित हो तो भी इस दवा का प्रयोग किया जा सकता है। रक्तस्राव होने पर तथा छोटे-छोटे जख्मों से बहुत अधिक खून बहने पर (लैक, फास के समान) क्रियोजोट के प्रयोग से रोगी को निश्चय ही लाभ होगा।

मूत्र सम्बन्धी क्रियोजोट के तीन महत्त्वपूर्ण लक्षण हैं– 1-रोगी को पीले रंग का तथा बहुत अधिक मात्रा में पेशाब होता है; 2-पेशाब का वेग या तेजी इतनी अधिक रहती है और वह अचानक ही इस प्रकार जोर मारता है कि रोगी को पेशाब घर तक पहुंचना कठिन हो जाता है (पेट्रोसेलिनम); 3-शिशु रोगी पहली नींद के दौरान ही बिस्तर में मूत्र त्याग कर देता है (सिपिया)।

रोगी केवल लेट कर पेशाब कर पाता हो; बैठ कर तथा पीछे की ओर टेढ़ा होकर जब पेशाब उतरती हो तो जिंक का प्रयोग करना चाहिए।

***

लैक कैनीनम

प्रदाह के लक्षण वाले रोगों में जब रोग के लक्षण एक भाग से शरीर के दूसरे भाग तक, कभी पीछे से सामने की ओर तो कभी आड़े भाव से मुखर होते हैं (वात रोग तथा कंठ में जख्म आदि हो जाने पर)।

रोगिणी को हर बार मासिक धर्म होने के समय स्तनों में तथा गले की नली में जख्मों के समान दर्द होता है। स्तनों में प्रदाह होता है; उनमें ऐसा दर्द होता है जैसे जख्म हो गए हों। साथ ही दर्द भी रहता है तथा तनिक सा भी स्पर्श सहन नहीं हो पाता– यहाँ तक कि बिस्तर की चादर इत्यादि की मामूली सी रगड़ भी उसे सहन नहीं होती। रोगिणी सीढ़ियाँ उतरते हुए अपने स्तनों को हाथों से ऊपर की ओर उठा लेती है ताकि उनमें धक्का न लगे।

पहले मैं इस औषधि का प्रयोग नहीं करता था क्योंकि कुतिया के दूध

से तैयार की गई दवा का प्रयोग करना मैं ठीक नहीं समझता था। लेकिन, इसकी उपयोगिता के अनेक प्रमाण मिलने तथा अनेक परीक्षणों में उपयोगी प्रमाणित होने पर मैं इसका प्रयोग करने लगा। मैंने इसका सर्वप्रथम परीक्षण प्रदाहिक वात से पीड़ित एक मरीज पर किया जिसका वात रोग एक संधि से दूसरी संधि में पहुंच जाता था। इस रोगी को पल्सेटिला से कोई लाभ नहीं हुआ था। लक्षणों का बारीकी से अध्ययन कर मैंने इस पर लैक कैनीनम का प्रयोग किया और रोगी शीघ्र ही स्वस्थ हो गाया। इसके बाद मैंने भयंकर आरक्त ज्वर से ग्रस्त एक मरीज पर इसका सफल प्रयोग किया। इस रोगी का कण्ठ बहुत फूल गया था तथा सारे अंग में भयंकर पीड़ा के साथ-साथ उसे इतनी बेचैनी रहती थी कि हर समय करवट बदलता रहता था। रसटक्स से कोई लाभ होते न देख कर मैंने उसे पर लैक कैनीनम का प्रयोग किया क्योंकि गले के दर्द तथा शरीर के दर्द में एक प्रकार का पयार्यक्रम मुझे नजर आया–यह दर्द एक भाग से दूसरे भाग में पहुंच जाता था और फिर पहले वाले भाग में लौट आता था। इस औषधि से रोगी बहुत शीघ्र रोग से मुक्त हो गया। मैंने उक्त दोनों ही रोगियों पर सी-एम क्रम में उक्त दवा का प्रयोग किया था। तालु मूल प्रदाह से ग्रस्त एक रोगिणी को भी मैंने लैक कैनीनम की खूराक देकर बहुत चमत्कारिक ढंग से ठीक किया जबकि एलोपैथिक चिकित्सक बिल्कुल उसी लक्षण और रोग वाले दूसरे मरीज को ठीक नहीं कर पाए। ये दोनों रोगी एक ही घर में रहते थे और एक ही साथ एक ही रोग से पीड़ित हुए थे।

लैक कैनीनम स्तन प्रदाह की भी एक श्रेष्ठ औषधि प्रमाणित हुई है। दर्द तथा स्पर्श को सहन न कर पाना इसका प्रधान लक्षण है। रोगिणी बिस्तर की रगड़ और चलने के समय लगने वाला मामूली सा झटका भी सहन नहीं कर पाती। मासिक धर्म के दौरान यदि रोगिणी को छाती तथा कण्ठ में दर्द महसूस हो तथा मासिक धर्म बराबर होते रहने के बजाए रूक-रूक कर हो तो लैक कैनाइनम ही उसकी सबसे बेहतर दवा होती है।

***

काली सल्फ्यूरिकम

श्लैष्मिक झिल्लियों से हरा या पीले रंग का स्राव; गीली खांसी और गले में घरघराहट की आवाज।

शरीर के विभिन्न अंगों की संधियों में वात की पीड़ा–यह दर्द एक संधि से दूसरी संधि तक आता-जाता रहता है।

रोग गर्म कमरे में रहने तथा शाम के समय बढ़ता है, परन्तु खुली हवा में रहने पर घट जाता है।

जिन रोगों की नई या प्रारम्भिक अवस्था में पल्सेटिला का इस्तेमाल होता है उन सभी रोगों की पुरानी अवस्था में काली सल्फ का उपयोग किया जाता है।

वैसे तो काली सल्फ का सिद्धिकरण नहीं हुआ है मगर मेटेरिया मेडिका में वर्णित अन्य दवाओं की तरह (सुसलर द्वारा प्रतिपादित सिद्धान्त के अनुसार) होमियोपैथिक पद्धति के अनुसार इसके श्रेष्ठ उपयोग के कई उदाहरण प्राप्त हुए हैं। अनेक लक्षणों में यह पल्सेटिला की पूरक औषधि के रूप में प्रयुक्त हो सकती है। इसकी क्रिया काफी गहरी होती है। अतः कई बार पल्सेटिला की पूरक औषधि के रूप में इसका प्रयोग किया जाता है। इन दोनों की साम्यताएं इस प्रकार हैं:

लक्षणः–श्लैष्मिक झिल्लियों से हरा या पीला स्राव; ज्वर का लक्षण शाम को अधिक मुखर हो जाता है; खुली हवा में जाने पर रोग घट जाता है; संधियों में वात का दर्द होता है–यह दर्द कभी एक संधि में होता है तो कभी दूसरी संधि में पहुंच जाता है; रोग गर्म कमरे में रहने से बढ़ता है; गीली खांसी आती है तथा गले में कफ की घरघराहट होती है।

पल्सेटिला में ये सभी लक्षण पाए जाते हैं। श्लैष्मिक झिल्लियों से होने वाले सर्दी के स्राव की चिकित्सा के लिए मैंने कई बार इसका सफलता से प्रयोग किया है। नयी और पुरानी सर्दी में जब पल्सेटिला लाभ नहीं करती, तब इस औषधि से रोगी को फौरन लाभ होता है।

एक बार मैंने काली सल्फ का प्रयोग कर एक व्यक्ति में संधियों का दर्द पैदा कर दिया था। यह दर्द ठीक वैसा ही था जैसा मैं ऊपर बता चुका हूं। मैंने

सदैव 30वीं शक्ति में इस औषधि का प्रयोग किया है। मेरा विचार है कि 30वीं शक्ति से उपचार के बाद उत्पन्न होने वाले लक्षण होम्योपैथी के साम्यता के सिद्धांत के अनुरूप ही होंगे यदि इस औषधि का पूर्ण रूप से सिद्धिकरण किया जाए।

***

एनाकार्डियम ओरियन्टेल

पेट खाली रहने के समय उसमें दर्द होता है और कुछ भोजन कर लेने पर दर्द घट जाता है।

यद्यपि रोगी को बार-बार शौच की इच्छा होती है, परन्तु पाखाना उतरता नहीं। मलाँत्र की क्रिया पूरी शक्ति से न होने अथवा मलांत्र के पक्षाघात से प्रभावित हो जाने के कारण इस प्रकार की अवस्था उत्पन्न होती है। रोगी को लगता है जैसे गुदा में कोई खूंटी या गोला अटका हो। लेकिन जब भी वह मलत्याग के लिए बैठता है, पाखाने की हाजत खत्म हो जाती है।

रोगी की स्मरण शक्ति लुप्त हो जाती है; वह हर बात में कसम खाता है और छोटी-छोटी बातों में लोगों को शाप देने लगता है। उसके मन में परस्पर विरोधी इच्छाओं में संघर्ष चलता रहता है। एक इच्छा अच्छा काम करने की होती है तो दूसरी इच्छा उस काम को न करने की होती है। शरीर के अंग-प्रत्यंगों में इस प्रकार का दर्द होता है जैसे किसी ने भोथरी खूंटियों से वहां चोट की हो। वह अपने आस-पास की हर वस्तु को सन्देह की नजर से देखता, चलने के समय बहुत परेशान सा नजर आता है। उसकी सारी इन्द्रियों में एक प्रकार की दुर्बलता सी घर कर जाती है तथा चलने के समय उसे ऐसा लगता है जैसे कोई उसका पीछा कर रहा हो।

यह एक बहुत ही उपयोगी और मूल्यवान औषधि है लेकिन होमियोपैथ इसका अधिक प्रयोग नहीं कर रहे हैं। अग्निमंद से सम्बन्धित अनेक रोगों और विकारों में यह औषधि प्रयुक्त होनी चाहिए जबकि चिकित्सक इस प्रकार के रोगों के इलाज के लिए नक्स वोमिका का बहुत अधिक इस्तेमाल करते हैं।

वैसे तो ये दोनों अत्यंत महत्वपूर्ण औषधियां हैं, मगर उन में से किसी एक का चुनाव करने के लिए उनके अंतर को जानना नितांत जरूरी होता है।

एनाकर्डियम की महत्वपूर्ण विशेषता यह है कि इसमें खाली रहने पर पेट में दर्द होता है और कुछ भोजन कर लेने पर रोगी को दर्द से राहत मिल जाती है। लेकिन, नक्स वोमिका में दर्द में उस समय राहत मिलती है जब पाचन क्रिया पूरी हो जाती है। भोजन के दो तीन घन्टे बाद पेट का दर्द बहुत बढ़ जाता है और उस समय तक यह दर्द बना रहता है जब तक पाचन क्रिया पूरी नहीं होती। एनाकार्डियम में पाचन-क्रिया सम्पन्न होने के बाद ही दर्द बढ़ता है। यह औषधि ऊंची पोटेंसी में अधिक लाभप्रद है। एनाकार्डियम में मलांत्र-क्रिया पूरी तरह सम्पन्न नहीं होती अथवा यह क्रिया इस प्रकार होती है जैसे मलांत्र पक्षाघात से प्रभावित या ग्रस्त हो गया हो। नक्स वोमिका में पाखाने का जो वेग महसूस होता है, उसका कारण मलांत्र क्रिया का बहुत अधिक सक्रिय होना होता है। लेकिन, एनाकार्डियम में मलांत्र में इतनी अधिक शक्ति नहीं रहती कि वह मल को बाहर निकाल दे। नक्स वोमिका में एनाकार्डियम की तरह गुदा में गोला अड़ने या खूँटी गड़ने जैसी अनुभूति नहीं होती है।

ऐसे वृद्ध व्यक्तियों के लिए, जिनका स्वास्थ्य टूट गया हो और स्वास्थ्य टूटने के कारण जिनकी स्मरण-शक्ति नष्ट हो गई हो, एनाकार्डियम एक बहुत उत्तम औषधि है। यदि इस लक्षण के साथ पेट या उदर सम्बन्धी लक्षण तथा मानसिक लक्षण भी मुखर रहें तो एनाकार्डियम से रोगी को निश्चय ही लाभ होगा।

स्मरण-शक्ति की कमी का लक्षण जितना इस औषधि में मुखर रहता है उतना अन्य किसी औषधि में नहीं रहता। इसके अलावा शाप देना और बार-बार कसम खाना, इन औषधि के दो अन्य महत्वपूर्ण लक्षण माने जाते हैं। जिस प्रकार, 'स्ट्रैमोनियम' का रोगी बार-बार प्रार्थना करने की इच्छा करता है उसी प्रकार एनाकार्डियम का रोगी बार-बार कसमें खाता है अथवा शाप देता है। रोगी में परस्पर विरोधी इच्छाएं एक साथ सक्रिय रहती हैं। इनके अलावा भी दो और विचित्र लक्षण इस औषधि में दृष्टिगोचर होते हैं–शरीर के चारों तरफ एक गोल (hoop) खिंचे रहने का अहसास तथा शरीर के भीतरी भागों में खूंटियाँ गड़ी रहने की अनुभूति। यह दूसरा लक्षण गुदा, छाती, पेट में मुखर होता है। यदि

मेरू दण्ड सम्बन्धी विकार में गोल का लक्षण रहे तो एनाकार्डियम का ही इस्तेमाल होना चाहिए।

रसटक्स के प्रयोग से उत्पन्न विष को नष्ट करने के लिए भी एनाकार्डियम एक श्रेष्ठ औषधि मानी जाती है, लेकिन मैंने इस कार्य के लिए इसका कभी उपयोग नहीं किया।

***

एल्यूमिन

मलनली सक्रिय नहीं रहती तथा रोगी को मल त्याग के समय जोर लगाना पड़ता है। ढीला पाखाना होने पर भी यह लक्षण मुखर रहताा है। रक्तहीनता से ग्रस्त स्त्रियां श्वेतसार, खड़िया, मिट्टी, कोयला, लौंग तथा अन्य अप्राकृतिक और हानिकारक पदार्थों को आदतन खाती हैं। आलू नहीं खा सकतीं तथा श्वेतप्रदर के विकार से ग्रस्त रहती हैं। ऐसी स्त्रियों के लिए यह एक श्रेष्ठ औषधि है।

रोगी के शरीर का धड़ भारी मालूम देता है तथा कमजोरी के कारण रोगी को विवश होकर बार-बार बैठ जाना पड़ता है। रोगी की एड़ियाँ संज्ञाहीन सी हो जाती हैं तथा पीठ में ऐसा अहसास होता है जैसे कोई गर्म तपा हुआ लोहा पीठ के अन्दर घुमा रहा हो।

यह लक्षण एक खास प्रकार के कब्ज में नजर आता है। मलांत्र इतना निष्क्रिय हो जाता है कि ढ़ीला पाखाना भी बिना जोर लगाए या कांखें नहीं उतरता।

ब्रायोनिया की भाँति ही इसमें भी पाखाने की हाजत बिल्कुल ही नहीं होती। यह कब्जियम श्लैष्मिक झिल्लियों के कोषों के सूख जाने के कारण पैदा होती है। सूखे शरीर वाले, दुबले-पतले रोगियों के लिए भी यह औषधि विशेष उपयुक्त रहती है। बहुत से लक्षण ऐसे हैं जो ब्रायोनिया और एल्यूमिना दोनो में ही समान रूप से पाए जाते हैं और इसी कारण इन्हें एक दूसरे की पूरक औषधि भी मानते हैं। बच्चों के कब्ज में ये दोनों ही दवाएं बहुत कारगर रहती हैं। मलान्त्र या कांच के बाहर निकल आने के रोग के इलाज के लिए पांच औषधियां बहुत श्रेष्ठ मानी गई है। ये हैं –एनाकार्डियम, साइलिसिया, सिपिया, बिरेट्रम

एल्बम तथा एल्यूमिना।

हरित्पाण्डु रोग में भी इस औषधि का प्रयोग किया जाता है। इसकी रोगिणी देखने में बहुत कमजोर और थकी हुई रहती है तथा उसका चेहरा पीला नजर आता है। उसे जब मासिक धर्म होता है तो रजस्राव की मात्रा बहुत कम होती है। महीना भी देर से होता है और जब होता है तब उसका रंग बहुत फीका होता है। मासिक धर्म होने के बाद रोगिणी पीली पड़ जाती है और गहरी थकान अनुभव करती है (कार्बो ऐन, काक्युलस)। उसे प्रदर स्राव की मात्रा भी बहुत बढ़ जाती है। यह स्राव इतना अधिक होता है कि कपड़ा न लेने पर पैरों की एड़ियों तक चू पड़ता है (सिफिलिनम)। इस प्रकार की रोगिणी के लिए एल्यूमिना एक बहुत ही श्रेष्ठ औषधि मानी जाती है। हरित्पाण्डु रोग से पीड़ित वह रोगिणी रोटी नहीं खा सकती जिसके लक्षण नेट्रम म्यूर से मिलते हैं। परन्तु, एल्यूमिना के लक्षणों वाली रोगिणी को आलू अच्छे नहीं लगते और न वह उन्हें पचा पाती। इसकी तुलना में पल्सेटिला की रोगिणी को घी में तली या पकी चीजें या आटे की वस्तुएं अच्छी नहीं लगती। नाक की पुरानी सदी में एल्यूमिना और पल्सेटिला के लक्षण बहुत कुछ मिलते-जुलते हैं। दोनों ही दवाओं में रोगिणी रोने पर उतारू रहती है यद्यपि उनकी शारीरिक प्रकृति भिन्न होती हैं। एल्यूमिना की रोगिणी दुबली-पतली रहती है जब कि पल्सेटिला की रोगिणी का शरीर मोटा-ताजा और थुलथुल होता है। टायफायड ज्वर में जब आंतों से रक्त स्राव होने की दशा उत्पन्न हो जाए तो एल्यूमिना बहुत लाभ करती है। भाषण करने वाले व्यक्तियों के लिए यह एक श्रेष्ठ औषधि है। इसका प्रमुख लक्षण यह है कि इस प्रकार के व्यक्ति के गले में दर्द रहता है, स्वर भंग हो जाता है तथा आवाज में रूक्षता और भर्रायापान रहता है। खुश्की के कारण रोगी को बार-बार खंखारना पड़ता है तथा बलगम बहुत देर बाद या कई बार खखराने के बाद ही निकल पाता है। इस बलगम का रूप बहुत गाढ़ा और कड़ा होता है। गर्म वस्तुओं के सेवन से गले के इस प्रकार का विकार अक्सर दूर हो जाता है। आर्जेण्टम नाइट्रिकम में भी इसके जैसे ही लक्षण पाए जाते हैं परन्तु आर्जेण्टम की खासियत यह है कि इसमें गले के अन्दर मस्से की तरह के दाने निकल आते हैं। दोनों ही औषधियों में कण्ठ में कांटे से चुभने की अनुभूति रहती है। हीपर सल्फर, डोलीकस तथा नाइट्रिक एसिड में भी इसी प्रकार का अहसास होता है। एल्यूमिना के रोगियों में कण्ठ

तथा कण्ठनली में आंकुचन और संकोचन के लक्षण भी पाए जाते हैं। रोगी को किसी वस्तु को निगलने में कष्ट होता है। यदि रोगी उग्र आरोही पक्षाघात के विकार से ग्रस्त है और उसमें नीचे दिए गए लक्षण मुखर हैं तो एल्यूमिना का प्रयोग किया जा सकता है। रोगी को निम्न अंग भारी प्रतीत होता है; वह बहुत कठिनाई से चल-फिर पाता है; डगमगा कर चलता है; चलते-चलते बार-बार बैठ जाता है (विशेष कर शाम को); दिन में आंखें पूरी तरह खोल कर ही चल पाता है; जब चलता है तब एड़ियों में एक प्रकार की सुन्नता महसूस करता है; इतनी अधिक थकान अनुभव करता है कि चलते-चलते बैठ जाता है; पीठ में ऐसा दर्द होता है जैसे कोई गर्म लोहे की सलाख पीठ में घुसेड़ रहा हो।

उक्त लक्षण मेरे द्वारा अनुभूत या परीक्षित नहीं है। दूसरों के वर्णन के आधार पर ही मैं इनका उल्लेख कर रहा हूं।

❋❋❋

एल्यूमैन

यह औषधि उन रोगियों के लिए श्रेष्ठ है जिन्हें टायफायड ज्वर के दौरान आंतों से बहुत अधिक खून निकलने लगता है। इसमें मलांत्र की राह से पाखाने के साथ काले खून के थक्के गिरते हैं। शिथिल अलिजिह्वा तथा गले के दर्द की भी यह एक उत्तम औषधि है।

❋❋❋

रिक्टा पल्मोनेरिया

इसके रोगी के कपाल तथा नाक की जड़ में भार तथा भरेपन की अनुभूति रहती है तथा उसके साथ ही दर्द और दबाव भी अनुभव होता है। रोगी को नाक से स्राव जारी हो जाने पर आराम मिलता है। जब नाक का स्राव रूक जाता है तो नाक के अन्दर पपड़ी जम जाती है। रोगी बार-बार नाक साफ की इच्छा

करता है। रात के समय इतनी खांसी आती है कि वह न तो लेट सकता है और न सो सकता है। उसे बैठे रहना पड़ता है। छोटी माता निकलने के बाद बच्चों को जो सूखी खांसी आती है उसमें भी इससे बहुत राहत मिलती है (काफी)।

इस औषधि की पूरी तरह परीक्षा नहीं हो पाई है; फिर भी यह लाभप्रद सिद्ध हुई है तथा नये जुकाम के लिए एक श्रेष्ठ औषधि मानी जाती है।

पेशानी में दबाव तथा नाक की जड़ में भी एक प्रकार का भार और दर्द मालूम पड़ता है। जुकाम की प्रारम्भिक अवस्था में भी इसी प्रकार के लक्षण मुखर होते हैं। नाक से स्राव जारी हो जाने पर दर्द बहुत घट जाता है।

नाक के स्राव पर भी यह औषधि बहुत लाभ करती है। मगर जब इस दशा वाले रोगियों के नाक का स्राव बिल्कुल सूख जाता है तब नाक के अन्दर जम जाने वाली पपड़ियों को बहुत ही कठिनाई से निकाला जा सकता है। नाक के अन्दर इतनी अधिक उत्तेजना रहती है कि रोगी बार-बार नाक साफ करना चाहता है परन्तु नाक साफ करने पर भी कुछ निकलता नहीं। इस प्रकार का लक्षण कालीब्राइकोम में भी पाया जाता है। यह लक्षण अधिक देर तक रहने पर नाक के अन्दर जख्म पैदा कर देता है। मैंने स्टिक्टा से पुरानी सर्दी से ग्रस्त ऐसे कईं मरीजों को पूरी तरह स्वस्थ किया है जो कईं वर्षों से इस विकार से ग्रस्त थे।

कपाल के सामने के हिस्से में तथा नाक की जड़ में दर्द का लक्षण कालीबाइक्रोम में भी मुखर रहता है–विशेष तौर से उस समय जब नाक की सर्दी रूक जाती है। इसलिए सभी लक्षणों को पूरी तरह मिला कर औषधि का चुनाव करना चाहिए। नई सर्दी की चिकित्सा में एकोनाइट, कैंफर, नक्स वोमिका, एमोनो कार्ब और सैम्बुक्स इत्यादि दवाओं के लक्षण स्टिक्टा के लक्षणों से मिलते हैं। पुरानी सर्दी में इसके लक्षण एमोनियम कार्बोनिकम और लाइकोपोडियम में मिलते हैं। स्टिक्टा में नाक के पानी जैसा लगातार स्राव नहीं होता जबकि युफ्रेशिया, मर्क्यूरियस, आर्सेनिकम और कालीहाड्रियो में यही लक्षण अधिक मुखर रहता है। नाक से गाढ़ा स्राव होने की अवस्था में पल्सेटिला, सिपिया और कालीसल्फ का प्रयोग होता है, परन्तु इसका प्रयोग नहीं होना चाहिए। नयी खांसी में भी स्टिक्टा से लाभ होता है लेकिन, यदि खांसी के साथ जुकाम (नाक में) का लक्षण मौजूद रहे तभी उसका प्रयोग

करना चाहिए। रात में बिस्तर में जाने पर स्टिक्टा की खांसी तेज हो जाती है तथा रोगी सो नहीं पाता। लेकिन, मैं इस राय से सहमत नहीं हूं कि खांसी के कारण ही नींद नहीं आती। इन लक्षणों के साथ ही स्टिक्टा का स्नायविक लक्षण भी शामिल रहता है।

खसरा या छोटी माता निकलने के बाद जो तेज खांसी आती है, उसमें नींद न आने का लक्षण भी अक्सर मुखर रहता है। इस प्रकार की अवस्था में स्टिक्टा के लक्षण और काफिया क्रूडा के लक्षणों में समानता दिखाई पड़ती है। स्टिक्टा में पहले सूखी खांसी आती है जो बाद में ढीली पड़ जाती है। क्षय रोग से पीड़ित, व्यक्तियों को जो लगातार थका देने वाली खांसी आती है, उसमें इस दवा से काफी राहत मिलती है। परागज ज्वर में भी यह दवा कारगर मानी गई है, खास तौर से उस समय जब मस्तक और कपाल में रोगी को बहुत कष्ट रहता है, नाक एकदम बंद हो जाती है तथा लगातार छींकें आती रहती हैं।

घुटने के प्रादाहिक वात में मैंने इस औषधि को लाभ करते देखा है। अचानक पैदा होने वाले इस प्रादाहिक वात में यदि स्टिक्टा से लाभ नहीं होता तो रोग पुराना पड़ जाता है। एक बार एक रोगी को तो इतना भयंकर दर्द उठा कि बहुत धैर्यवान और साहसी होने के बावजूद वह घबड़ा उठा और प्रलाप करने लगा। उक्त औषधि की खूराक देने से वह कुछ ही दिनों में रोग मुक्त हो गया और अपना काम करने लगा। अभी स्टिक्टा की और अधिक परीक्षा करने की जरूरत है। इस औषधि का एक प्रमुख स्नायविक लक्षण है जो सदैव स्मरण रखना चाहिए (इस लक्षण की कईं बार परीक्षा भी हो चुकी है)। रोगी को ऐसा अहसास होता है जैसे उसके पैर जमीन पर न होकर हवा में तैर रहे हों रोगिणी अपने को बहुत हल्का-फुल्का व वायु जैसा महसूस करने लगती है। बिस्तर पर लेटी रहने के बावजूद उसे लगता है कि वह बिस्तर पर नहीं लेटी है। (एसारम और बैलोरिपन देखिए)।

रूमेक्स क्रिसपस

रोगी को लगातार तेज और सूखी खांसी आती है तथा यह खांसी ठण्डी हवा लगने से और भी बढ़ जाती है। ठण्डी हवा से स्वयं को बचाने के लिए रोगी प्रायः मुख पर कपड़ा लपेटे रहता है और ऐसा करने में उसे आराम महसूस होता है।

रोगी को भूरे रंग के दस्त लगते हैं जो सुबह के समय और भी बढ़ जाते हैं। रोगी जब रात को सोने के समय अपने कपड़े बदलता है तो उसके शरीर की त्वचा में बहुत अधिक खुजली शुरू हो जाती है।

इस दवा की सबसे अधिक क्रिया शरीर के तीन स्थानों–त्वचा, आंत और श्वसन-संस्थान–पर प्रकट होती है। ***लक्षणः*** सूखी, लगातार थका देने वाली तेज खांसी; खांसी में बहुत कम बलगम निकलना; बोलने पर तथा ठण्डी हवा लगने पर खांसी का बढ़ जाना (डनहम)। स्वर-यंत्र और कण्ठनली की श्लैष्मिक झिल्ली पर इस दवा की क्रिया का इतना अधिक असर होता है जितना अन्य किसी दवा का नहीं होता। रोगी सोने के समय गर्म कपड़े से अपना सिर ढांप लेता है ताकि उसकी श्लैष्मिक झिल्लियों में ठण्डी हवा न लगे। श्लैष्मिक झिल्लियों में ठण्डी हवा लगते ही उस की खांसी उखड़ जाती है। स्पंजिया और फास्फोरस में भी ठण्डी हवा लगने पर खांसी बढ़ जाती है परन्तु रूमेक्स में यह लक्षण सबसे अधिक मुखर रहता है। नेट्रम कार्ब और ब्रायोनिया में इसका विपरीत लक्षण मुखर रहता है। बायें स्तन की तरफ वाले फेफड़े में भीतर से सुई चुभने जैसी अनुभूती होने पर भी यह औषधि बहुत कारगर सिद्ध हुई है (नेट्रम सल्फ)।

रूमेक्स में दस्त के जो लक्षण हैं वे बहुत हद तक नेट्रम सल्फ, सल्फर और पोडोफाइलम के अतिसार के लक्षणों से मिलते हैं। ये दस्त प्रातः लगते हैं तथा भूरे रंग के होते हैं। इन्हीं के साथ खांसी की शिकायत भी रहती है। त्वचा पर भी एक प्रकार के दाने निकल आते हैं जिनमें बहुत खुजली उठती है। देखने में ये दाने साधारण पित्ती की तरह या जल भरे दानों या छालों की तरह नजर आते हैं।

कपड़े उतारने के समय बदन में खुजली दौड़ने का जो लक्षण इसमें है, वह नेट्रम सल्फ और ओलियेण्डर में भी पाया जाता है। लेकिन, नेट्रम सल्फ में यह लक्षण मैलेरिया या पीलिया रोग के लक्षणों के साथ मिल कर प्रकट होता है। यदि रोगी को इस प्रकार की तेज खुजली सताए, जो सारे शरीर में महसूस हो रही हो तथा गर्मी से, विशेषकर बिस्तर की गर्मी से, खुजली और अधिक बढ़ जाए तो मर्क्यूरियस सोल्युबिलिस या प्रोटो आयोडायड का भी इस्तेमाल किया जा सकता है।

***

ओरम ट्रिफिलम

रोगी के होंठ, नाक तथा मुख गव्हर की सतह रक्तिम हो जाती है तथा रक्त जम जाने के दाग उभर आते हैं। रोगी को ऐसे स्थानों पर बहुत दर्द होता है तथा वह इन स्थानों पर तनिक सा भी स्पर्श सहन नहीं कर पाता। लेकिन, दर्द और स्पर्श सहन न होने के बावजूद वह इन्हीं स्थानों को अपनी ऊँगलियों से बराबर खरोंचता रहता है तथा खरोंच-खरोंच कर उनमें छेद कर देता है।

वार्तालाप, गायन या भाषण के समय आवाज बदलने तथा स्वर के आरोह-अवरोह की प्रक्रिया में स्वर-भंग की शिकायत पैदा हो जाती है।

कभी-कभी साधारण स्राव होता है, परन्तु कई बार ऐसा तीक्ष्ण स्राव होने लगता है जिससे जख्म पैदा हो जाते हैं।

इस दवा के मुकाबले के अन्य कोई दवा अभी तक नहीं है। इसके लक्षण भिन्न-भिन्न रोगों में इतने साफ-साफ दिखाई पड़ते हैं कि उन्हें देखकर शंका शील और अविश्वासी व्यक्तियों को भी 'समः समं शमयंति' के सिद्धांत में विश्वास करना पड़ जाता है।

श्री हेरिंग कृत 'गाइडिंग सिम्पटम्स' पुस्तक में इस औषधि का बहुत ही उत्तम ढंग से वर्णन किया गया है। उक्त पुस्तक में वर्णित कुछ महत्वपूर्ण लक्षण इस प्रकार हैं:

मुख के गह्वर, होंठ तथा नाक में फटे हुए घाव; इन स्थानों पर रक्त जम

जाने के दाग उभर आना; रोगी द्वारा ऐसे स्थानों को बार-बार नोंचना, यद्यपि ऐसा करने में उसे बहुत दर्द और तकलीफ होती है परन्तु वह नोंच-नोंच कर उनमें छेद कर देता है (हेलिबो नाइग)।

यह बात ध्यान में रखनी चाहिए कि मुख, जीभ तथा नाक के जिन लक्षणें का हवाला दिया गया है, उन्हें आरक्त ज्वर के साथ बताया गया है। मैं इस सम्बन्ध में केवल इतना ही कहना चाहूंगा कि टाइफस (मोह-ज्वर) और टायफायड-ज्वर में भी ये लक्षण मुखर रहते हैं। मुख, नाक और होंठों के अगर ऊपर बताए गए लक्षण मौजूद हों तो औरम का प्रयोग करना चाहिए। वायु-नली तथा स्वर-यंत्र सम्बन्धी विकारों की भी यह एक रामबाण औषधि है। स्वर-भंग तथा जोर से बोलने या जोर से गाने पर जब आवाज टूट जाती है तो यह दवा बहुत लाभ करती है। गाने के समय स्वर-भंग का उक्त लक्षण आर्जेण्टम नाइट्रिकम, आर्निका, सेलेनियम, फासफोरस और कास्टिकम में भी मिलता है।

आर्निका मोण्टेना

यह औषधि उस समय प्रयोग की जाती है जब शरीर में कुचल जाने जैसी पीड़ा हो तथा रोगी स्पर्श को सहन न कर सके। बिस्तर अत्यधिक कठोर लगता है।

सिर अथवा चेहरा और सिर दोनों ही लाल हो जाते हैं परन्तु शरीर तथा अन्य अंग ठण्डे रहते हैं।

जब किसी चीज से चोट लग जाने पर अंग पर काला लम्बा दाग उभर आता है।

रोगी इतना अधिक तन्द्रालु या सुप्त रहता है कि वह प्रश्न पूछने पर उत्तर तो दे देता है परन्तु उत्तर देने के बाद फिर तन्द्रा में लीन हो जाता है (ज्वर में)। रोगी को ऐसी डकारें आती हैं जिसमें सड़े अण्डे जैसी बदबू रहती है। मल में भी इसी प्रकार की बदबू उठती है। यह उन रोगों के इलाज में भी इस्तेमाल होती है जो चोट लगने, विशेषकर घूंसे की चोट लगने के कारण उत्पन्न होते

हैं। इस प्रकार उत्पन्न नए और पुराने रोगों पर इसका समान रूप से प्रभाव पड़ता है। रक्तस्राव तथा शरीर की किसी प्रणाली पर औजार या मशीन इत्यादि से चोट लगने से उत्पन्न विकारों के इलाज में यह लाभप्रद है।

किसी वस्तु से आघात लगने अथवा किसी अन्य कारण से शरीर के किसी अंग में चोट लग जाने की यह अकसीर दवा मानी जाती है। थकान, कमजोरी और कुचल जाने का अहसास इसके प्रमुख लक्षण हैं। रोगी को ऐसा अहसास होता है जैसे उसका सारा बदन किसी चीज से कुचल गया हो। इसका निम्न और उच्च, दोनों ही पोटेंसियों में इस्तेमाल होता है। नये और पुराने दोनों ही प्रकार के रोगों में यह औषधि आश्चर्यजनक लाभ करती है बशर्ते वह उपरोक्त कारणों से उत्पन्न हुए हों। इस औषधि का एक प्रमुख लक्षण यह है कि जिस बिस्तर पर भी इसका रोगी लेटता है, वह उसे बहुत कड़ा मालूम पड़ता है (पाइरोजेन)। आराम पाने की इच्छा से रोगी बार-बार करवट बदलता है। करवट बदलने का मुख्य कारण यह होता है कि उसके सारे बदन में कुचल जाने की तरह का दर्द होता है तथा वह उस दर्द से तथा स्पर्श सहन न होने की तकलीफ से छुटकारा पाना चाहता है।

बैप्टीशिया में रोगी बिस्तर पर लेटने पर भी ऐसा महसूस करता है जैसे तख्त पर सोया हो। वह अपनी जगह बार-बार बदलता है, बिस्तर उसे बहुत कड़ा मालूम पड़ता है; किसी वस्तु के स्पर्श को सहन नहीं कर पाता तथा उसके सारे शरीर में कुचलने की तरह का दर्द होता है।

फाइटोलैक्का में रोगी को सिर से पैर तक दर्द महसूस होता है, मांस-पेशियों में अकड़न और कड़ापन आ जाता है तथा रोगी बिना कराहे हिल भी नहीं सकता।

रसटक्स के रोगी को प्रत्येक पेशी में दर्द रहता है। कसरत करने के समय उसका दर्द दूर हो जाता है। जब रोगी कुछ देर शांत बैठे रहने के बाद, पहली बार हिलता-डुलता है तो अकड़न और दर्द महसूस करता है।

रूटा में रोगी जिस करवट सोता है, उसी हिस्से में कुचल जाने जैसा दर्द होता है।

उक्त पांचों दवाओं के लक्षण परस्पर मिलते हैं। इन दवाओं में स्टैफिसेग्रिया को भी शामिल किया जा सकता है। इसके साथ इतना और शामिल किया जा सकता है जिस अंग में दर्द रहता है, उसकी ताकल बिल्कुल समाप्त सी हो जाती है। चायना में हड्डियों, उनकी संधियां और अस्थि-वेष्ट में दर्द तो रहता ही है

लेकिन इसके साथ ही स्पर्श कातरता भी रहती है। रोगी को ऐसा लगता है जैसे उसकी हड्डियों या कमर में मोच आ गई हो। रीढ़ और त्रिक-अस्थि घुटने और जंघाओं में एक तरह की खिंचन और छेदन का भाव रहता है। लेकिन इन दवाओं के बारे में इतनी जानकारी पर्याप्त नहीं है क्योंकि इससे चिकित्सक को कोई लाभ नहीं होगा। इन औषधियों के लक्षणों को पूरी तरह दृष्टि में रख कर सबसे अधिक उपयुक्त और सही दवा का चुनाव करना होगा, जो एक सहज कार्य नहीं है। उदाहरण के लिए कुचल जाने का भाव बैप्टीशिया और आर्निक, दोनों में ही पाया जाता है। दोनों में रोगी को बिस्तर कड़ा लगता है, दोनों में रोगी में तन्द्रा का लक्षण मुखर रहता है तथा दोनों में ही रोगी की जीभ पर गहरे रंग की रेखाएँ पड़ जाती हैं। इन दोनों ही औषधियों के रोगी का चेहरा खूब लाल हो जाता है। यह सदृश लक्षण टायफायड-ज्वर में भी नजर आते हैं। फिर, ऐसी स्थिति में सही दवा का चुनाव कैसे हो? यदि इन लक्षणों के साथ, रोगी बिस्तर में इधर-उधर करवटें बदलता है और प्रलाप में यह कहता है कि उसका शरीर टुकड़े-टुकड़े हो रहा है तो उस के लिए बैप्टीशिया सबसे अधिक उपयुक्त दवा है। यदि पेशाब, मल और पसीने में बदबू बहुत अधिक है तो भी बैप्टीशिया को ही प्रयोग करना चाहिए। लेकिन पेशाब और पाखाना यदि अनजाने ही निकल जाता है और चमड़ी के नीचे नीला या काला दाग दिखाई पड़ता है तो आर्निका का इस्तेमाल होना चाहिए। यदि डिफ्थीरिया में गले के लक्षणों के साथ कुचलने जैसा भाव भी मौजूद हो तो मैं आर्निका का प्रयोग न कर फाइटोलक्का का ही प्रयोग करना पसंद करूँगा। आर्निका का एक दूसरा लक्षण यह है कि इसमें चेहरा और सिर गर्म तथा लाल हो जाता है परन्तु शरीर के अन्य अंगों में शीतलता का अनुभव होता है।

डिफ्थीरिया के कई रोगियों का इलाज करने के बाद में इस नतीजे पर पहुंचा हूं कि यदि रोग की प्रारम्भिक अवस्था में फाइटोलक्का का प्रयोग कर दिया जाए तो रोग को नष्ट करने के लिए अन्य कोई दवा देने की जरूरत नहीं पड़ती है। यदि पसीना आते समय व्यक्ति पानी में भीग जाता है अथवा नम जमीन पर सोने, गीला कपड़ा पहन लेने या पेशियों में मोच आ जाने के कारण कुचल जाने जैसे दर्द से ग्रस्त हो जाता है तो ऐसी अवस्था में रसटक्स को आजमाना चाहिए।

यदि चोट लगने के उपरान्त, अस्थि-वेष्ट और हड्डी में कुचलने की तरह

पीड़ा हो तो रूटा निश्चय लाभ करेगी। पलकों की पेशियां यदि काम करना बंद कर देती हैं जिससे पलकें नहीं झपतीं, तो रसटक्स की तुलना में रूटा अधिक श्रेष्ठ औषधि है। सिलाई-कढ़ाई करने वाली महिलाएं तथा छात्रों की आँखों में दर्द होने पर यह औषधि कारगर होती है तथा इसका प्रयोग करके चश्मा तक छुड़ाया जा सकता है। लेकिन, दृष्टि खराब हो जाने के कारण जब नजर चली जाती है तो उसमें यह औषधि लाभ नहीं करती।

चोट के सन्दर्भ में, चाहे यह चोट नई हो अथवा पुरानी, आर्निका के लक्षण को (कुचलने की तरह का दर्द) अवश्य ही याद रखना चाहिए। आर्निका का प्रयोग अन्य कई प्रकार की तकलीफों और चाटों में भी होता है, जैसे रगड़ से लगी चोट, कटोरी की हड्डी टूट जाना; सिर का पुराना दर्द; मस्तिष्क आवरण की झिल्ली में प्रदाह; रक्त मूर्च्छा, आँखों पर काला दाग और प्रदाह; चित्रपट (retina) से खून का स्राव; बहरापन, नाक से खून का गिरना, दाँत गिरना; पेट या किसी दूसरे भीतरी अंग में चोट का लगना।

अब मैं आर्निका के कुछ महत्वपूर्ण लक्षणों का उल्लेख करना चाहता हूं, जो निम्न हैं:

- अनजाने में ही पेशाब और पाखाना निकल जाना तथा तन्द्रा की अवस्था;
- रोगी यह नहीं चाहता कि कोई उसे छुए, इसके साथ ही उसे चोट लगने का भय बराबर सताता रहता है;
- जरायु प्रदेश में कुचल जाने जैसी अनुभूति रहती है तथा जरा सा भी स्पर्श सहन नहीं होता। रोगिणी सीधी होकर चल नहीं सकती;
- प्रसव के उपरान्त जननेन्द्रिय में तनिक सा भी स्पर्श सहन नहीं होना; (रक्त स्राव और रक्त विषाक्त होने के मर्ज में भी यह लाभ करती है);
- रोगी शिशु को खांसी आती है तथा खांसी के हर दौरे से पहले दर्द के कारण बच्चा चीख उठता है;
- रोगी प्रश्न का उत्तर देते-देते पुनः गहरी तन्द्रा में लीन हो जाता है;
- केवल चेहरा और सिर गर्म रहता है, शेष शरीर ठण्डा रहता है;
- छोटे-छोटे फोड़े, जिनमें दर्द के साथ स्पर्श कातरता रहती है।

रक्त के विकार, मवाद पर काबू पाने के लिए तथा अवशोषण के लिए भी आर्निका का प्रयोग होता है।

आर्निका यद्यपि एक अत्यंत पुरानी औषधि है लेकिन आमतौर पर इस का उतना उपयोग नहीं किया जाता, जितना कि किया जाना चाहिए।

***

हेमामेलिस वर्जिनिका

शिराओं से रक्तस्राव, शिराएँ भरी रहती हैं, उनमें स्पर्श बर्दास्त नहीं होता तथा रक्तस्राव में गहरे काले रंग का थक्केदार रक्त निकलता है।

हैमामेलिस वर्जिनिका में भी आर्निका की तरह कुचलने जैसा भाव तथा स्पर्श सहन न होने का लक्षण पाया जाता है। यदि वात रोग में रोगी को कुचल जाने जैसा दर्द होता है तो आर्निका के स्थान पर हेमामेलिस वर्जिनिका का प्रयोग करना उपयुक्त होता है। इन दोनों औषधियों का सबसे महत्वपूर्ण अन्तर यह है कि आर्निका का असर मुख्य रूप से कोशिकाओं पर होता है तथा उनमें एक प्रकार की शिथिलता आ जाती है। इसीलिए उनमें एक प्रकार की कालिमा या काला दाग सा नजर आता है। हेमामेलिस की क्रिया शिराओं पर अधिक होती है। शिराएं एकदम बढ़ जाती हैं, भर आती हैं तथा उनमें दर्द भी होता है। एक चिकित्सक के मतानुसार हेमामेलिस शिराओं के विकारों की चिकित्सा के लिए एकोनाइट की तरह प्रभाव दिखाती है।

सभी तरह की शिराओं की सूजन के लिए यह एक श्रेष्ठ औषधि है (फ्लोरिक एसिड)। यहाँ इस औषधि की तुलना पल्सेटिला से की जा सकती है। लेकिन इसका एकमात्र सबसे बड़ा परिचायक लक्षण यह है कि शिराओं में स्पर्श सहन नहीं होता है।

परीक्षण की प्रक्रिया में यह पता चला है कि यह औषधि रक्तस्राव उत्पन्न करने में सक्षम है। इससे उत्पन्न होने वाले रक्तस्राव में रक्त का रंग गहरा काला (मैला) तथा थक्केदार होता है। नाक, आँत, जरायु, फेफड़े, मूत्राशय इत्यादि से होने वाले उक्त प्रकार के रक्त स्राव की हेमोमेलिस एक श्रेष्ठ औषधि है। इस

प्रकार के रक्तस्राव में जब भी मैंने इसका प्रयोग किया है, तभी सन्तोषजनक परिणाम प्राप्त हुए हैं। इसको निम्न क्रम में इस्तेमाल किया जा सकता है क्योंकि यह कोई अधिक विषैला पदार्थ नहीं है। शुक्रवाही शिरा तथा अण्ड-प्रदाह में भी हेमामेलिस लाभ करती है। गुदा के रक्तस्राव, टायफायड-ज्वर या बवासीर में भी हेमामेलिस उपयोगी प्रमाणित हुई है।

हेमामेलिस भी, आर्निका और कैलेण्डुला की तरह बाहरी प्रयोग के काम आती है। मैं केवल चोट में ही (यह रोग नहीं है) इन औषधियों के बाहरी प्रयोग का समर्थन करता हूं।

❊❊❊

कोलोसिन्थ

बातचीत करने से अनिच्छाः मित्रों और स्वजनों से भी दूर रहने की इच्छा; अधीरता, तनिक सी बात में क्रोधित हो उठना, अप्रसन्नता के साथ क्रोध के फलस्वरूप उदर शूल या अन्य रोग। इतना तेज उदर शूल कि रोगी सामने की ओर झुक कर दोहरा हो जाता है। इस दर्द में पेट को किसी कड़ी वस्तु से दबाने पर रोगी को राहत महसूस होती है।

अतिसार, जिसमें रक्त का भी अंश मिला रहता है; थोड़ा सा भी कुछ खा-पी लेने पर पेट में शूल उठ खड़ा होता है तथा पतले दस्त आने लगते हैं।

पेशाब की इच्छा बार-बार; लेकिन बहुत थोड़ी मात्रा में पेशाब का होना, कभी-कभी पेशाब में बदबूदार, लेसदार और चाशनी जैसा पदार्थ निकलता है। साइटिक स्नायु में ऐंठन के साथ दर्द होता है। यह ऐंठन युक्त दर्द कूल्हे से प्रारम्भ होकर, उसके पिछले भाग तक फैल जाता है। सेंकने पर तथा जोर से दबाने पर इस दर्द में आराम मिलता है। आराम करने के समय दर्द इतना बढ़ जाता है कि तेज दर्द से रोगी छटपटाने लगता है। सभी प्रकार के दर्दों में तेज मरोड़ भी रहती है।

रोग दिन के तीसरे पहर में, क्रोध आने पर तथा भोजन के बाद बढ़ता है।

काफी पीने, झुक कर दोहरा हो जाने तथा जोर से दबाने पर दर्द में राहत अनुभव होती है।

अन्य किसी औषधि में न तो इतना तेज दर्द पैदा होता है और न कोई अन्य दवा रोगी को इतनी जल्दी आराम पहुंचा पाती है।

कोलोसिन्थ का उदर शूल बहुत ही तेज और भयंकर होता है। इसमें रोगी को तभी राहत मिलती है जब वह या तो सामने की ओर झुक कर दोहरा हो जाता है या किसी कड़ी चीज से अपने पेट को दबा लेता है। यह दर्द स्नायु-शूल से मिलता-जुलता होता है तथा इसमें रोगी को पतले दस्तों के साथ वमन की शिकायत भी हो सकती है। यह शिकायत किसी अन्य रोग का फल नहीं होती बल्कि शूल के कारण ही उत्पन्न होती है। रक्तामाशया में भी पेट में इसी तरह का दर्द या शूल उठता है। रोग की पहली अवस्था में यह दर्द नहीं उठता। वस्तुतः जब एकोनाइट, मर्क्यूरियस या नक्स-वोमिका का प्रयोग करने के बाद भी रोग काबू में नहीं आता तथा बढ़ कर छोटी आंतों तक जा पहुंचता है, तभी यह शूल शुरू होता है। इस दर्द की विशेषता है–ऐंठन के साथ तेज मरोड़। उदर शूल में, और विशेष कर बच्चों के उदर शूल में, मैग्नेशिया फास्फोरिक कोलोसिंथ के समकक्ष मानी जा सकती है। इन दोनों में ही दर्द के साथ मरोड़ भी रहती है। परन्तु मैग्नेशिया फास के दर्द में गर्म प्रयोग से या सेंकने से आराम मिलता है। यदि अन्य स्थानों में स्नायु शूल हो जैसे साइटिक-वात, चेहरे का स्नायु-शूल या स्नायविक प्रकृति का जरायु शूल तो मैग्नेशिया फास और कोलोसिन्थ, दोनों ही लाभ करती हैं। स्नायुशूल प्रकृति वाले जरायुशूल में कोलोसिन्थ की तुलना में मैग्नेशिया फास अधिक कारगर साबित होती है। क्रोध के कारण उत्पन्न हुए उदर-शूल या दूसरे स्नायुशूल में कैमोमिला और कोलोसिन्थ समान रूप से कारगर रहती हैं। शिशुओं के उदरशूल में यदि उनका पेट वायु भरने की वजह से फूल गया हो, तो कोलोसिन्थ विशेष लाभ करती है परन्तु शर्त यह है कि बच्चा सामने की ओर झुक कर दोहरा न हो जाता हो (कैमोमिला)। इन दोनों दवाओं में से उपयुक्त दवा चुनने के लिए अन्य लक्षणों पर भी पूरी तरह विचार करना पड़ता है। यदि इस अवस्था में कैमोमिला और कोलोसिन्थ लाभ न करें तो मैग्नेशिया फास को आजमाना चाहिए। बच्चों के उदर शूल की स्टैफिसेग्रिया भी एक दवा है। इस प्रकार के बच्चों के दांतों का रंग काला होता है और दांत जल्दी ही टूट

जाते हैं। विरेट्रम एल्बम में भी उदरशूल का लक्षण पाया जाता है। उसमें भी रोगी झुक कर दोहरा हो जाता है (कोलोसिन्थ की तरह)। लेकिन दर्द कम करने की इच्छा से वह इधर-उधर टहलता भी रहता है। उसे सुस्ती भी अधिक घेर लेती है तथा ठण्डा पसीना आने लगता है।

यह ठण्डा पसीना खासतौर से कपाल पर प्रकट होता है। बोविस्टा में भी उदरशूल का लक्षण मिलता है तथा इसमे भी झुक कर दोहरा हो जाने पर तथा भोजन करने के बाद राहत मिलती है।

डायस्कोरिया भी वायु के कारण पैदा होने वाले उदरशूल की एक बेहतर औषधि है। इस का दर्द नाभि से शुरू होता है और फिर सारे उदर-प्रदेश में और हाथ-पैरों तक फैल जाता है। प्लम्बम में इस प्रकार के दर्द में उदर-प्राचीर की पीछे की ओर दर्द खिंच जाता है। कोलोसिंथ में सामने की ओर झुकने से दर्द में आराम मिलता है परन्तु प्लम्बम में सामने की ओर झुकने से दर्द बढ जाता है तथा पीछे की ओर तन कर सीधा होने पर दर्द में राहत अनुभव होती है। पेट के दर्द की स्टैनम भी एक श्रेष्ठ औषधि है। इस प्रकार की पीड़ा जब बच्चे को सताती है तो उसे केवल माता के कंधे पर उदर को दबाने से आराम मिलता है।

उदर-प्रदेश में होने वाले स्नायुशूल के अलावा, चेहरे के स्नायुशूल में भी कोलोसिंथ बहुत लाभ करती है। साइटिक स्नायु शूल की भी यह एक अत्यन्त उत्तम औषधि मानी जाती है। लेकिन, इन सभी स्नायुशूलों में ऐंठन का लक्षण होने पर ही कोलोसिंथ लाभ करती है। इन लक्षणों में भी कोलोसिंथ के अलावा मैग्नेशिया फास का भी प्रयोग हो सकता है क्योंकि ऐंठन के साथ दर्द तथा सेंक इत्यादि गर्म प्रयोगों से दर्द में कमी के लक्षण इन दोनों ही दवाओं में पाए जाते हैं। लेकिन, कोलोसिंथ की तुलना में मैग्नेशिया फास में यह लक्षण अधिक मुखर और प्रखर रहते हैं।

साइटिका के दर्द में कोलोसिंथ का लक्षण यह है कि दर्द पुट्ठे से शुरू होकर उसके पिछले भाग तक फैल जाता है। (रोग वाली करवट लेकर सोने पर जब रोगी को आराम मिलता है तो ब्रायोनिया का प्रयोग होता)। लेकिन, फाइटोलैक्का में दर्द पुट्ठों से प्रारम्भ होकर उनके बाहरी भाग की ओर दौड़ता है। कोलोसिंथ, नैफेलियम, फाइटोलैक्का साइटिक दर्द की प्रधान दवाएँ मानी जाती है। एक बार साइटिक रोग

की एक बहुत पुरानी रोगिणी को आर्सेनिक एल्बम से आराम हुआ। उसके रोग का प्रधान लक्षण यह था कि दर्द विशेषकर रात्रि में 1 से 3 बजे के बीच बढ़ता था तथा दर्द में जलन भी महसूस होती थी। रोगिणी को केवल नमक भरी थैली से सेंक करने पर ही आराम मिलता है। 6 सप्ताह तक भयंकर कष्ट झेलने के बाद यह रोगिणी आर्सेनिकम; एल्बम, जेनिकेन का 8 एम॰ क्रम में इस्तेमाल करने से स्वस्थ हो गई।

****

पेट्रोलियम

दोनों हाथ और पैरों में, जंघा में, खोपड़ी पर, दोनों कानों के पीछे, मलद्वार तथा अण्डकोष में एक्जीमा। रोगी के हाथ एक्जीमा के विकार से फट जाते हैं और उनसे खून बहता है। जाड़े के दिनों में इन रोगों में वृद्धि हो जाती है परन्तु गर्मी में रोग घट जाता है। दस्त आने के पूर्व पेट में दर्द होता है। दस्त केवल दिन के समय आते हैं और वे बहुत पतले होते हैं। सिर में दर्द होता है तथा करोटी के पिछले भाग में इतना भार मालूम होता है जैसे किसी ने सीसा भर दिया हो। कभी-कभी उल्टी के बाद तबियत मिचलाती रहती है और सिर दर्द पैदा हो जाता है। नौका या गाड़ी की सवारी करने तथा हिलते-डुलते रहने पर यह दर्द और भी बढ़ जाता है।

सोरा-विष नष्ट करने के लिए यह एक श्रेष्ठतम औषधि है। इसके दाने बहुत हद तक ग्रेफाइटिस के दानों से मिलते-जुलते हैं। कानों के पिछले भाग, अण्डकोष, हाथ-पैरों तथा जननेन्द्रिय और खोपड़ी पर ये दाने पैदा होते हैं।

इस औषधि में उभरने वाले दानों का सब से महत्वपूर्ण परिचायक लक्षण यह है (अन्य बहुत सी दवाओं में भी दाने उभरते हैं) कि इसके दाने या फोड़े जाड़े के दिनों में खासतौर पर बढ़ जाते हैं (एलो, एल्यूमिना, सोरिनम)। अन्य किसी भी दवा में यह लक्षण इतना अधिक मुखर नहीं रहता। जाड़े के दिनों में रोगी के हाथ-पैर फट जाते हैं और उनसे रक्त बहने लगता है। जाड़ों में ऊपर वर्णित सभी स्थानों पर एक्जीमा उभर आता है; परन्तु गर्मी का मौसम आते ही वह अच्छा भी हो जाता है। मैंने इस लक्षण वाली एक बहुत पुरानी रोगिणी

को पेट्रोलियम-200 की खूराक देकर रोग मुक्त कर दिया था (इस स्त्री को पैर में अकौत था)। इसी दवा से हाथ फटने के लक्षणों वाले एक और मरीज को भी मैंने ठीक किया है। पुराने अतिसार रोग से पीड़ित एक और मरीज मेरे पास इलाज के लिए आया। जब मुझे पता चला कि उसको हाथों पर एक्जीमा है तथा जाड़ों में बढ़ जाता है तो उसे मैंने 200 पोटेंसी में पेट्रोलियम की खूराकें दी और वह बहुत तेजी से ठीक हो गया। जाड़े के मौसम में शरीर पर निकलने वाले फोड़ों के इलाज में–ये फोड़े तर रहते हैं तथा जाड़ों के दिनों में इनमें खुजली-जलन होती है–भी पेट्रोलियम बहुत कारगर सिद्ध हुई है। पेट्रोलियम और हीपर सल्फर के लक्षण बहुत-कुछ मिलते हैं। दोनों में ही, खुजलाने या खरोंच लगने पर वह स्थान फौरन पक जाता है। हीपर सल्फ्यूरियक में जाड़े में ठण्डी हवा लगते ही रोग बढ़ जाया करता है। पेट्रोलियम में सिर के पिछले भाग में बहुत अधिक पीड़ा होती है तथा यह इतना भारी हो जाता है जैसे किसी ने सीसा भर दिया हो। साथ ही मस्तक के पिछले भाग में चक्कर से भी आने लगते हैं।

पेट्रोलियम समुद्री मिचली भी एक श्रेष्ठ दवा है। इस सम्बन्ध में इसके लक्षण बहुत कुछ कोक्यूलस से मिलते हैं। संधियों का कड़कड़ाना (आवाज करना) इसका एक विचित्र लक्षण है जो कास्टिकम में भी पाया जाता है। पुराने वात रोग में यह लक्षण मुखर रहने पर उक्त दोनों दवाओं को आजमाना चाहिए। पेट्रोलियम में भी पेट के दर्द का लक्षण पाया जाता है–जो भोजन करने पर दब जाया करता है। एनाकार्डियम और चेलाडोनियम के पेट-दर्द का लक्षण भी इसी प्रकार का होता है। यह औषधि उस खूनी पेचिश की भी उत्तम दवा है जिसमें दिन के समय अधिक दस्त आते हैं। पेट्रोलियम भी सल्फर, ग्रेफाइटिस, कास्टिकम और लाइकोपोडियम की तरह एक प्रमुख सोरा विषनाशक दवा मानी जाती है।

हाइड्रेस्टिस कैनाडेन्सिस

रोगी को पाकाशय में बहुत अधिक दर्द, अवसन्नता, कमजोरी और खालीपन का अहसास होता है तथा कभी-कभी पेट बिल्कुल अन्दर की ओर धंस जाता है।

जब रोगी श्लैष्मिक झिल्लियों के रोगों से पीड़ित होता है तो उसे डोरी की तरह श्लेष्मा निकलता है। गर्भाशय, वायु-नली तथा पेट की श्लैष्मिक-झिल्ली से भी डोरी जैसी श्लैष्मा बाहर निकलती है। रोगी पुराने कब्ज से पीड़ित रहता है—ऐसा कब्ज जिसका कोई विशेष लक्षण नहीं होता।

एक्लेक्टिक-चिकित्सक इसे श्लैष्मिक-झिल्लियों के जख्म की एक रामबाण औषधि मानते हैं तथा उनकी यह भी मान्यता है कि इसमे बल उत्पन्न करने की भी क्षमता है। होमियोपैथी में इस रोग के इलाज में यह लाभप्रद प्रमाणित हो चुकी है।

पेट में लगातार धीमा-धीमा दर्द तथा इसी दर्द के कारण पेट के ऊपर के हिस्से में अवसन्नता, कमजोरी और खालीपन का अहसास होता है तथा कई बार पेट अन्दर की ओर धंसा हुआ नजर भी आता है। इग्नेशिया और सीपिया में भी इसी प्रकार के लक्षण होते हैं। लेकिन, सीपिया में उक्त लक्षणों के साथ जरायु रोग भी मिला रहता है तथा इग्नेशिया में स्नायविक लक्षण रहते हैं। हाइड्रैस्टिस पुरानी कब्जियत रोग की भी एक श्रेष्ठ औषधि है। ई॰ एम॰ हेल इसके मूल अर्क या नीची शक्ति में प्रयोग करने की सिफारिश करते हैं परन्तु मुझे यह 200 पोटेंसी में अधिक लाभप्रद महसूस होती है। श्लैष्मिक-झिल्लियों की बीमारी में, जब लेसदार तथा कड़ी श्लेष्मा का स्राव होता है, तब भी यह दवा कारगर होती है। काली-ब्राइकोम में भी यह लक्षण मिलता है लेकिन अन्य लक्षण भिन्न रहते हैं। कभी-कभी पुराने ब्रोंकाइटिस रोग में भी यह औषधि लाभ करती है। श्वेत-प्रदर में, जब डोरी की तरह स्राव निकलता है, इसके प्रयोग से अवश्य लाभ होता है।

***

कैम्फर

जीवनी-शक्ति अचानक ही क्षीण पड़ जाती है तथा शरीर का बाहरी भाग अधिक ठण्डा महसूस होने लगता है; एक प्रकार का हिमांग विकार मुखर हो उठता है। लेकिन, शरीर का बाहरी भाग ठण्डा रहने पर भी रोगी बदन पर कपड़ा नहीं ओढ़ पाता तथा ओढ़े हुए कपड़ों को उतार कर दूर फेंक देता है। दर्द अनुभव

होता है, परन्तु दर्द के बारे में मन में विचार आते ही दर्द लुप्त हो जाता है। रोगी को ठण्डी हवा सहन नहीं होती।

शरीर का बाहरी भाग ठण्डा रहने के साथ-साथ जीवनी शक्ति बहुत क्षीण पड़ जाती है—यह कैम्फर का एक प्रमुख लक्षण माना जाता है। इसी प्रमुख लक्षण के ऊपर कैम्फर की सभी क्रियाएं कम-बेशी निर्भर करती हैं। हैनिमैन ने कैम्फर को हैजा या विसूचिका रोग की सर्वश्रेष्ठ दवा माना है। उन्होंने इस रोग के लिए तीन मुख्य दवाएं—कैम्फर, क्यूप्रम और हेलिबोरस बताई हैं। हिमांग या जीवनी शक्ति का पतन इन दवाओं का प्रमुख लक्षण है। इस लक्षण की दृष्टि से कैम्फर और विरेट्रम में बहुत अधिक समानता पाई जाती है। अन्तर केवल इतना है कि दस्त के समय दर्द नहीं होता और दस्त आने या न आने पर भी हिमांग अवस्था मुखर रहती है जबकि विरेट्रम में ऐसी अवस्था रोगी को बहुत अधिक उल्टियां और दस्त आने के बाद ही उत्पन्न होती है। विरेट्रम की एक विशेषता यह भी है कि कपाल में खास तौर पर ठण्डा पसीना आने लगता है जबकि कैम्फर में इस प्रकार का पसीना नहीं आता। लेकिन पेट और हाथ-पैरों में ऐंठन मुखर हो उठे तो तीनों दवाओं में से क्यूप्रम सर्वश्रेष्ठ औषधि रहेगी। कैम्फर की शीतलता में एक विचित्रता यह है कि रोगी वस्त्र नहीं ओढ़ कर रह सकता, चाहे उसका बदन कितना ही ठण्डा क्यों न हो। यदि कोई उसे कपड़ा उढ़ाता है तो वह इनकार करता है। सिकेलि में भी यह लक्षण मुखर रहता है।

मृत्यु को छोड़ कर यदि और किसी कारणवश यदि हिमांग की अवस्था उत्पन्न हो जाती है तो कैम्फर का प्रयोग करने पर सबसे पहले ध्यान देना चाहिए।

***

थूजा आक्सिडेण्टलिस

हैनिमैन थूजा को प्रमेह रोग की एक प्रमुख औषधि मानते हैं। जब विभाजन प्रक्रिया के कारण कोषों की संख्या बढ़ने लगती है अथवा रोगी तात्विक रोगजनक विवृद्धि से ग्रस्त होता है; जननांग या मलद्वार में मांस का अंकुर उभर आता है अथवा रोगी बहुपाद रोग से, मस्सों से या प्रमेह जनित दानों से ग्रस्त हो जाता है।

यह औषधि उस समय भी इस्तेमाल होती है जब रोगी टीका लगाने के

दुष्परिणामों से ग्रस्त हो जाता है और टीका लगाने के बाद से अपने को कभी स्वस्थ अनुभव नहीं करता।

गनोरिया के दब जाने के फलस्वरूप उत्पन्न शारीरिक विकारों, में थूजा बहुत लाभकारी रहती है

प्रमेह के विष के कारण मनुष्य का मूत्र-मार्ग प्रदाह से ग्रस्त हो जाता है और यदि इस प्रदाह में कैनाविस सैट फायदा नहीं करती तो थूजा का प्रयोग करना चाहिए। रोगी जब पेशाब करता है तो मूत्र एक धारा में न निकल कर कई धाराओं में बाहर निकलता है तथा मूत्र त्याग के बाद मूत्र मार्ग में काटने की तरह का दर्द होता है तथा स्राव भी गाढ़ा निकलता है। रोगी के जो अंग खुले रहते हैं, केवल उन्हीं में पसीना आता है।

नम और ठण्डी हवा में, टीका लगवाने के उपरान्त, बहुत अधिक चाय पीने तथा हाथ-पैर फैलाने पर रोग बढ़ता है। हाथ-पैर सिकोड़ लेने पर रोग घटने लगता है।

हैनिमैन ने तीन धातु-दोष निर्धारित किए हैं जिनके कारण सभी प्रकार की बीमारियों में जटिलता पैदा हो जाया करती है।ये धातु दोष हैं–सिफलिस (उपदंश विष), सोरा विष और साइकोसिस (प्रमेह विष)।

सल्फर की गणना, सोरा विष नाशक प्रधान औषधि के रूप में, मर्क्यूरी की गणना उपदंश विष नाशक प्रधान औषधि के रूप में तथा थूजा की गणना प्रमेह विष नाशक प्रमुख औषधि के रूप में की जाती है।

इन तीनों दवाओं के प्रयोग से अनेक या लगभग सभी प्रकार के रोगों की उन जटिल अवस्थाओं में सुधार हो जाता है, जिनके कारण रोग के लिए चुनी गई उपयुक्त औषधि अपना पूरा प्रभाव नहीं दिखा पाती। उदाहरण के लिए प्रमेह विष के कारण जिन रोगों में जटिलता उत्पन्न हो जाती है, यदि उन्हें थूजा की खूराक दे दी जाए तो शरीर की अवस्था में ऐसा परिवर्तन हो जाता है जिससे अन्य दवाओं का पूरा असर रोग पर हो सकता है। जब शरीर के अंगों पर प्रमेह विष के कारण मस्से और बतौडियां निकल आती हैं तो रोगी को थूजा से निश्चय ही आराम आता है। थूजा से साइकोसिस के अलावा अन्य कई रोगों में भी फायदा होता है। लक्षण मिल जाने पर इससे ऐसे बहुत से रोग भी ठीक हो जाते हैं जिनमें साइकोसिस दोष नहीं रहता है।

सल्फर केवल सोरा विषनाशक और मर्क्यूरी केवल उपदंश विषनाशक दवाएं नहीं हैं तथा बल्कि अन्य अनेक रोगों के इलाज में भी उनका प्रयोग होता है। इसी प्रकार, थूजा में भी प्रमेह विष को नष्ट करने की क्षमता के अलावा अन्य रोगों को नष्ट करने की भी क्षमता है। प्रमेह दोष को नष्ट करने के लिए, थूजा के पहले या बाद में, कई अन्य औषधियों–नाइट्रिक एसिड, स्टैफिसेग्रिया, सैबाइना, सिनाबेरिस का भी प्रयोग करना पड़ता है। कुछ होमियोपैथ थूजा, लाइकोपोडियम और एगारिकस को अतिपरीक्षित औषधियों की श्रेणी में रखते हैं परन्तु मैं इस मत से सहमत नहीं हूं।

थूजा में अनेक विचित्र मानसिक लक्षण भी प्रकट होते हैं जिनकी कई बार भली प्रकार परीक्षा कर ली गई है।

थूजा के रोगी को ऐसा महसूस होता है जैसे उसकी बगल में कोई अपरिचित व्यक्ति खड़ा हो, मानो उसकी आत्मा शरीर से अलग हो गई हो तथा पेट के अन्दर कोई जीवित प्राणी मौजूद हो। वह अपने आप में किसी शक्ति का प्रभाव अनुभव करता है तथा उसे ऐसा लगता है जैसे शरीर के सारे अंग कांच के बने हों और जरा सी ठेस या चोट लगते ही टूट कर बिखर जाएंगे। उन्माद से ग्रस्त रोगिणी अपने पास किसी को फटकने नहीं देती और न किसी को अपना शरीर छूने देती है।

प्रमेह विष जनित कुछ अत्यन्त महत्वपूर्ण और उल्लेखनीय लक्षण निम्न हैं: अनेक लक्षणों वाला सिर दर्द; केश झड़ना, सफेद रूसी, बालों का धीरे-धीरे निकलना और टूट जाना, पलकों पर अर्बुद या गुहेरी, गांठों की भांति कड़े मस्से, छोटी-बड़ी बतौड़ियां, कान का प्रदाह, पीव बहना, बहुपाद रोग; नाक से हरे रंग का स्राव (पल्सेटिला की तरह), नाक के बाहर मस्से, नासापुट में दाने, चेहरे की आकृति में चिकनाई, दांत निकलने के साथ ही दांत की जड़ कमजोर पड़ जाना; जीभ के नीचे अर्बुद, मुख के अन्दर या गले की अन्दर की शिराओं का सूजना, उदर में गड़गड़ की आवाज जैसे कोई जानवर भीतर बोल रहा हो; पेट फूला और बडा; रोगिणी का पेट गर्भिणी स्त्री जैसा प्रतीत होता है; पुराना काला मल निकलता है; थोड़ा सा मल बाहर निकल कर फिर अन्दर चला जाता है (सैनि, साइलि)। दस्त होने पर, बहुत अधिक वायु के साथ गड़गड़ा कर मल निकलना; बहुत अधिक पाखाना होना; टीका लगवाने पर पतले दस्त आना; गुदा

का फट जाना; छूने पर दर्द; मलद्वार के चारों ओर चपटे मस्से निकल आना या नई बतोडियां (एण्टिक्रूड, ग्रैफ, साइलि); डिम्बाशय सम्बन्धी रोग, दमा; नाखूनों का टूटना और सिकुड़ जाना, फिर टूट-टूटकर या चूर-चूर होकर निकलना; टेढ़े-मेढ़े नाखून या नाखूनों का कोमल हो जाना; बतौड़ियाँ, मस्सा या छत्ते की तरह के अर्बुद जिनसे खून बहता है।

साइकोसिस विष से युक्त अन्य बहुत से रोगों में यह लाभ करती है। जटिल बीमारियों का इलाज करते समय, चाहे ये बीमारियां नई हों या पुरानी, चिकित्सकों को उक्त तीनों दोषों पर भली प्रकार विचार कर के ही औषधि का चुनाव और प्रयोग करना चाहिए।

❊❊❊

स्टैफिसेग्रिया

यह औषधि ऐसे चिड़चिड़े और खराब स्वभाव वाले लड़कों के लिए उपयुक्त है जिनका पेट निकला रहता है और जिनके पेट में अक्सर ही दर्द भी हुआ करता है। रोगी को भूख बहुत सताती है–यहाँ तक कि ठूंस-ठूंस कर खाना खाने के बाद भी भूख बनी रहती है।

रोगी की आँख की पलकों पर गुहैरियाँ तथा कड़ी बतौड़ियाँ निकल आती हैं। वे एक के बाद एक निकला करती है और कभी-कभी पक भी जाया करती हैं।

रोगी की मूत्र नली में जलन रहती है जो पेशाब करने के समय मिट जाती है। छोटी-छोटी बातों से भी रोगी को भावनाओं की ठेस पहुंचाती है तथा निर्देश और साधारण बातों को सुन कर भी रोगी चिढ़ उठता है।

बचपन में ही दांत सड़ने लगते हैं तथा कितनी भी सफाई करने पर दाँत साफ नहीं होते।

रोगी का पेट शिथिल होकर नीचे झूल पड़ता है तथा रोगी में धूम्रपान करने की इच्छा बहुत प्रबल रहती है।

रोगी को अन्य व्यक्तियों द्वारा किए गए कामों पर ही नहीं, अपने द्वारा किए गए कामों पर भी अत्यन्त क्रोध आता है। उन कामों के परिणामों के बारे

में सोच कर वह अक्सर अपना क्रोध जाहिर करता रहता है तथा भविष्य के बारे में उसके मन में हमेशा चिंता बनी रहती है।

वह क्रोधित होकर वस्तुओं को उठा कर इधर-उधर फेंक देता है या टेबिल पर रखी हुई वस्तुओं को धक्का देकर गिरा देता है।

बच्चों का स्वभाव बहुत बदमिजाज और कड़ा हो जाता है तथा वे चीजों को पाने के लिए रोते हैं। लेकिन, जब वे चीजें उन्हें मिल जाती हैं तो असन्तोष प्रकट कर उन्हें उठा कर फेंक देते हैं। इस प्रकार का विकार सुबह बहुत बढ़ जाता है।

मामूली सी बातों में अपमान अनुभव करना; बहुत अधिक इन्द्रिय-विलास और लगातार रति कामना (स्त्री के साथ भोग) के कारण उदासी; स्मरणशक्ति का ह्रास और अवसाद। छिपे हुए असन्तोष के कारण अथवा चिढ़न या कुढ़न के कारण अनेक रोग तथा रात को ठीक प्रकार नींद न आना।

स्टैफिसेग्रिया मानसिक रोगों की बहुत ही उत्तम औषधि है। बहुधा जिन लक्षणों में स्टैफिसेग्रिया का प्रयोग होता है, उन्हीं लक्षणों में कैमोमिला का भी इस्तेमाल किया जाता है। बच्चों के रोगों में तो खासतौर से ऐसा ही होता है। इसी प्रकार युवकों के अनेक रोगों में भी नक्स वोमिका का प्रयोग होता है।

हस्तमैथुन जनित रोगों और विकारों के इलाज के लिए चिकित्सक बहुधा फास्फोरिक एसिड का प्रयोग करते हैं यद्यपि इस प्रकार के विकारों के लिए स्टैफिसेग्रिया अधिक उपयुक्त औषधि है। क्रोध से उत्पन्न अनेक विकारों के इलाज के लिए, कैमोमिला और कोलोसिंथ के स्थान पर भी इस औषधि का इस्तेमाल किया जाता है। ऐसे क्रोधी और चिड़चिड़े रोगी, जिनका पारा क्षण भर में ही आसमान में पहुंच जाता है, नक्स वोमिका, कोलोसिंथ सिना इत्यादि से भी लाभान्वित होते हैं। उदासी, अवसाद, वायु से ग्रस्त रोगियों के लिए फास्फोरिक एसिड, नेट्रम म्यूरियेटिकम, एनाकार्डियम, ओरम और स्टैफिसेग्रिया भी लाभकारी सिद्ध होती हैं।

स्टैफिसेग्रिया का एक प्रमुख लक्षण हैं—पेट में इस तरह का ढीलापन जैसे पेट नीचे की ओर झूल पड़ेगा। इस प्रकार का अहसास इपिकाक और टैबेकम में भी होता है। क्रोधी, दुबले-पतले तथा बढ़े हुए पेट वाले बच्चों को पेट में लगातार दर्द अनुभव होता है तथा साथ ही दांत की तकलीफ भी रहती है। उनके दाँतों में कालापन आ जाता है, दांत की जड़ें कोमल पड़ जाती हैं, मसूढ़ों में छिद्र हो जाते हैं, दर्द रहता है तथा स्पर्श सहन नहीं होता। वस्तुतः समूची आंत-प्रणाली पर इसका

असर होता है। थोड़ा सा भी भोजन कर लेने पर रोग के लक्षण बढ़ जाते हैं।

रोगी के मूत्र-मार्ग में जलन रहती है जो केवल पेशाब करने के समय ही बंद होती है। ऐसी अनेक दवाएँ हैं जिनमें रोगी को या तो पेशाब करने से पहले, या पेशाब करने के बाद या पेशाब करने के समय जलन महसूस होती है। केवल स्टैफिसेग्रिया ही एक मात्र ऐसी दवा है जिसमें यह जलन पेशाब करने के समय को छोड़ कर हर समय अनुभव होती रहती है। वृद्धों की पुरःस्थ ग्रन्थि के रोग की यह एक श्रेष्ठ औषधि मानी जाती है (बार-बार पेशाब करना तथा मूत्र त्याग के बाद कई बूंद मूत्र टपकना), हस्त मैथुन जनित विकारों के इलाज में भी यह कारगर औषधि है। यदि स्त्री और पुरुषों को जननेन्द्रियों सम्बन्धी बीमारी के साथ पीठ में भी दर्द हो तो उसे इस औषधि का ही एक प्रमुख लक्षण मानना चाहिए। पीठ का यह दर्द रात में बिस्तर में सोने के समय तथा प्रातःकाल उठने के पहले बढ़ जाता है।

यह चर्म रोगों की भी एक श्रेष्ठ औषधि है। त्वचा पर निकलने वाले खुश्क और नम, दोनों ही प्रकार के दानों को यह ठीक कर देती है। जब एक्जीमा रोग में ऊपर जमी हुई पपड़ी के नीचे से एक प्रकार का तीक्ष्ण स्राव होता है और इस स्राव के स्पर्श से अन्य स्थानों पर भी जख्म बन जाते हैं तो स्टैफिसेग्रिया का ही प्रयोग करना चाहिए। इनमें बहुधा बहुत तेज खुजली उठती है तथा एक स्थान की खुजली बंद होने पर दूसरे स्थान पर खुजली शुरू हो जाती है। इसका अकौत बहुधा कान के बगल में, नाक में उभरता है। पलकों पर अकौत होना इसका सबसे महत्वपूर्ण लक्षण है।

स्टैफिसेग्रिया के दो और प्रयोग भी हैं। पहला प्रयोग तो यह है कि यह मस्सों और बतौड़ियों को नष्ट करती है (यह मस्से गूलर या फूल गोभी के आकार के होते हैं)। किसी चीज से कट जाने पर होने वाले घाव की भी यह एक बहुत ही श्रेष्ठ दवा है। नस्तर लगाने की तरह के साफ कटे घाव को यह बहुत जल्दी ठीक कर देती है। इसी प्रकार कैलेण्डुला कटे हुए घाव की, आर्निका कुचलने से हुए घाव की, (हैमामेलिस, लीडम और सल्फ एसिड का भी प्रयोग इसमें होता है), रसटक्स, कल्केरिया आस्ट्रिया और नक्स वोमिका मोच की तथा कल्केरिया फास्फोरिक और सिमफाइटम अस्थि-भंग की श्रेष्ठ औषधि मानी जाती है।

***

कोलचिकम आटमनेल

भोजन पकने से उठने वाली महक या गंध से मितली आने लगती है और कईं बार तो रोगी मूर्छित तक हो जाता है। दिन के समय गर्मी और रात के समय ठंडक पड़ने के कारण रोगी खूनी पेचिश का शिकार हो जाता है तथा आंतों से आंव के टुकड़ों के साथ खून भी मिल कर आता है।

रोगी संधियों की सूजन से ग्रस्त हो जाता है तथा यह सूजन एक स्थान पर न रूक कर स्थान बदलती रहती है व देखने में शोथ जैसी लगती है। शोथ वाले स्थान को दबाने से उसमें गड्ढा सा पड़ जाता है। बहुत अधिक नमी, सर्दी या गर्मी या खुश्की रहने पर रोग बढ़ जाता है। (डा॰ केण्ट के अनुसार)।

कोलचिम संपूर्ण मेटेरिया मेडिका की एकमात्र ऐसी औषधि है जिसके विशिष्ट लक्षणों पर आंख मूंद कर विश्वास किया जा सकता है।

इस औषधि का एक सबसे अधिक प्रामाणिक और विश्वसनीय लक्षण यह है कि रसोई से उठने वाली गंध से रोगी को मूर्छा लाने वाली मितली पैदा हो जाती है। मुझे इस लक्षण की एक रोगिणी का इलाज करने का अवसर प्राप्त हुआ था और इस रोगिणी के इलाज में ही मैंने पहली बार 200 की पोटेंसी की खूराक का प्रयोग किया था। उस रोगिणी की उम्र 75 वर्ष के लगभग थी तथा वह अचानक पेट के विकार से ग्रस्त हो गई थी। इस बीमारी के कारण ही उसे खून मिली कै होने लगी और बाद में दस्तों के साथ भी खून जाने लगा था। दस्तों में मल कम हो गया व आंव तथा रक्त आने लगे।

पेट में दर्द के साथ कूथन भी महसूस होती थी। मैंने रोगिणी पर एकोनाइट, मर्क्यूरियस, नक्सवोमिका, इपिकाक, हैमामोलिस और सल्फर का बारी-बारी से प्रयोग किया लेकिन किसी भी दवा से रोगिणी को आराम नहीं आया। इस रोगिणी को भोजन पकने की गंध से इतनी तेज मिचली आती थी कि वह बेहोश हो जाती थी। इसलिए भोजन पकने के समय उसके कमरे का दरवाजा बंद रखना पड़ता था। एक बार जब मैं उसे देखने गया तो मेरी गाड़ी में लिपि की मेटेरिया मेडिका रखी थी। उक्त लक्षण को समझने के लिए मैं उसे गाड़ी से उठा लाया तथा लक्षण

को खोजने के लिए पुस्तक के पन्ने पलटने लगा। पन्ने पलटते-पलटते मुझे कोलचिम में उक्त लक्षण का स्पष्ट रूप से उल्लेख मिल गया। उस समय मेरे पास दवाओं का जो बक्सा था उसमें कोलचिकम की कम पोटेंसी की दवा मौजूद नहीं थी। हां, डनहम की 200 शक्ति की दवाओं के डिब्बे में यह दवा मेरे पास मौजूद थी। उस समय मैं ऊँची पोटेंसी की दवाओं का प्रयोग बहुत कम करता था। फिर भी, कोई चारा न देख मैंने ठण्डे पानी में कुछ गोलियों डाल दीं तथा हर दस्त के बाद उस आधा गिलास पानी से एक चम्मच पानी रोगिणी को पिलाने की हिदायत दे दी। दवा देकर लौटते हुए भी मैं पूरी तरह संतुष्ट नहीं था और ऐसा अनुभव कर रहा था जैसे मैंने कोई गलत काम किया हो। दूसरे दिन, प्रातःकाल ही मैं इस उद्देश्य से चल दिया कि रोगिणी के लिए औषधि की ठीक प्रकार से व्यवस्था करूं लेकिन, वहां पहुंचने पर जब रोगिणी ने मुस्कुराते हुए मेरा अभिवादन किया तो मेरे आश्चर्य का ठिकाना न रहा। स्वयं को किसी प्रकार संभाल कर मैंने उसकी तबियत का हाल-चाल पूछा। रोगिणी ने बताया कि केवल दवा की दो खूराकें लेने के बाद ही उसके दस्त बंद हो गए थे। उसका दर्द भी गायब हो गया था, परन्तु कमजोरी अवश्य रह गई थी।

इस घटना के बाद मैंने 200 पोटेंसी की खूराकें का परीक्षण करने की ओर अधिक ध्यान देना शुरू कर दिया। एपेंडिसाइटस रोग का एलोपैथ के पास केवल एक ही इलाज है, और वह है–शल्य चिकित्सा। मैंने इसी लक्षण को पकड़ कर इस रोग के मरीज को भी स्वस्थ किया है। ब्राइट्स रोग के एक बिगड़े हुए रोगी का भी मैंने इसके द्वारा सफल इलाज किया था। उक्त लक्षण रहने पर वात, गठिया तथा शोथ रोग भी इस दवा से ठीक हो जाते हैं।

अपने अनुभवों से मैंने जिन तीन तथ्यों को सत्य सिद्ध किया है, वे यों हैं–

1 – हमें पूर्वाग्रहों से प्रभावित नहीं होना चाहिए।

2 – वस्तु परक लक्षण अत्यंत मूल्यवान होते हैं।

3 – 200वीं शक्ति की खुराक कार्य करने के साथ उपचार भी करती है।

कोलचिकम में इस लक्षण के अलावा भी कई अन्य महत्वपूर्ण लक्षण पाए जाते हैं। इसके दो ऐसे लक्षण भी हैं जो एक दूसरे से बिल्कुल विपरीत हैं। एक लक्षण है–पेट में बहुत तेज जलन, दूसरा विपरीत लक्षण है पेट में बर्फ की तरह

की शीतलता का अहसास। ये विपरीत लक्षण मुख्यतः आमाशय में ही मिलते हैं।

इनके अलावा जाड़ों में खून मिले पेचिश के दस्त होते हैं जिनमें आंव के टुकड़े इस प्रकार दिखाई देते हैं जैसे आंतों की श्लैष्मिक-झिल्ली की खुरचन हो। इसके साथ ही पेट में कूथन का भाव भी रहता है।

कोलचिकम की तरह कैंथरिस में भी इसी प्रकार की पेचिश मिला पाखाना होता है। लेकिन, अन्तर केवल इतना रहता है कि कूथन और दर्द मूत्र-संस्थान को भी प्रभावित करते हैं। कोलोसिंथ में भी रोगी को इसी प्रकार का मल निकलता है परन्तु, इसमें रोगी दर्द के कारण दोहरा हो जाता है। कोलचिकम में वायु ऊपर की ओर चढ़ने के कारण बहुधा पेट भी फूल जाया करता है।

क्लीवर (वनमेथी) घास खाने के कारण जब गायों के पेट बहुत फूल जाते हैं तो इसकी 200 पोटेंसी की खूराक बहुत लाभ करती है। अग्नि मंद के रोग में यदि पेट में जलन अथवा शीतलता की अनुभूति हो तथा पेट में बहुत अधिक वायु बने, अथवा दोनों ही लक्षण मौजूद हों तो चायना, कार्बो वेजटैबिलिस, लाइकोपोडियम अथवा कोलचिकम में से किसी एक को आजमाया जा सकता है।

आमवात, संधिवात, स्थान परिवर्तन करने वाले वात रोग तथा ग्रंथिवात की भी यह एक श्रेष्ठ दवा मानी जाती है। लेकिन, परीक्षा करने पर वात की अन्य दवाओं की तुलना में यह मुझे कुछ कम कारगर प्रतीत हुई। हो सकता है कि निम्न क्रम में उपयोग करने के कारण इसने विशेष असर न दिखाया हो। कमजोरी और अचानक सुस्ती आने की भी यह एक उत्तम औषधि है परन्तु मुझे इस बारे में कोई व्यक्तिगत अनुभव नहीं हुआ है। लेकिन, यदि इन रोगों तथा अन्य रोगों में इसका बहुधा वर्णित प्रमुख लक्षण मौजूद है तो यह अवश्य लाभ करेगी।

❋❋❋

क्रोकस सेटिवस

शरीर के विभिन्न अंगों की विभिन्न प्रकार की पेशियों का संकोचन तथा स्पन्दन। इस औषधि के रोगी के शरीर के विभिन्न अंगों से काला, लेसदार तथा थक्कों की शक्ल में रक्तस्राव होता है तथा जिन अंगों या द्वारों से यह रक्त-स्राव होता है उनसे रक्त अधिकतर डोरी की तरह लटकता रहता है।

रोगी की प्रकृति क्षण-क्षण में बदलती रहती है; कभी वह हंसता है, कभी गाता है, कभी उछलता-कूदता है; हर मनुष्य को प्यार करना चाहता है। परंतु थोड़ी ही देर बाद उसका मूड बदल जाता है तथा वह रोने लगता है, उन्मत्त हो जाता है, गालियां बकने लगता है। रोगी को ऐसा भी अहसास होता है कि उसके आमाशय, उदर और गर्भाशय के अन्दर या छाती में कोई वस्तु उछल-कूद मचा रही है।

इस दवा की उपयोगिता तीन भिन्न रूपों में रहती है। प्रथम तो यह विभिन्न द्वारों से होने वाले रक्त-स्राव में लाभ करती है। इस रक्त स्राव के खून का रंग काला होता है तथा वह लेसदार होता है और थक्कों की शक्ल में निकलता है। जहां से वह निकलता है वहां रक्त की लम्बी डोरियां जैसी लटका करती हैं। चाहे किसी भी अंग–जरायु, फेफड़ा, नाक या पाकाशय इत्यादि से हो रहा हो किंतु यदि रक्तस्राव का रूप क्रोकस से मिलता है तो इस औषधि का प्रयोग करने में विलम्ब नहीं करना चाहिए। नाक से जब रक्त-स्राव के दौरान रक्त बर्फ की बूँदों की तरह लटके तब मर्कसोल का प्रयोग होना चाहिए। दूसरे, इसका उपयोग ऐसे हिस्टीरिया रोग में भी होता है जिसमे मानसिक लक्षण बहुत बदलते रहते हैं।

रोगिणी अदल-बदल कर उदास और प्रसन्न दिखती है (कुछ समय प्रसन्न रहती है तो कुछ देर बाद उदास हो उठती है तथा फिर प्रसन्न हो जाती है)। प्रसन्नता की अवस्था में वह उन्मत हो उठती है (उछलना, हंसना, सीटी बजाना, चुम्बन करना), लेकिन उदास होने पर रोने लगती है, क्रोध से भर उठती है, सखी-सहेलियों को गालियां बकती है परन्तु फिर पश्चाताप करने लगती है।

पर्यायक्रम से प्रकट होने वाले इस प्रकार के लक्षणों की दृष्टि से यह औषधि एकोनाइट, इग्नेशिया और नक्स मस्केटा से मिलती-जुलती है। लेकिन, क्रोकस में एक भिन्न और अद्भुत लक्षण रहता है–उदर, आमाशय, वक्ष और जरायु में ऐसा अहसास जैसे कुछ हिल-डुल रहा हो या उछल-कूद रहा हो। कभी-कभी तो यह हलचल इतनी अधिक होती है कि रोगिणी समझ लेती है कि वह गर्भवती है। क्रोकस की एक खूराक खिला देने पर यह लक्षण गायब हो जाता है।

तीसरे, पुरानी बीमारियों की चिकित्सा में भी क्रोकस का इस्तेमाल होता है। जब भिन्न-भिन्न प्रकार की पेशियां फड़कती हों (इग्ने, जिंक)। पलकों की फड़कने में तो वह बहुत लाभ करती है।

बोरेक्स वेनेटा

नीचे की ओर गति का अहसास होते ही रोगी भयभीत हो उठता है; सुलाने के समय बच्चा-सोते-सोते बार-बार उछल पड़ता है, घबरा जाता है, चिल्लाता है तथा आवाज को बिल्कुल ही सहन नहीं कर पाता।

बच्चे के मुख के अन्दर सफेद रंग के छोटे-छोटे छाले पड़ जाते हैं, मुख बहुत गर्म रहता है तथा दिन-रात हरे रंग के दस्त हुआ करते हैं।

खांसी के साथ दाहिनी छाती में दर्द रहता है। खांसी में बदबूदार घास जैसे स्वाद का बलगम निकलता है।

वैसे तो यह एक पुरानी दवा है परन्तु चिकित्सकों द्वारा इसका बहुत कम इस्तेमाल होता है। इस औषधि की रोगी के स्नायुमण्डल पर स्पष्ट क्रिया होती है। रोगी को आवाज तनिक भी सहन नहीं होती। शोरगुल, खाँसी, खड़खड़ाहट, रोने, बन्दूक छूटने तक की आवाज से वह उद्विग्न और परेशान हो उठता है। इस प्रकार के लक्षण में कभी-कभी बेलाडोना का भी प्रयोग किया जाता है लेकिन, बेलाडोना की अपेक्षा बोरेक्स अधिक लाभप्रद होती है। इसका एक अद्भुत स्नायविक लक्षण है–नीचे की ओर चलने या दौड़ने के समय रोगी को गिर जाने का भय सताने लगता है (जब वह किसी वाहन या सवारी पर बैठकर तेजी से

नीचे की ओर उतर रहा हो)–जेल्स, सैनिक्युला। बालक चिल्ला कर और भयभीत होकर मां या धाय से चिपट जाता है–खास तौर से उस समय जब वह सुलाते-सुलाते उसे खाट पर लिटा देना चाहती है। बच्चों को गोद में लेकर सीढ़ियां उतरते समय भी बच्चे की यही हालत होती है। बड़ी अवस्था के व्यक्तियों में भी यह लक्षण मुखर रहता है।

झूलने वाली कुर्सी पर बैठने, घुड़सवारी करने, नाव पर बैठने, झूले पर झूलने, पहाड़ी रास्तों से नीचे उतरने पर भी रोगी को बहुत भय मालूम देता है। यह लक्षण केवल जेलसिमियम में मिलता है। लेकिन, उसमें केवल सविराम ज्वर में यह लक्षण उभरता है।

सोया हुआ बच्चा जब एकाएक चौंक कर जाग जाता है, चिल्लाने लगता है तथा पालने के पायों को अथवा धाय के निकट होने पर, धाय को कसकर पकड़ लेता है (जैसे बहुत भयभीत हो) तो उसे एपिस मेलिफिका, बेलाडोना, सिना, स्ट्रैमोनियम इत्यादि दवाओं में से उपयुक्त दवा चुन कर दी जा सकती है। लेकिन, किसी एक लक्षण को ही आधार बना कर ही औषधि का चुनाव नहीं करना चाहिए। यदि बच्चे के मुख के अन्दर सफेद छाले या जख्म हों तो बोरेक्स अवश्य लाभ करेगी। इस रोग में कुछ अन्य दवाओं–सल्फर, सल्फ्यूरिक एसिड, हाइड्रैस्टिक्स–का भी प्रयोग किया जाता है।

यह औषधि कानों के बहने में, पलकों की बरोनियों से लेसदार स्राव होने तथा उनके आपस में चिपक जाने के रोग में भी लाभकारी रहती है तथा मैंने कान बहने के पुराने रोग से पीड़ित मरीज तक को इस दवा से रोग मुक्त किया था।

बोरेक्स का एक लक्षण यह भी है कि इसके रोगी के नथुनों में सफेद रंग की पपड़ी जम जाती है तथा बार-बार पपड़ी हटा देने पर नई पपड़ी बन जाती है। मुख छालों से भर जाता है तथा दिन रात हरा पाखाना हुआ करता है। बच्चा पेशाब के समय या पेशाब करने से पूर्व चिल्लाता है जो यह सिद्ध करता है कि उसकी मूत्र नली में प्रदाह उत्पन्न हो चुका होता है। पेशाब करने से पहले रोने या चिल्लाने पर अथवा बिस्तर या पेशाब के बर्तन में बालू जैसे कण दिखाई पड़ने पर लाइकोपोडियम या सार्सापेरिला का प्रयोग होता है।

यह औषधि श्वसन-अंगों की श्लैष्मिक झिल्ली को भी प्रभावित करती है

तथा इसमें निकलने वाले बलगम का स्वाद बदबूदार घास जैसा होता है। यदि छाती की दाहिने ओर प्लूराइटिस रोग के लक्षण प्रकट हों तो इसका प्रयोग निश्चय ही करना चाहिए।

श्वेत-प्रदर में, जिसमें सफेद एल्बूमिन मिला श्वेतसार की तरह गर्म प्रवाह हो, बोरेक्स लाभ करती है। साधारण चोट के जो जख्म पक जाते हैं उनमें केमोमिला, हीपर सल्फर और साइलिसिया की तरह बोरेक्स भी कारगर होती है।

***

युपेटोरियम पर्फोलियेटम

रोगी के नेत्र गोलकों में असहनीय दर्द, जुकाम, हड्डी-हड्डी में पीड़ा तथा इंफ्लुएंजा में भारी अवसन्नता।

रोगी को शरीर में इतना तेज और गहरा दर्द होता है कि ऐसा लगता है जैसे हड्डियों तक में दर्द हो रहा हो। इसके साथ ही, बाहु, कलाई, पीठ तथा दोनों पैरों में इतनी स्पर्श कातरता रहती है कि किसी का स्पर्श सहन नहीं होता।

ठण्डक और गर्मी की अवस्था के बीच के समय में रोगी को पित्त का वमन होता है। शीठ की अवस्था प्रातः 7 से 8 बजे के बीच पैदा होती है। छाती में पीड़ा रहती है, स्वर-भंग की शिकायत हो जाती है तथा रोगी छाती को हाथों से दबा कर खांसता है।

आर्निका के बारे में लिखते हुए मैंने कुछ अन्य दवाओं का भी हवाला दिया था जिनमें कुचल जाने की तरह पीड़ा या दर्द होता है। यह भी उन दवाओं में से एक है क्योंकि इसमें कुचलने या टूट जाने की तरह का दर्द होता है। यह दर्द रोगी को किसी अंग विशेष में अनुभव न होकर सारे शरीर में होता है (आर्निका, बेलिस, पाइरोजेन)। इस औषधि में कुचल जाने के अहसास के साथ ही ऐसा दर्द होता है मानों दर्द हड्डियों में समा गया हो।

लक्षणः अंग-अंग में तथा पीठ में तेज दर्द जैसे हड्डियां टूट रही हों; हाथ-पैरों की अस्थियों में पीड़ा; रोगी को शरीर पर तथा हड्डियों पर तनिक सा भी स्पर्श सहन न होना; हाथों की कलाई में इस प्रकार का दर्द जैसे मोच आ

गई हो या अपने स्थान से उखड़ गई हों; नीचे के अंगों में पीड़ा तथा कातरता; उठकर चलने के समय शरीर में पीड़ा और कड़ापन; पिंडलियों में इस प्रकार की पीड़ा जैसे वहां गहरी चोट लगी हो तथा हड्डियों में दर्द के साथ कराहने की प्रवृत्ति।

ये सभी लक्षण ब्रोंकाइटिस, सविराम-ज्वर, पित्तज, झिल्ली-प्रदाह इत्यादि रोगों में मुखर रहते हैं। इस प्रकार के हड्डी तोड़ बुखारों की यूपेटोरियम एक श्रेष्ठ औषधि मानी जाती है। यह एक ऐसे प्रकार के सविराम-ज्वर की भी श्रेष्ठ दवा है, जिसमें कुनैन थोड़ा-बहुत लाभ करती है। इस ज्वर के रोगियों में तीन लक्षण मुखर रहते हैं–सुबह सात से नौ बजे तक ठंडक लगती है; ठण्डक लगने से पहले हड्डियों में बहुत दर्द रहता है तथा शीत और ताप की अवस्थाओं के बीच रोगी को पित्त की उल्टियां होती हैं। उक्त लक्षण यूपेटोरियम के प्रधान परिचायक लक्षण माने जाते हैं।

यूपेटोरियम के रोगी भी कास्टिकम के रोगी की तरह सुबह स्वरभंग के विकार से पीड़ित रहते हैं। कास्टिकम में जलन का भाव मुखर रहता है परन्तु यूपेटोरियम में छाती में स्पर्श न सहन होने का भाव अधिक मुखर रहता है। जब चलने, घूमने-फिरने, छूने या मौसम बदलने से छाती में दर्द होता है तथा खांसने के समय ऐसा लगता है जैसे छाती में चोट लगी हो तो इसे रैननक्यूलस बल्ब का लक्षण मानना चाहिए (ब्रायोनिया, ड्रोसेरा, क्रियोजोट, नेट्रम सल्फ, सिपिया में भी)। दोनों ही दवाओं की यह विशेषता है कि इन्फ्लुएंजा से ग्रस्त रोगी की हड्डियों में दर्द होता है। लेकिन, यूपेटोरियम में दर्द की गहनता बहुत अधिक रहती है। यदि स्वर-भंग का रोग इन दोनों ही दवाओं से ठीक न हो तो सल्फर उनकी क्रिया को पूर्ण करने में मदद करेगा। वृद्ध पुरुषों, शराबियों तथा कृश व्यक्तियों के लिए यह एक श्रेष्ठ औषधि है। ब्रायोनिया और यूपेटारियम के बहुत से लक्षण आपस में मिलते हैं। ब्रायोनिया के रोगी को पसीना बहुत आता है तथा दर्द के कारण रोगी चुपचाप पड़ा रहता है। लेकिन, यूपेटोरियम में रोगी को बहुत कम पसीना आता है और वह दर्द से बैचेन नजर आता है।

इयुपेटोरियम पर्प्यूरियम

मूत्र रोग के लिए एक बहुत कारगर दवा मानी जाती है, विशेषकर स्त्रियों के मूत्राशय में उत्तेजना उत्पन्न होने पर यह दवा विशेष लाभ करती है (डा॰ हयुजेस)। मैंने इस प्रकार के रोगियों पर इसकी परीक्षा नहीं की है परन्तु सविराम-ज्वर में कई बार मैंने इसको बहुत कारगर पाया है। इस दवा से सविराम-ज्वर में पीठ के निचले भाग में शीत शुरू होता है तथा बांह से ऊपर या नीचे की ओर दौड़ता है। यही इस दवा का प्रधान लक्षण माना जाता है। युपेटोरियम पर्फोलियेटम की तरह इसमें भी रोगी की हड्डियों में दर्द होता है।

इसमें शीत पीठ से शुरू होता है तथा मूत्राशय में उत्तेजना भी रहती है। कैप्सिकम में भी यह लक्षण रहता है। परन्तु, कैप्सिकम में शीत दोनों कंधों के बीच से शुरू होती है जबकि युपेटोरियम में नितम्ब या पीठ से प्रारम्भ होती है। कैप्सिकम में, शरीर ठण्डा रहने के साथ बहुत तेज जाड़ा लगता है जबकि युपेटोरियम पर्फ में कम्पन बहुत रहता है और शरीर ठण्डा नहीं रहता।

कैप्सिकम, युपेटोरियम पर्प और युपेटोरियम पर्फ में शीत लगने से पहले पीठ में बहुत दर्द होता है। शीत की सबसे अधिक तेजी युपेटोरियम पर्फ में रहती है।

***

केप्सिकम

इसमें, रोगी को जलन भरा दर्द होता है। यह दर्द श्लैष्मिक झिल्लियों में विशेष रूप से अनुभव होता है। दर्द में इस प्रकार की जलन होती है जैसे किसी ने पिसी हुई लाल मिर्च दर्द वाले स्थान पर रख दी हो।

मूत्राशय, सिर, घुटनों तथा पैरों में खांसी के समय दर्द महसूस होता है। कोई भी पेय पीने के बाद ही शरीर में रोमांच की अवस्था उत्पन्न हो जाती है। रोमांच या शीत की यह अवस्था विशेष रूप से दोनों कंधों के बीच से पैदा होती है और सारे शरीर में फैल जाती है।

पुराने सूजाक, रक्तामाशय तथा श्लैष्मिक झिल्ली में जलन का भाव रखने वाले कण्ठ के रोगों में भी यह औषधि विशेष लाभ करती है। किसी भी स्थान की श्लैष्मिक झिल्ली में जलन रहने पर इस औषधि का प्रयोग अवश्य करना चाहिए। इसकी जलन आर्सेनिक से भिन्न ढंग की होती है तथा रोगी को ऐसा लगता है जैसे किसी ने पिसी हुई लाल मिर्चें उस स्थान पर लगा दी हो। आर्सेनिक में गर्म प्रयोग से जलन में राहत मिलती है परन्तु इसमें गर्म प्रयोग से कोई लाभ नहीं होता। मैंने इस प्रकार के रोग से पीड़ित एक बहुत पुराने मरीज को इस दवा से ठीक किया था। रोगी रोता रहता था तथा खांसने के समय हाथों से कस कर अपना माथा पकड़ लेता था। उसकी हालत इतनी खराब हो गई कि उसे बिस्तर पकड़ना पड़ा क्योंकि बैठे रहने पर कष्ट बढ़ जाता था। कैप्सिकम से इस रोगी का कष्ट बहुत जल्दी दूर हो गया। इस प्रकार की रोग वृद्धि के लक्षण ब्रायोनिया, नेट्रम म्यूर, स्कुइला तथा सल्फर में भी मिलते हैं।

मूत्राशय, घुटने और पैरों में खांसने के समय दर्द भी इसका लक्षण माना जाता है। जब भी रोगी कुछ पीता है, उसे शीत और रोमांच की अवस्था उत्पन्न हो जाती है। शीत दोनों कंधों के बीच शुरू होकर सारे शरीर में फैल जाती हैं मोटे व्यक्तियों में प्रतिक्रिया का अभाव पाया जाता है।

स्पोंजिया टोस्ट

इसमें रोगी को काली खांसी की तरह की खांसी आती है,गले से ऐसी आवाज निकलती है जैसे आरे से तख्ता चीरा जा रहा हो। सो कर उठने पर रोग बढ़ा हुआ नजर आता है।

रोगी सोते-सोते सांस रूक जाने के कारण जाग उठता है तथा जोर की आवाज के साथ खांसी भड़क उठती है। रोगी भय, चिंता, उत्तेजना और सांस की तकलीफ से ग्रस्त रहता है। गाने, पढ़ने, कोई भी वस्तु निगलने तथा सिर नीचा कर के सोने के समय खांसी बहुत बढ़ जाती है।

अपने प्रभाव क्षेत्र की सीमा में यह एक अत्यंत उपयोगी दवा है, यद्यपि इसका प्रभाव क्षेत्र या दायरा सीमित है।

सबसे पहले हम श्वसन अंगों पर इसकी क्रिया के बारे में विचार करेंगे। सबसे पहले इसका हमला स्वर-यंत्र पर ही होता है, फिर कण्ठनली की ओर रोग बढ़ता है। तदुपरान्त, वायुनली और फेफड़े इसकी गिरफ्त में आ जाते हैं। काली खांसी में एकोनाइट के बाद इस दवा का इस्तेमाल किया जाता है। इसमें रोगी को सूखी खांसी आती है तथा हिस-हिस की आवाज गले से निकलती है या फिर ऐसे लगता है जैसे कोई आरेक से लकड़ी चीर रहा हो। तेज बुखार, उत्तेजना और भय के कारण शाम को काली खाँसी विशेष रूप से बढ़ती है, जो मुख्यतः सूखी सर्द दवा लगने के कारण पैदा होती है। इस लक्षण की पहली दवा एकोनाइट है तथा 30 या 200 पाटेंसी में इसकी खूराकें इस्तेमाल करने से खांसी ठीक हो जाती है। लेकिन, यदि खांसी इस दवा से दूर न हो, तथा हालत और बिगड़ जाए, यहाँ तक कि साँस रूकने की शिकायत और आवेश का लक्षण भी उभर आए–तो स्पंजिया का प्रयोग करना चाहिए।

मैं एकोनाइट और स्पंजिया का उनके लक्षणों को नजर में रख कर इस्तेमाल करता हूं। पानी में घोल कर पन्द्रह-पन्द्रह मिनट पर उसकी खूराकें देता हूं, जब तक रोग उग्र रहता है। लेकिन जैसे-जैसे रोग की उग्रता घटती जाती है, वैसे-वैसे मैं औषधि देने के समय का अन्तर बढ़ाता जाता हूं। खांसी ढीली पड़ जाने, परन्तु आवाज बनी रहने पर, यदि खांसी आधी रात के बाद या सुबह बढ़ जाए तो हीपर सल्फर का प्रयोग लाभजनक होता है। यदि रोग फिर लौट रहा हो या खांसी शाम को बढ़ती हो तो रोगी फास्फोरस से ठीक हो जाएगा। वृद्ध व्यक्ति जब स्वर-यंत्र प्रदाह से ग्रस्त हो जाता है या ब्रोंकाइटिस का शिकार हो जाता है तो स्पंजिया उसमें उसी प्रकार लाभ करती है जिस प्रकार बालकों को काली खांसी होने पर लाभ करती है। इस में रोगी का स्वर-भंग बढ़ जाता है, गले में जलन मिश्रित दर्द होता है तथा गाने, बोलने या कोई वस्तु निगलने पर खांसी बढ़ जाती है। स्वर-भंग या वायु-नली विकार पैदा होने से पहले होने वाले दर्द में बेलाडोना भी फायदा करती है। इसके बाद स्पंजिया भी लाभ करती है, बशर्ते रोग सर्दी लग जाने के कारण पैदा हुआ हो।

साँस-प्रणाली की कुछ ऐसी बीमारियां भी होती हैं जो बिगड़ कर यक्ष्मा का रूप ले सकती हैं। इन बीमारियों में स्पंजिया की तुलना फास्फोरस, सल्फर, सैंगुइनेरिया इत्यादि दवाओं से हो सकती है। छाती में जलन के साथ पीड़ा और

एक तरह का भय महसूस होता है। खांसी शाम को बढ़ जाती है। ठण्डी हवा में घूमने-फिरने, बोलने, गाने से भी खांसी बढ़ती है। रोगी गर्म चीजें खाना पसंद करता है।

हृदय-तंत्र पर भी इस औषधि की क्रिया होती है। हृदय कपाटों सम्बंधी रोग में स्पोंजिया का मुकाबला अन्य कोई दवा नहीं कर सकती। सांस रूक जाने का भाव पैदा होने पर जोर-जोर से तेज खांसी आने पर, भय और उत्तेजना महसूस होने पर तथा सांस कष्ट के कारण रोगी सोते से जाग जाए–ये इस दवा के प्रमुख लक्षण हैं। हृदय कपाट के रोगों में बहुधा ये लक्षण मुखर रहते हैं। इस दवा का मुकाबला लैकेसिस भी नहीं कर सकती।

हृदय-तंत्र सम्बन्धी विकार ग्रस्त रोगियों की सूखी तथा पुरानी खांसी में यह नैजा से अधिक लाभप्रद है। यदि निद्रा के बाद सांस रूकने का भाव रहे तथा रोगी गल-गण्ड रोग से पीड़ित हो तो यह दवा बहुत कारगर सिद्ध होती है।

***

चिमाफिला अम्बेलेटा

इस औषधि के बारे में मुझे परीक्षण द्वारा कुछ बहुमूल्य अनुभव प्राप्त हुए हैं। यह औषधि मूत्राशय प्रदाह की एक श्रेष्ठ औषधि है, खासतौर से उस समय जब मूत्र में श्लेष्मा डोरी के रूप में अधिक मात्रा में निकलता है। इस प्रकार के रोगी मूत्र कृच्छता से ग्रस्त भी हो सकते हैं और नहीं भी ग्रस्त हो सकते हैं। इसके एक लक्षण के आधार पर इसे पुरःस्थ ग्रंथि के रोग की भी एक कारगर दवा कहा जा सकता है। इस प्रकार का लक्षण केवल एक दूसरी दवा कैनाविस इण्डिका में भी मुखर रहता है। रोगी को मल-द्वार (गुदा) के निकट या मूलाधार में सूजन महसूस होती है और ऐसा लगता है जैसे वह एक गोले पर बैठा हो। पुरःस्थ ग्रंथि के विकार से पीड़ित व्यक्तियों के पेशाब में श्लैष्मा बहुत अधिक जाती है और यदि इसके साथ गोले पर बैठने का भाव भी रहे तो यह दवा अवश्य लाभ करेगी।

***

इक्विसेटम हाइमेल

यह औषधि उन रोगियों के लिए एक बहुत श्रेष्ठ दवा है जिनको कैंथरिस से रोग मुक्ति नहीं मिलती। कैंथरिस की तरह इसमें भी रोगी को पेशाब करने की इच्छा बराबर मौजूद रहती है तथा मूत्राशय में दर्द रहता है–इस प्रकार का जैसे वह पेशाब से भरा हुआ हो। रोगी को यह अहसास होता है कि पेशाब हो जाने पर उसे दर्द तथा दबाव, दोनों से ही राहत मिल जाएगी। परन्तु पेशाब होने के बाद भी उसकी यह मानसिक परेशानी दूर नहीं होती तथा थोड़ी ही देर बार वह फिर पेशाब करने पहुंच जाता है। रोगी को मूत्र त्याग के समय मूत्र नली में जलन होती है। कैंथरिस में बहुत थोड़ा तथा कई बार बूंद-बूंद पेशाब उतरता है, परन्तु इसमें काफी अधिक पेशाब उतरता है। पूरे लक्षणों की जानकारी प्राप्त करने के लिए चिमाफिला की तरह इक्विसेटम की भी पूरी परीक्षा की जानी चाहिए। कभी-कभी इक्विसेटम के रोगी को, उस समय बहुत जलन होती है जब पेशाब बंद हो जाता है (बर्बेरिस, नेट्रम म्यूर, सार्सपैरिला, थूजा भी देखिए)।

***

लेपिस एल्बस

प्रसिद्ध होमियोपैथ चिकित्सक डा॰ वान गुरबील को एक बार गास्टीन नामक जल-प्रपात में एक प्रकार का पत्थर मिला था जिसका नाम उन्होंने लेपिस एल्बस रख दिया था। इस जल-प्रपात का जल इस प्रकार दोषपूर्ण था कि जल पी लेने वाले को अक्सर गलगण्ड तथा अन्य प्रकार के विकार उत्पन्न हो जाते थे। गुरबील ने उक्त पत्थर की परीक्षा करने पर पाया कि पेट के ऊपरी भाग तथा निम्न भागों में यह जलन पैदा कर देता है तथा यह जलन जरायु और स्तनों तक जा पहुंचती है। प्रयोग के दौरान यह गलगण्ड के रोगियों के लिए उपयोगी सिद्ध हुआ, लेकिन उन रोगियों को इससे कोई लाभ नहीं पहुंचा जो पहले मलेरिया रोग से ग्रस्त रह चुके थे। उल्टे उन्हें यह हानिकारक ही सिद्ध हुआ। एक एलोपैथ

चिकित्सक ने गर्भाशय के कैंसर से पीड़ित पांच रोगिणियों को असाध्य ठहरा दिया था। लेकिन, मैंने इसी औषधि का प्रयोग कर उनको ठीक किया। मैं अब भी एक ऐसी रोगिणी का इलाज कर रहा हूं जिसकी जरायु में एक बड़ा अर्बूद था। कई दवाओं का प्रयोग करने पर भी रोगिणी को कोई राहत नहीं मिली। रोगिणी को जरायु से बार-बार रक्त-स्राव होता था तथा रक्त-स्राव का परिमाण इतना अधिक था कि मुझे ऐसा लगता था कि वह रक्त निकल जाने से ही मर जायेगी। अर्बुद ने उसे समूचे गर्भाशय को घेर लिया था। कई महीनों से रक्तस्राव होते रहने के कारण स्राव का रंग काला पड़ गया था तथा उसमें बदबू भी बहुत रहती थी। ऊंगली से स्पर्श करने पर जरायु मुख बहुत रूखा मालूम पड़ता था। कुछ समय बाद रोगिणी को रोगग्रस्त अंग में जलन भी रहने लगी। जब आर्सेनिक एल्ब से लाभ नहीं हुआ तो मैंने उस पर लैपिस का प्रयोग किया। मुझे यह आशा न थी कि वह दो सप्ताह से अधिक समय तक जिएगी। लेकिन, यह दवा बहुत कारगर सिद्ध हुई तथा रोगिणी की दशा तेजी से सुधरने लगी। कुछ ही समय में वह अपने घर के काम-काज भी करने लगी तथा उसका रक्तस्राव भी बंद हो गया। अब उसका ट्यूमर भी बराबर आकार में घटता जा रहा है और ऐसा लग रहा है कि वह जल्दी ही पूरी तरह रोग से मुक्त हो जाएगी। अब वह सप्ताह में केवल एक बार लैपिस एल्बस-30 की एक खूराक ले रही है।

मेडोरिनम

मेडोरिनम सूजाक की एक रामबाण औषधि है। इस औषधि के प्रयोग से पुराने वात रोग में भी बहुत लाभ होता है। मेरे पास मध्यम आयु की एक रोगिणी इलाज के लिए आई थी जो वातरोग के कारण बिल्कुल चल-फिर नहीं सकती थी। वह अपने घर के निकट स्थित गिरजाघर तक भी नहीं जा सकती थी क्योंकि उसके पैर, ऐड़ी तथा तलवों में वात दर्द हो रहा था। उसकी एड़ियों में इतना कड़ापन आ गया था कि फोड़े की तरह भयंकर पीड़ा होती थी तथा तलवों में इतनी अधिक स्पर्श कातरता थी कि वह उन पर भार देकर नहीं चल सकती थी। इस प्रकार के बहुत से रोगियों को मैं पहले एण्टिमोनिमय क्रूडम से

ठीक कर चुका था परन्तु इस रागिणी पर इस औषधि ने काम नहीं किया। लेकिन, मेडोरिनम सी॰एम॰ की खूराक ने उसे इतना लाभ किया कि अब वह मर्जी के अनुसार जहां चाहे वह जा सकती है। 'आर्गेनन' नामक एक मासिक होमियोपैथिक पत्रिका के तृतीय अंक में रोचेस्टर, (न्यूयार्क) के एक चिकित्सक डा॰ जे॰ए॰ बिगलर ने इसी औषधि का प्रयोग कर एक 60 वर्षीय वृद्ध व्यक्ति को वात रोग से मुक्त करने का दावा किया है। इस रोगी में, पहले सूजाक रोग के मौजूद होने के कोई प्रमाण नहीं मिला था। मैंने भी जिन रोगियों को इस औषधि से ठीक किया, वह भी सूजाक विष से ग्रस्त नहीं थे। लिवरपूल के एक चिकित्सक डा॰ स्किनर ने इसी पत्रिका के प्रथम अंक में लिखा था कि 'सिफिलिनम' (ऊँची शक्ति) से मेरूदण्ड अस्थि का क्षय रोग चमत्कारिक ढंग से ठीक हो गया था। मैं भी इसी प्रकार के एक रोगी का इलाज कर रहा था जिसको कई वर्षों से लगातार इलाज करने के बाद भी कोई लाभ नहीं हुआ था। जब मैंने डा॰ स्किनर का उक्त विवरण पढ़ा तो पाया कि उसके रोगी की तरह मेरे रोगी को भी रोगग्रस्त स्थान पर रात्रि के समय बहुत पीड़ा उठती थी। उपदंश रोग के बारे में जानकारी रखने वाला व्यक्ति यह जानता है कि इसमें हड्डियों में खास तौर पर तकलीफ रहती है तथा रात में हड्डियों में होने वाला दर्द बढ़ जाता है। डा॰ स्वान की सिफलिनम सी॰ एम॰ पोटेंसी की तीन खुराकें से यह रोगी 40 दिन के अंदर ही अच्छा हो गया। इस रोगी में भी उपदंश विष मौजूद होने का कोई विश्वसनीय इतिहास प्राप्त नहीं हुआ।

सहज ही यह प्रश्न उठता है कि क्या स्वान का नोसेड सिद्धान्त सत्य है अथवा रोगज औषधियों की आरोग्यकारिणी शक्ति रोग लक्षण मिल जाने पर अपनी आरोग्यकारिणी शक्ति दिखाती है।

मैंने नोसेडों की बहुत परीक्षा की है तथा यह पाया है कि मेरोडिनम तथा सिफलिनम पुराने वात रोग में बहुत लाभकारी है। इन दोनों दवाओं में सबसे बड़ा अन्तर यह है कि मेडोरिनम का दर्द दिन के समय बढ़ता है जबकि सिफलिनम की पीड़ा रात में बढ़ती है।

इन दोनों ही रोगज विषों में रोग नष्ट करने की असीम शक्ति है। अतः इन्हें केवल इस आधार पर नहीं त्यागना चाहिए कि यह रोगज औषधियाँ हैं।

ट्यूबर कुलिनम

यह खानाबदोशों की दवा है–ऐसे व्यक्ति जो किसी एक स्थान पर अधिक दिनों तक नहीं रहते हैं तथा इधर-उधर घूमते-फिरते हैं। लक्षण अंग-अंग में तथा संधियों में घूमने वाला दर्द; शरीर के अंग हिलाने-डुलाने पर कड़े और अकड़े हुए महसूस होते हैं। खड़े होते ही रोगी का दर्द बढ़ जाता है; लेकिन इधर-उधर हिलने या टहलने पर दर्द हट जाता है।

रोगी को खुली हवा में घूमने की प्रबल इच्छा होती है। वह अपने कमरे की खिड़कियां और दरवाजे भी खोल कर रखना चाहता है तथा तेज हवा में घुड़सवारी करना पसंद करता है।

मामूली सी ठण्ड लग जाने पर भी रोगी को नया जुकाम या सर्दी धर दबाती है। पहला जुकाम ठीक होने नहीं पाता कि नया जुकाम शुरू हो जाता है।

स्वस्थ रहने पर भी रोगी शरीर से दुबला दिखाई देता है। उसे बहुत भूख लगती है तथा भूख के कारण वह अक्सर रात में उठकर भोजन करता है।

बाएं फेफड़े के ऊपरी भाग के भीतर से पीठ तक दर्द होता है तथा इसी स्थान में यक्ष्मा का बीजारोपण शुरू हो जाता है। यह दवा उन रोगियों के लिए भी उपयुक्त है जिनके परिवार का कोई भी व्यक्ति कभी यक्ष्मा रोग से पीड़ित रहा हो।

रोग के लक्षण हमेशा बदलते रहते हैं; वे एकाएक पैदा होते हैं और एकाएक ही गायब भी हो जाते हैं।

एक युवा स्त्री तालु-मूल बढ़ जाने के विकार से गस्त थी तथा मासिक धर्म भी उसे ठीक समय पर नहीं होता था। वह धीरे-धीरे पीली, कमजोर और दुबली होती जा रही थी तथा शारीरिक मेहनत न करने पर भी उसकी सांस फूल जाती थी। पल्सेटिला का प्रयोग करने से रोगिणी के दो बार मासिक धर्म हुआ। कई महीनों का अन्तर डाल कर मासिक धर्म पुनः हुआ और फिर बंद हो गया। जब अन्य दवाओं से लाभ नहीं हुआ तब मैंने ट्युबर्क्युलिनम 1-एम

की एक खूराक दी। इससे उसे समय पर मासिक धर्म होने लगा और वह स्कूल भी जाने लगी। इस लड़की की बड़ी बहन कईं वर्ष पूर्व यक्ष्मा रोग से मर गई थी।

एक बार मैं अपनी पुत्री से मिलने गया। वहां मेरी भेंट एक होमियोपैथ से हुई जिसने मेरी पुस्तक पढ़ी थी। उसने मुझ से एक विचित्र रोगी देखने का अनुरोध किया। उसने कहा कि एलोपैथ चिकित्सकों ने इस गरीब रोगी को लाइलाज कह कर छोड़ दिया है तथा अब मैं इसका इलाज कर रहा हूं। पैसे का सवाल न होने के कारण मैं रोगी को देखने के लिए तैयार हो गया। यह रोगी सात महीने का एक शिशु था। इस शिशु का माथा बहुत बड़ा था, आंखें बाहर निकल आई थीं और ऊपर की ओर चढ़ी रहती थीं। आंखों की पुतलियों केवल इधर से उधर हिल सकती थीं। इसके माथे में इतना अधिक जल इकट्ठा हो गया था कि ब्रह्मरन्ध की धड़कन तक नहीं मालूम होती थी। शिशु का माथा बहुत फैल गया था। मुझे ऐसा प्रतीत हुआ कि शिशु किसी भी चीज को या व्यक्ति को नहीं पहचानता था। वह लगातार कराहता रहता था और गों-गों की आवाज किया करता था। पारिवारिक इतिहास मालूम करने पर पता चला कि शिशु की मां की कईं बहिनें यक्ष्मा रोग से मर चुकी थी। उस डाक्टर से सलाह कर के मैंने शिशु को ट्युबर्क्युलिनम 1एम की एक खूराक दी और उसे प्रभाव की प्रतीक्षा करने के लिए कह कर चला आया। घर वापस लौटने के कुछ समय बाद मुझे उस डाक्टर का एक पत्र मिला जिसमें उसने लिखा था कि इस औषधि से शिशु को बहुत फायदा हुआ है तथा उसके रोग का बढ़ना भी रूक गया है। यही नहीं, माथा पहले से छोटा होता जा रहा है। साथ ही उसने दवा की ऊंची पोटेंसी भेजने का अनुरोध भी किया था।

लगभग एक वर्ष पूर्व, सेनकाफाल्स (न्यूयार्क) से फेफड़े के कष्ट से पीड़ित एक रोगिणी मेरे पास लाई गई। यह रोगिणी पिछले चार वर्षों से एलोपैथिक इलाज करा रही थी। हर गर्मी के मौसम में यह रोगिणी फेफड़ों के रोगों के डाक्टर लूमिस के ऐडिरोनडैक्स स्थित आरोग्यसदन में चली जाया करती थी। मैंने पहले इसे सल्फर सी-एम की दो खूराकें दी। फिर, ट्युबर्क्युलिनम सी-एम की एक खूराक दे दी। इस से रोगी की हालत इतनी सुधर गई कि कोई उसे देख कर यह नहीं कह सकता था कि वह क्षय रोग से पीड़ित है।

एल॰ डी॰ जी नामक एक और वृद्ध रोगी इलाज के लिए मेरे पास लाया गया था जिसके कईं भाई-बहन यक्ष्मा से पीड़ित होकर मर चुके थे। यह रोगी भी पिछले 25 वर्ष से खांसी से पीड़ित रहता था। मूत्र नली में संकोचन विकार उत्पन्न हो जाने के कारण, उसे कईं बार शल्य चिकित्सा का भी सहारा लेना पड़ा था। जब वह मेरे पासा आया उससे कुछ दिन या सप्ताह पहले उसे जाड़ा देकर बुखार आया था। ठण्डक का मौसम था। परन्तु, यह जाड़ा देकर बुखार आने के दिन नहीं थे। उसे दिन में कईं बार जूड़ी आती थी। अन्त में उसके रोग के सारे लक्षण रसटक्स से मिलने लगे। एक खूराक रसटक्स देने पर ये सभी लक्षण दूर हो गए परन्तु इसके बाद ही उसे तेज दर्द होने लगा। यह दर्द पीठ से शुरू होकर सारे पेट में फैलता था तथा कुक्षिदेश में खास तौर पर दर्द होता था। जब किसी प्रकार दर्द में राहत मिलती तो स्नायुशूल की तरह का दर्द सारे शरीर में फैल जाता था। यह दर्द पहले एक स्थान पर होता था, फिर हट कर किसी ओर स्थान पर चला जाता था। जब दर्द घटता तो खांसी उभर आती थी। यह क्रम कईं महीनों तक चलता रहा था।

सिराक्यूज के एक अनुभवी चिकित्सक डा॰ शलडन को रोगी को देखने के लिए बुलाया गया। उन्होंने रोगी की अच्छी प्रकार परीक्षा कर, परिवार के पुराने इतिहास पर विचार कर तथा पेट की प्राचीर में एक विशेष प्रकार की कोमलता को देखकर कहा कि रोगी यक्ष्मा से पीड़ित है। उन्होंने उसे विरेट्रम एल्बम देने के लिए कहा क्योंकि रोगी के हाथ पैर बहुत ठण्डे रहते थे तथा वह बहुत कमजोर हो गया था।

विरेट्रम से रोगी को कोई विशेष लाभ नहीं हुआ। यक्ष्मा वाली बात को ध्यान में रखकर मैंने एक दिन उसकी जीभ पर ट्यूबर्क्यूलिनम की एक खुराक रख दी। उस रात रोगी बहुत शांति से सोया तथा इसके बाद उसकी हालत सुधरने लगी तथा रोग के लक्षण घटने लगे। वह बाहर भी निकलने लगा। जाड़े का मौसम था और उसे सर्दी लग गई। उसने फिर बिस्तर पकड़ लिया। सर्दी के कारण मैंने पहले एकोनाइट की कईं खूराकें उसे दी और फिर ट्यूबर्क्यूलिनम की एक खूराक खिलाई। वह फिर ठीक हो गया।

एलन कृत 'की नोट्स' नामक पुस्तक के पृष्ठ 287 में लिखा है कि लक्षणों में निरन्तर परिवर्तन होता रहता है; रोग कभी शरीर के एक अंग पर तो कभी

दूसरे अंग पर हमला करता है। तात्पर्य यह कि फेफड़े, मस्तिष्क, मसाना, यकृत तथा पाकाशय और स्नायुमण्डल में लक्षण अचानक ही मुखर होते हैं; फिर अचानक लुप्त हो जाते हैं।

उक्त रोगी के बारे में भी यह बात लागू होती थी।

प्रकट और अप्रकट, दोनों ही प्रकार के क्षय रोग में मैंने इस औषधि को लाभकारी पाया है। जब रोग बढ़ा हुआ हो तो ऊंची पोटेंसी की खूराक देनी चाहिए तथा अधिक समय तक उसके फल की प्रतीक्षा करनी चाहिए। पुराने रोगों की चिकित्सा में ट्युबर्क्युलिनम को सोरिनम की श्रेणी में रखा जा सकता है।

अब मैं एक अन्य रोगिणी की चर्चा करूंगा। यह है 27 वर्षीय अविवाहिता, मोटी जिसकी प्रकृति रक्त-प्रधान और स्नायविक है। उसकी आंखें नीली और केश भूरे हैं तथा बीमार होने के पूर्व वह बिल्कुल स्वस्थ थी।

11वर्षों से वह मृगी से पीड़ित थी। न्यूयार्क के किसी विशेषज्ञ से मंगाई गई दवा का प्रयोग करने से वह बीच में लगभग दो वर्ष तक ठीक रही। लेकिन, फिर उसका रोग वापस लौट आया। उसकी मां की मृत्यु कुछ समय पूर्व ही क्षय रोग से हुई थी तथा उसने अपनी मां की सेवा की थी।

मां की मृत्यु के बाद 28 मई, 1880 को मेरे पास आई और निम्न तकलीफों की शिकायत की।

- वह कोई भी वस्तु खा नहीं सकती।
- मुख का स्वाद बिगड़ गया है जो सुबह अधिक खराब रहता है।
- भोजन पकने की गंध से मितली आती है।
- छाती के बीच भाग में छाती की हड्डी के पीछे दर्द तथा स्पर्श कातरता। यह दर्द पहाड़ी पर चढ़ने या सीढ़ियां चढ़ने पर बढ़ जाता है।
- 1 मई से अब तक 22 पौण्ड वजन घट गया है।
- थकान होने पर पीठ में दर्द हो जाता है।
- सर्दी और कम्पन-सुबह-शाम यह लक्षण अधिक मुखर हो उठता है।
- कमजोरी बहुत है और वह थोड़ा सा चलने पर भी थक जाती हैं
- पिछले महीने से मासिक धर्म नहीं हुआ है;
- बहुत सुस्ती रहती है तथा रूलाई आती रहती है।
- गत दिसम्बर में फ्लू हुआ था तभी से खांसी आ रही है।

- नाड़ी की गति 100 से 120 रहती है।
- रात्रि में पसीना आता है।

मैंने पहले दिन पल्सेटिला-200 की खूराक दी। बाद में 10 एम की खूराक इस्तेमाल की। लेकिन, कोई परिवर्तन नजर नहीं आया।

कोई लाभ न देख मैंने ट्युबर्क्युलिनम 1–एम की खुराक दी। इसके उपरान्त, चार-चार महीनों का अन्तर देकर मैं यही औषधि देता रहा। बीच-बीच में एक या दो बार बैसिलिनम-200 भी दिया। इस चिकित्सा से रोगिणी बिल्कुल स्वस्थ हो गई तथा अब वह (14 दिसम्बर 1900) अपने घर के सारे काम खुद करती है तथा स्वस्थ है।

***

पाइरोजेन

दूषित गंध अथवा नालियों की गंदगी इत्यादि लग जाने से होने वाले रोगों का इलाज के लिए यह एक उत्तम औषधि है।

रोगी को अपना बिस्तर कड़ा मालूम पड़ता है। रोगी जिस अंग पर भार देकर सोता है उसी में कुचलने या जख्म की तरह का दर्द होता है। हिलने-डुलने पर ही यह दर्द कुछ घट जाता है।

रोगी की जीभ बढ़ जाती है, थुलथुली तथा इस प्रकार चिकनी दिखती है जैसे किसी ने उस पर वार्निश कर दी हो। जीभ का रंग बहुत लाल रहता है, वह जगह-जगह से फट जाती है जिससे रोगी को बोलने में कष्ट होता है। रोगी को जो उल्टियां होती हैं उनमें बदबू रहती है तथा उनका रंग काफी के चूरे की तरह भूरा रहता है।

रोगी को जब दस्त लगते हैं तो मल में बहुत बदबू रहती है; मल का रंग काला या भूरा रहता है; पाखाने के समय पेट में कोई दर्द नहीं होता तथा कई बार दस्त अपने आप ही हो जाते हैं।

रोगी को वक्ष के अन्दर हृदय के मौजूद होने का स्पष्ट अहसास होता रहता है। थकान की अनुभूति के साथ-साथ ऐसा मालूम पड़ता है मानों हृदय का आकार ही बढ़ गया हो। कानों में हृदय थपथप, धर-धर और धुक-धुक की

साफ आवाज सुनाई पड़ती है तथा उसके कारण रोगी ठीक से सो नहीं पाता है।

मैंने इस औषधि का स्वयं कभी प्रयोग नहीं किया है। लेकिन यदि एलेन की प्रसिद्ध पुस्तक 'की नोट्स' के विवरण को प्रमाणिक और सही माना जा सकता है तो यह औषधि भयंकर प्रकृति के रोगों में बहुत कारगर होती है। प्रसव के फलस्वरूप या चीरा लगवाने के बाद यदि सेण्टी सीमिया रोग (सेप्टिक विष का फैलना) हो जाता है अथवा गैस या नाली की गंदगी के कारण जो रोग पैदा हो जाते हैं उनमें बताए गए लक्षणों में इसका प्रयोग अवश्य करना चाहिए। इसका प्रमुख लक्षण यह है कि रोगी को अपना बिस्तर कड़ा मालूम पड़ता है (आर्निका), जिस अंग की करवट लेकर लेटता या सोता है, उसी में कुचलने की तरह दर्द या जख्म की तरह का दर्द होता है। (बेप्टीशिया); रोगी बहुत जल्दी शैय्याक्षत से पीड़ित हो जाता है। (एसिड कार्बोलिक)। बेचैनी बहुत बढ़ जाने, बराबर हिलते रहने पर ताकि दर्द कुछ घटे (आर्निका युपेटोर पर्फ); जीभ थुलथुली तथा इस तरह साफ रहती है जैसे किसी ने उस पर वार्निश कर दी हो। जीभ बिल्कुल लाल हो जाती है, जगह-जगह फट जाती है तथा रोगी को शब्द उच्चारण करने में भी कष्ट होती है।

दस्त में बहुत बदबू रहती है (सोरिनम); दस्त के मल का रंग काला या भूरा रहता है तथा पाखाना अपने आप निकल जाता है (लेप्टेण्ड्रा), वायु निकलने के साथ दस्त भी हो जाता है (एलो, ओलियेण्डर)।

यदि टायफायड रोग में ये लक्षण मौजूद हों तो यह उपयुक्त औषधि होगी। एलेन्स की पुस्तक में इस औषधि के जो अन्य लक्षण लिखे हैं उनकी विश्वसनीयता और प्रमाणिकता को सिद्ध करने के लिए व्यापक प्रयोग और परीक्षण करना नितान्त अनिवार्य है। डा॰ जेम्स बी॰ बेलकी की इस बात को हमें पूरी तरह ध्यान में रखना चाहिए कि हमें इस बारे में तनिक भी चिन्ता नहीं करनी चाहिए कि दवा किस वस्तु से तैयार की गई है। यह स्वर्ण से लेकर अत्यन्त घृणित वस्तु से भी तैयार की जा सकती है। परन्तु, हमें उक्त बात पर ध्यान न देकर यह देखना चाहिए कि उनसे रोगी को कितना और किस प्रकार का लाभ होता है। यदि औषधि कारगर है और उपयोगी है तो हमें बिना किसी हिचक उसको स्वीकार करना चाहिए तथा यह नहीं सोचना चाहिए कि वह किस चीज से बनी है। यह

दवा एन्थ्रासिनम से बहुत मिलती जुलती है। सेप्टिक के कारण होने वाले बुखार में आर्सेनिकम, एन्थ्रासिनम में बुखार के साथ भयंकर जलन भरे दर्द का लक्षण भी मुखर रहता है।

***

चेनोपोडियम

कंधे की बायीं हड्डी के नीचे होने वाले दर्द को मैंने चेनोपोडियम ग्लौरी की 30 पोटेंसी की खूराक खिला कर दूर कर दिया था। रोगी को कईं वर्ष पहले से यह दर्द रह रहा था तथा कईं बार यह दर्द बहुत तेज हो जाता था। अन्य कईं रोगियों पर भी मैंने इस दवा का सफलता के साथ प्रयोग किया है। इस प्रकार के दर्द में मैं हमेशा चेनोपोडियम का ही प्रयोग किया करता हूं। कंधे की दाहिनी हड्डी के निचले भाग में होने वाले दर्द में भी मैंने कईं बार चेनोपोडियम का सफल प्रयोग किया है। इस ढंग का दर्द यकृत में विकार पैदा होने तथा उसकी क्रिया गड़बड़ा जाने के कारण ही पैदा होता है। डा॰ जैकबजीन्स के अनुसार, कंधे की दाहिनी अस्थि के दर्द में चेलिडोनियम की तरह चेनोपोडियम एन्थेलमिण्टिकम भी फायदा करता है।

फिर भी, दाहिनी अस्थि की पीड़ा में चेलिडोनियम से ही इतना अधिक लाभ हो जाता है कि मुझे कभी दूसरी दवा प्रयोग करने की जरूरत ही अनुभव नहीं हुई। चेलिडोनियम भली प्रकार परीक्षित औषधि है जबकि चेनापोडियम की अभी और अधिक परीक्षा करने की जरूरत है। इस परीक्षा से ही दोनों दवाओं के भेद का स्पष्ट चित्र सामने आ सकेगा। कंधों की हड्डी के नीचे भाग में होने वाली पीड़ा में चेनोपोडियम, ग्लौसी, चेनीपोडियम, एन्थेल और चेलीडोनियम का प्रयोग किया जा सकता है तथा इन तीनों में बहुत समानता है। फिर भी, इन तीनों दवाओं के अन्तर को समझ लेना परम आवश्यक है क्योंकि बहुधा यही निर्भर करने योग्य लक्षण हो जाते हैं तथा इनके बल पर उचित दवा का चुनाव किया जा सकता है।

मैं कुछ ऐसे महत्वपूर्ण लक्षणों का उल्लेख कर रहा हूं जिनकी अनेक बार भली प्रकार परीक्षा हो चुकी है। मासिक धर्म न होने के दिनों में स्तनों में दर्द

रहता है (ऐक्टिवा रोसिमोसा)। जिस समय बच्चा दूध पीने लगता है, माता के स्तनों के चूचुकों से पीठ तक खींचन की तरह पीड़ा होती है। क्रोटोन टिग (साइलिसिया)। बायीं छाती के ऊपरी भाग से कंधे की हड्डी तक दर्द फैलता है—मटिस काम, पिक्सलिक्विडा, थेरिडियन, सल्फर। कंधों की दाहिनी हड्डी के नीचे के भाग में जब भीतर की ओर दर्द हो रहा हो (चेलिडोनियम, मर्क वाइबस, कालीकार्ब)। दाहिनी छाती के ऊपरी भाग में दर्द होने की अवस्था में कल्केरिया आस्ट्रि और आर्सेनिक; बायीं छाती के निचले भाग में दर्द होने पर नेट्रम सल्फ। और भी अनेक आवश्यक लक्षण और दवाओं की सूची इसमें शामिल की जा सकती है।

***

एमोनियम कार्बोनिकम

प्रातः मुख धोने के समय नाक से खून जाता है। यह दवा रक्तहीन, थुलथुल त्वचा वाली, कमजोरी तथा स्मेलिंग साल्ट का आदतन प्रयोग करने वाली स्त्रियों के लिए बहुत उपयुक्त औषधि है।

आरक्त-ज्वर जैसे रोगों में जब ग्रन्थियों में सड़न का भाव पैदा हो जाता है अथवा जब कर्णमूल ग्रन्थि में सड़न पैदा हो जाती है।

डा० गर्नसी के अनुसार, कोमल और सुकुमार प्रकृति वाली स्त्रियों, सहज ही मूर्च्छित हो जाने वाली स्त्रियों तथा स्मेलिंग साल्ट का इस्तेमाल करने वाली औरतों के लिए यह एक बहुत कारगर दवा है। इस प्रकार की स्त्रियों की जीवनी शक्ति की प्रतिक्रिया कमजोर रहती है तथा वे साधारण तौर पर दुर्बल और रस प्रधान-धातु वाली होती हैं। इस प्रकार की महिलाएं नाना प्रकार के उत्तेजक पदार्थों, जैसे प्राणशिरा के माध्यम से अपनी क्रिया प्रकट करने वाले पदार्थों, (स्पिरिट और एमोनिया, कैम्फर, मस्क तथा अल्कोहल) का अधिक उपयोग करती हैं। जब 'मस्तिष्क-मेरू-मज्जावरण प्रदाह' रोग के पहले आक्रमण के कारण रोगी को बहुत अधिक सुस्ती आ जाती है, उस समय यह दवा बहुत अच्छी काम करती है तथा रोगी की जीवनी-शक्ति में रोग से लड़ने की क्षमता जाग्रत कर देती है। इस संघर्ष के दौरान प्रकट लक्षणों को देख कर चिकित्सक को रोग की उपयुक्त

दवा चुनने में मदद मिल जाती है। उस रोगी को भी यह दवा बहुत लाभ करती है जो माथे की पुरानी या नई, सूखी या कड़ी सर्दी से ग्रस्त रहते हैं। रात में रोगी की हालत खासतौर पर खराब हो जाती है तथा ठीक प्रकार से साँस लेने के लिए उसे मुख खोल कर रखना पड़ता है। इस प्रकार के लक्षणों में इस औषधि की तुलना सम्बुक्स, लाइकोपोडियम, नक्स वोमिका और स्टिक्टा से की जा सकती है।

प्रातः काल मुख धोने के समय नाक से खून जाना इसका एक सुपरीक्षित और प्रामाणिक लक्षण माना जाता है। (काली कार्बोनिकम)। मुझे इसके बारे में कोई जानकारी नहीं कि नाक से यह खून क्यों निकलता है। लेकिन, इतना अवश्य कह सकता हूं कि एमोन कार्ब से यह विकार दूर हो जाता है। आरक्त ज्वर के इलाज में भी मैंने इसे बहुत कारगर पाया है। रोगी के शरीर में नीलेपन के साथ हल्की लाली दिखाई पड़ती है तथा रोग का सबसे भयंकर आक्रमण रोगी के कण्ठ पर होता है। दाने या तो शरीर में पूरी तरह नहीं निकलते है या निकलते ही लुप्त हो जाते हैं। जीवनी-शक्ति कमजोर होने के कारण ही यह दाने शरीर पर ठहर नहीं पाते हैं। इस प्रकार के लक्षण में अकड़न का विकार पैदा हो जाने पर जिंकम फायदा करती है। विसर्प रोग से पीड़ित दुर्बल तथा वृद्ध व्यक्तियों के लिए भी यह दवा उपयोगी है। उक्त दोनों ही बीमारियों में रोगी इस प्रकार की तंद्रा में रहता है जैसे शराब पी रखी हो। रोग के विष के प्रभाव से रोगी का सम्पूर्ण मस्तिष्क प्रभावित हो जाता है। इस प्रकार की अवस्था उत्पन्न होने पर कई बार एमोन कार्ब रोग को नष्ट करने में बहुत सहायक होती है।

एमोनियम म्यूरियेटिकम

'दोनों कंधों के बची ठण्डक का अहसास' इस औषधि का एक बहुत ही महत्वपूर्ण लक्षण है। यह लक्षण सामान्यतः खांसी जैसे छाती की बीमारियों में अथवा छाती में दिखाई देता है। जिस प्रकार, दोनों कंधों के बीच जलन, लाइकोपोडियम और फास्फोरस का लक्षण माना जाता है, उसी प्रकार दोनों कंधों के मध्य ठण्डक की अनुभूति इस औषधि का निर्णायक लक्षण माना जाता है।

यह औषधि कब्ज की भी एक अत्यन्त श्रेष्ठ औषधि है। इसके रोगी को बहुत कड़ा व सूखा मल टुकड़ों के रूप में निकलते हैं तथा रोगी को मल त्याग के समय बहुत कष्ट होता है। कई बार मल के इन टुकड़ों में श्लेष्मा भी लिपटी रहती है। कास्टिकम में भी यह लक्षण मुखर रहता है। इन दोनों ही दवाओं की पेशियों तथा बंधनियों पर भी एक ही जैसी क्रिया होती है (पेशियों में दर्द के साथ संकुचन का अहसास हो तो इसे एमोन म्यूर का लक्षण मानना चाहिए। कास्टिकम में यह लक्षण और भी अधिक उग्ररूप में प्रकट होता है। इस प्रकार के शारीरकि विकार को ही चिकित्सक 'आर्थराइटिस डिफार्मेस' कहते हैं (साइमेक्स, नेट्रम्यू)।

दोनों औषधियों की यह विशेषता है कि उनमें मासिक धर्म का स्राव या गर्भाशय से रात में ही होता है। ये दोनों दवाएँ हैं–एमोन म्यूर और बोविस्ट्रा। अन्य लक्षणों को पूरी तरह दृष्टि में रख कर ही इन दोनों में से उपयुक्त दवा चुननी चाहिए। क्रियोजोट में रक्तस्राव लेटने के समय होता है।

परन्तु बैठे रहने या चलने के समय बंद हो जाता है। लिलियम टिग्रिनम में केवल यह स्राव चलने के समय होता है तथा चलना बंद होते ही रूक जाता है। मैग्नेशिया कार्ब का स्राव केवल रात्रि के समय या लेटने के समय प्रकट होता है। साइटिका वात में भी यह औषधि लाभ करती है तथा कण्डराओं के संकोचन का लक्षण भी इसमें पाया जाता है।

बैठे रहने पर रोगी का कष्ट बढ़ जाता है, परन्तु चलते रहने पर राहत महसूस होती है। लेट जाने पर तकलीफ बिल्कुल ही दूर हो जाती है। इसका एक प्रमुख लक्षण है। एड़ी में जख्म की तरह का दर्द होना। इस दर्द में फाइटोलैक्का साइक्लामेन, मैग्नम, लीडम और कास्टिकम का भी प्रयोग होता है। मैंने एक बार बेलेरियन की खूराक से एक पुराने मरीज को ठीक कर दिया था।

❋❋❋

इथुजा सिनेपियम

यह औषधि उल्टियों की एक बहुत ही श्रेष्ठ औषधि है। दूध पीने के तुरन्त बाद ही उल्टी में बाहर निकल पड़ता है तथा दूध उलटने के बाद बच्चा सुस्त पड़ जाता है तथा एक प्रकार की तन्द्रा में लीन हो जाता है। जब दूध कुछ अधिक देर तक शिशु के पेट में रूक जाता है तो दही के थक्कों की शक्ल में उल्टी के साथ निकल जाता है। यदि बच्चे को इस विकार से शीघ्र मुक्त नहीं किया जाता तो वह शिशु-विसूचिका से ग्रस्त हो जाता है। विसूचिका से ग्रस्त होने पर उसे पानी जैसा हरे या लेसदार दस्त आने लगते हैं, पेट में दर्द रहने लगता है तथा अकड़न पैदा हो जाती है। इस दवा में कुछ विशेष प्रकार की ही अकड़न पाई जाती है। इसके रोगी की आँखें नीचे की ओर घूम जाती है तथा ऊपर या बगल की ओर नहीं घूम सकती हैं। यदि रोग और बढ़ता है तो रोगी का चेहरा अन्दर धंस जाता है और इसके साथ ही ऊपरी होंठ पर मोती की तरह एक सफेद छाला सा निकल आता है जिसे लिनिया नैजालिस कहते हैं। यह छाला एक रेखा से घिरा रहता है जो नाक के नीचे से शुरू होकर मुख के कोने तक आती है।

अन्य सभी औषधियों की तुलना में, इथूजा में यह लक्षण अधिक मुखर रहता है। इसमें रोगी को प्यास नहीं रहती तथा सुस्ती और चिंता से रोगी घिरा रहता है।

कल्केरिया आस्ट्र के रोगी को भी खट्टा, फेंटा हुआ दूध थक्के के रूप में वमन के साथ निकलता है। लेकिन, कल्केरिया में मल में भी खटास रहती है तथा इसके साथ माथे में पसीना आता है, ब्रह्म-रंध्र खुल जाता है।

इसकी रोगिणी का एक विशेष लक्षण यह है कि रोगिणी यह समझती है कि घर में आड़ा-आड़ा एक चूहा दौड़ रहा है। यह लक्षण केवल उन्हीं स्त्रियों में मुखर रहता है जो बहुत अधिक परिश्रम करती हैं तथा स्नायविक उत्तेजना से ग्रस्त रहती हैं। मैं सदैव 200 पोटेंसी में इसका प्रयोग करता हूं।

***

जलापा

यह उन शिशुओं के लिए उपयुक्त दवा है जो दिन में तो ठीक रहते हैं परन्तु रात होते ही बेचैन हो कर रोने लगते हैं तथा माता-पिता को तंग करते हैं।

उक्त औषधि का यह लक्षण सुपरीक्षित और प्रामाणिक है। मेरे पास एक बार एण्टीकोलाइटिस का एक शिशु रोगी इलाज के लिए आया जिसे आठ सप्ताह तक दवा खाने के बाद भी कोई लाभ नहीं हुआ। रोगी की हालत दिन-दिन गिरती गई तथा वह हड्डियों का ढांचा मात्र रह गया। वह दिन-रात रोता-चिल्लाता रहता था। चीखते-चिल्लाने के समय शिशु रोगी का शरीर भी टेढ़ा-मेढ़ा होने लगता था। कभी उसका शरीर पीछे की ओर जाता, फिर सामने जाता और अदल-बदल कर बगल की ओर टेढ़ा हो जाता था। अनेक औषधियों का प्रयोग करते हुए एक दिन मैंने उसे जलापा-12 पोटेंसी की खूराक दे दी। दवा की खूराक मिलते ही बालक सो गया ओर तेजी के साथ स्वस्थ होने लगा। इसमें उदरशूल और अतिसार का लक्षण भी मिलता है।

❋❋❋

रियुम

जलापा की तरह, एलोपैथों द्वारा इस औषधि का भी दुरूपयोग किया जाता है। होमियोपैथिक पद्धति के अनुसार इस्तेमाल होने पर यह औषधि बहुत कारगर सिद्ध होती है। रोगी को खट्टे दस्त आना इसका प्रमुख लक्षण माना जाता है। दस्त में पेचिश मिली रहती है; पाखाने का रंग भूरा रहता है तथा वह पतला या लेसदार रहता है। पाखाना होने से पूर्व बालक या बालिका को पेट में बहुत तेज दर्द उठता है, जो शूल की तरह होता है। मल त्याग के बाद भी कूथन का भाव बना रह सकता है। बच्चों के उदरशूल के अलावा यह अतिसार में भी लाभ करती है। इसका एक और विशेष लक्षण है। मल में ही खट्टी गंध नहीं होती बल्कि सारे शरीर से एक प्रकार की खटास मिली गंध उड़ती रहती है तथा नहलाने

से भी यह गंध जाती नहीं है। उदरशूल तथा दांत निकलने की अवस्था में जो दस्त होते हैं, उनके इलाज में इसकी तुलना मैग्नशिया कार्ब से की जाती है।

❋❋❋

कौलिन्सोनिया केनाडेन्सिस

अभी तक इस औषधि का अच्छी प्रकार सिद्धिकरण नहीं हुआ है। परन्तु रोगों में प्रयोग करने जो अनुभव प्राप्त हुआ है उसके आधार पर यह कहा जा सकता है कि यह एक बहुत मूल्यवान औषधि है। मलान्त्र के रोग तथा बवासीर में इसकी तुलना इस्क्युलस हिपोकस्टेनम से की जा सकती है क्योंकि उक्त दोनों ही प्रकार के रोगियों को यह अहसास होता रहता है कि उसका मलान्त्र काठ की सलाइयों से अटा पड़ा है।

कैलिन्सोनिया और इस्क्युलस में अन्तर यह है कि इस्क्युलस में मलांत्र में एक प्रकार का भरापन मालूम देता है।

इस्क्युलस की बवासीर में प्रायः खून नहीं जाता है जबकि कौलिन्सोनिया की बवासीर में बराबर खून जाता है। इसके अलावा इस्क्युलस में कमर में दर्द होता है तथा स्पर्श कातरता के साथ लगातार दर्द का अहसास भी होता रहता है। लेकिन कौलिन्सोनिया में यह लक्षण नहीं पाया जाता है।

इस्क्युलस में रोगी को कभी कब्ज रहता है तो कभी नहीं भी रहता है। इसकी तुलना में कौलिन्सोनिया में लगातार कब्ज की शिकायत रहती है तथा इसकी वजह से पेट में दर्द होता रहता है।

उक्त तुलना के आधार पर उक्त दोनों दवाओं में से लक्षणों के आधार पर उपयुक्त दवा का चुनाव किया जा सकता है।

एक महिला रोगी कई वर्षों से उदरशूल से ग्रस्थ थी। उसे शूल का दर्द रह-रह कर उठता था। एलोपैथिक चिकित्सा से उसे कुछ भी लाभ नहीं हुआ। गहरे कब्ज के साथ उसका पेट फूला रहता था तथा बवासीर की शिकायत रहती थी। बवासीर को दृष्टि में रख कर ही मैंने उक्त औषधि का चुनाव उसके लिए किया और वह रोगिणी पूरी तरह मुक्त हो गई। कब्ज का एक और रोगी मेरे पास आया जिसको इतनी अधिक कब्जियत रहती थी कि मैंने पहले कभी इतने

गहरे कब्ज का मरीज देखा ही नहीं था। वह दो हफ्ते में केवल एक बार पाखाना जाता था और इसके लिए भी उसे जुलाब लेना पड़ता था। जुलाब लेने पर वह दो तीन दिन बिस्तर से नहीं उठ पाता था। कौलिन्सोनिया के प्रयोग से यह रोगी एक मास की अवधि में ही ठीक हो गया तथा नियमित रूप से पाखाना उतरने लगा।

***

कोरैलियम रूब्रम

आक्षेपिक खांसी के लिए यह एक बहुत कारगर दवा मानी जाती है। इस दवा के मरीज को बराबर या रूक-रूक कर ऐसी खाँसी आती है जिसमें खों-खों की आवाज हुआ करती है–ऐसा लगता है जैसे मुख से तोप सी दग रही हो। दिन के समय इसकी तथा कुकर खाँसी की आवाज अलग-अलग होती है। परन्तु, रात में खाँसी में 'हूफ' शब्द की ध्वनि उठती है तथा रात में खाँसी बहुत तेजी पकड़ लेती है।

ऐसे जुकाम में यह दवा विशेष लाभ करती है जिसमें नाक के पिछले भाग से बहुत अधिक बलगम निकलता है (नेट्रम कार्ब)। इस प्रकार के लक्षणों में यह सबसे अधिक कारगर दवा मानी गई है।

कोरेल का प्रयोग कठिन क्षत उपदंश में भी होता है, खास तौर पर जब जख्म मूँगे की तरह लाल और चिपटा-चिपटा होता है तथा स्पर्श-कातरता के साथ दर्द का अहसास रहता है। कोमल क्षत उपदंश तथा सैंकरायड में एलोपैथ अक्सर दाहक पदार्थ का प्रयोग कर घाव को जला देता है। लेकिन, कोरैलियम का प्रयोग करने से इस का जख्म बहुत जल्दी ठीक हो जाता है।

***

काक्कस कैक्टाई

यह दवा भी हूप खांसी में बहुत कारगर है। इस दवा का एक महत्वूपर्ण लक्षण यह है कि सुबह नींद खुलने पर रोगी की खांसी बढ़ जाया करती है। यद्यपि खांसी किसी और समय भी तेजी पकड़ सकती है परन्तु सुबह के समय इसमें आक्षेप की प्रबलता रहती है तथा बलगम (डोरी की तरह) का वमन हो जाने पर आक्षेप बन्द हो जाता है। वमन से निकलने वाली श्लेष्मा का तार सा बंध जाता है जो टूटने से भी नहीं टूटता। इस प्रकार की खांसी की काक्कस कैक्टाई एक बहुत उत्तम लक्षण मानी जाती है।

***

क्लिमेटिस इरेक्टा

यह सूजाक रोग की श्रेष्ठ दवा है तथा रोगी की उस अवस्था में विशेष कारगर होती है जब पेशाब धीमे-धीमे उतरता है अथवा रह-रह कर उतरता है तथा मूत्रपथ रूक जाता है। मूत्र पथ के इस अवरोध को दूर करने के लिए शल्य चिकित्सा का सहारा तक लेना पड़ता है जो बहुधा बहुत कष्टदायक सिद्ध होता है। वस्तुतः मूत्र-पथ में यह अवरोध क्षार-कर्म प्रक्रिया अथवा स्नानिक उपचार के कारण ही उत्पन्न होता है। मुझे ज्ञात है कि यह चिकित्सा न तो वैज्ञानिक है और न इससे रोगी रोगमुक्त हो सकता है। यदि प्रकृति को दृष्टि में रखकर रोग का इलाज किया जाए तो खराब से खराब रोगी तक थोड़े समय में रोगमुक्त हो सकता है। सूजाक रूक जाने पर उसका विष फैल कर अण्ड कोष तक पहुंच जाता है तथा अण्ड-प्रदाह को जन्म देता है। इस प्रकार की अवस्था में यह औषधि बहुत लाभ पहुंचाती है। यदि सूजाक विष अण्डकोष में उतर जाता है तो अण्डकोष में बहुत सूजन आ जाती है और इलाज में तनिक भी विलम्ब होने पर, वह पत्थर की तरह कड़ा पड़ जाता है। इस प्रकार के लक्षण में मैंने क्लिमेटिस से अनेक रोगियों को बहुत जल्दी ठीक किया है। अण्डकोष प्रदाह की पल्सेटिला भी एक

श्रेष्ठ औषधि है लेकिन सूजन और कड़ापन इस दवा से दूर नहीं होता। क्लिमेटिस से यह विकार पूरी तरह दूर हो जाता है। क्लिमेटिस में एक लक्षण और है जो काफिया से मिलता है। यह लक्षण है। मुख में ठण्डे पानी का कुल्ला भरने पर दांत के दर्द को राहत मिलती है।

***

कोपैवा

इस औषधि का सबसे अधिक प्रभाव श्लैष्मिक-झिल्लियों पर पड़ता है। इस दवा का भी एलोपैथ चिकित्सक बहुत अधिक दुरूपयोग करते हैं। यह औषधि वायु नली-भुज के पुराने जुकाम में भी बहुत लाभकारी है। इस प्रकार के जुकाम में हरा रंग लिए, धूमिला रंग का बहुत अधिक बलगम निकलता है (स्टैनम, लाइकोपोडियम, सल्फर-फास्फोरस इत्यादि)। नीचे मैं कुछ ऐसी दवाओं के नाम लिख रहा हूं जिनकी अभी तक पूरी तरह परीक्षा नहीं हुई है तथा जिनके गुण अभी तक पूरी तरह मालूम नहीं हुए हैं। ये दवाएं निम्न हैं।

कोपैवा	– इसमें रोगी को गिरने वाले बलगम का रंग हरापन लिए रहता है तथा उसमें बहुत बदबू रहती है।
इलिसयिम एनिसेडम	– दायें ओर अथवा पर्शुका में दर्द रहता है तथा मवाद भरा बलगम निकलता है।
पिक्सलिक्विडा	– बायीं तरह की तीसरी पर्शुका उप-अस्थि (हड्डी) में दर्द के साथ पीब भरा कफ निकलता है।
माइयोसोटिस	– बलगम की अधिकता के साथ दुबलापन। रोगी को रात में पसीना आता है।
बालसम पेरू	– क्षय रोग, जो शीत ऋतु में होता है तथा रोगी को बहुत अधिक मात्रा में पीब भरा बलगम जाता है।
दर्वा सैण्टा	– गले या वायु-नली में कफ एकत्र हो जाने से रोगी को इस प्रकार का श्वास-कष्ट होता है जैसे दमा हो गया हो।

यदि भली प्रकार परीक्षित औषधियों से रोगी को लाभ न हो तो चिकित्सकों को उक्तं दवाओं को भी आजमाना चाहिए। लेकिन आरम्भ में परीक्षित औषधियों का ही प्रयोग होना चाहिए।

कोपैवा सूजाक की एक बहुत उत्तम दवा है। जब सूजाक की पहली अवस्था में स्राव पतला रहता है तथा उसका रंग दूध की तरह रहता है, इसका प्रयोग होता है। बाद में, रोगी के मूत्राशय तक फैल जाने पर तथा पेशाब के साथ खून और श्लेष्मा बहुत अधिक मात्रा में निकलने पर भी इसके इस्तेमाल से रोगी को राहत मिलती है। मूत्र पथ पर इसकी क्रिया कैंथरिस की क्रिया से भिन्न होती है। फिर भी कोपैवा तथा कैंथरिस में बहुत निकट का सम्बन्ध है।

****

क्यूबेबा

एलोपैथ चिकित्सकों द्वारा इस औषधि का भी बिना सोचे-समझे बहुत दुरूपयोग किया जाता है। परन्तु, होमियोपैथी में यह प्रमेह की एक बहुत ही कारगर दवा मानी जाती है। उपयुक्त और कारगर औषधियों के सेवन से जब सूजाक का रोगी सूजाक की प्रादाहिक अवस्था से मुक्त हो जाता है। फिर भी, मूत्र मार्ग में पेशाब के बाद जलन होने की तकलीफ बनी रहती है तथा गाढ़ा, पीला अथवा पीब की तरह का सूजाक का स्राव जारी रहता है तो क्यूबेबा उसकी उपयुक्त औषधि है, यद्यपि लक्षणों के आधार पर इस अवस्था में मर्क्युरियस और पल्सेटिला का प्रयोग होना चाहिए था किंतु उक्त लक्षणों वाले कितने ही रोगियों को मैंने क्यूबेबा से रोगमुक्त किया है। पल्सेटिला में सूजाक के स्राव का रंग पीला या हरा होता है तथा स्राव का रूप गाढ़ा होता है। इसके साथ ही श्लैष्मिक झिल्ली के अन्य स्रावों की तरह इसमें उत्तेजना नहीं रहती है। मर्क्यूरियस में भी इसी तरह का स्राव होता है परन्तु इसके लक्षण रात में बढ़ते हैं। जब स्राव का रूप पतला और ग्लीट की तरह होता है तो इनमें से कोई भी दवा कारगर नहीं होती। इस प्रकार की अवस्था में सूजाक के लिए निर्धारित अन्य दवाओं को भी आजमाना चाहिए।

****

पेट्रोसेलिनम

इस औषधि का सबसे महत्वपूर्ण और उल्लेखनीय लक्षण है "अचानक ही पेशाब की बहुत तेज हाजत" पेशाब की अचानक तेज हाजत होने के कारण बच्चे उठ कर खड़े हो जाते हैं तथा पेशाब की तेजी और दर्द के कारण उछलने और कूदने लगते हैं। सूजाक के बाद, खासतौर से पुराने रोग में, उस समय यह लक्षण मुखर होता है जब प्रदाह पीछे की तरफ और मूत्राशय की ग्रीवा तक फैल जाता है। पेट्रोसेलिनम का एक दूसरा, परन्तु कष्टदायक लक्षण है, मूत्र नली में खूजली का दौड़ना। रोगी यह चाहता है कि कोई मूत्र नली में सलाई डालकर उसे खुरच दें। जिस प्रकार एलो का महत्वपूर्ण लक्षण अचानक ही पाखाने की हाजत महसूस होना है उसी प्रकार अचानक पेशाब की हाजत महसूस होना पेट्रोसेलिनम का महत्वपूर्ण लक्षण माना जाता है। कईं बार पेशाब की तेजी के कारण बालक छटपटा जाते हैं तथा उछलने-कूदने लगते हैं। यदि जल्दी से उनके पैंट के बटन न खोल दिए जाएँ तो वह पैंट में ही पेशाब कर देते हैं।

***

एलियम सेपा

कटु-स्राव के साथ जुकाम तथा बार-बार छींकें आना इस औषधि का प्रमुख लक्षण है। इस जुकाम के स्राव से ऊपरी होंठ और नाक की खाल छिल सी जाती है। आँखों से भी बहुत पानी गिरता है परन्तु इसके स्पर्श से खाल नहीं उधड़ती। (विपरीत युफ्रेशिया)।

वायु नली-भुज से बहुत अधिक श्लेष्मा निकलती है तथा वह भी सर्दी-जुकाम से प्रभावित हो जाता है। खाँसी आते समय तक श्लेष्मा निकलने के समय गले में घर-घर की आवाज होती है (चेलिडोनियम)।

रोग संध्या के समय और गर्म कमरे में रहने पर बढ़ता है तथा खुली हवा में जाने पर घट जाता है।

कच्चा प्याज काटते समय उसके तीपंण प्रभाव से काटने वाले की आंख और नाक से पानी झरने लगता है। इस औषधि से एक प्रकार की उत्तेजना आंख तथा नाक में पैदा होती है जिसके कारण छींकें आने लगती हैं तथा आंखों से पानी गिरने लगता है। यदि होमियोपैथिक सिद्धान्त सत्य है तो यह नाक की सर्दी की एक श्रेष्ठ औषधि होनी चाहिए। लेकिन, एक खास प्रकार के सर्दी जुकाम में ही यह दवा कारगर होती है।

इसमें रोगी को धड़ाधड़ बहुत सारी छींकें आती हैं तथा नाक से इतना कटु स्राव निकलता है कि नथुनों के बाहर तथा ऊपरी होंठ की खाल तक छिल जाती है तथा जलन होने लगती है। घर के भीतर रहने पर तथा शाम के समय यह लक्षण और भी बढ़ जाते हैं। खुली हवा में रोग के लक्षण घट जाते हैं।

आँखों से बहुत अधिक आंसू बहना इस औषधि का एक प्रमुख लक्षण है। नेत्रों में काटने की तरह दर्द, जलन और ऐंठन होती है लेकिन आंसुओं में कोई जलन नहीं होती तथा आँसू निकलने के कारण आंखों में किसी प्रकार का दर्द नहीं पैदा होता। रोगी को सिर में पीड़ा महसूस हो सकती है और जुकाम तथा सर्दी की तरह गर्म कमरे में रहने तथा संध्या के समय यह दर्द बढ़ जाता है। परन्तु खुली हवा में आने पर घट जाता है।

छोटे बच्चों का सर्दी, जुकाम जब बिगड़ कर वायु-पथ या वायु नली को भी प्रभावित कर देता है, गले में घर-घराहट पैदा हो जाती है तथा खांसी बहुत बढ़ जाती है तो इसके इस्तेमाल से मैंने बहुत लाभ होते देखा है। जब होमियोपैथिक चिकित्सा-प्रणाली में सेपा का प्रयोग नहीं हो रहा था, होमियोपैथिक चिकित्सकों द्वारा तेज सर्दी-जुकाम तथा आंखों से आंसू बहाने वाले जुकाम में युफ्रेशिया का ही प्रयोग होता था। इन दोनों औषधियों मे महत्वपूर्ण अन्तर यह है कि सेपा में नाक के कटु स्राव (पानी की तरह) होता है तथा आँखों से जो आंसू बहते हैं उनसे किसी प्रकार की जलन या उत्तेजना पैदा नहीं होती। युफ्रेशिया में बिल्कुल विपरीत क्रिया होती है। सेपा का प्रभाव मुख्यतः नाक पर होता है जबकि युफ्रेशिया का असर मुख्यतः आँख पर होता है।

***

युफ्रेशिया

इस औषधि का सबसे अधिक प्रभाव आँखों पर होता है। हैरिंग की पुस्तक 'गाइडिंग सिम्पटम्स' में वर्णित लक्षणों के अनुसार इससे आँखों की लगभग सभी बीमारियाँ दूर हो जाती हैं। यदि रोग के सभी लक्षण औषधि के लक्षणों से मिल जाएं तो इस औषधि से पुरानी कांजक्टिवाइटिस, कैरोटाआइराइटिस, आइराइटिस स्पाट्रस, वेसिकल्स,पैनस इत्यादि आंखों के अनेक रोग दूर हो सकते हैं।

कई बार सर्दी-जुकाम रोग में खाँसी के साथ नाक से पानी बहने पर यह दवा कारगर सिद्ध होती है। इस प्रकार की अवस्था में आर्सेनिक, सेपा, मर्क्यूरियस तथा युफ्रेशिया में से उपयुक्त औषधि का चुनाव लक्षणों के आधार पर ही होना चाहिए (तुलना के लिए सेपा देखिए)।

खसरा और छोटी माता में कई बार रोगी की आँखें पानी से भर जाती हैं और नाक से भी बहुत अधिक पानी गिरा करता है। इस प्रकार के रोग के लिए यह एक सर्वश्रेष्ठ औषधि है।

नेत्र रोगों में, इस औषधि का एक प्रमुख लक्षण यह है कि कनीनिका में लेसदार श्लेष्मा इकट्ठा हो जाती है जिसे बार-बार आँखें मिचमिचा कर हटाना पड़ता है। यदि चक्षु-प्रदाह रोग में रोगी रोशनी न सहन कर पाए तथा उसकी आँखों से लगातार आंसू बहते हों (नाक में जुकाम हो या न हो) तो इस दवा का प्रयोग अवश्य ही करना चाहिए। इस औषधि से सम्बन्धित नेत्र रोगों में पलकों पर रोग का असर अवश्य पड़ता है। यह लक्षण आर्सेनिक, एपिस, रसटक्स इत्यादि दवाओं में भी मिलता है। अतः लक्षणों को मिला कर ही यह निर्णय करना चाहिए कि इनमें से कौन सी दवा का प्रयोग करना उचित होगा। इस दवा के रोगी को कई बार ढीली तो कई बार सूखी खांसी भी आती है। इसमें खांसी रात में तकलीफ नहीं देती जबकि अन्य प्रकार की खांसियां रात में बहुत तकलीफ देती हैं।

***

फाइटोलक्का डिकेण्ड्रा

तालु-मूल लाल होकर फूल जाते हैं, उन पर जगह-जगह पर सफेद दाग उभर कर ऐसे दिखते हैं जैसे पेबंद हों; दर्द बढ़ कर कानों तक दौड़ जाता है तथा सिर, पीठ तथा शरीर के अन्य अंगों में इस तरह की पीड़ा होती है जैसे किसी चीज से कुचल गए हों। हिलने-डुलने से दर्द बढ़ जाता है लेकिन हिले-डुले बिना रोगी रह नहीं सकता। इस प्रकार दर्द होता है जैसे शरीर में जखम हो गए हों।

रोगी के मन में यह इच्छा होती है कि दांत पर दांत रख कर दबा दें। यह इच्छा उस समय खासतौर पर मुखर रहती है जब बच्चों के दांत निकल रहे होते हैं।

रोगिणी स्त्री के स्तन कड़े होकर फूल जाते हैं; गर्म हो जाते हैं तथा दर्द से भर जाते हैं। बच्चे को दूध पिलाते समय स्तनों का यह दर्द पीठ तक फैल जाता है।

यह गले के दर्द की एक बहुत उत्तम औषधि है। कण्ठ प्रदाह से ग्रस्त हो जाता है; तालु-मूल फूल जाते हैं तथा उनमें लाली दौड़ जाती है। लाली के बाद जगह-जगह सफेद धब्बे उभर आते हैं। रोगी को बहुत दर्द तेज होता है एक कान या दोनों कानों तक फैल सकता है।

माथे और पीठ में तेज दर्द तथा सारे शरीर में जख्मों की तरह कुचल जाने जैसा दर्द जिससे रोगी कराहता रहता है। इसके रोगी भी रसटक्स के रोगी की तरह हिलता-डुलता रहना चाहता है परन्तु ऐसा करते ही उसके सभी कष्ट बढ़ जाते है तथा सुस्ती दौड़ जाती है। जब रोगी सीधा बैठता है तो उसके सिर में चक्कर आने लगते हैं (ब्रायोनिया में भी यह लक्षण मुखर रहता है।) तथा थकान अनुभव होने लगती है। बुखार बहुत तेज रहता है तथा नाड़ी भी बहुत तेज चलती है। लेकिन, इसकी गर्मी भी मुख्यतः चेहरे तथा माथे में केन्द्रित रहती है। आर्निका में भी यही लक्षण पाया जाता है। माथे तथा चेहरे के अलावा शरीर के अन्य अंग ठण्डे रहते हैं। इस प्रकार के लक्षणों में फाइटोलैक्का एक अमूल्य औषधि है। इसके मूल अर्क की

केवल 20 बूंदें ही रोगी को देनी चाहिए। भाषण करने वालों को यदि बहुत अधिक भाषण देने के कारण यह रोग पैदा हो तथा गले में गर्म चीज जाने की तरह की जलन महसूस हो तो फाइटोलैक्का की ऊंची पोटेंसी की खूराक का प्रयोग करना चाहिए।

इस औषधि का एक और महत्वपूर्ण लक्षण दांत या मसूढ़ों को एक साथ दांत पर दांत रख कर काटने की बहुत प्रबल इच्छा माना जाता है। इस औषधि से दांत निकलने के दौरान होने वाली सभी बीमारियां ठीक हो जाती हैं। मेरे पास एक बार न्यूयार्क नगर से एक शिशु रोगी लाया गया था जो बहुत दिनों से शिशु-विसूचिका रोग से पीड़ित था। डाक्टरों की राय थी कि इस बच्चे को शहर से हटाकर कहीं गांव में ले जाया जाए। लेकिन, गाँव में लाने पर भी उसे कोई लाभ नहीं हुआ तथा उसकी हालत निरन्तर खराब होती गई। उसे अनेक बार भूरे रंग का दस्त होते थे तथा दस्तों में आंव की तरह का लेसदार पदार्थ भी निकलता था। मैंने कई दवाएं उस पर आजमाई परन्तु लाभ नहीं हुआ। अन्त में मेरी नजर इस लक्षण पर पड़ी कि रोगी बालक अपने मसूढ़ें चबाने की कोशिश करता है तथा मुख में कुछ देने पर काटने लगता है। इस आधार पर मैंने फाइटो का प्रयोग किया और बालक की दशा तेजी से सुधरने लगी। इसके उपरांत वह बहुत जल्दी स्वस्थ हो गया। यह स्तन-प्रदाह की भी एक श्रेष्ठ औषधि है। स्तन-प्रदाह में ब्रायोनिया और फाइटो में से लक्षणों को दृष्टि में रखकर उपयुक्त दवा का चुनाव करना पड़ता है। ये दोनों दवाएं एक दूसरे की पूरक दवाओं के रूप में कार्य करती हैं। जब प्रसव के बाद जच्चा को पहली बार स्तनों में दूध उतरता है तथा दुग्ध ज्वर से स्तनों के फूलने का विकार उत्पन्न हो जाता है तो यह दवा बहुत कारगर साबित होती है। यदि स्तन में मवाद पड़ गया हो, नासूर बन जाए तथा मुख खुले रहने के साथ प्रदाहिक जख्म हो जाए और जख्म से पानी के समान या बदबूदार स्राव हो तो भी फाइटोलैक्का का ही प्रयोग करना चाहिए। कई बार फाइटो हीपर सल्फर तथा साइलिसिया से भी अधिक लाभ करती है। लेकिन, कई बार नीचे लिखी दवाओं में से लक्षणों के आधार पर दवा चुननी पड़ती है।

क्रोटोन टिग्लियम–बच्चे को दूध पिलाते समय पीठ तक दर्द फैलता है (साइलिसिया, पल्सेटिला)।

फलैण्ड्रियम–दूध पिलाने के दौरान दुग्धवाही नली के राह से दर्द दौड़ता है।

लैक केनीनम—स्तन दूध से भर जाते हैं तथा उनमें इतना अधिक दर्द होता है कि उनके अपने भार से रोगिणी चोट अनुभव करती है तथा रोगिणी उसे हाथों से पकड़े रहना चाहती है और यह चाहती है कि उन पर किसी प्रकार का धक्का न लगे। इस प्रकार की अवस्था के लिए एकोनाइट, एपिस और बेलेडोना भी उत्तम दवाएं हैं। अतः उनको भी नहीं भूलना चाहिए।

स्तन के अर्बुद तथा स्तन में पड़ने वाली गांठों का सफल इलाज भी मैंने इस औषधि से किया है। इनमें से कई तो बहुत पुराने केस थे। मैं चन्द्रमा की कलाएं घटने की अवधि में एक महीने में एक बार फाइटोलैक्का की सी॰ एम॰ पोटेंसी की खूराक का प्रयोग करता था। यह तो मैं नहीं कह सकता कि इसका चन्द्रमा के साथ क्या सम्बन्ध है परन्तु गलगण्ड में मैंने इसी ढंग पर फाइटो का उपयोग कर कई रोगियों को ठीक किया है। अनुभव के आधार पर मैं यह कह सकता हूं कि कुछ रोग चन्द्रमा के बढ़ने की गति के अनुसार बढ़ते हैं तथा किसी-किसी दवा का उक्त बात को दृष्टि में रखकर इस्तेमाल करने से विशेष लाभ होता है। फाइटो का प्रयोग साइटिका के दर्द में भी होता है बशर्ते रोगी को कुचल जाने की तरह का दर्द अनुभव हो। रोगी के रोग ग्रस्त अंग की बाहरी ओर से पीड़ा का फैलना फाइटो का एक महत्वपूर्ण लक्षण है। अस्थि-वेष्ट के वात रोग में, जिसमें तर मौसम में दर्द खासतौर पर बढ़ता है, फाइटो कभी-कभी बहुत लाभ करती है। हड्डियों और शरीर की त्वचा पर तथा अस्थि-वेष्ट की ग्रन्थियों पर कालीहाइड्रियोडिकम की तरह फाइटोलैक्का का भी असर होता है। लक्षणों में समानता होने पर यह दवाएँ एक दूसरे की पूरक दवाओं के रूप में भी प्रयुक्त होती हैं। ऐलन के अनुसार, फाइटोलैक्का को रसटक्स और ब्रायोनिया के बीच की दवा मानना चाहिए। यदि रसटक्स और ब्रायोनिया से लाभ न हो तो इससे अवश्य ही लाभ होता है। यह एक विस्मयजनक बात है कि लगभग सभी रासायनिक औषधियाँ ठीक उसी प्रकार की उद्‌भिज औषधियों से सम्बन्ध रखती हैं। उदाहरणार्थ, कालीहाइड्रियोडिकम तथा फाइटोलैक्का; एलाज और सल्फर; सेपा और फास्फोरस; कैमोमिला और मैग्नेशिया कार्ब; चायना और फेरम; बेलेडोना और कल्केरिया आस्ट; इपिकाक और क्यूप्रम; ब्रायोनिया और एल्यूमिना; मेजेरियम और मरकरी तथा पल्सेटिला और काली-सल्फ। इस तथ्य की ओर श्री हेरिंग ने भी इंगित किया है।

***

ग्लोनोयन

अचानक ही स्थानिक रक्त-संचय, विशेषकर मस्तक में और छाती में। गर्दन से शुरू होने वाला सिर दर्द–सिर में बहुत तेज टपकन होती है तथा ऐसा प्रतीत होता है जैसे सिर फैलता-फैलता फट जाएगा। रोगी तनिक सी भी रगड़ या झटका बरदाश्त नहीं कर सकता। रोगी माथे पर किसी प्रकार का आवरण खास तौर पर टोपी इत्यादि–सहन नहीं कर सकता।

लू लगना अथवा सर्दी-गर्मी का विकार।

यह मस्तक के विकारों की श्रेष्ठ औषधि है। सिर दर्द तेज, टपकन भरा दर्द, गर्दन की रक्तवाहिनियों में भरेपन और संकोचन की अनुभूति इस औषधि का प्रधान लक्षण है। इसके सिर दर्द की विशेषता यह है कि दर्द की टपकन गर्दन के पिछले भाग से शुरू होती प्रतीत होती है। यह टपकन दिखाई पड़ती है। रक्तवाहिनियाँ रक्त-संचय के कारण इतनी भर जाती है कि जैसे फट जाएंगी और यदि उनकी भीतरी दीवारें स्वस्थ न हों तो वे फट भी सकती हैं और सन्यास रोग पैदा हो सकता है। माथे में ग्लोनोयन की जो क्रिया होती है वह बेलेडोना और मेलिलोटस की क्रियाओं से बहुत-कुंछ मिलती है। पूर्णतः दर्द तथा टपकन का लक्षण ग्लोनोयन और बेलेडोना में समान रूप से पाया जाता है। लेकिन ग्लोनोयन का लक्षण अचानक ही तथा बहुत उग्र रूप में मुखर होता है तथा राहत मिलने पर बहुत जल्दी लुप्त भी हो जाता है। गस्तिष्क-प्रदाह रोग की प्रथम अवस्था में या रक्त-संचय की अवस्था में भी ग्लोनोयन कारगर होती है। बेलेडोना की प्रदाहिक अवस्था पूरे जोर से प्रकट हो जाने पर ही यह दवा लाभ करती है। बेलेडोना में पीछे की ओर मस्तक झुकाने से कष्ट घटता है। लेकिन, ग्लोनोयन का रोगी यदि पीछे की ओर माथा झुकाता है तो उसका कष्ट और बढ़ जाता है। बेलेडोना में माथा खोल देने से भी कष्ट बढ़ जाता है। सिर के बाल कटवा लेने पर भी रोगी बीमार हो जाता है। इसके विपरीत ग्लोनोयन के रोगी को अपना माथा खोलकर रखना पड़ता है। वह न तो माथे पर टोपी पहन सकता है न बाल सिर पर रख सकता है। बेलेडोना के रोग के लक्षण नींद लेने या चुपचाप

पड़े रहने पर भी बढ़ते हैं। ग्लोनोयन में सोने के बाद कभी-कभी ही बढ़ते हैं। परन्तु कई बार चुपचाप सोते रहने पर घट भी जाया करते हैं। रोगी बड़ी सावधानी से अपना माथा बचाए रहता है क्योंकि तनिक सी रगड़ या झटका लगने पर या हिलने-डुलने पर सिर की पीड़ा बढ़ जाती है। यह ग्लोनोयन का एक प्रमुख लक्षण माना जाता है। टपकन के साथ दर्द तथा नाड़ी के स्पंदन के साथ मस्तिष्क की धमनियों का स्पंदन भी इसका एक विशेष लक्षण है।

हृदय की धड़कन में तेजी आना भी बेलेडोना और ग्लोनोयन में पाया जाता है। लेकिन, ग्लोनोयन में रोगी को छाती में रक्त का दौड़ना सा भी महसूस होता रहता है। मेलिलोटिस नामक औषधि में भी पूर्णता का अहसास तथा माथे में रक्त-संचय का लक्षण मुखर रहता है। ग्लोनोयन और बेलेडोना दोनों औषधियों में रोगी का चेहरा लाल हो सकता है। रक्त-संचय के साथ पीला चेहरा रहने पर भी इन दवाओं का प्रयोग किया जा सकता है। लेकिन चेहरा पीला होने पर मेलिलोटस का प्रयोग नहीं हो सकता। नाक से बहुत अधिक रक्त बह जाने पर भी मेलिलोटस के लक्षण शांत हो सकते हैं। इन्हीं लक्षणों के आधार पर मैंने इससे उन्माद से ग्रस्त एक रोगी तथा टाइफस सेरिब्रालिस का एक रोगी स्वस्थ किया था।

इसके रोगी का एक लक्षण यह भी है कि रास्तों से पूरी तरह परिचित होते हुए भी वह हर बार रास्ता भूल जाता है। स्थानिक रक्त-संचय की भी कितने ही लक्षण ग्लोनोयन में मिलते हैं।

हृदय की बिगड़ी हुई अवस्थाओं में भी ग्लोनोयन काम आता है।

सर्दी-गर्मी के विकार में तथा लू लगने पर भी यह दवा बहुत काम आती है। लू से सम्बन्धित अन्य बीमारियों में भी इसका प्रयोग होता है।

इस दवा का दूसरा महत्वपूर्ण लक्षण है–'दोनों कंधों के बीच जलन' का अहसास। यह लक्षण फास्फोरस और लाइकोपोडियम में भी मिलता है। इससे विपरीत लक्षण एमोरिनयम म्यूरियेटिकम और लैकनैन्थिस में मिलते हैं। ग्लोनोयन के चेहरे के तमतमा जाने, गर्म हो जाने और माथे में रक्त-संचय के लक्षण एमिलनाट्रेट में भी दिखाई पड़ते हैं।

मेलिलोटस एल्बा

श्री हेरिंग ने अपनी पुस्तक 'गाइडिंग सिम्पटम्स' में तथा 'आई॰ एच॰ ए॰' नामक पत्रिका के 1887 के अंक में पृष्ठ 104 पर इस औषधि का विस्तार से उल्लेख किया है। इस में कोई सन्देह नहीं कि यह एक बहुत उत्तम औषधि है। इस दवा की परीक्षा करने वालों को भयंकर सिर-दर्द के साथ रक्त-स्राव हुआ था, यद्यपि मुझे परीक्षा के दौरान यह लक्षण नहीं उभरा (बावेन)।

मेलिलोटस में जिस प्रकार का रक्त-संचय होता है, वह बेलेडोना और ग्लोनोयन के रक्त-संचय से बहुत-कुछ मिलता-जुलता है। इसके रक्त-संचय का एक विशिष्ट लक्षण यह है कि इसमें रोगी का चेहरा बेतरह लाल हो जाता है तथा गले की धमनी में टपकन शुरू हो जाती है। नाक से खून गिरने पर यह लक्षण दब जाता है।

कईं वर्ष पूर्व, धार्मिक उन्माद से ग्रस्त एक रोगिणी को मैंने इस दवा की छठी पोटेंसी की खूराक देकर ठीक कर दिया था। कुछ वर्ष पूर्व इसी रोगिणी को मैंने स्ट्रैमोनियम से ठीक कर दिया था। लेकिन, इस बार स्ट्रैमोनियम से कोई फायदा न होते देखकर तथा चेहरे पर बेतरह लाली देख कर मैंने मेलिलोटस का इस्तेमाल किया था और उससे रोगिणी पूरी तरह रोग मुक्त हो गई।

एक और स्त्री टायफायड-ज्वर से पीड़ित थी तथा उसकी नाक से खून भी बहा करता था। नाक से खून जाने का दौरा रूक-रूक कर पड़ता था तथा कईं बार 24 घन्टे में दो-तीन बार नकसीर फूट जाती थी। इतनी अधिक मात्रा में रक्त निकलने से मैं भी कुछ परेशान हो उठा था। नकसीर फूटने की यह बीमारी उस स्त्री को बचपन से ही थी। बचपन में उसने अपनी नाक में एक बादाम घुसेड़ लिया था। एक एलोपैथिक चिकित्सक ने बादाम को निकालने की कोशिश में उसे और अन्दर घुसेड़ दिया था तथा वह बादाम नाक और मुख के बीच ही कहीं फंस कर रह गया था। कई मास बाद जोर से छींक आने पर वह बादाम नाक से बाहर आ गया था। दो वर्ष पूर्व यही रोगिणी डिप्थीरिया की भी शिकार हो चुकी थी तथा इस रोग में भी रात के समय उसकी नाक से खून

बहने लगता था। यह खून नाक के नथुनों के बाहर चमकीली बूंदों के रूप में टपका करता था।

उस रोग में मर्क्यूरियस सोल-30 की खूराक से रोगिणी ठीक हो गई थी। रक्त में जमने की प्रवृत्ति अब भी मौजूद थी परन्तु पहिले जितनी उग्र नहीं थी। मर्क्यूरियस इस बार कारगर नहीं थी। चेहरे पर बहुत अधिक लाली देख कर मैंने बेलेडोना की खूराक रोगी को दी परन्तु वह भी बेकार रही। फिर डा॰ हेरिंग के ग्रंथ में दिए गए लक्षणों के आधार पर इरिचिरन को आजमाया। जब इससे भी कोई फायदा नहीं हुआ तो मैंने रोगिणी को मेलीलोटस-30 की खूराक दी। इस खूराक से नकसीर फूटना ही बन्द नहीं हुआ बल्कि माथे में रक्त-संचय होना भी बंद हो गया था। रोगिणी ज्वर से भी मुक्त हो गई।

डा॰ एफ॰ ए॰ वाडेल के मतानुसार, न्यूमोनिया के रक्त-संचय में, चेहरा लाल रहने तथा नाक से खून जाने पर मेलिलोटस से निश्चय ही लाभ होता है।

इस दवा का होमियोपैथिक चिकित्सा-प्रणाली में सर्वप्रथम प्रयोग डा॰ बावेन ने किया। उनका दावा था कि यह औषधि सिर दर्द, उदर पीड़ा, तल-पेट की ऐंठन और आक्षेप में भी कारगर है। मेरी राय में इस औषधि को भी ग्लोनोयन और बेलाडोना के बराबर का स्थान मिलना चाहिए तथा सिर दर्द की औषधियों के बारे में सोचते समय इसे भी अवश्य स्मरण रखना चाहिए।

***

एमिल नाइट्रिक

यह औषधि मृगी के आवेश तथा बेहोशी करने वाली दवाओं के कारण पैदा होने वाली मूर्च्छा को दूर करने की एक बहुत ही उत्तम और विख्यात औषधि है। इस प्रकार की मूर्च्छा को दूर करने के लिए यह दवा रोगी को सुंघाई जाती है।

हृदय-पिण्ड की विशृंखलता के इलाज में भी यह औषधि प्रयुक्त होती है। चेहरा लाल हो जाने तथा चेहरे पर खून का दौरा होने की पुरानी बीमारी में भी मैंने इसका सफलता के साथ इस्तेमाल किया है। एक स्त्री को समय से पहले

रजोरोध की शिकायत हो गई थी तथा वह बहुत समय से इस रोग से पीड़ित थी। वह समझती थी कि उसे स्वाभाविक तौर पर इतना कम मासिक धर्म होता है तथा इसका कोई इलाज नहीं। इस दवा के प्रयोग से वह बिल्कुल ठीक हो गई। चेहरे में लाली का लक्षण न होने पर यह दवा असर नहीं करती। मैं 30 पोटेंसी में इसका प्रयोग करता हूं।

***

कालीब्रोमेटम

होमियोपैथिक दृष्टि से मैं इसके विषय में विशेष कुछ नहीं कह सकता। एलोपैथ डाक्टरों ने मृगी की मूर्च्छा और आवेश पर काबू पाने तथा निद्रा लाने के लिए इस औषधि का प्रयोग किया था लेकिन अन्त में वे इस निष्कर्ष पर पहुंचे थे कि अधिक मात्रा में इस औषधि का प्रयोग करने पर इसमें भी ओपियम की तरह मस्तिष्क में रक्त की अधिकता उत्पन्न हो जाती है। यह मस्तिष्क में जड़ता तो नहीं पैदा करती परन्तु मस्तिष्क में रक्त की सप्लाई घटाकर स्वाभाविक निद्रा की तरह निद्रा पैदा कर देती है। लेकिन, दीर्घकालीन परीक्षण के आधार पर यह मस्तिष्क के लिए हानिकारक पाई गई क्योंकि इससे मस्तिष्क का विकास रूक जाता है तथा रोगी एक प्रकार के अवसाद, विषाद और आलस्य से घिर जाता है।

एक विशेष लक्षण में यह दवा विशेष उपयोगी है। यह लक्षण है–दोनों हाथों का हिलना। रोगी अपने दोनों हाथों से कोई न कोई काम बराबर करता रहता है या खेला करता है। बिस्तर की चादर पर उंगलियाँ फेरने से रोगी का अनिद्रा रोग भी दूर हो जाता है। रोगी अपनी घड़ी की चेन या छड़ी की मूठ से हर समय खेलता रहता है। पैरों की अस्थिरता या बेचैनी का लक्षण रहे तो उसे फास्फोरस का लक्षण मानना चाहिए। फास्फोरस का रोगी स्थिर होकर नहीं बैठ सकता और अपना आसन बराबर बदलता रहता है। उसकी यह अस्थिरता केवल स्नायविक विकारों का फल होती है।

***

मस्कस, कैस्टोरियम, एसाफिटिडा, वैलेरियन, एम्ब्रा ग्रीसिया

हिस्टीरिया रोग की यह पांच प्रमुख दवाएं हैं तथा इनमें बहुत से समान स्नायविक लक्षण पाए जाते हैं। इनके कुछ महत्वपूर्ण लक्षण निम्न हैं:

मस्कस–हिस्टीरिया रोग के कारण छाती में उत्पन्न आक्षेप; ऐसा स्नायविक संकोचन जिसके कारण सांस रूकने का अहसास होता हो। यह संकोचन ठंडे हो जाने पर खास तौर से उत्पन्न होता है। श्वासकष्ट के साथ हृदय कांपने लगता है तथा सुस्ती और मूर्च्छा की अवस्था उत्पन्न हो जाती है रोगिणी यह कह कर चिल्ला उठती है कि मैं मर रही हूं - - - मर रही हूं। रोगी बहुत अधिक हंसता है या फिर उस समय तक रोता रहता है; स्वयं को धिक्कारता रहता है, जब तक उसके दोनों होंठ नीले नहीं पड़ जाते। आंखों की टकटकी बंध जाती है तथा इसके बाद रोगी मूर्च्छित होकर गिर पड़ता है।

कैस्टोरियम–दबाने पर दर्द में कमी, बहुत सुस्ती की अनुभूति; पीला और ठण्डा पसीना आता है तथा साथ ही रोगिणी मासिक-दर्द से ग्रस्त रहती है।

एसाफिटिडा–रोगी के पेट में बहुत अधिक वायु बन कर एकत्र हो जाती है तथा यह वायु नीचे से खारिज न होकर ऊपर की ओर दबाव डालती है। रोगी को गले के अन्दर गोला चढ़ने जैसा अहसास भी होता है। हिस्टीरिया से ग्रस्त रोगिणियों को रज स्राव बंदइ हो जाने से तेज पीड़ा होती है तथा स्राव में बहुत बदबू रहती है।

स्पर्श कातरता जख्म में, विशेषकर अस्थि-वेष्ट के जख्म में स्पर्श सहन नहीं।

पेट वायु से भर जाता है तथा रोगी को बहुत डकारें आती हैं। हवा का

दबाव ऊपर की ओर रहता है तथा नीचे से वायु बिल्कुल ही खारिज नहीं होती। रोगिणी को ऐसा लगता है मानो हवा के दबाव के कारण उसका शरीर फट जाएगा। विपरीत वमन क्रिया सक्रिय हो उठती है। यह औषधि उस समय विशेष लाभकारी होती है जब प्रदार-स्राव या कोई अन्य स्वाभाविक स्राव बन्द हो जाने पर उक्त औषधि के स्नायविक लक्षण उभर आते हैं। सभी प्रकार के स्रावों में–जख्म के स्राव में भी–बदबू बहुत रहती है।

वेलेरियन–रोगी को सारे शरीर में बहुत उत्तेजना अनुभव होती है तथा वह स्थिर नहीं रह सकता। शरीर के अनेक स्थानों में छेदन की तरह दर्द और ऐंठन होती है। रोगी को ऐसा अहसास होता है मानो वह हवा में उड़ रहा हो (दोनों पैर हवा में उड़ने का अहसास होने पर स्टिक्टा)। शरीर की सभी इन्द्रियों की अनुभूति बहुत उग्र हो जाती है। खड़े होने तथा जमीन पर पैर रखते ही दर्द बढ़ जाता है। इसी लक्षण को देख कर मैंने एक गर्भवती स्त्री को, जो साइटिका से भयंकर रूप से पीड़ित थी, ठीक किया था। जमीन पर पैर रखने या ढीला छोड़ देने पर उसे दर्द शुरू हो जाता था। वह केवल कुर्सी पर पैर रख कर खड़ी रह सकती थी तथा उसे केवल लेटने पर आराम मिलता था।

एम्ब्राग्रीसिया–यह गैस की बार-बार डकारें आने और उसके साथ आक्षेपिक खांसी का विकार रहने पर प्रयुक्त होती है। यह उन महिलाओं के लिए एक उपयुक्त दवा है जो स्नायविक विकारों से ग्रस्त रहती हैं तथा कमरे में किसी के मौजूद रहने पर जिन्हें पेशाब और पाखाना नहीं उतर सकता।

यदि दो मासिक धर्मों के बीच के समय में फिर खून जाने लगे तथा कड़ा पाखाना होने पर या चलने पर रक्त-स्राव होने लगे तो इसका प्रयोग होना चाहिए।

दो मासिक धर्मों के बीच के समय में, यदि तनिक सा परिश्रम करने या पाखना होने के वक्त कांखने से खून जाने लगे तो इसे उक्त औषधि का ही लक्षण मानना चाहिए। स्नायविक विकार जनित खांसी अथवा डकार आने के बाद स्नायविक-खांसी में भी लाभप्रद है। स्नायविक रोगों से पीड़ित उन वृद्ध व्यक्तियों के लिए, जिनके स्नायु सुस्त और कमजोर पड़ जाते हैं तथा उन मनुष्यों के लिए जिनकी काया बहुत क्षीण रहती है, यह औषधि बहुत श्रेष्ठ मानी जाती है।

❋❋❋

कैनाबिस इंडिका

एक महिला को हृदय-कपाट के रोग के कारण शोथ रोग हो गया था और जब शोथ रोग घटा तो उसकी भाषा भंग होने लगी। किसी प्रश्न का उत्तर देने के लिए वह कोई वाक्य बोलना शुरू तो करती लेकिन उसे पूरा नहीं कर पाती थी क्योंकि बीच में ही वह यह भूल जाती थी कि क्या कह रही थी। अपनी इस मजबूरी पर वह बहुत अधीर हो उठती थी—यहाँ तक कि उसे रोना तक आ जाता था। यदि कोई उसके द्वारा शुरू किया गया वाक्य पूरा कर देता था तो वह स्वीकृति में अपना सिर अवश्य हिला दिया करती थी। कईं दिनों तक रोगिणी इसी अवस्था में रही। लेकिन कैनाबिस इण्डिका का प्रयोग करने पर उसमें अपने भावों को शब्दों द्वारा प्रकट करने की क्षमता पुनः आ गई। इस औषधि के बारे में मुझे केवल इतना ही मालूम है।

***

एगारिकस

रोगी के शरीर की त्वचा, चेहरे, नाक और कान पर चेचक की तरह लाल और खुजलाने वाले दाने उभर आते हैं।

रोगी के हाथ-पैरों, चेहरे तथा पलकों में फड़कन होने लगती है तथा नर्तन रोग की तरह बदन को झटके लगने लगते हैं। यह विकार निद्रा के समय शांत रहता है।

रोगी को मेरू-दण्ड में पीड़ा होती है, स्पर्श सहन नहीं होता तथा यह पीड़ा शरीर के नीचे अंगों तक फैल जाती है।

एगारिकस में त्वचा के कुछ महत्वपूर्ण लक्षण मुखर होते हैं—शरीर की सारी त्वचा में लाली रहती है तथा खुजली के साथ जलन होती है। यह अनुभूति कुछ उसी प्रकार की होती है जैसी हिम या बर्फ से जल जाने पर

होती है। एगारिकस का यह एक बहुत महत्वपूर्ण लक्षण माना जाता है तथा इसी लक्षण को दृष्टि में रख कर बहुत से रोगों का इलाज किया जा सकता है। इससे मैंने शीतकाल में होने वाले फोड़ों का सफलतापूर्वक इलाज किया है। मैं 200 पोटेंसी में इसका प्रयोग करता हूं। यह स्पन्दन के लिए भी एक बहुत ही श्रेष्ठ औषधि है तथा हर प्रकार के स्पन्दन रोग में–चेहरे से लेकर पलक तथा हाथ-पैरों तक–इससे लाभ होता है। ताण्डव रोग का भयंकर स्पन्दन भी इसमें शामिल है। मेरूदण्ड की उत्तेजना से सम्बन्धित विकारों की चिकित्सा में भी इसे कारगर पाया गया है। बहुत अधिक परीक्षण के कारण इसके लक्षणों के बारे में विश्वासपूर्वक कुछ नहीं कहा जा सकता। अतः उचित यह होगा कि पुनः परीक्षा कर सत्य और असत्य को अलग-अलग कर दिया जाए।

***

लिथयम कार्बोनिकम

हृदय-कपाट के विकार के साथ पुरानी वात रोग वाले मरीज के लिए यह एक उत्तम औषधि है। इसके रोगी को हृदय-पिण्ड में वात के कारण स्पर्श सहन नहीं होता तथा सामने की ओर झुकने पर हृदय-पिण्ड में दर्द होने लगता है। रोगिणी को मासिक धर्म के दिनों में तथा मूत्र करने के समय भी हृदय पिण्ड में दर्द होता है।

यदि रोगी को उक्त लक्षणों के साथ क्षुद्र संधियों में दर्द और सूजन भी रहे तथा दर्द भी हो तो यह दवा अवश्य लाभ करती है। पेशाब में श्लेष्मा, मूत्र-क्षार या पीव की उपस्थिति भी इसका एक महत्वपूर्ण लक्षण माना जाता है।

***

सैम्बुकस नाइग्रा

यह छोटे बच्चों को हो जाने वाली सर्दी की एक बहुत उत्तम औषधि है। बच्चे को सूखी सर्दी रहती है तथा नाक इस तरह रूक जाती है कि बच्चे को विवश होकर मुख के रास्ते सांस लेना पड़ता है। यह आक्षेपिक क्रूप रोग की भी एक बहुत श्रेष्ठ औषधि है। इस रोग के बच्चे पर आक्रमण रात को सहसा ही होता है। बच्चा नीला पड़ जाता है, सांस लेते समय हांफता रहता है और ऐसा लगता है कि वह मर जाएगा। रोग की तेजी घटने पर रोगी को नींद आ जाती है और रोग का दौरा पड़ने पर फिर पहले जैसी हालत हो जाती है। सांस रूकने के उक्त लक्षण के आधार पर इसकी 200 पोटेंसी की खूराक का इस्तेमाल कर मैंने दमा के एक बिगड़े हुए रोगी का रोग दूर कर दिया था। निद्रा के समय सूखा ताप महसूस होना तथा जागने पर पसीना आना, इस औषधि का एक महत्वपूर्ण लक्षण है। अन्य किसी दवा में यह लक्षण नहीं पाया जाता है। कोनीयम में रोगी को आंख बंद करते ही पसीना छूटने लगता है जबकि थूजा में खुले हुए अंगों में पसीना आता है। इसके विपरीत बेलेडोना में ढके हुए अंगों में पसीना आता है। पल्सेटिला में रोगी के शरीर के एक हिस्से में ही पसीना आता है। यह लक्षण ज्वर में मुखर रहते हैं (ताप, शीत और पसीना)। इन लक्षणों में से एक, दो या तीनों लक्षण लगभग सभी ज्वरों मे मुखर रहते हैं; इसलिए इनका पूरी तरह ज्ञान रखने से दवा का चुनाव करने में सहायता मिलती है।

***

स्कुइला

रोगी को खांसी के साथ छीकें भी आती हैं, खांसते-खांसते रोगी की आंख में पानी भर आता है तथा इच्छा न रहने पर भी पेशाब निकल जाता है। इस प्रकार के लक्षणों में स्कुइला बहुत कारगर होती है। कईं बार रोगी को फुस्फस-वेष्ट में सुईं चुभने की तरह दर्द होता है। इस प्रकार का विकार रसक्षरण की अवस्था में या रसक्षरण न होने की अवस्था में भी उत्पन्न हो सकता है। रोगी को ढीली खाँसी

आती है तथा गले में घरघराहट की आवाज होती है। बलगम के रूप में बहुत अधिक श्लेष्मा निकलती है तथा सुबह आने वाली ढीली खांसी शाम के समय आने वाली सूखी खांसी से भी अधिक कष्टप्रद होती है।

वर्बेस्कम थैप्सस–खोखली तथा गहरी खांसी। स्वर-भंग हो जाता है तथा गले में बंशी की तरह आवाज निकलती है। मैंने इसकी कम पोटेंसी वाली खूराक से इस लक्षण वाले अनेक रोगियों को ठीक किया है।

सेनेगा–रोगी को खांसी आती है तथा बहुत अधिक बलगम जाता है। ऐसा लगता है कि रोगी का गला श्लेष्मा से भर गया है। सांस में तकलीफ होने के साथ ही घरघराहट की आवाज निकलती है तथा सांय-सांय के शब्द भी निकलते हैं। वृद्ध व्यक्तियों के लिए यह दवा विशेष रूप से लाभप्रद होती है।

***

गैम्बोजिया

यह दस्तों की एक बहुत उत्तम औषधि है। लेकिन, चिकित्सकों द्वारा इसका अधिक उपयोग नहीं किया जा रहा है। इस औषधि के रोगी को भी क्रोटोन टिग्लियम के रोगी की तरह अचानक ही पाखाना लग आता है तथा एक बार में ही सारा मल बाहर निकल पड़ता है। क्रोटोन के रोगी के मल की तरह इसके रोगी का मल भी पानी की तरह पतला होता है तथा उसका रंग पीला होता है। लेकिन, क्रोटोन में थोड़ा सा भी कुछ खा लेने पर रोगी को अधिक पाखाना आने लगता है। लेकिन, यह लक्षण गैम्बोजिया में नहीं मिलता। गैम्बोजिया में पूरा मल (पीला तथा पतला और बंधा हुआ भी) एक ही झौंक में बाहर निकल पड़ता है तथा मल-त्याग के बाद रोगी को बहुत राहत महसूस होने लगती है। कई बार इसमें मल-द्वार में जलन होने लगती है। यह लक्षण आर्सेनिक, आइरिसवार्स, कैप्सिकम में भी मिलता है। इससे पुराना और नया, दोनों प्रकार का ही अतिसार रोग ठीक हो जाता है। इसके रोगी को आंतों में बहुत गड़गड़ाहट भी होती है।

ग्रैटियोला आफिसिनैलिस–इस दवा के रोगी को भी पानी की तरह पीले दस्त होते हैं और मल तेजी के साथ बाहर निकलता है। बच्चों को गर्मी के मौसम में लगने वाले दस्तों की यह एक उत्तम दवा है। इस प्रकार के दस्तों से ग्रस्त

शिशु बहुत अधिक ठण्डा पानी बार-बार पीते हैं। इस औषधि के अनेक लक्षण एलो के लक्षणों से भी मिलते हैं। लेकिन, एलो में अर्श का लक्षण नहीं पाया जाता।

ओलियैण्डर–अपच के कारण होने वाले दस्तों की यह एक बहुत बढ़िया दवा है। अधो वायु खारिज होने के साथ-साथ अनजाने ही पाखाना निकल जाना, इस दवा का प्रमुख लक्षण है। थोड़ी सी वायु खारिज होने पर भी पाखाना निकल जाता है जिसके कारण रोगी का अधोवस्त्र खराब होने की सम्भावना बराबर बनी रहती है। मैंने इस औषधि का प्रयोग कर उक्त विकार से पीड़ित एक पुरानी मरीज लड़की को बिल्कुल ठीक कर दिया था। वह कईं वर्ष से इस रोग से पीड़ित थी। मैंने उसे 200 पोटेंसी की खूराक दी थी। यह मेरी ही पुत्री थी। मैंने कितनी ही दवाओं का उस पर प्रयोग किया था परन्तु लाभ न होते देख कर उसके जीवन से लगभग निराश हो चुका था। लेकिन, औलियैण्डर से वह बिल्कुल ठीक हो गई। उसका अतिसार रोग भी दूर हो गया बल्कि वह पूरी तरह स्वस्थ हो गई।

कानवैलेरिया मैजेलिस

यह एक मूल्यवान औषधि है जिसे–'लिलि ऑफ दि वैली' भी कहकर पुकारते हैं। हैनिमैन के चिकित्सा-पद्धति-सिद्धांतों के अनुसार इसकी व्यापक परीक्षा होनी चाहिए। जब रोगिणी को जरायु-प्रदेश में स्पर्श बरदाश्त नहीं होता तथा साथ ही हृदय में धड़कन भी होने लगती है तो यह दवा बहुत कारगर सिद्ध होती है। हृदय-पिण्ड के विकारों के कारण स्त्रियां शोथ रोग से ग्रस्त हो जाती हैं तथा इसके साथ ही उनमें जरायु में स्पर्श सहन न होने का लक्षण यदि विद्यमान रहे तो कानवैलेरिया बहुत लाभ करती है। हृदय-पिण्ड के विकार के कारण उत्पन्न शोथ रोग की यह एक उत्तम औषधि है तथा इस प्रकार के एक रोगी को मैंने इस दवा से बिल्कुल ठीक कर दिया था। उसकी छाती में इतना अधिक जल एकत्र हो गया था कि निद्रा के समय उसकी सांस ही बन्द होने लगती थी। साथ ही उसे गले से बहुत अधिक खून मिला बलगम भी जाता था। मैंने इस रोगी पर 30-पोटेंसी की खूराक इस्तेमाल की थी।

बोविस्टा—मेरे अनुभव के अनुसार यह दवा उन्हीं रोगी महिलाओं को लाभ करती है जिनको अतिरज की शिकायत रहती है। इसकी रोगिणी को केवल रात में अधिक स्राव होता है और कई बार बिस्तर में सोई हुई अवस्था में भी यह स्राव होता रहता है। इससे बढ़कर और कोई निर्णायक लक्षण मेरे सामने नहीं आया है। नई तथा पुरानी, दोनों ही प्रकार की बीमारियों के लिए, यह उत्तम दवा है।

एम्बाग्रीसिया की भांति कई बार इसमें भी दो मासिक धर्मों के बीच के समय में भी स्राव शुरू हो जाता है। लेकिन, यह कभी नहीं भुलना चाहिए कि एम्बाग्रीसिया में हिस्टीरिया या स्नायविक लक्षण की प्रधानता रहती हैं

अस्टिलेगो मेडिस—बहुत अधिक रक्त-स्राव के विकार में इस दवा का भी प्रयोग होता है। लेकिन, अस्टिलेगो की रोगिणी को इस प्रकार का स्राव जरायु की कमजोरी या शिराओं में रक्त संचित हो जाने के कारण होता है (थ्लैस्पिवर्सा पेस्टोरिस)। रोगिणी को स्राव के साथ एक या दोनों डिम्बाशयों में हल्की उत्तेजना और दर्द भी होता है। रक्त-स्राव बंद होने के बाद भी यदि यह लक्षण बने रहें तो यह औषधि और भी अधिक लाभ करती है। मैंने इससे कई ऐसी रोगिणीयों को बिल्कुल ठीक कर दिया है जिनका मर्ज बहुत बिगड़ चुका था।

***

कार्डुअस मेरियेनस

यह यकृत रोग की दवा है। मैं इसके किसी खास लक्षण से तो परिचित नहीं हूं परन्तु यकृत रोग में मैंने इसे लाभजनक पाया है। पित्त-पथरी के कारण होने वाले शूल में भी यह दवा फायदा करती है। इसके प्रयोग से पथरी बनने की क्रिया को समाप्त किया जा सकता है। सिनसिनाटी के एक चिकित्सक डा॰ पुल्टी की कन्या को पित्त-पथरी रोग हुआ था तथा एक अन्य चिकित्सक के कहने पर मैंने भी इस लड़की को देखा था। उसे पित्त-पथरी का बहुत भयंकर दर्द सताता था। वह लेटी नहीं रह सकती थी; कुर्सी पर सामने की ओर झुक कर बैठी थी। वह इसी आसन में लगभग 48 घण्टे तक लगातार बैठी रही। इस 48 घण्टे की अवधि में बीचफल के बीज जितनी आकार की कड़ी दो सौ के लगभग पित्त-शिलाएं उसके मल से निकलीं। ये पत्थर के टुकड़े उसके मल को धोने पर मिले थे तथा

उनमें से कुछ अब भी शीशी में भरे मेरे दवाखाने में रखे हैं। इस रोगिणी को कार्डुअस के प्रयोग से बहुत लाभ हुआ था।

सिर के चक्कर, मुख का बिगड़ा हुआ स्वाद, पीली त्वचा और पित्त का प्रकोप–इस लक्षणों के आधार पर पहले मैंने कई और दवाएं दी थीं। परन्तु जब इन दवाओं से कोई लाभ नहीं देखा तो मैंने उसे कार्डुअस की खूराक दी और उससे उसे काफी लाभ हुआ।

***

टीलिया ट्राइफोलियेटा

इस औषधि की गणना भी यकृत रोग की विशेष औषधियों में होती है। यकृत प्रदेश में दर्द और भार–बायीं करवट लेटने पर यह बहुत बढ़ जाता है तथा बायीं ओर करवट लेते हुए रोगी को खींचन की तरह की अनुभूति भी होती है। यह लक्षण ब्रायोनिया में भी मिलता है क्योंकि उसमें भी बायीं करवट लेटने पर इसी प्रकार के लक्षण प्रकट होने लगते हैं। लेकिन, साथ ही यह बात भी अवश्य ध्यान में रखनी चाहिए कि ब्रायोनिया में दर्द वाली करवट लेटने पर इसी प्रकार के लक्षण प्रकट होने लगते हैं। लेकिन, साथ ही यह बात भी अवश्य ध्यान में रखनी चाहिए कि ब्रायोनिया में दर्द वाली करवट लेटने पर रोग का लक्षण घटने लगता है। ये सभी लक्षण मैग्नेशिया म्यूर में भी मिलते हैं और पैत्तिक लक्षण कहलाते हैं। लेकिन, मर्क्यूरियस की तरह दायीं करवट लेटने पर इसका रोग बढ़ जाता है। मर्क्यूरियस में रोगी को पतले दस्त आते हैं जबकि मैग्नेशिया म्यूर में रोगी को कब्ज की शिकायत रहती है। टीलिया में रोगी को या तो कब्ज की शिकायत रहती है या पतले दस्त आने लगते हैं। ऐसा नहीं होने पर, पर्यायक्रम से कब्ज और अतिसार प्रकट होता रहता है (नक्स वोमिका की तरह)। मैंने टोलियो से कठिन यकृत रोग से पीड़ित एक रोगी बिल्कुल ठीक किया है। इस रोगी के पैर में शोथ हो गया था; बाईं करवट सोने में उसे तकलीफ होती थी तथा सांस लेने में भी कष्ट होने लगा था। मुझे इसकी विशेष आशा नहीं थी कि रोगी को यह दवा लाभ करेगी परन्तु मैंने टीलिया-30 का प्रयोग किया। इससे रोगी का रोग नष्ट हो गया तथा फिर कभी रोग वापस नहीं लौटा।

***

मेरम वेरम टियुक्रियम

कृमि-रोग की यह एक बहुत ही श्रेष्ठ दवा है तथा जिन्हें विभिन्न दवाओं के खाने से कोई लाभ नहीं होता है, उनको इस दवा से निश्चय ही लाभ होते देखा गया है। जिन लोगों के पेट में कृमि रहते हैं उनकी नाक में सुरसुरी और खुजली हुआ करती है और इसीलिए वह बार-बार नाक रगड़ा करते हैं। बालकों को कृमि रोग होने पर यह लक्षण खासतौर पर दिखाई पड़ता है। नाकडा रोग या नासा रोग की भी यह एक श्रेष्ठ दवा है। मैंने सैप्टिपोटाइजर पर इसकी 50 एम क्रम की औषधि तैयार की है, जो अब तक प्रयोग की गई शक्तियों में सबसे अधिक कारगर सिद्ध हुई है।

***

मेजेरियम

दीर्घ-अस्थियों में, खास तौर पर जांघ की दीर्घ-अस्थि में, दर्द होता है।

दांतों में पीड़ा अथवा चेहरे में स्नायु-शूल; खाने या जबड़ा हिलाने पर दर्द बहुत बढ़ जाता है परन्तु ताप और धूप की गर्मी पाकर रोग घटने लगता है।

नाक में दाने उभर आते हैं तथा खाल छिल सी जाती है; पपड़ी जम जाती है; चकत्ते की तरह का दाद हो जाता है।

दीर्घ-अस्थि, विशेषकर जांघ की दीर्घ अस्थि में, दर्द होता है तथा इस दवा के प्रयोग से इस दर्द में बहुत लाभ होता है। मैंने एक बार चेहरे के विकट स्नायुशूल से पीड़ित एक मरीज को इस दवा से ठीक किया था। भोजन करने पर या तो दर्द शुरू होता था या बहुत ही बढ़ जाता था तथा रोगी को केवल उसी समय आराम मिलता था जब वह गर्म चूल्हे के पास अपना चेहरा कर देता था। किसी भी दूसरी तरह की गर्मी अथवा गर्म वस्त्र या सूखी और तर वस्तु से उसे कोई राहत नहीं मिलती थी।

दाने वाले अथवा चकत्ते की तरह के दाद या चर्म रोग के लिए भी यह औषधि प्रयुक्त होती है। 'मेटेरिया-मेडिका' देखिए।

***

टेलूरियम

जब बालक आरक्त ज्वर से मुक्त हो जाते हैं तो बहुधा उनके कान बहने लगते हैं। इस विकार से पीड़ित बहुत से शिशु रोगियों को मैंने इस औषधि से ठीक किया है। इन रोगियों पर मैं दवा की छठीं शक्ति का प्रयोग करता था। इस दवा की ऊंची पोटेंसी कारगर सिद्ध नहीं हुई है।

***

एपिफेगस

दिन भर कठिन परिश्रम करने अथवा उत्तेजना के कारण आने वाली थकावट और उसके फलस्वरूप होने वाले सिर-दर्द की यह एक रामबाण औषधि है। ऐसे बहुत से रोगी होते हैं जो अक्सर यह शिकायत करते हैं कि दिन भर परिश्रम करने के कारण उन्हें सिर-दर्द हो गया है। यद्यपि केवल एक लक्षण को देखकर ही दवा का चुनाव नहीं करना चाहिए परन्तु कई बार एक ही विश्वसनीय और प्रामाणिक लक्षण भी दवा का चुनाव करने में चिकित्सक की बहुत सहायता करता है।

एपिफेगस की अभी और व्यापक परीक्षा होनी चाहिए।

***

लारोसिरेसस

हृदय-पिण्ड की क्रिया में किसी प्रकार की गड़बड़ी या अवरोध पड़ जाने से ऐसा अनुभव होता है कि सांस रूक जाएगी। उठ कर बैठने पर यह कष्ट बढ़ जाता है परन्तु सोने पर घट जाता है। रोगी को ऐसी खांसी आती है जिससे हृदय-पिण्ड में उत्तेजना पैदा हो जाती है; रोगी मुख खोल कर सांस लेता है, हांफने लगता है, स्पंदन होता है और झटके लगने लगते हैं।

रोगी नीले रोग या नीलेपन का शिकार हो जाता है तथा इसके साथ ही जीवनी शक्ति की प्रतिक्रिया बहुत ही क्षीण पड़ जाती है। हृत्पिण्ड रोग में विशेषकर यह लक्षण अधिक मुखर रहता है। जब रोगी पानी पीता है तो वह गले की नली और आंतों के बीच से गुजरता हुआ गड़गड़ाहट की आवाज करता है तथा नाड़ी बहुत ही धीमी चलती है।

इस औषधि का महत्वपूर्ण लक्षण है–जीवनी-शक्ति की कमी; उसकी प्रतिक्रिया न होना–विशेष रूप से छाती से सम्बन्धी रोगों और हृदय सम्बन्धी विकारों में जीवनी-शक्ति की प्रतिक्रिया बहुत क्षीण हो जाती है। रोगी के रोग के लक्षण उठ कर बैठने पर बढ़ जाते हैं। नील रोग, नीला पड़ जाना, सांस लेने में कष्ट होना–ये सभी लक्षण केवल एक और दवा में मिलते हैं जिसका नाम सोरिनम है। स्नायुशक्ति भी अपना असर नहीं दिखाती तथा अच्छी तरह सावधानी से चुनकर दी गई दवा भी रोगी को लाभ नहीं करती।

कैप्सिकम में भी शिथिल-तन्तुओं वाले रोगियों में जीवनी शक्ति की प्रतिक्रिया बहुत क्षीण रहती है।

ओपियम में विमूढ़ता, तन्द्रा और बिना दर्द जीवनी-शक्ति की प्रतिक्रिया का अभाव रहता है।

स्नायविक रोगों में उस समय बैलेरियन और एम्ब्रो का प्रयोग करना चाहिए जब चुनी हुई दवा से लाभ न हो।

कार्बो वेजिटेबिलस का प्रयोग उस समय करिए जब रोगी के दोनों

घुटने ठंडे पड़ चुके हों, उसमें पूर्ण उदासीनता हो तथा पतन की अवस्था मुखर हो।

सल्फर और सोरिनम का प्रयोग उस समय होना चाहिए जब सोरा-दोष के कारण जीवनी शक्ति की प्रतिक्रिया नहीं होती या उसमें रूकावट पड़ती है।

जीवनी-शक्ति की प्रतिक्रिया में गड़बड़ी होने पर ऊपर लिखी दवाएं भी इस्तेमाल की जाती है। परन्तु, ऐसा करते हुए लक्षणों पर पूरी तरह ध्यान देना जरूरी है। लक्षण सादृश्य होने पर ही दवा का प्रयोग होना चाहिए।

❋❋❋

लैक्टिक एसिड

लैक्टिक एसिड मधुमेह रोग की उत्तम औषधी है। इसका प्रयोग विशेष तौर पर उस अवस्था में होता है जब रोगी को बहुत अधिक शक्कर जाती है तथा संधियों में वात का दर्द भी रहता है। चिकित्सक सामान्य तौर पर कम पोटेंसी में ही इसका व्यवहार करते हैं परन्तु अनुभव द्वारा मैं इस नतीजे पर पहुंचा हूँ कि इसकी ऊंची पोटेंसी की खूराक बहुत लाभप्रद होती है।

आक्जेलिक एसिड में एक विचित्र लक्षण पाया जाता है, जिसको मैंने कईं बार परीक्षा करने पर बिल्कुल सही पाया है। जब रोगी अपने हृदय रोग के बारे में सोचता है तो उसकी सांस की तकलीफ और हृदय की धड़कन बहुत बढ़ जाती है।

❋❋❋

हाइपेरिकम

यदि किसी स्नायु में जख्म हो जाए तो किसी प्रकार उस पर चोट या आघात लग जाए तो हाइपेरिकम बहुत ही कारगर सिद्ध होती है।

कांटी गड़ना, कांटा गड़ना, आलपिन चुभना, चूहे द्वारा काट लिया जाना इत्यादि विकारों से लेकर मेरूदण्ड और मस्तिष्क स्नायुओं की बीमारी में यह दवा प्रयुक्त होती है। यह उन स्नायुओं में लगी चोट की तो बहुत ही उत्तम दवा है, जहाँ ज्ञान-तन्तुओं की अधिकता रहती है। कुचल जाने के इलाज में आर्निका, हैमामेलिस, रूटा इत्यादि दवाओं का भी इस्तेमाल होता है। जिस प्रकार हाल के जख्म के इलाज के लिए कैलेण्डुला का इस्तेमाल लाभप्रद सिद्ध होता है, धारदार हथियार या औजार से कटने पर स्टैफिसेग्रिया का प्रयोग होता है उसी प्रकार अघात से लगी चोट के लिए यह एक उत्तम औषधि है।

एबीज नाइग्रा – यदि भोजन करने के उपरान्त पेट में तेज दर्द हो तथा ऐसा लगे कि अजीर्ण हो गया है तथा पेट के अन्दर उबला हुआ अण्डा रखा है तो इस औषधि का प्रयोग करना चाहिए।

मैगेनम ऐसेट – यदि लेटने पर खांसी में राहत महसूस होती है तो यह दवा कारगर होती है।

ऐपोसाइनम कैन – रोगी को बहुत तेज प्यास लगती है परन्तु पानी नहीं पी सकता। पानी पीने पर रोगी को दर्द होने लगता है या फिर तुरन्त उल्टी हो जाती है। पेट के गह्वर में निमग्नता महसूस होती है (शोथ)।

ऐपोमार्फिया – मितली की अनुभूति हुए बिना रोगी को उल्टियां होने लगती हैं।

डायस्कोरिया विल – रोगी को नाभि के स्थान में शूल होने लगता है तथा वहां से दर्द शुरू होकर सारे शरीर में फैल जाता है।

डलकिस प्रूर – रोगी के सारे बदन में बहुत अधिक खुजली होती है।

		उसको सफेद मल निकलता है तथा वह पीलिया रोग से ग्रस्त हो जाता है। लेकिन, रोगी के शरीर पर किसी प्रकार के दाने दिखाई नहीं पड़ते हैं।
इक्विसेटम हाइम	–	रोगी को मूत्राशय में पीड़ा होती है तथा इसके साथ ही पेशाब करने की इच्छा होती है। रोगी को लगता है जैसे उसका मूत्राशय मूत्र से भर गया हो और वह खाली होना चाहिए। हर बार जब वह पेशाब जाता है उसे स्वाभाविक परिमाण में, और कभी-कभी जरूरत से ज्यादा पेशाब होता है।
कालीनाइट्रिकम	–	जब रोगी को पूरी तरह सांस न आये, इस विकार के कारण कोई पेय पीने में कष्ट हो तथा घूँट-घूँट कर पेय या जल गले में उतारना पड़े तो यह औषधि कारगर होती है।
लैकनैन्थिस टिकंटोरिया	–	रोगी का माथा एक ओर खिंच जाता है, गला अकड़ जाता है तथा वह ग्रीवा स्तम्भ रोग से पीड़ित हो जाता है।
नैफेलियम	–	रोगी को कमर के स्नायु में अदल-बदल कर सुन्नता और तेज दर्द का अहसास होता है।
गुयेकम	–	रोगी को खांसी आती है तथा खांसी के साथ बदबूदार पीव जैसा बलगम निकलता है।
ग्रिण्डेलिया रोब	–	जब रोगी सोने के लिए बिस्तर पर लेटता है तो उसकी सांस घुटने लगती है तथा रोगी सांस लेने से हांफने लगता है। यह कष्ट इतना बढ़ जाता है कि रोगी सो नहीं पाता।
लोबेलिया इन्फाटा	–	रोगी का पेशी-मण्डल शिथिल और कमजोर पड़ जाता है तथा रोगी को मुख से बहुत अधिक लार जाने लगती है। इसके साथ ही, मितली और वमन का विकार भी मुखर हो उठता है।

ओलियण्डर – जब रोगी पुराने अतिसार रोग से ग्रस्त हो और मल में अपचा हुआ पदार्थ निकलता हो। थोड़ी सी हवा खारिज होने पर भी उसके साथ पतला पाखाना भी निकल जाता हो।

आक्सेलिक एसिड – रोग के बारे में सोचते ही रोग बढ़ने लगता है (हेलोन, केल्क-फास)

औसिमम कैनम – रोगी को मसाने में बहुत तेज दर्द होती है तथा पेशाब में लाल रंग के बालू की तरह पदार्थ निकलता है। यह पदार्थ पेशाब के बर्तन की तली में जम जाता है।

मैनियैन्थिस – सविराम ज्वर से ग्रस्त रोगी के हाथ-पैर बर्फ की तरह ठण्डे पड़ जाते हैं। परन्तु शरीर के अन्य भाग गर्म रहते हैं।

पेरिरा – रोगी को पेशाब की हाजत बराबर बनी रहती है। रोगी घुटनों के बल बैठ कर पेशाब करने के लिए कांखता है। इस समय दर्द नीचे की तरफ फैल जाता है।

एब्रोटनम – बालक सुखण्डी रोग से पीड़ित रहता है और इस रोग के कारण बालक के नीचे के अंगों का क्षय होने लगता है। पर्यायक्रम से अतिसार और वात रोग का आक्रमण होता है।

रोबेनिया सियुडाकेशिया – रोगी को अपने पेट में बहुत अधिक खट्टेपन का अहसास होता है। उसे इतनी खट्टी उल्टी होती है कि दांत करकरा उठते हैं और कुछ समय के लिए भोथरे पड़ जाते हैं।

ऐरालिया – रोगी को खाँसी आती है और उसके साथ सांय-सांय की आवाज मिली होती है। शाम को, रात में तथा नींद के तुरन्त बाद रोग बढ़ जाता है।

कल्केरिया फ्लोर – स्थूल झिल्लियों में, बन्धनियों में तथा ग्रंथियों में पत्थर की तरह कड़ी सूजन दौड़ जाती है।

नैट्रम फॉस	–	रोगी के शरीर में बहुत अधिक अम्ल हो जाता है। तालु के पीछे की तरफ पीले रंग का लेप चढ़ जाता है तथा रोगी को खट्टी डकारें और खट्टी उल्टियां होने लगती हैं।
रेननक्युलस बल्ब	–	रोगी की हथेली में छाले की तरह के दाने उभर आते हैं। रोगी अकौत रोग का शिकार हो जाता है।
वायोला ओडोरेटा	–	सिर में अकौता (एक्जीमा) हो जाता है तथा फट कर उससे एक प्रकार का स्राव निकलने लगता है। यह स्राव सिर के बालों को भी भिगो देता है। बिल्ली के पेशाब की तरह तेज दुर्गंध वाली पेशाब भी रोगी को होता है।
जिंजिबर	–	गंदले पानी को पीने के कारण होने वाले अतिसार रोग में यह दवा कारगर होती है।
मर्क्युरियस डलसिस	–	पंचान्नली और मध्यम कर्ण में उत्पन्न प्रदाह (कालीम्यूर)।
साइक्लोमेन	–	रोगी के सिर में तेज दर्द के साथ आंखों के सामने चिनगारियां सी फटने लगती हैं तथा अनेक रंग वाले बिन्दु दिखाई पड़ने लगते हैं। मासिक धर्म होने पर और सुबह के समय रोग बढ़ जाता है।
स्टिलिंजिया	–	रोगी की हड्डियों में दर्द रहता है तथा अस्थि वेस्ट के विकारों के कारण उत्पन्न कष्टों में, विशेषकर जब जांघ की हड्डी में उपदंश के कारण दाने निकल आएं, यह औषधि कारगर होती है।
एसारम इयुरोप	–	स्नायुओं में बहुत अधिक अनुभूति-यहां तक कि कपड़े या रेशम की रगड़ तक सहन नहीं होती।
टैराक्सेकम	–	रोगी की जीभ पर सफेद रंग का लेप चढ़ जाता है तथा उसकी खाल उधड़ कर जगह-जगह पर गड्ढे हो जाते हैं तथा जीभ पर नक्शा सा बन जाता है। जीभ मैली,

लाल और कोमल हो जाती है।

बैडियागा – रोगी को आक्षेपिक खांसी आती है तथा मुख से थक्कों के रूप में बलगम निकलता है।

फ्लोरिक एसिड – रोगी अस्थियों के रोगों, विशेषकर दीर्घास्थि के रोग से ग्रस्त रहता है। यह रोग ठण्डक से कम होता है। परन्तु, साइलिसिया के रोगी का रोग गर्मी से घटता है।

कार्बोलिक एसिड – रोगी के सारे बदन में जल भरी फुंसियां निकल आती हैं तथा बहुत खुजली होती है। रगड़ने पर रोगी को राहत महसूस होती है, परन्तु बाद में जलन भरा दर्द होने लगता है।

सीड्रन – सीलन भरी नीची तथा दलदल वाले स्थानों पर रहने वालों को होने वाले रोगों में, विशेष-तौर पर उन रोगों में, जो किसी खास समय पर ही नियमित रूप से प्रकट होते हैं, यह दवा कारण होती है।

सियोनोथस – प्लीहा वाले स्थान पर काटने की तरह की पीड़ा के साथ पूर्णता का अहसास होता है।

फेलैण्ड्रियम – छाती की हड्डी के पास दाहिनी छाती के भीतर से छेदने जैसा तेज दर्द उठता है तथा कंधे के नीचे से होता हुआ पीठ तक फैल जाता है। रोगी को खाँसी आती है तथा खाँसी के साथ बदबूदार बलगम भी निकलता है। खांसने के समय रोगी उठ कर बैठ जाता है।

रैफेनस – रोगी का पेट फूल कर कड़ा पड़ जाता है, परन्तु न तो उसे डकारें आती हैं और न नीचे से हवा खारिज होती है (डनहम)।

❊समाप्त❊

बी॰ जैन होम्योपैथिक पुस्तकें

अप्रैल - 2006

एलेन एच.सी.

BA-3001 होम्योपैथिक **मैटीरिया मेडिका**

बी. जैन

BB-5193 **पारिवारिक** होम्योपैथिक औषधि निर्देशिका

बेल जेम्स

BB-5677 **डायरिया** (अतिसार) की होम्योपैथिक चिकित्सा

बनर्जी डी.डी.

BB-3905 होम्योपैथिक **फार्मेसी**

बर्नोविल एफ.

BB-3015 **क्रॉनिक रुहयमेटिजम** (दीर्घकालीन वात)

बिडवेल गलीन ई.

BB-3944 होम्योपैथिक **रिपर्टरी** का प्रयोग कैसे करें एवं औषधियों का विश्लेषणात्मक अध्ययन

बत्तरा गुरचरन सिंह

BB-3014 *होम्योपैथिक **चमत्कार**

बोरिक विलियम

BB-3017 *होम्योपैथिक **मैटीरिया मेडिका**

BB-5279 मैटीरिया मेडिका एवं **रिपर्टरी**

BB-5829 बोयरिक **मैटीरिया मेडिका** एवं **रिपर्टरी** (Boericke Materia Medica with Repertory (9th American Edition))

बोरलैंड एम. डगलस

BB-5214 **आपद् स्थितियां** एवं तात्कालिक उपचार

चौहान आर.के.

BC-3019 होम्योपैथिक दवाओं का **चुनाव**

BC-3020 होम्योपैथिक दवाओं के **बोलते चित्र**

चौहान जी.एन.

BC-3021 **सचित्र** होम्योपैथिक मैटीरिया मेडिका

क्लार्क, जे.एच.

BC-5196 औषधि निर्देशक (Homoeo **Prescriber**)

दास विशम्बर ●

BD-5190 होम्यो औषधि स्वचयनिका (Select your Remedy)

डिवी डब्ल्यू.एम.

BD-3642 प्रैक्टिकल होम्योपैथिक **थेराप्युटिक्स**

धामा के.पी.एस.

BD-2184 होम्योपैथी **सर्व साधारण के लिए**

एलिजाबेथ

BE-5232 एक लघु होम्योपैथी **पाठ्यक्रम**

गर्ग सी.बी.

BG-3027 **बर्थ कन्ट्रोल**-परिवार नियोजन का होम्योपैथिक, आयुर्वेदिक एवं एलोपैथिक उपचार

गुणवन्ते एस.एम.

BG-3769 होम्योपैथिक **औषधि निर्धारण** का परिचय

BG-5524 होम्योपैथिक की अद्‌भुत शक्ति

BG-5744 होम्योपैथी से प्राथमिक चिकित्सा

हचिसन एम.डी.

BH-3028 एक सौ चालीस होम्योपैथिक औषधियों के **730 प्रमुख लक्षण**

हैनीमन सेम्युएल

BH-3029 **आर्गेनन** ऑफ मेडीसन

अय्यर टी.एस.

BJ-3030 **सबके लिये** होम्योपैथी

जैन प्रेमनाथ

BJ-3031 **पोटेंसी** निर्णय

जैन एम.के.

BJ-3032 होम्योपैथिक फार्मेसी का आवश्यक ज्ञान

एम.पी. जायसवाल

BJ-5488 **मियाज्म** एक नजर में

BJ-5489 देखो सुनो **होम्योपैथिक** चुनो

भीम कुमार झा

BJ-5779 **पारिवारिक होम्योपैथिक चिकित्सा**

कनोडिया के.डी.

BK-3751 होम्योपैथिक से **तुरंत इलाज**

BK-3706 **पारिवारिक चिकित्सा** में होम्योपैथी के अचूक प्रयोग

कंसल कमल

BK-3758 दमा

BK-3759 मधुमेह

BK-3760 आर्थाराइटिस (गठिया)

BK-3761 गर्भावस्था

BK-3762 वृद्धावस्था

BK-3763 दांत रोग

BK-3764 हृदय रोग

BK-3765 खेल कूद

BK-3767 मुहांसे

BK-3768 कब्ज व बवासीर

BK-3884 पालतू पशु

कामथन पी.एस.

BK-3035 रक्तस्राव रोधक औषधियां

हरबंस सिंह खनेजा

BK-5655 होम्योपैथी एवं कैंसर

केण्ट जे.टी.

BK-3033 होम्योपैथिक दर्शन (फिलॉस्फी)

BK-5224 रिपर्टरी बड़ा साइज (हिन्दी-इंगलिश)

कुमार एच. पी.

BK-5759 होम्योपैथिक एवं बायोकेमिक द्वारा सामान्य रोगों की स्वयं चिकित्सा

लाल कुलभूषण

BL-3036 होम्योपैथिक भेषज विज्ञान (फार्मेसी)

माथुर के.एन.

BM-3039 आर्गेनन पथ-प्रदर्शक

BM-3040 मधुमेह की होम्यो चिकित्सा

मौलवी खालीक

BM-5689 आधुनिक युग एवं होम्योपैथी

BM-5837 मानसिक रोग और होम्योपैथी

BM-5878 माँ और बच्चा होम्योपैथिक चिकित्सा

मिलर आर.जी.

BM-3041 औषधियों का परस्पर संबंध

मद्रेवार बी.पी.

BM-5374 होम्योपैथिक पशु चिकित्सा पद्धति

BM-5788 मुर्गियों के रोग और होम्योपैथिक उपचार

माऊन्ट एस.जे.सल.

BM-5231 आधाशीशी का दर्द

मुकर्जी एस.जी.

BM-3037 *होम्योपैथिक मैटीरिया मेडिका

नैश ई.बी.

BN-3044 लीडर्स इन होम्योपैथिक थेराप्युटिक्स (मैटीरिया मेडिका)

पांडे मृदुला

BP-5165 बच्चे का स्वास्थ्य आपके हाथ

पाण्डेय मथुरा

BP-5795 होम्योपैथिक मैटिरिया मेडिका (पेप्र बैक)
(हार्ड बाउडं)

पुडाफेट एन.

BP-3045 होम्योपैथिक मैटिरिया मेडिका का प्रारम्भिक अध्ययन

रावत प्रताप सिंह

BR-3046 नेत्र रोगों की होम्योपैथिक चिकित्सा

BR-3047 होम्योपैथिक घरेलू चिकित्सा

BR-3049 दैनिक होम्योपैथिक चिकित्सा

BR-3051 होम्योपैथी सीखिये

BR-3052 वैधक न्यायशास्त्र एवं विष विज्ञान

BR-2442 मिड-लाइन मेडिकल डिक्सनरी
(इंगलिश-हिन्दी)(रंगीन सचित्रों सहित)

BR-3710 होम्योपैथिक चिकित्सा निर्देशिका

रामसिंह

BR-5168 घर-घर की पुस्तक

राय सुकुमार

BR-5840 सचित्र होम्योपैथिक पारिवारिक चिकित्सा

सिंह युद्धवीर ⊙

BS-3083 सरल होम्योपैथिक इलाज

सिन्हा यदुवीर

BS-3078 मदर टिंक्चर मैटीरिया मेडिका